国家出版基金项目
NATIONAL PUBLICATION FOUNDATION

"十三五"国家重点图书出版规划项目

海洋生物医用材料大系
MARINE BIOMEDICAL MATERIALS

总主编
奚廷斐　周长忍

主　审
刘昌胜　付小兵　顾晓松

壳聚糖基海洋生物医用材料

CHITOSAN-BASED MARINE BIOMEDICAL MATERIALS

主编
顾其胜　陈西广　赵成如

上海科学技术出版社

图书在版编目（ＣＩＰ）数据

壳聚糖基海洋生物医用材料 / 顾其胜，陈西广，赵
成如主编. -- 上海 ： 上海科学技术出版社，2020.1
（海洋生物医用材料大系）
ISBN 978-7-5478-4723-7

Ⅰ. ①壳… Ⅱ. ①顾… ②陈… ③赵… Ⅲ. ①甲壳质
－海洋生物－生物材料 Ⅳ. ①R318.08

中国版本图书馆CIP数据核字(2020)第006477号

壳聚糖基海洋生物医用材料

主编　顾其胜　陈西广　赵成如

上海世纪出版(集团)有限公司
上 海 科 学 技 术 出 版 社　出版、发行
（上海钦州南路 71 号　邮政编码 200235　www.sstp.cn）

浙江新华印刷技术有限公司印刷

开本 787×1092　1/16　印张 34.5　插页 4
字数：700 千字
2020 年 1 月第 1 版　2020 年 1 月第 1 次印刷
ISBN 978 - 7 - 5478 - 4723 - 7/R·1989
定价：198.00 元

丛书内容提要

我国对于海洋生物医用材料的深入研究已有近 30 年历史,但从国家战略层面对海洋生物医用材料整个行业的发展、挑战及对策进行全面总结和剖析的系统性专著迄今尚属空白。本丛书系统梳理了海洋生物医用材料行业的研发进展、行业现况、临床应用、质量控制标准及政府监管等情况,组织大专院校的材料学专家、相关生产企业、临床应用科室、政府监管人员等,结合自己的工作实际对海洋生物医用材料的生产、科研、教学、临床、检测和评价、监管、新增长点等各个方面,提出了具有高度科学性、严谨性、实用性的总结和思考,进而编撰本套丛书。

本套丛书包括 6 个分卷:

第一卷·海洋生物医用材料导论:论述海洋生物医用材料的战略现况、资源及种类分布、研发现况、临床应用现况、市场监管现况、全球新局势下挑战与机遇、发展新趋势等。

第二卷·壳聚糖基海洋生物医用材料:论述壳聚糖基生物医用材料的研发现况、医用原料制备及风险控制、产品分类监管及产品开发、标准化现况、智能型新材料、新技术及应用、发展新趋势等。

第三卷·海藻酸基海洋生物医用材料:论述海藻酸基生物医用材料的研发现况、医用原料制备及风险控制、产品分类监管及产品开发、标准化现况、智能型新材料、新技术及应用、行业前景及挑战、发展新趋势等。

丛书内容提要

第四卷·蛋白质基海洋生物医用材料：论述鱼胶原蛋白基生物医用材料的研发现况、原料生产与关键控制、质量控制与检测、国内外标准情况、临床现况、行业前景及挑战、发展新趋势等。

第五卷·海洋生物医用材料临床应用：论述海洋生物医用材料的临床应用现况、临床使用原则/方式/技巧、临床问题及对策、上市后再评价、应用新趋势与新思路等。

第六卷·海洋生物医用材料监管与评价：论述海洋生物医用材料的政策法规（分类界定、命名规则、技术评审要点及解读等），安全性和有效性评价（标准、技术要求、检验方法、临床研究、新趋势），市场准入（注册程序、生产管理、销售管理），上市后监管和再评价（抽检、不良事件、再评价）。

丛书编委会

丛书总主编

奚廷斐　周长忍

执行总主编

位晓娟　顾其胜

主　　审

刘昌胜　付小兵　顾晓松

分卷主编

第一卷·海洋生物医用材料导论

奚廷斐　周长忍

第二卷·壳聚糖基海洋生物医用材料

顾其胜　陈西广　赵成如

丛书编委会

第三卷·海藻酸基海洋生物医用材料

马小军　于炜婷　秦益民

第四卷·蛋白质基海洋生物医用材料

位晓娟　顾其胜

第五卷·海洋生物医用材料临床应用

张　伟　顾其胜　杨宇民

第六卷·海洋生物医用材料监管与评价

冯晓明　柯林楠

本卷编者名单

主编

顾其胜　陈西广　赵成如

编委

以姓氏笔画为序

孙伟庆　杭州协合医疗用品有限公司

杨庆诚　上海交通大学附属第六人民医院

吴奕光　深圳大学化学与环境工程学院

陈西广　中国海洋大学海洋生命学院

周长忍　暨南大学化学与材料学院

赵成如　山东赛克赛斯生物科技股份有限公司

莫秀梅　东华大学化学化工与生物工程学院

顾其胜　烟台大学生命科学学院

崔海栋　青岛卫辽医用生物材料有限公司

靳向煜　东华大学纺织学院

本卷编者名单

参编人员
以姓氏笔画为序

王　金　王玲爽　王晓玲　孔　明　甘旭华　白云峰　冯　超　朱同贺　刘　雅
刘学哲　孙伟庆　杨　艳　杨庆诚　李立华　吴灿光　吴奕光　吴海波　宋战昀
张春霞　陈西广　周长忍　赵成如　胡广敏　莫秀梅　顾其胜　崔海栋　程冬冬
程晓杰　靳向煜

主编简介

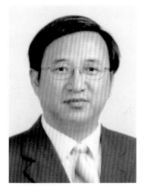

顾其胜

　　教授级高级工程师。毕业于复旦大学上海医学院（原上海医科大学）药学系。现受聘于烟台大学生命科学学院，从事海洋生物医学材料的教学与科研工作。曾在多家生物医药公司任董事长或总经理、总工程师或首席科学家，企业管理经验丰富。曾与多个高校和科研院所密切合作，联合带教了大批硕士和博士研究生。迄今共发表学术论文 200 余篇，主编学术专著 10 余本。参加国家级科研项目，如国家高技术研究发展计划项目、国家"十一五""十二五""十三五"重点专项及上海市重点专项等。共申请相关专利 36 项，其中 16 项已获授权。在科研成果方面，主持研发的《水溶性医用几丁糖的制备技术与应用》获得 2009 年国家科学技术进步奖二等奖，同时还获得 2008 年上海市技术发明奖一等奖等省部级奖项 6 项以及数十项其他奖项。

主编简介

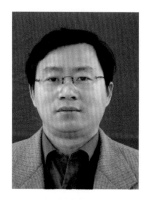

陈西广

教授,博士研究生导师,山东省泰山学者,中国海洋大学海洋生命学院海洋生物系主任,山东省高校生物化学与海洋生物材料重点实验室主任,山东省中韩海洋生物材料国际交流中心主任。长期从事甲壳素、壳聚糖等海洋生物活性材料、医用生物材料、纳米生物材料、海洋生物新材料发掘与资源高值化研究;海洋生物材料的制备、结构修饰、活性功能和生物相容性研究;创伤组织修复和药物递送系统研究;壳聚糖及硅藻矿化硅在微米/纳米材料、智能水凝胶材料等领域的应用研发。承担和完成科研项目 30 余项,发表学术论文 280 余篇,获得授权国家发明专利 16 项。

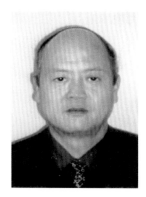

赵成如

山东省药学科学院工程技术应用研究员。主要从事医用高分子材料研究及制品开发,擅长医用硅橡胶制品研制,医用介入栓塞材料研发,止血材料、医用封闭材料的研究,以及医用高分子制品表面改性。参加国家级科研项目和山东省重点项目共 7 项。获山东省科学技术进步奖二等奖和三等奖各一项,山东省医药行业科学技术进步奖二等奖一项。获得国家发明专利 8 项,实用新型专利 6 项。发表学术论文 20 余篇。

序一

医疗器械及生物材料领域在我国正处于快速发展期,也是我国医疗行业参与国际竞争的热点领域之一。建设海洋强国战略和"一带一路"倡议的提出,将发展海洋新技术、新产业提高到新的战略高度,"十三五"和即将开始的"十四五"时期是我国海洋经济发展的关键阶段,为我国海洋生物医用材料行业的发展提供了难得的机遇。

我国对于海洋生物医用材料的研究已有近 30 年历史,研发、产业、人才、市场及监管等相对成熟,业已形成部分具有国际先进水平的自主产品和技术,但也存在一些问题。从国家层面对海洋生物医用材料整个行业的发展进行总结和剖析,对行业所面临的挑战以及相关策略进行分析和梳理,以提供指导,这关系到整个行业的健康发展。

本套丛书首次从国家需求、行业发展高度对海洋生物医用材料领域的发展、现况及最新进展进行全面总结,结合临床应用、注册监管、风险控制等需求进行探讨与对策分析,不仅对产业的发展有很好的指导作用,还为该领域相关政策、法规、标准等的制定提供科学参考。丛书的选题契合国家战略需求,既涵盖业已成熟的产品,又涉及有潜力的产品,并对有望形成新增长点的材料和产业提出分析,以提供策略指导。更值得赞赏的是,丛书中设置了临床应用分册和监管评价分册,不仅可为海洋生物医用材料科研工作者提供参考,还可为从事相关领域产业化的企业、管理人员或行业标准化人员提供思路,同时还为国家药品监督管理局对行业的监管及法规制定提供参考。

丛书编撰聚集了国内在材料学、工程学、化学、生物学、监管科学等领域的专家,

序一

以及相关的企业、临床机构和检验机构,体现了我国海洋生物医用材料领域老-中-青团队的凝聚力和传承,从研发、产业化、临床、标准、法规、注册、监管、医工结合等多个角度对海洋生物医用材料的行业发展把脉,结合国际情况和我国国情进行总结与分析。编写时还邀请临床医生参与,使得内容更贴近临床需求。本套丛书是集该行业几十年产品、技术、经验之大成之作,实属难能可贵。

中国科学院院士

华东理工大学　教授

2019 年 10 月

序二

　　海洋资源丰富、种类繁多且再生能力强,这为大力开发且纵深发展海洋资源奠定了基础。党的十八大报告就已经提出:"提高海洋资源开发能力,发展海洋经济,保护海洋生态环境,坚决维护国家海洋权益,建设海洋强国。"这是我国首次提出海洋强国建设的概念。我国提出的"一带一路"倡议对世界海洋经济、产业和布局业已产生了巨大影响。

　　海洋生物医用材料是海洋生物医药整体中的重要组成部分,业已形成新的经济增长点。海洋生物医用材料不仅仅是生物材料中的重要组成,而且已形成产业,是生物材料发展中的一大闪光点。

　　本套丛书的编者首次系统综合了海洋生物医用材料的国内外现况及最新科研成就,并对其发展前景、机遇与挑战等进行科学分析,尤其是对海洋生物医用材料产品开发与监管、海洋生物资源的高值化利用、新形势下行业发展新动力等方面具有重要指导意义。6个分卷系统介绍了海洋生物医用材料研发重点、产品上市、应用与监管以及发展趋势。随着该领域新技术、新产品的逐渐成熟,势必有更多与时俱进的分卷陆续入编。更令人叹赏的是,本套丛书首次尝试将临床应用、标准法规与监管等单独成册,有效突破"产-学-研-医-管"之间的壁垒,极好地诠释了新形势下"产-学-研-医-检-监"型转化医学新模式的内涵,可为科研立方向、为转化立标准、为质量控制立原则、为临床立规范、为监管立依据。

　　该套丛书凝集了在海洋生物医用材料研发、产业化、临床应用、标准化及质量监管等领域多位知名专家及其团队的数年心血之结晶,同时兼收本领域国内外最新进展之精华,具有很强的实用性、科学性、严谨性、先进性和引导性,是业内首部行

序二

业指导性和实用性极强的标志性系列丛书。本套丛书已列入"十三五"国家重点图书出版规划项目,并获得国家出版基金资助,可喜可贺,这既是肯定,更是鞭策。本套丛书的编写和问世将为我国海洋生物医用材料的健康发展和国际竞争力的提高提供有力的参考与指导,能够对从事生物医用材料的学者和科研工作者、高校的相关师生、企业生产管理人员、医院医务工作者和国家药品监督管理人员提供帮助和参考。

中国工程院院士

中国人民解放军总医院　教授

2019 年 10 月

序三

　　我国拥有广阔的海洋空间和丰富的海洋资源,自党的十六大提出"逐步将我国建设成为海洋经济强国"的宏伟目标以来,党的十八大、十九大进一步强化了我国海洋经济发展,党中央提出了发展海洋经济、建设海洋强国的发展目标。因此,有关海洋和海洋相关资源等研究越来越受到重视。如何很好地开发利用海洋资源,并最终形成生产力,服务于国家和民族发展,造福亿万国民,是我们当代科技工作者责无旁贷的使命。

　　海洋生物医用材料的研究和应用在我国还是一个新兴的、充满活力的、具有无限发展前景的领域,相关的研发和生产企业、科研院所、高校和机构近年来取得了众多的成果和进展,但是相对于广阔无边的海洋及其丰富资源来说,还有太多的发展空间需要我们去开拓和探索。我国当前各个行业的快速发展,特别是环保理念和"健康中国"事业的发展,使海洋生物材料的研究和应用也具有无限的发展前景。可以说,当前是我国海洋源生物材料可能出现一波高速发展的关键时期。

　　在这样的时期,我国一部分在海洋生物材料领域具有较好基础的专家学者聚集在一起,团结协作,不懈努力。从各自单打独斗进行产品研发到学科交叉合作攻关,从成立"中国生物材料学会海洋生物材料分会"到海洋生物材料相关的国家"十三五"重点研发计划项目的立项,从相关的科研机构、生产企业之间的合作到材料专业与临床医学团队之间的携手,形成的新局面和大趋势都是令人欣喜的。在这样的基础上,出版《海洋生物医用材料大系》这样的丛书真是恰逢其时、顺势而生。我参加过这个丛书创作团队的一次审稿会,专家们分别来自管理机构、企业、高校、医院等,丛书的内容涵盖了材料学、生产工艺、评价、检测、临床应用、政策法规等各

序三

个方面,团队成员严谨、认真的态度和作风给我留下了深刻的印象。我相信这样一套丛书不仅可以成为相关行业和从业人员的有益参考甚至指南,更能填补我国在这一领域的空白,成为一套里程碑式的经典图书。

海洋无边,资源无限,我辈唯有多努力,方能多收获,不负这个伟大时代给予我们的机遇。

我期待这一套丛书的尽快推出,也期待着我国海洋生物材料的研发和应用的新高潮。

我们都期待着,一个东方"海洋强国"的崛起。

中国工程院院士

南通大学　教授

2019 年 10 月

丛书前言

海洋生物医用材料是我国科技界率先提出的新概念，也是我国医疗行业参与国际竞争有望"弯道超车"的热点之一。建设海洋强国战略和"一带一路"倡议的提出，将发展海洋新技术、新产业提高到战略高度。"十三五"时期是我国海洋经济发展的关键时期，以海洋发达国家和海上丝绸之路沿线国家为重点，新的海洋技术成果开发、转移、分享及竞争模式逐渐形成，对我国海洋生物医用材料行业的发展是千载难逢的机遇，也是任重道远的挑战。

我国对海洋生物医用材料的研究取得了可喜的成绩，业已形成部分具有国际先进水平的自主产品和技术，但也暴露出许多问题，如成果转化力度和深度相对欠缺、产业化规模和速度与科研成果增长严重脱节、标准化及临床再评价仍相对滞后等，难以满足行业健康、可持续发展的需求。迄今，从国家战略层面上对海洋生物医用材料整个行业的发展及策略进行全面总结和剖析的系统性专著尚属空白，与我国迅猛发展的海洋生物医用材料现况以及国家的海洋经济战略布局不匹配。

本套丛书立足海洋生物医用材料的发展现状和趋势，并追踪国内外的前沿方向和技术，首次系统梳理并总结了多种海洋生物医用材料的研发进展、行业现况、临床应用、质量控制标准及政府监管等情况，结合科研、转化、评价、监管等领域专家多年的实践经验及对国内外最新情况的解读，对海洋生物医用材料的生产、科研、教学、临床、检测和评价、监管、新增长点等提出了具有高度科学性、严谨性、实用性的总结和思考，可读性和可操作性强，并对整个行业的发展方向、机遇挑战等关键问题给出科学指导，对该行业的研发、产业化及监管等均有很强的引领性。本套丛书的6个分卷系统地介绍了海洋生物医用材料研发重点、产品上市、应用与监

丛书前言

管和发展趋势。集中反映在四个方面：①系统介绍了近 30 年来壳聚糖基和海藻酸基海洋生物医用材料的产品开发、规模化生产与临床应用的实况及进展。②以正处于产业突破边缘的鱼胶原、明胶为例，对蛋白质基海洋生物医用材料的开发和挑战进行分析，并提出导向性开发与思考建议。③以产品转化与应用为目标，将海洋生物医用材料的临床应用作为产品设计开发及应用全过程的核心，并做专业性、系统性阐述。④首次尝试将海洋生物医用材料为重点的标准法规与监管单独成册，可为生物医用材料科研立方向、为转化立标准、为质量控制立原则、为临床立规范、为监管立依据。

　　本套丛书高度契合国家战略需求，分卷设计既涵盖业已成熟的壳聚糖、海藻酸类产品，又覆盖具有巨大潜力的蛋白质类产品，并对许多有望形成新的增长点的材料研究和产业开发提出分析策略，不仅对产业发展有很好的实用指导，对该领域相关政策、法规、标准等制定也能提供科学参考。由于丛书中设有临床应用和监管评价分卷，不仅可为从事海洋生物医用材料、转化医学研究的工作者和研究生提供参考，还可为从事相关领域产业化的企业、管理人员或行业标准化人员提供思路，同时还为国家药品监督管理局对行业的监管及法规制定提供参考和依据。

丛书总主编　**奚廷斐　周长忍**

2019 年 11 月

本卷编写说明

在上海科学技术出版社的倡议下,中国生物材料学会海洋生物医用材料分会主导并组织出版"海洋生物医用材料大系"。由在壳聚糖领域中研发并生产近 40 年、经验丰富的生物工程高级工程师顾其胜教授主持负责该丛书第二卷《壳聚糖基海洋生物医用材料》一书的召集编写工作。经过 2 个多月的精心筹划,邀请了国内长期从事壳聚糖基础研究、产品研发、生产报批、市场监管等方面工作经验丰富的专家及相关人员,于 2017 年 11 月 25 日在中国海洋大学学术交流中心召开了本书编写的启动会。经过历时两年、5 次编委会的修改、编辑和审稿,在各位编委的共同努力下,终于完成了本卷的编写工作。

编委们严肃认真的审阅研讨之后,认为本卷内容完整、丰富,与丛书的其他分卷关联性强,有几个提示应在编写说明加以言明。

• 在谈及甲壳素/壳聚糖产品生物学功能时应有明确的表述,即在多大分子量、多少脱乙酰度(%)前提下表现出该功能。因为不同分子量和不同脱乙酰度的壳聚糖所显示的生物学功能是不同的,不能笼统地说壳聚糖产品具有什么样的功能。在这方面,国内外专家学者已经做了大量基础性研究,读者们应认真参考。当然,如果是水溶液或凝胶状,也会受浓度的影响等,读者们也应考虑在内。

• 甲壳素/壳聚糖产品生物学功能与产品在国家药品监督管理局的分类,这是属于两个概念的问题。例如,壳聚糖依其阳离子性质具有十分清晰的止血功能,但制成用于人体的产品后,如果是用于人体表面的止血,则归 II 类医疗器械管理;若用于体内止血,则归第三类医疗器械管理。而管理上的差异是对该产品给人造成伤害而产生的风险所做的管控。所以,本书在给读者介绍和描述该物质基本性能

本卷编写说明

的同时,也想告诉读者,在制备相应的产品审报时,应遵循国家药品监督管理局对产品的分类和管控原则,同时还要时时跟踪法规的变化。

• 本卷重点从物质性能、原料、产品及归属管理,以及新产品和新技术等方面来阐述甲壳素/壳聚糖,其临床应用将在第五卷中详尽论述,读者在阅读本卷时可同时参阅第五卷。从产品设计的输入到产品实际应用中产生的效果,从产品在应用过程中的不断完善到升级换代等,全过程联系在一起才能完整、准确地理解本物质属性。

• 同样,建议读者在阅读本卷时,密切联系第五卷且一定要参阅第六卷,这是做生物医用材料及产品的基石。不仅了解该产品归属,更重要的是要掌握国家药品监督管理局监管的全过程。所以完整地表达,是由临床提出需求,根据本物质属性或改性以适合临床应用,并在全过程中严格执行国家法规、指南及相关标准,这样才能研发出一个合格的、能上市销售的生物医用材料产品。

顾其胜　陈西广　赵成如

2019 年 10 月

目录

第二章 · 壳聚糖原料、工艺与风险管控

第三章 · 壳聚糖产品剂型与应用
113

第四章 · 壳聚糖第二类医疗器械

第五章·壳聚糖第三类医疗器械
243

第六章 · 壳聚糖基智能水凝胶新材料与应用

285

第七章 · 壳聚糖纺织新技术

341

第八章 · 壳聚糖研发新进展

445

第一章 · 壳聚糖的结构与性能

　　甲壳素是自然界中唯一存在的碱性多糖，其资源量巨大，每年生物合成量约高达100亿吨，是一种广泛存在、可再生的优质生物资源。壳聚糖是甲壳素的主要衍生物，是甲壳素脱乙酰基的产物。我国是甲壳素和壳聚糖的生产和出口大国，甲壳素和壳聚糖在医药、食品、化工和农业等领域的研究和应用逐年递增，受到国内外学者的广泛关注。甲壳素和壳聚糖具有其良好的生物降解性、生物相容性和生物活性，在创伤敷料、组织工程、药物缓释与控释等生物医用材料领域具有极高的开发价值。本章围绕壳聚糖材料在生物医药领域的开发与利用，重点阐述壳聚糖材料结构、性质与生物活性三者之间的关系。

　　壳聚糖的化学改性技术推动了壳聚糖基生物医用材料的快速发展，在克服壳聚糖固有缺陷的同时，赋予壳聚糖材料特殊的理化性能和生物活性，极大地拓展了壳聚糖生物医用材料的应用范围和治疗功效。为了让读者更加全面地了解壳聚糖在生物医药领域的应用现状，本章第三节中详细介绍了医用壳聚糖衍生物的基本要求、种类、制备方法和用途。

第一节 · 甲壳素与壳聚糖的结构

一、发现与命名

（一）甲壳素的发现与命名

甲壳素（chitin）是地球上除纤维素以外的第二大天然多糖，广泛存在于虾、蟹、昆虫等甲壳动物的外壳和部分软体动物器官以及真菌的细胞壁中，是自然界唯一大量存在的碱性多糖。从甲壳素的发现到其结构解析历经近 100 年的时间。1811 年，法国科学家 Braconnot 利用温热稀碱溶液反复处理蘑菇，分离得到一种纤维状的白色不溶物，将其命名为 Fungine。1823 年，法国学者 Odier 同样从甲壳类昆虫的翅鞘中分离出此种物质，将其命名为 Chitin。Chitin 一词由希腊文衍生而来，为膜、铠甲之意。受限于当时的研究手段和检测方法，两位研究者均认为所得产物是一种新型的纤维素。直到 1843 年，法国科学家 Lassaigne 发现 Chitin 的组成与纤维素不同，其中含有氮元素，从而证明 Chitin 是一种具有纤维性质的含氮化合物。1878 年，Ledderhose 发现 Chitin 的水解产物中含有氨基葡萄糖和乙酸。1894 年，Gilson 的研究进一步证明 Chitin 的组成单体为 N-乙酰氨基葡萄糖。随着科学技术的发展和研究水平的不断提高，近代科学研究表明，甲壳素是一种由 N-乙酰-2-氨基-2-脱氧-D-吡喃葡萄糖以 β-1,4 糖苷键连接的线性同多糖（图 1-1）。有关 Chitin 的中文译名层出不穷，中国医疗器械信息网在医疗器械商品中注册的产品名称，目前有甲壳质、甲壳素、壳多糖、几丁质等命名，其他产品中也有用蟹壳素、甲壳胺等命名。根据近年来我国学术界所公认的命名意见，本书主张将 Chitin 译名为甲壳素。

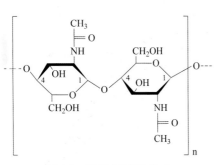

图 1-1　甲壳素化学结构式

（二）甲壳素的来源和存在形式

甲壳素是一种来源广泛、生物量巨大的天然可再生资源。目前发现它是存在于自然界中仅次于蛋白质的数量最大的含氮有机物。目前实际应用的甲壳素原料多来自于节肢动物。据报道，在甲壳纲（如虾皮、蟹壳）中，甲壳素含量为 20%～30%；在昆虫纲（如蚕、蝶、蚊、蝇等蛹壳)中,甲壳素含量为 20%~60%;在多足纲(如蜘蛛、蝎等外甲)中,甲壳素含量达 4%~22%。另外在软体动物、环节动物、原生动物、腔肠动物、海藻、真菌,动物的关节、蹄、足的坚硬部分,动物肌肉与骨结合处,以及低等植物中也有甲壳素的存在。

甲壳素在自然界中并非以游离状态存在,多与其他物质键合在一起构成复杂的化合物。在昆虫外壳和软体动物外壳骨架中,甲壳素糖链通过共价和非共价的形式与特定的蛋白质键合形成蛋白聚糖。虾壳、蟹壳中的甲壳素与蛋白质是共价结合,以蛋白聚糖的形式存在,同时伴生着碳酸钙等矿物质。虾壳、蟹壳中除了甲壳素、蛋白质和碳酸钙这三种主要成分外,还有一些脂类、少量的镁盐及少量的色素。甲壳素在壳体中呈现纤维状相互交错或无规则的网络结构,平行于壳面,分层生长。蛋白质以甲壳素为骨架,沿甲壳素层以片状生长;无机盐呈蜂窝状多孔的结晶结构,填充在甲壳素与蛋白质组成的层与层之间的空隙中。在虾和蟹的壳中,甲壳素的含量为 20%~30%,无机物(以碳酸钙为主)含量约 40%,有机物(主要是蛋白质)含量约 30%。在真菌中,甲壳素通过与纤维素等多糖结合形成细胞壁。只有在部分硅藻胞外凸起中,可以找到单独存在的甲壳素。

(三)壳聚糖的发现与命名

壳聚糖(chitosan,CS)是甲壳素 N-脱乙酰基后的产物,有关壳聚糖的研究历史可以追溯至 19 世纪。自 1811 年法国科学家 Braconnnot 发现甲壳素以来,甲壳素逐渐被认识与利用。1859 年 Rouget 将甲壳素置于氢氧化钾溶液中,首次制得了壳聚糖。1894 年,F. Hoppe-Seiler 将这种甲壳素脱乙酰基后的产物正式命名为 Chitosan。壳聚糖的基本结构单元为 2-氨基葡萄糖,仍由 β-1,4 糖苷键连接而成(图 1-2)。蒋挺大在《甲壳素》一书中,将脱乙酰度 55% 以上的甲壳素称之为壳聚糖,同时以其在稀酸溶液中的溶解性加以定义,认为能够溶解于 1% 乙酸或 1% 盐酸的甲壳素均称之为壳聚糖,本书沿用这一定义。

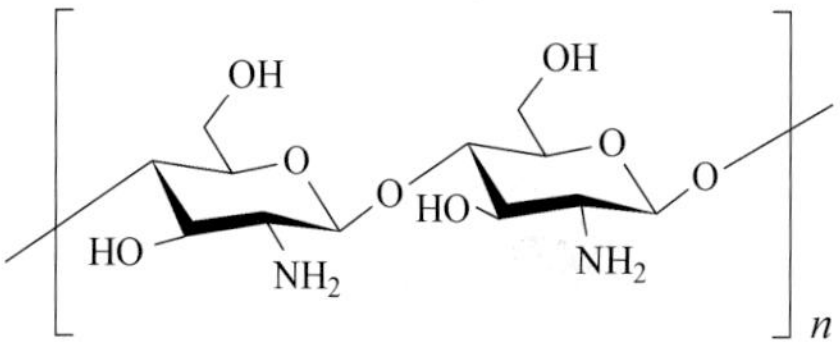

图 1-2 壳聚糖化学结构式

二、甲壳素与壳聚糖的结构

(一)甲壳素和壳聚糖的分子结构

甲壳素化学名称为 β-(1,4)-2-乙酰氨基-2-脱氧-D-葡萄糖,是由乙酰氨基葡萄糖结构单元以 β-1,4 糖苷键构成的直链聚多糖。壳聚糖是甲壳素脱乙酰基后的产物,化学名称为 β-(1,4)-2-氨基-2-脱氧-D-葡萄糖。自然界中,纤维素、甲壳素以及壳聚糖具有十分相似的结构,甲壳素可以被看作是纤维素分子结构中 2 位碳上的羟基被乙酰氨基取代后的产物,而甲壳素脱乙酰基后的产物即为壳聚糖(图 1-3)。虽然纤维素与甲壳素分子结构相似,但纤维素多存在于植物细胞壁中,甲壳素多存在于甲壳类动物、节肢类动物的壳体、真菌(酵母、霉菌)的细胞壁及藻类的细胞壁中,两者在自然界中并无相互转化机制存在。

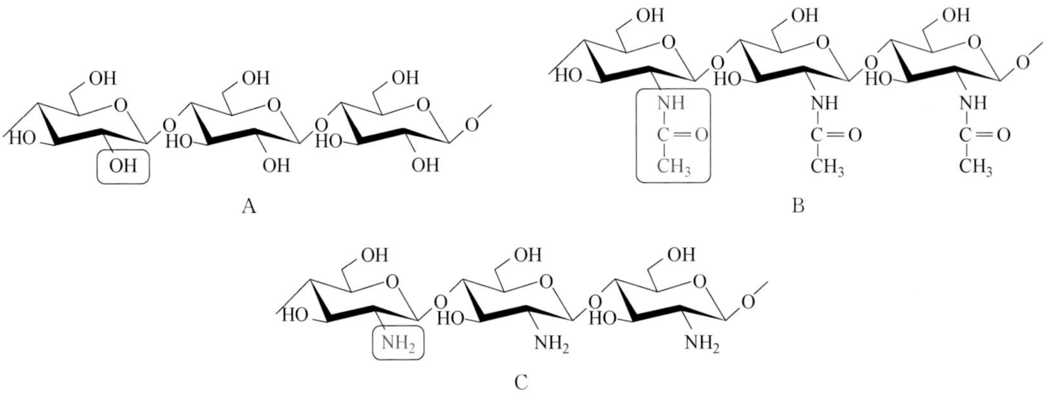

图 1-3　纤维素、甲壳素和壳聚糖的分子结构

A. 纤维素;B. 甲壳素;C. 壳聚糖

目前对于甲壳素和壳聚糖的结构检测常采用傅里叶变换红外光谱法(Fourier transform infrared spectroscopy,FT‑IR)、核磁共振波谱法(nuclear magnetic resonance spectroscopy,NMR)、元素分析法等方法。利用红外光谱吸收谱带中特征峰的强度与位置的关系可以确定壳聚糖的化学基团和结构组成,而红外光谱吸收谱带的吸收强度可以反映化学基团的含量。甲壳素与壳聚糖的标准红外光谱收录于中国科学院化学数据库中(图 1-4、图 1-5)。笔者在

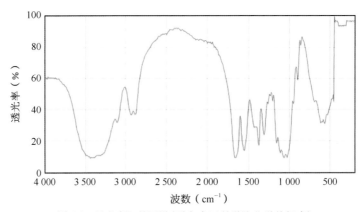

图 1-4　甲壳素红外图谱(引自中国科学院化学数据库)

研究中对不同分子量的壳聚糖的红外光谱进行研究。采用 KBr 压片法测定经酸降解后不同分子量壳聚糖样品的红外光谱,将壳聚糖粉末烘干,将 2 mg 壳聚糖样品与 100 mg KBr 混合,通过压片法制成薄片后,用 RT/IR‐430 红外光谱仪进行检测,扫描波段为 800～4 000 cm^{-1},结果见图 1-6。由图中红外光谱图分析,经酸降解不同分子量的壳聚糖红外光谱基本一致,都具有壳聚糖的特征吸收峰。如 3 425 cm^{-1} 处的吸收峰是 O—H 的伸缩振动,2 881 cm^{-1}、1 599 cm^{-1} 和 1 381 cm^{-1} 处的吸收峰分别为 C—H 的伸缩振动、N—H 的弯曲振动和乙酰氨基上—CH$_3$ 的对称变形振动,1 658 cm^{-1} 处的吸收峰属于酰胺 I 谱线,1 154～898 cm^{-1} 处的重叠吸收峰为多糖类结构的特征吸收峰。笔者用 FT‐IR 测得的红外特征峰与表 1-1 基本一致,证明了此方法的可行性。

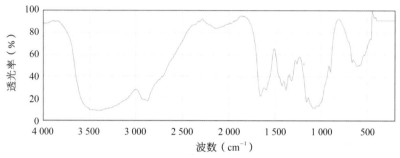

图 1-5　壳聚糖红外图谱(引自中国科学院化学数据库)

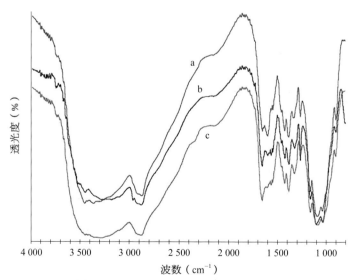

图 1-6　不同分子量壳聚糖样品的红外光谱

a. 1 100 000;b. 300 000;c. 38 000

表 1-1　甲壳素和不同脱乙酰度壳聚糖的 FT‐IR 谱图主要谱带的波数和归属

DD				υ/cm^{-1}				归属[a]
	0	25	41	53	62	70	84	
3 441		3 421	3 416	3 420	3 421	3 368	3 360	υ(O—H)[包括~3 300 的 υ(N—H)]
2 930		2 927	2 926	2 924	2 924	2 919	2 921	υ(C—H)
2 891		2 879	2 875	2 873	2 873	2 878	2 875	υ(C—H)
1 654,1 635		1 655	1 655	1 653	1 653	1 653	1 647	υ(C=O)(酰胺Ⅰ谱带)
1 559		1 560	1 560	1 559	1 559	1 593	1 599	δ(N—H)[包括~1 550 的酰胺Ⅱ谱带，即 υ(C—N)+δ(N—H)]
1 418		1 419	1 419	1 418	1 419	1 418	1 420	δ(CH2)+δ(CH3)
1 381		1 378	1 379	1 378	1 378	1 378	1 379	δ(CH3)+δ(CH2)
1 315		1 314	1 316	1 318	1 318	1 318	1 321	υ(C—N)+δ(N—H)(酰胺Ⅲ谱带)
1 157		1 155	1 155	1 154	1 154	1 153	1 152	υ(C—O—C)
1 116								υ(环)
1 074		1 071	1 072	1 073	1 072	1 074	1 079	υ(C—O)(二级醇羟基)
1 028		1 030	1 029	1 030	1 031	1 030	1 035	υ(C—O)(一级醇羟基)
896		899	899	898	898	898	898	υ(环)

与红外光谱相比较，核磁共振波谱更能准确反映复杂的分子结构。由于甲壳素没有合适的氘代溶剂，一般用固体核磁共振谱进行测定。甲壳素的固体[13]C NMR 相关的峰值如表所示(表 1-2)。

表 1-2　甲壳素固体[13]C CP‐MAS NMR 的化学位移

C	$\delta(10^{-6})$*	C	$\delta(10^{-6})$*
C‐1	104.5	C‐5	76.0
C‐2	55.6	C‐6	61.1
C‐3	73.6	C=O	173.7
C‐4	83.6	CH3	23.1

壳聚糖的核磁共振谱可分为液体核磁共振谱(^{1}H NMR、^{13}C NMR 和 COSY)和固体核磁共振谱(^{13}C CP‐MAS NMR 和 ^{15}N CP‐MAS NMR)。笔者在研究中用[1]H‐NMR 对壳聚糖分子的结构进行分析(图 1-7)，从图中可以看出由于壳聚糖 N‐乙酰基葡糖胺上的 3 个质子，在 2.02×10^{-6} 处出现峰值；3.1×10^{-6} 处峰值的出现则是由于连接氨基的壳聚糖链 C2

上的质子(H-2)的存在。峰从 $3.5 \sim 4.0 \times 10^{-6}$ 对应非异头物上的质子(H-3、H-4、H-5、H-6),而信号在 $4.5 \sim 4.8 \times 10^{-6}$ 代表异头物上的质子(H-1)。这些特征基本符合壳聚糖的典型化学位移(表1-3)。

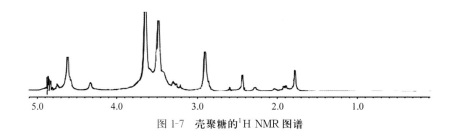

图1-7　壳聚糖的^{1}H NMR图谱

表1-3　壳聚糖和甲壳素^{1}H NMR 的化学位移

DD(%)	溶剂	T(℃)	SU^b	H-1	H-2	H-3/6	N-乙酰基
50	D$_2$O/DCl	90	GlcN	4.85	3.15	3.5~4.0	
			GlcN Ac	4.55~4.65	—	3.5~4.0	2.04
50	D$_2$O	25	GlcN	4.49	2.72	3.3~4.1	
			GlcN Ac	4.56	3.77	3.3~4.1	2.04
50	D$_2$O/CF$_3$COOD	25	GlcN	4.86	4.86	3.3~4.1	
			GlcN Ac	4.57	3.77	3.3~4.1	2.05
97	D$_2$O/CF$_3$COOD	70	GlcN	4.87	3.18	3.6~3.9	
			GlcN Ac	4.85	—	3.6~3.9	2.07
	D$_2$O/DCl	70	GlcN	4.97	3.28~3.24	3.7~4.0	
			GlcN Ac	4.95	—	3.7~4.0	2.09

(二)甲壳素和壳聚糖的结晶结构

1. 甲壳素的结晶结构

甲壳素链规整性高,具有刚性,可形成分子内和分子间氢键,因此容易形成结晶结构。因甲壳素分子内和分子间氢键类型不同,甲壳素存在三种晶型结构:α、β 和 γ,分别具有不同的性质。α-甲壳素属正交晶系,分子链以反平行的方式排列,是 N-乙酰氨基-D-葡萄糖胺的螺旋形物,每个单元晶胞含有两条旋向相反的链,每条链均由两个 N-乙酰氨基-D-葡萄糖胺单元卷曲相连构成,其晶胞参数为:a=0.476 nm, b=1.030 nm, c=1.825 nm。在 α-甲壳素中,两个相连的葡萄糖胺的 C3 及 C5 原子以及乙酰氨基的 N、H 原子间存在着氢键,使 α-甲壳素的结构紧密(图1-8A)。在自然界中 α-甲壳素通常与矿物质沉积在一起,形成

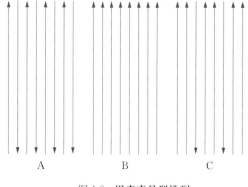

图1-8 甲壳素晶型排列

A. α-甲壳素；B. β-甲壳素；C. γ-甲壳素

坚硬的外壳，常存在于节肢动物的角质层和一些真菌中。β-甲壳素分子链以平行方式排列，具有伸展的平行链结构，通过氢键键合，其晶胞参数为：a=0.485 nm，b=1.038 nm，c=0.926 nm，β=97.5°。在自然界中β-甲壳素多以结晶水合物的形成存在，水分子能在晶格点阵的键间渗透，使得β-甲壳素稳定性较低（图1-8B）。与α-甲壳素相比，β-甲壳素具有更多的无定型结构，常存在于枪乌贼的外骨骼中。γ-甲壳素由三条糖链上下排列构成，其中两条同向，一条反向（图1-8C）。属于一种二维有序而C轴无序的结晶，结构不稳定，易向其他晶型转变，主要存在于甲虫的茧中和枪乌贼外骨骼。β-甲壳素和γ-甲壳素在一定条件下，均可以转变成α-甲壳素：在硫氰酸锂的作用下，γ-甲壳素可转化为α-甲壳素，而β-甲壳素在6 mol/L的盐酸中会变成α-甲壳素。

甲壳素晶须（chitin whisker，CW）是一种以单晶形式存在的新兴高分子纳米填料（图1-9）。它是由甲壳素纤维堆积而成，具有良好的生物学性能，如：可降解性、优良的吸湿性和透湿性及生物相容性等。同时，由于甲壳素纳米晶须的直径小，没有普通材料的晶界、位错、空穴等缺陷，且原子排列有序，因而具有高强度高模量的特点，是生物医用领域最有前途的增强填料之一。

笔者利用碱化法成功制得CW产品，具体方法如下：称取10 g甲壳素放入圆底烧瓶中，

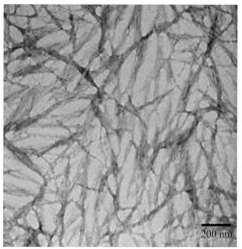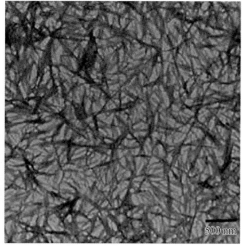

图1-9 甲壳素晶须透射电镜图

加入 300 mL 质量分数为 5% 的氢氧化钾溶液,在 100 ℃ 水浴条件下煮沸 6 小时。将混合液转移至烧杯中,放置磁力搅拌器上搅拌过夜,将混合物过滤并用蒸馏水冲洗,将滤渣放入 300 mL 5% 的氢氧化钾溶液中于磁力搅拌器上搅拌 48 小时。3 600 r/min 离心弃去上清液,将沉淀冻干保存备用。称取 3 g 上述处理过的甲壳素于圆底烧瓶中,加入 90 mL 3 mol/L 的硫酸溶液,放置于恒温水浴锅中 90 ℃ 剧烈搅拌 12 小时。反应结束后,将悬液用蒸馏水稀释,7 200 r/min 离心 15 分钟弃去上清液,将沉淀用蒸馏水重新悬起后,离心弃上清液,重复操作,目的是除去多余的酸。最后将沉淀重新悬起后放入透析袋中用流水透析 2 小时后,再用蒸馏水透析,直至悬液的 pH 至 6.0 左右。7 200 r/min 离心弃去上清液,将沉淀冻干保存。称冻干的甲壳素 0.4 g,加入 20 mL 蒸馏水于磁力搅拌器上搅拌均匀,将上述混合液 600 W 超声 15 分钟,得到的悬液即为 CW。

2. 壳聚糖的结晶结构

壳聚糖分子链上富含 —OH 和 —NH$_2$,还具有 N - 乙酰氨基,可以形成分子内和分子间氢键,有利于晶态的形成。甲壳素在脱乙酰基制备壳聚糖的过程中原纤维结构遭到破坏,所建立的新的结晶结构高度依赖于制备样品的条件。因此,壳聚糖的结晶结构与制备条件、水合程度等密切相关,呈现出多种多样的异构体。不同发现者给予其不同系列的命名,沿用至今。迄今为止报道的壳聚糖主要结晶异构体及晶胞基本参数见表 1-4。

表 1-4 壳聚糖结晶结构基本参数

名称	晶系	a/nm	b/nm	c/nm	γ	N	Z	含水量	制备方法
Tendon	正交	0.890	1.700	1.025	90°	4	8	1	α甲壳素乙酰化
Ⅱ型	正交	0.440	1.000	1.030	90°	1	2	—	甲酸溶液铸膜,碱中和,100 ℃拉伸
Annealed	正交	0.824	1.648	1.039	90°	4	8	0	乙酸溶液铸膜,碱中和,95 ℃拉伸,200 ℃退火
L - 2	单斜	0.867	0.892	1.024	92.6°	2	4	1	甲酸浓溶液剪切取向,中和成膜
I - 2	单斜	0.837	1.164	1.030	99.2°	2	4	3	甲酸溶液铸膜,碱中和,97 ℃拉伸
单晶	正交	0.807	0.844	1.034	90°	2	4	0	125 ℃,从稀溶液中析出单晶

(三) 甲壳素的取向态结构

甲壳素是一种线性高分子聚糖,其分子间具有强的不对称性,因此具有良好的卷曲和舒展性能。其卷曲与舒展程度随外部条件的变化而发生改变。同时,甲壳素分子间无化学键连接,在一定温度或压力条件下,分子间可以发生相互位移,对甲壳素纤维的取向极为有利。甲壳素结构中存在分子键绕纤维轴的旋转,如与 4 位 C 相连的 OH 相对于 5 位 C 与 6 位 C 键的旋转、与 2 位 C 相连的乙酰氨基相对于 2 位 C—N 键的旋转,使得甲壳素分子键具有较好的柔性,利于纤维的取向。以甲壳素为原料纺成的纤维,原丝经拉伸取向后,强度可达到 4.4 cN/dtex。

(四) 甲壳素的微原纤结构

甲壳素在自然界中以微原纤结构形式存在,以节肢动物为例,其角质层以蛋白质为基质材料,甲壳素微原纤嵌入基质分散其中,与蛋白质边缘有明显分界,多呈双螺旋链结构。在不同种类的甲壳动物中,甲壳素微原纤的直径为 2.5～25.0 nm,与甲壳素结晶形态有关。在甲壳素的螺旋结构模型中,微纤维在每个螺旋平面中平行排列,每个平面绕自身的螺旋轴旋转,一个螺旋平面由 6 个糖残基构成,螺距为 0.515 nm。

(五) 壳聚糖及其衍生物的液晶态结构

液晶是介于液态与固态(晶态)之间的特殊相态,是一种物质由固态向液态转化过程中存在的取向有序流体。壳聚糖类液晶多属于溶致液晶,当高于一定浓度,低于一定温度时呈现出各向异性相,即液晶相。Marchessault 等最先在甲壳素的悬浮液中观察到类似于烟草花叶病毒液晶行为的双折射现象。Ogura 于 1982 年报道了壳聚糖、羟丙基壳聚糖以及乙氧丙基壳聚糖在 10% 乙酸溶液中所形成的液晶相行为。1985 年至 1990 年间,Sakurai 等研究了壳聚糖/甲酸液晶溶液的成膜性和结晶结构,并利用这一体系进行纺丝,在壳聚糖膜和纤维中观察到典型的取向液晶态结构——条带结构(图 1-10)。近年来,大量具有液晶行为的壳聚糖衍生物被相继开发出来,董炎明等相继研究了 40 多种壳聚糖衍生物的液晶行为,超过了经典的纤维素衍生物,成为目前种类最多的一类生物高分子液晶。

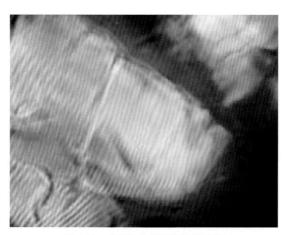

图 1-10　壳聚糖的典型指纹状结构

三、壳聚糖的种类

衡量壳聚糖的主要性能指标包括分子量（常用黏度表征）、脱乙酰度（degree of deacetylation）和分子量。由于脱乙酰度在55％以上的甲壳素称为壳聚糖，故壳聚糖的脱乙酰度为55％～100％。基于这三种主要性能指标，壳聚糖的种类可以按照以下三种方法进行划分。

（一）依据壳聚糖黏度分类

根据黏度的不同可将壳聚糖分为高黏度壳聚糖、中黏度壳聚糖和低黏度壳聚糖。高黏度壳聚糖：在1‰乙酸（醋酸）溶液中黏度大于1 Pa·s的壳聚糖；中黏度壳聚糖：在1‰乙酸溶液中黏度在0.1～0.2 Pa·s的壳聚糖；低黏度壳聚糖：在1‰乙酸溶液中黏度在0.025～0.05 Pa·s的壳聚糖。

（二）依据壳聚糖脱乙酰度分类

根据壳聚糖的DD值可以将壳聚糖分为：低DD值壳聚糖（DD值为55％～70％的壳聚糖）；中DD值壳聚糖（DD值为70％～85％的壳聚糖）；高DD值壳聚糖（DD值为85％～95％的壳聚糖）；超高DD值壳聚糖（DD值为95％～100％的壳聚糖）。DD值为100％的壳聚糖是极难制备的。

（三）依据壳聚糖分子量分类

根据壳聚糖的分子量不同，可将壳聚糖分为高聚壳聚糖和低聚壳聚糖。低聚壳聚糖又称为壳寡糖，是以甲壳动物外壳为原料，经脱钙、脱蛋白质、脱色和脱乙酰基后，制备而成的氨基寡聚糖类产品。壳寡糖由2～10个糖单元组成，是2-乙酰氨基-2-脱氧-β-D-葡萄糖残基和2-氨基-2-脱氧-β-D-葡萄糖残基以不同比例通过β-1,4-糖苷键连接而成。

四、壳聚糖的制备

制备壳聚糖的过程通常被简称为"三脱"，即虾壳、蟹壳等制备甲壳素的原材料经脱钙、脱蛋白质后得到甲壳素，再通过脱乙酰化最终制备成壳聚糖。目前有关壳聚糖的制备方法主要包括化学法、酶法及微生物发酵法三大类。本节针对医用级壳聚糖原料的质量控制及制备工艺展开。作为医用级壳聚糖原料的来源，制备壳聚糖的原材料的质量控制十分重要，却是往往被生产企业忽视的一个重要环节。用于医用级壳聚糖原料制备的虾壳、蟹壳等原材料的加工制备要求很高，不仅需要对加工环境、加工设备、生产工艺、质量标准有严格要求，而且还应对原材料的来源及所用试剂等进行明确规定，以保证医用级壳聚糖生产批次间质量的可控性和可重复性。

（一）化学法

化学法是目前制备壳聚糖工艺中最常见的方法。化学法，即通过化学试剂处理，使甲壳素发生不同程度的脱乙酰化反应生成壳聚糖。由于甲壳素属于酰胺类多糖，在制备壳聚糖中涉及的甲壳素的脱乙酰化，其本质是甲壳素中酰胺的水解过程。酰胺的水解可以在强酸或强碱条件下完成，在此条件下低分子的酰胺可以被完全水解。由于甲壳素属于直链多糖，强酸条件下易造成甲壳素中糖苷键的水解，从而破坏其结构，因此一般不在强酸条件下对甲壳素进行脱乙酰化处理。与强酸对甲壳素糖苷键的水解作用相比，强碱对其作用要小得多，所以传统化学法一般用强碱对甲壳素进行脱乙酰化处理，又称碱脱乙酰法（图 1-11）。

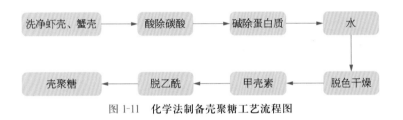

图 1-11　化学法制备壳聚糖工艺流程图

壳聚糖的化学法制备通常包括浓碱液法、碱熔法、水合肼法等。衡量壳聚糖产品质量的主要指标包括脱乙酰化度和分子量（或黏度）。甲壳素的脱乙酰化反应在浓碱介质中进行，加温可有效地加速脱乙酰反应，提高碱液浓度和延长反应时间也可以提高壳聚糖的脱乙酰度。但是随着脱乙酰化反应条件的强化，常常伴随着甲壳素主链降解情况的加重，进而直接影响产品的质量。因此，在用化学法制备壳聚糖时，碱液浓度、温度以及反应时间都是影响其产品质量的重要因素。通过控制脱乙酰化反应的条件，可以获得不同脱乙酰度的壳聚糖产品。浓碱液法是目前化学法制备壳聚糖产品中最常用的方法，一般甲壳素在 100～130 ℃下于 40%～50% 的氢氧化钠溶液中反应 0.5～6 小时，可以获得不同脱乙酰度的壳聚糖产品。颜慧等以碱液浓度、碱处理时的温度和时间三个因素作为影响壳聚糖产品质量（脱乙酰度）的主要因素，用正交实验法进行实验。其实验结果表明：三个因素都对壳聚糖的生产有很重要的影响，碱液浓度的影响最大，其次是反应温度，最后是反应时间。文中以脱乙酰度作为壳聚糖产品的质量标准，制备壳聚糖产品的条件为：甲壳素在 100 ℃，用 60% 左右的氢氧化钠溶液处理 8 小时为宜。

除此之外，微波辐射法在壳聚糖制备中的应用也逐渐被开发应用。用微波间歇辐射加热代替传统的加热法不仅可以大幅度减少制备反应所需的时间，而且可以生产出脱乙酰度较高且具有良好溶解性的壳聚糖产品。近些年国内利用微波技术制备壳聚糖的报道层出不穷。雷晓云等利用微波间歇辐射法，经过工艺优化，得到了脱乙酰度为 91% 的壳聚糖产品。具体操作为：将甲壳素按照与氢氧化钠溶液质量比为 1∶25 加入含 45% 碱液浓度的烧杯中，使溶液完全覆盖甲壳素，浸泡 1.5 小时。然后将其置于微波炉中用微波间歇辐射法反应，微波辐射功率在 720 W，辐射时间为 20～22 分钟，其中反应 4 分钟间歇 2 分钟。反应完毕后将其取出并趁热过滤，然后将产物用水冲洗至中性，滤干，在 70 ℃ 下烘干，再用粉碎机粉碎至一定细度即可。微波辐射法制备壳聚糖的优点在于它能大大缩短生产时间，节约能耗，不仅可以生产脱乙酰度较高的壳聚糖产品，还可以保证较高的黏度。但由于微波辐射使甲壳素分子链出现严重的断裂现象，所生产的产品分子量较低，因此该方法适合制备高脱乙酰度、低分子量的壳聚糖。采用微波辐射法制备壳聚糖不仅可以缩短反应时间、减少碱用量，还可以节约能耗，对于降低壳聚糖的生产成本有积极意义。

（二）其他方法

在壳聚糖的制备中，除化学法外还有酶法、微生物发酵法等其他方法。酶法制备壳聚糖是用甲壳素脱乙酰酶（chitin deacetylase，CDA），对甲壳素进行生物脱乙酰反应而得到壳聚糖分子的制备方法。1974 年，Yoshid 等最初在接合菌纲（*Zygomycetes*）的 *Mucor rouxii* 中发现 CDA，1982 年，Kauss 又从半知菌纲（*Deuteromycetes*）的 *Collectotrichum lindemuthianum* 中发现该酶的存在。然而，不同来源的 CDA 的分子量、等电点、最适 pH、抑制剂、底物特异性、脱乙酰方式和酶解条件等均有差异。利用酶法使甲壳素脱乙酰基制备壳聚糖的方法要优于传统的化学方法制备壳聚糖，这是由于酶法降解过程和降解产物更容易被控制。而且，酶法降解反应条件较为温和且不需要加入大量试剂。因此，酶法不仅可以降低能耗，而且可以解决环境污染问题，能够解决化学方法得到的产品的弊端，如脱乙酰度不均一、分子量降低等，是环境友好型的制备方法。但酶法制备也面临着一系列问题，如产酶能力低、酶品种单一、表达量和活性比较低，以及对酸碱、高温和变性剂的耐受性较差等问题。同时，天然存在的甲壳素都是结晶态，而结晶态的甲壳素并不是 CDA 的良好底物。因此，要实现由 CDA 制备壳聚糖的工业化生产，还需要作出更大的努力。

微生物发酵法制备壳聚糖一般指通过微生物本身存在的酶进行自身催化，从而使甲壳素脱去乙酰基，以此来制备壳聚糖。日本和美国先后开始研究用微生物发酵的方法制备壳聚糖。微生物发酵法制备壳聚糖不受外界环境温度影响，同时不存在原料获取困难的问题，因此也不受地理位置的限制。然而，发酵法生产壳聚糖成本较高，目前难以大规模推广。

（三）壳聚糖产品的评价指标

壳聚糖的分子量大小和游离氨基含量（即脱乙酰度）是反映壳聚糖性能的两个重要指

标。脱乙酰度是壳聚糖的一个重要指标,对壳聚糖的物理、化学性质有极大的影响,如溶解度、富集离子能力,以及机械性能、絮凝能力等。随着壳聚糖脱乙酰度的升高,活泼氨基数量增多,其相对稳定性会降低,但是生物相容性提高,吸附作用也随之增强,而且氨基能与许多有机试剂发生反应,得到改性壳聚糖。

1. 脱乙酰度的测定

壳聚糖的脱乙酰度(DD)可定义为壳聚糖分子中脱除乙酰基的糖残基数占分子链的百分数。目前测定壳聚糖脱乙酰度最常用的方法是滴定法,主要包括酸碱滴定法、电位滴定法和胶体滴定法。酸碱滴定法测定的原理较为简单,壳聚糖的伯氨基呈碱性,能与酸定量发生质子化反应,形成壳聚糖胶体溶液,溶液中过量的 H^+ 可用碱进行反滴定,由溶解壳聚糖的酸量和滴定的减消耗量推算出壳聚糖中自由氨基的数量而计算得到壳聚糖 DD 值。酸碱滴定法适合可溶性的壳聚糖 DD 值的测定。甲基橙是酸碱滴定中常用的指示剂,但是在胶体溶液中颜色变化不灵敏,对滴定终点的判断很难准确把握,误差较大,不建议采用。可以用甲基橙-苯胺蓝等混合指示剂作为替代,是测试结果更为准确。另外,在采用酸碱滴定法测定时,壳聚糖样品的黏度对分析结果的影响较大。低黏度壳聚糖样品可溶性高,溶液澄清,测定结果较为准确;高黏度壳聚糖样品溶液易发生胶体凝集,对滴定终点很难准确判定,导致测定结果误差较大。因此不建议采用酸碱滴定法测定高黏度壳聚糖样品的脱乙酰度。电位滴定法可分为普通电位滴定法和线性电位滴定法,这两种方法的原理都同酸碱滴定法一样。不同的是,普通电位滴定法是以电位曲线的突跃来人为判定滴定终点,而线性滴定法对终点的判断是通过外推获得,人为干扰因素小,获得的结果较为准确。胶体滴定法(PVSK 法),滴定过程使用了阴离子聚电解质聚乙烯硫酸钾(PVSK)。原理是壳聚糖在稀酸溶液中氨基质子化,带正电荷,与带负电的 PVSK 发生电中和反应,依据 PVSK 的消耗量推算出壳聚糖的脱乙酰度。该滴定法采用甲苯胺蓝作为指示剂,到达滴定终点时溶液由蓝色变为紫红色。但在实际操作中,采用这种方法得到的数据偏差较大,在某些情况下,得到的脱乙酰度结果还可能超过 100%,不能采用。这种方法的优点是重复性较好,数据相对稳定。

笔者对壳聚糖及其衍生物进行脱乙酰度测定时,使用了电位滴定法,具体步骤为:称取 NaOH 2.0 g,用蒸馏水溶解,定容至 100 mL 以配制 NaOH 标准溶液(0.1 mol/mL)。量取浓盐酸 0.8 mL,加入到蒸馏水中,定容至 100 mL 以配置 HCl 标准溶液(0.1 mol/mL)。定量称取 0.2 g 样品,加入盛有 20 mL HCl 标准溶液的烧杯中,搅拌直至溶解完全。向该溶液中逐滴加入 NaOH 标准溶液,将 pH 仪探头置于溶液中测定溶液 pH 的变化。以滴入的 NaOH 标准溶液体积为横坐标、溶液的 pH 为纵坐标作图,得到所测样品的 pH 滴定曲线。以所滴加的 NaOH 标准溶液体积为横坐标、ΔpH/ΔNaOH 为纵坐标作图,得到 pH 对 NaOH 的一级微商曲线,即滴定曲线(图 1-12)。DD 计算公式如下:

$$DD(\%) = \frac{(V_3 - V_2) \times 0.1 \times 240.3 \times 100}{m \times 1\,000}$$ （式 1-1）

式中：

$V_3 - V_2$（mL）：滴定氨基的 NaOH 溶液体积；

m（g）：样品的质量。

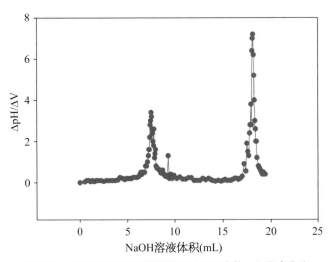

图 1-12 电位滴定法所测定的样品脱乙酰度的一级微商曲线

胶体滴定法的具体步骤为：准确称取 0.162 g PVSK（MPVSK＝162.21），溶解于去离子水中，容量瓶定容至 1 L，得到标准溶液（1 mmol/mL）。准确称取 0.1 g 甲苯胺蓝（toluidine blue，TB）粉末，加入去离子水溶解，定容至 100 mL，储存于棕色玻璃瓶中。称取 m g 待测样品，将样品溶于 1 mol/L 的盐酸溶液中定容至 100 mL，配制成待测样品溶液。取 20 mL 1 mol/L 的盐酸溶液，滴入一滴 TB 指示剂，用标准 PVSK 溶液进行滴定，当溶液变为蓝紫色时，将加入标准 PVSK 溶液的体积记为 V_1，至此即完成空白溶液的滴定。取出 20 mL 待测样品溶液，按照上述方法进行滴定，将加入标准 PVSK 溶液的体积记为 V_2，即完成待测样品的滴定。样品中游离氨基百分含量［$P_{(-NH_2)}$］（式 1-2）与 DD（式 1-3）计算公式如下：

$$P_{(-NH_2)} = \frac{c \times (V_2 - V_1) \times 0.016 \times 5}{m} \times 100\%$$ （式 1-2）

式中：

c（mol/mL）：PVSK 标准溶液的浓度；

V_1（mL）：滴定空白溶液加入标准 PVSK 溶液的体积；

V_2（mL）：滴定样品加入标准 PVSK 溶液的体积；

$m(\text{g})$：溶解的羧甲基壳聚糖的质量。

$$DD(\%) = \frac{203 \times P_{(-NH_2)}/42 \times P_{(-NH_2)} + 16}{42 \times P_{(-NH_2)} + 16} \times 100\% \qquad (\text{式 1-3})$$

PVSK 胶体滴定法具有操作简单、重复性好、结果准确、成本低廉等优点。图 1-13 为采用 PVSK 胶体滴定羧甲基壳聚糖时起点与终点溶液颜色的变化情况。到达滴定终点时，溶液颜色会由蓝色变为亮紫色，但是两种颜色均属于深色系，差异很不明显，无法通过目测准确判断滴定终点。基于此原因，在本实验中，以生成大量白色沉淀作为滴定终点到达的依据。对样品进行滴定，采用 PVSK 胶体滴定法计算得到脱乙酰度为 77.23%，而电位滴定法计算得到的脱乙酰度为 76.43%，两者结果基本一致。

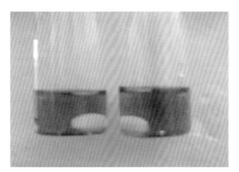

图 1-13　PVSK 胶体滴定起点和终点的溶液颜色变化

2. 分子量测定

可采用多种方法测定壳聚糖的分子量，如黏度法测分子量，即黏均分子量（$M_{[\eta]}$）；小角激光光散射法测重均分子量（Mw）；体积排除色谱法（SES）测得不同组分的分子量；质谱法精确测得 Mw；此外，还有端基测定法、沸点升高法、蒸气压渗透法等。其中，黏度法一般采用乌氏黏度计测定，该方法操作简便，成本较低，是目前最为常用的方法。

笔者通过黏均分子量测定壳聚糖产物的分子量，具体方法为：电子天平准确称取待测壳聚糖样品，用 0.2 mol/L NaCl－0.1 mol/L CH₃COOH 溶液溶解并用容量瓶定容到 25 mL，用布氏漏斗抽滤除去杂质。随后取 15 mL 该溶液装入乌氏黏度计中，置于 25 ℃恒温水浴中，用秒表记录壳聚糖溶液下落的时间。将壳聚糖溶液稀释至原浓度的 2/3、1/2、1/3，再次测定溶液的下落时间，得到 4 个不同浓度壳聚糖溶液的下落时间（t）。采用同样方法测定 0.2 mol/L NaCl－0.1 mol/L CH₃COOH 溶液的下落时间（t_0）。每次测定都需重复 3 次以上，测定误差不超过 0.02 秒为有效数据。

数据处理：根据公式 $\eta_r = t/t_0$，$\eta_{sp} = \eta_r - 1$ 分别计算出 η_r 和 η_{sp} 的值，以 $\eta_{sp}/C \sim C$ 作图得到一条直线，外推至 $C = 0$，得到特性黏度 $[\eta]$。根据 Mark-Houwink 经验公式 $[\eta] = KM^\alpha$（式中 $K = 1.81 \times 10^{-3}/\text{g}$，$\alpha = 0.93$），计算得出 M。在上述公式中：t_0 为溶剂流出时间，t 为溶液流出时间，η_r 为相对黏度，η_{sp} 为增比黏度，C 为溶液的浓度，$[\eta]$ 为特征黏度，M 为黏均分子量。

第二节 · 甲壳素和壳聚糖的理化性质

甲壳素为白色、半透明固体物质。分子排列成微原纤形式。动物甲壳素的分子量为 $1 \times 10^6 \sim 2 \times 10^6$，经提取后分子量为 $1 \times 10^5 \sim 1.2 \times 10^6$。常温下可稳定存在，在 270 ℃ 左右分解。壳聚糖是甲壳素的 N-脱乙酰化产物，分子量从数十万到数百万不等。一般而言，脱乙酰度大于 55% 的甲壳素就可称之为壳聚糖，亦或，可以在 1% CH_3COOH 溶液或 1% HCl 溶液中溶解的 1% 脱乙酰基甲壳素称为壳聚糖。壳聚糖为阳离子聚合物，约 185 ℃ 分解。壳聚糖具有良好的吸附性、成膜性、成纤性、通透性、吸湿性和保湿性。壳聚糖的结构差异性体现于其分子链长度和 N-乙酰-D-氨基葡萄糖和 D-葡糖胺残基的相对比例，即分子量和脱乙酰度，这两项指标也直接影响了壳聚糖的物理、化学性质。

一、甲壳素的溶解性

甲壳素具有稳定的晶体结构，分子间具有强烈的氢键。几乎不溶于水、稀酸、稀碱、浓碱和常用的有机溶剂，可溶于浓盐酸、硫酸、78%～97%磷酸、无水甲酸等，但主链会发生降解。甲壳素难以溶解的性质严重限制了其在多个领域的应用。因此研究甲壳素的溶解方法有着重大意义，目前为止已有多种有效的溶解方法被开发出来。

氯代醇与无机酸的水溶液或某些有机酸的混合液被发现是溶解甲壳素的有效溶剂。40%三氯乙酸(TCA)、40%水合三氯乙醛、20%二氯甲烷作为甲壳素溶剂。溶解 30～45 分钟后，可以得到甲壳素溶液。使用甲酸(formic acid，FA)浸泡甲壳素，反复升降温后加入二氯乙酸(dichloroacetic acid，DCA)和二异丙醚的混合溶液可以将甲壳素溶解。TCA 和 DCA 腐蚀性强，会急剧降低甲壳素的分子量，而氯代烃严重污染环境，这些弊端限制了它们的应用。寻求和开发新型、绿色环保、价格低廉且再生后能尽可能保留甲壳素结构的溶剂十分重要。

在相对较低温度下，以溶液形式存在的一类只由阴离子和阳离子组成的盐统称为离子液。因为离子液可以由种类繁多的阴阳离子组成，所以离子液会具有多种多样的性能：如疏水性、极性、与其他溶剂的可混合性等。常见的阳离子有季铵盐离子、吡啶盐离子、咪唑盐离子等，阴离子有卤素离子、四氟硼酸根离子、硫氰酸盐离子、醋酸盐离子等(图 1-14)。离子液作为一种绿色溶剂，可回收利用、蒸气压不明显、无挥发性、无可燃性，是环境友好型的良好溶剂。离子液具有很强的极性，使它们具有溶解高分子聚合物的能力。离子液强的破坏氢键的能力可使甲壳素发生溶解。Xie 的研究发现 1-丁基-3-甲基氯化咪唑([BMIM]Cl)离子液可作为甲壳素和壳聚糖溶剂,该离子液可以完全溶解甲壳素和壳聚糖,同时又不完全破坏其分子内和分子间氢键形成的致密网状晶体结构。Wu 等合成的离子液 1-丁基-3-甲基咪唑乙酸盐([BMIM]Ac)对于不同构型和不同来源的甲壳素都有良好的溶解作用。王玉忠等研究了乙酰度和分子量对甲壳素在离子液中的溶解性的影响,发现甲壳素在离子液体中的溶解度与甲壳素的乙酰度和分子量关系极大。Tatsuya 等用离子液 1-烯丙基-3-甲基咪唑溴化盐([AMIM]Br)从蟹壳中提取甲壳素,减少了对甲壳素结构的破坏。但离子液的价格昂贵,生产成本较高。

阳离子

$[NR_xH_{(4-x)}]^+$、$[SRxH_{(3-x)}]^+$、$[PR_xH_{(4-x)}]^+$、

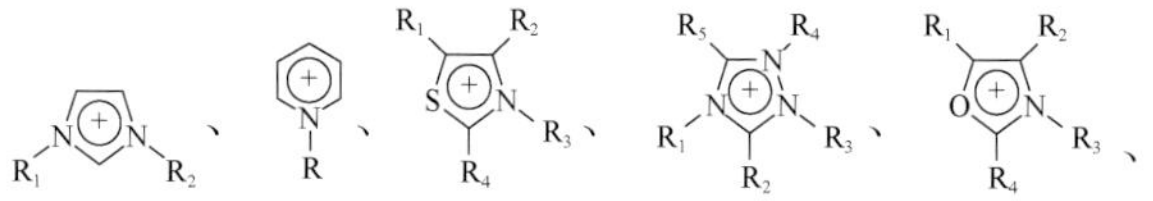

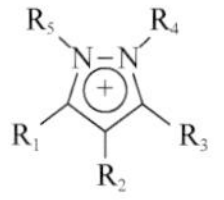

阴离子

$[BF_4]^-$、$[PF_6]^-$、$[SbF_6]^-$、$[NO_3]^-$、$[OT_s]^-$、$[OT_f]^-$、$[Br]^-$、$[Cl]^-$、$[I]^-$、$[CF_3CO_2]^-$、$[ClO_4]^-$、$[GeCl_3]^-$、$[NTf_2]^-$、$[Al_2Cl_7]^-$、$[AlCl_4]^-$、$[CH_3CO_2]^-$、$[C_6H_5CO_2]^-$

图 1-14　组成室温离子液体的部分阴阳离子

目前碱溶液体系低温反复冻融溶解甲壳素的方法也得到了广泛应用。该法运用 NaOH/尿素、NaOH/硫脲等水溶液体系将甲壳素粉末分散至溶液中,并在 $-20\ ℃$ 下将其冷冻,6 小时后取出将其融化。反复冻融后,甲壳素可溶解于该碱溶液体系中,得到澄清透明的溶液。其溶解机制可能是由于氢氧化钠与尿素分子以及甲壳素分子上的羟基发生反应,使尿素包覆于甲壳素分子上,降低了甲壳素分子链缠绕程度从而使其溶解。该法所使用的碱尿素溶液价格低廉,操作简便,为甲壳素新材料的开发提供了新的方法。汤虎、黄瑶等通过运用碱溶液体系低温反复冻融溶解甲壳素的方法成功制备了甲壳素无纺布、再生丝、甲壳素/纤维素共混薄膜以及甲壳素水凝胶。

二、壳聚糖的溶解性

壳聚糖不溶于大多数有机溶剂,可以溶于低于 pH 6.0 的稀酸溶液中。壳聚糖分子链上存在游离氨基,氮原子上具有一对未共用电子,在水溶液中呈现弱碱性,在弱酸性条件下,游离氨基质子化,破坏了壳聚糖分子间和分子内的氢键,使壳聚糖成为带正电荷的弱聚电解质,其本质是带正电荷的壳聚糖聚电解质溶于水中。当 pH 增加到 6.0 以上时,壳聚糖分子

链上的游离氨基发生去质子化作用,失去正电荷从而使溶解度下降。溶剂环境和壳聚糖的脱乙酰度、分子量是影响其溶解性能的主要因素。在一定范围内,壳聚糖的脱乙酰度越高,分子链上的游离氨基越多,其在酸溶液中溶解度也越高;反之,脱乙酰度越低,溶解度越低。除了脱乙酰度之外,分子量也是影响壳聚糖溶解性的重要参数。壳聚糖分子在分子内和分子间存在许多强弱不同的氢键,使得分子链彼此缠绕在一起且比较僵硬,壳聚糖的分子量越大,分子内和分子间存在的氢键作用力越强,溶解度越低,分子量低于8 000的壳聚糖可直接溶解于水中。此外,溶剂组成也会影响壳聚糖的溶解性能,壳聚糖可溶于稀的盐酸、硝酸等无机酸和大多数有机酸中。不能溶解在稀硫酸、稀磷酸中。此外由于结构相似,壳聚糖也可以如甲壳素一样被离子液等所溶解。

壳聚糖在不同溶剂中溶解之后,其各方面性能会出现一定的变化。笔者曾对乙酸、甘氨酸盐酸盐水溶液(GlyCl)以及离子液体1-乙基-3-甲基咪唑醋酸盐(EmimAc)这三种溶剂对壳聚糖的稳定性及生物学性能的影响展开研究。实验表明,三种溶剂均能将壳聚糖完全溶解,待壳聚糖完全溶解后,分别用1 mol/L NaOH溶液和CH_3CH_2OH将壳聚糖析出,然后测定分子量和脱乙酰度。结果显示,用不同溶剂溶解壳聚糖,使得壳聚糖都发生了一定程度的降解,但是脱乙酰度几乎没有发生变化。通过红外光谱、X射线晶体衍射比较了再生壳聚糖内部分子结构上的改变,结果显示(图1-15、图1-16),再生壳聚糖的晶体结构发生了一定的改变,用EmimAc析出后的壳聚糖晶体结构变化最大。在生物学性能方面,比较了不同溶剂的再生壳聚糖对于大肠埃希菌的抑菌效果,结果显示:离子液EmimAc溶解后析出的再生壳聚糖抑菌效果最佳,CH_3CH_2OH和GlyCl溶液溶解后析出的再生壳聚糖抑菌效果也有所提升。通过红细胞溶血实验检测了再生壳聚糖和原壳聚糖的血液相容性。实验结果表明,所有材料的溶血率都小于5%,全部符合生物医用材料对溶血率的要求,但是再生壳聚糖的溶血率高于原壳聚糖;再生后壳聚糖的内毒素含量都比较小;对于小鼠成纤维细胞,再生壳聚糖与原始壳聚糖的细胞毒性十分相似。

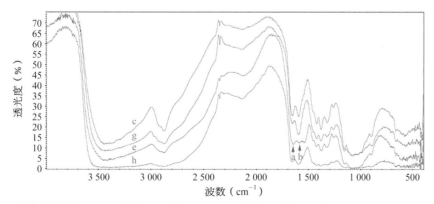

图1-15 原壳聚糖(c)、GlyCl再生壳聚糖(g)、EmimAc再生壳聚糖(e)、醋酸再生壳聚糖(h)的红外光谱图

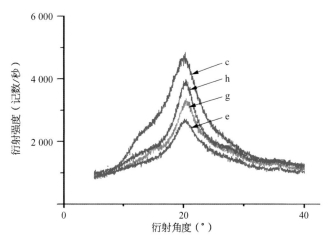

图 1-16　原壳聚糖(c)、GlyCl 再生壳聚糖(g)、EmimAc 再生壳聚唐(e)、
醋酸再生壳聚糖(h)的 X 射线晶体衍射

三、壳聚糖的黏度

黏度,是聚合物材料的一项重要的物理性质。对聚合物材料的黏度描述主要有两种方式,即特性黏度和动力黏度。特性黏度是反映聚合物材料性质的黏度,是聚合物溶液在浓度无限趋于零时,作为溶质的聚合物所产生的黏度(聚合物溶液的黏度与纯溶剂黏度的差值),也就是表现了单个聚合物分子对溶液黏度的影响,常以$[\eta]$来表示。特性黏度与聚合物材料的分子量有着直接而密切的关系,在给定的测量环境下特性黏度与分子量之间满足 Mark-Houwinkxw 方程,$[\eta]=kM^{\alpha}$,因此经常会以检测特性黏度的方法来测量聚合物的分子量。作为一种天然的高分子聚合物材料,壳聚糖的特性黏度与壳聚糖的分子量及分布系数、脱乙酰度、溶剂酸种类及酸的浓度,测量黏度时的温度有关。而动力黏度则为流体的一种性质,定义为应力与应变速率之比,也就是宏观上表现出的黏度。壳聚糖溶液的动力黏度除了受壳聚糖分子量及分布系数、脱乙酰度、溶剂酸种类及酸的浓度、测量黏度时的温度这些因素影响外,还与壳聚糖溶液的浓度有关。因此在确定壳聚糖产品黏度参数时必须给出相应的测定条件。制备过程也是影响壳聚糖黏度的重要因素。不同来源的甲壳素以及其在脱乙酰、萃取工艺中的不同的处理过程,会使壳聚糖具有不同的结晶度。甲壳素和完全脱乙酰化的壳聚糖(即 100％脱乙酰度)的结晶度是最大的。结晶度提高会使壳聚糖溶液的黏度随之提高。壳聚糖的无支链线性结构和高分子量使得壳聚糖在酸性环境中是优异的增黏剂,并且表现为假塑性材料,表现出黏度随着剪切速率的增加而降低。壳聚糖溶液的黏度随着壳聚糖浓度或脱乙酰度的增加而增加,温度的升高则会降低壳聚糖溶液的黏度。黏度对壳聚

糖的生物学性质存在影响,例如伤口愈合性能和成骨增强以及壳聚糖在溶菌酶作用下的生物降解。由于特性黏度与分子量相关,所以经常以测量黏度的方式检测壳聚糖分子量的变化,进而对壳聚糖降解进行研究。

四、壳聚糖的生物降解性

生物降解,是壳聚糖在体内代谢中的主要方式。同时生物降解性对于聚合物在生物体中的应用(如药物递送系统和组织工程支架)都相当重要。通常来说当身体所吸收的亲水性聚合物(如壳聚糖)的分子量为 30 000～40 000 时,这些被吸收的聚合物可以被肾脏所清除。如果使用的聚合物的分子量大于这个区间,那么这些聚合物必须被降解到一个合适的分子量才能被人体内代谢系统所清除。化学降解或酶促降解的方式都可以将高分子量的聚合物降解成适当分子量的片段从而被肾脏清除。化学降解方式是指经过酸催化的降解,例如在胃中胃酸可以将聚合物降解。酶促降解是指通过生物体内的各种酶催化使得聚合物材料间的化学键断裂,从而使高分子量的聚合物逐步降解为更低分子量的寡聚物和单体,并最终被代谢出体外。能够对葡萄糖胺键(如葡萄糖胺-葡萄糖胺键、葡萄糖胺-N-乙酰葡萄糖胺键和 N-乙酰葡萄糖胺-N-乙酰葡萄糖胺键)进行水解的酶可以催化对壳聚糖的降解作用。许多种微生物都可以合成或降解甲壳素。通常来说,微生物中的甲壳素酶属于内切甲壳素酶(EC 3.2.1.14),它们会随机水解 N-乙酰-β-1,4-氨基葡萄糖苷键,因此甲壳素酶对壳聚糖也有降解效果,但对于完全脱乙酰(脱乙酰度为 100%)的壳聚糖则没有降解活性。甲壳素酶也存在于高等植物中,尽管它们不具有甲壳素结构组分。在脊椎动物体内,壳聚糖主要由溶菌酶和肠道中的某些细菌酶降解。目前在人类体内已有 8 种甲壳素酶被鉴定出来(属于糖苷水解酶 18 家族),其中三种酶具有对壳聚糖降解的活性。一般而言,生物体中壳聚糖的生物降解速率和程度取决于壳聚糖自身的脱乙酰度及分子量大小。壳聚糖的脱乙酰度提高会降低壳聚糖的生物降解速率,而分子量的减小会提高其生物降解速率。有关壳聚糖的体内外生物降解的研究已经有了众多报道。由于所有关于壳聚糖生物降解的研究都是在有限的生理周期内进行的,所以壳聚糖的生物降解程度就主要取决于降解速率。在充足时间和适宜条件时,壳聚糖在大多数情况下会被降解到足以排泄的程度。

(一)体外生物降解

材料的降解行为决定了该材料能否作为生物材料应用,其降解时间和降解速率都对材料的应用起到了重要的影响。笔者在体外环境中测定了溶菌酶对壳聚糖微球和乙酰壳聚糖微球的降解速率。结果如图 1-17 所示,两组微球的重量随时间的延长逐渐降低,在开始的 1 周内降解速率基本一致(壳聚糖微球:4.2%,乙酰壳聚糖微球:6.3%)。但是在 8 周时,有

40.7％的壳聚糖微球被降解,而乙酰壳聚糖微球有 58.1％被降解,表明微球的降解与醋酸-醋酸钠缓冲液(pH 6.0)关系不大。扫描电镜图(图 1-18)显示,经降解后的微球表面凹凸不平,布满孔洞。随着降解时间的增加,孔洞的直径增大,最后结构坍塌。在时间相同时,乙酰

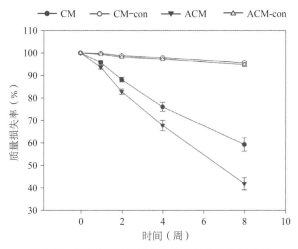

图 1-17　壳聚糖微球(CM)与乙酰壳聚糖微球（ACM）
在溶菌酶中不同时间内降解率

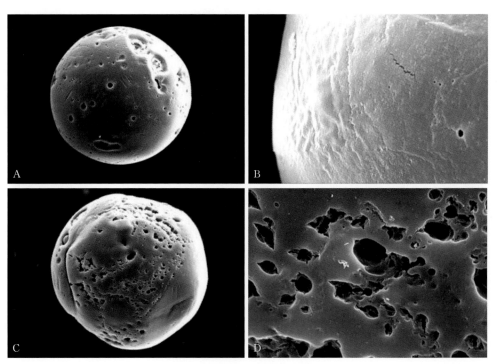

图 1-18　降解后微球电镜图

A. 壳聚糖微球;B. 壳聚糖微球表面形态;C. 乙酰壳聚糖微球;D. 乙酰壳聚糖微球表面形态

壳聚糖微球表面的孔洞明显比壳聚糖微球多,表明乙酰壳聚糖微球在溶菌酶液中的降解速率高于壳聚糖微球。溶菌酶通过内切作用切断糖苷键降解微球,微球表面形成孔洞后,溶菌酶分子随之进入微球内部,加速了对微球的降解。在乙酰壳聚糖微球中,乙酰基基团的引入,使微球具备了更多的无定形结构,溶菌酶分子的降解作用更强,加速了乙酰壳聚糖微球的降解。

（二）体内生物降解

关于壳聚糖静脉给药后在体内降解的报道很少。目前尚不清楚降解机制,尤其是静脉注射后。然而,研究表明壳聚糖的生物分布、降解和消除过程与壳聚糖的分子量密切相关。通过对壳聚糖在体内的分布定位,发现肝脏和肾脏是可能对壳聚糖进行降解的部位。壳聚糖材料的皮肤下植入应用较广,皮下植入后材料的体内降解有许多报道。笔者对壳聚糖微球皮下植入后的降解做了研究。研究发现在植入微球8周后在微球周围出现了薄而连续的纤维薄膜;12周后,微球的纤维包膜显著增加,微球发生了降解反应,球形结构被部分破坏;16周后,微球的降解程度升高,暴露出大量孔洞,胶原纤维等结缔组织进入微球内部,形成类似肉芽组织(图1-19);20～24周后,微球周围的纤维包膜组织依然存在,并且随着微球的完全降解而形成明显的纤维囊腔结构,降解完的囊腔被实质组织填充。此外,我们对肌内植入的羟丁基壳聚糖水凝胶的体内降解也做了研究,结果显示,手术后第3天时水凝胶是一整块独立的胶体,与周围组织连接不紧密,表面没有包膜覆盖;手术后第28天,水凝胶周围被薄膜覆盖,与周围肌肉组织界限清晰;手术后第35天,覆盖在水凝胶上的纤维包膜消失;手术后第63天,水凝胶被完全降解(图1-20)。

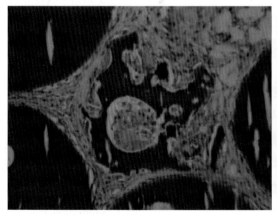
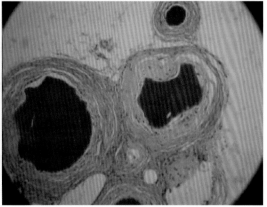

图 1-19　降解中的壳聚糖微球材料

材料	剂型	检测形式	检测细胞	检测时间（天）	细胞毒性
壳聚糖-羟丙基三甲基氯化铵壳聚糖-甘油磷酸	水凝胶	浸提液	人牙周膜成纤维细胞	5	促进细胞增殖
羟丙基三甲基氯化铵壳聚糖	粉末	溶液	人牙周膜成纤维细胞	5	浓度为 $50 \sim 2\,000\ \mu g/mL$ 时，具有明显细胞毒性；浓度为 $0.2 \sim 10\ \mu g/mL$ 时，促进细胞增殖
羟丁基壳聚糖	粉末	溶液	小鼠脾淋巴细胞	3	浓度为 $1 \sim 1\,000\ \mu g/mL$ 时，促进细胞增殖
羟丁基壳聚糖	水凝胶	浸提液	胎鼠成纤维细胞	3	细胞相对增殖率大于 75%，无明显细胞毒性
N-丁二酰壳聚糖	纤维	浸提液	人体皮肤成纤维细胞	3	浓度低于 $0.1\ g/mL$ 时，相对增殖率大于 80%，无明显细胞毒性
N-丁二酰壳聚糖	纤维	浸提液	胎鼠成纤维细胞	3	浓度为 $0.2\ g/mL$ 时，相对增殖率低于 80%，具有细胞毒性；浓度低于 $0.1\ g/mL$ 时，相对增殖率大于 80%，无明显细胞毒性
巯基壳聚糖	粉末	溶液	人脐静脉内皮细胞	3	浓度为 $63 \sim 1\,000\ \mu g/mL$ 时，细胞相对增殖率大于 90%，无细胞毒性
羧甲基壳聚糖	粉末	溶液	瘢痕疙瘩成纤维细胞	6	浓度为 $100\ \mu g/mL$ 时，细胞相对增殖率小于 50%，具有明显细胞毒性
羧甲基壳聚糖	纳米粒	溶液	瘢痕疙瘩成纤维细胞	6	浓度为 $100\ \mu g/mL$ 时，细胞相对增殖率小于 50%，具有明显细胞毒性
油酰羧甲基壳聚糖	纳米粒	溶液	人克隆结肠腺癌细胞	3	浓度为 $25 \sim 800\ \mu g/mL$ 时，细胞相对增殖率大于 90%，无细胞毒性
油酰羧甲基壳聚糖	纳米粒	溶液	胎鼠成纤维细胞	3	浓度为 $25 \sim 800\ \mu g/mL$ 时，细胞相对增殖率大于 90%，无细胞毒性
油酰壳聚糖	纳米粒	溶液	胎鼠成纤维细胞	3	浓度为 $20 \sim 1\,000\ \mu g/mL$ 时，细胞相对增殖率大于 90%，无细胞毒性

　　溶血率是评价生物材料血液相容性的主要指标。笔者研究发现，壳聚糖纤维、微球在一定浓度范围内血液相容性良好，有轻微溶血现象，溶血率低于 5%。但壳聚糖溶液溶血率较高，浓度为 $1\ mg/mL$ 的壳聚糖溶液溶血率为 15.33%，溶血现象明显。这可能是由于在酸性条件下溶解的壳聚糖使得血液 pH 降低，从而使红细胞破裂；另外酸性条件下壳聚糖链上的氨基质子化，导致壳聚糖分子携带大量的正电荷，而红细胞表面携带负电荷，当壳聚糖与红细胞接触时，正负电荷之间的静电作用力会使红细胞破裂而导致溶血现象的发生。对壳聚糖的改性会提高其血液相容性。笔者制备的乙酰化壳聚糖微球与原始的壳聚糖微球相比，溶血率显著降低。壳聚糖微球在前 30 分钟内溶血率低于 2%，随着时间延长溶血率有所升

高,但仍低于5％,而乙酰化壳聚糖微球的溶血率为1％左右。这是因为乙酰基壳聚糖微球中游离氨基的数目减少,正电荷的数量降低。对壳聚糖进行羟丁基化同样可以降低溶血率。浓度为1 mg/mL时,羟丁基壳聚糖溶液在1小时观察时间内无溶血和凝聚发生,溶血率为2.62％。

(二) 体内毒性

对于基于壳聚糖的药物递送体系的设计来说,特别是在长期给药后,体内毒性非常重要。笔者构建了不同的动物模型,检测了壳聚糖微球的致敏性、刺激性和急性毒副作用等,并将微球植入肌肉组织中,在不同时间观察微球的组织相容性。在肌肉组织中埋植3天后取样观察,结果如图1-21所示,在实验期内,所有阴性对照组和材料浸提液实验组动物的生长状态均正常,无异常现象发生。所有实验组动物在各时间点均无致敏现象出现,与阴性对照组无差异。因而,可以认为在长期植入体内过程中壳聚糖微球不会引起过敏反应。壳聚糖微球和乙酰壳聚糖微球材料浸提液原发刺激指数(PⅡ)分别为0.089和0.044,通过腹腔注射和静脉注射将高剂量(0.5 mL/10 g)浸提液注射入小鼠体内,结果显示,腹腔注射对小鼠无影响,而静脉注射后24小时小鼠体重下降,之后恢复正常(图1-21)。体内实验结果表明微球无潜在生物毒性。将微球植入大鼠肌肉,在第3天、7天、14天时,各组大鼠血液中天冬氨酸氨基转移酶(aspartate aminotransferase,AST)、丙氨酸氨基转移酶(alanine aminotransferase,ALT)、血尿素氮(blood urea nitrogen,BUN)和血肌酐(creatinine,Cr)水平没有明显差异,表明对肝脏、肾脏功能无影响。而在3天、7天时,实验组大鼠因术后炎症反应而导致白细胞(white blood cell,WBC)水平较高,与阴性对照组有显著差异($P<0.05$),但是随时间延长,炎症消失,WBC水平也恢复正常(图1-22)。

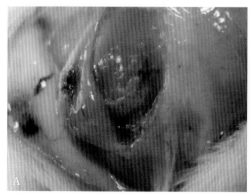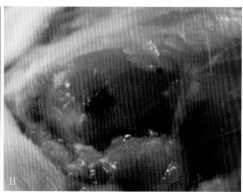

图1-21 材料植入后3天照片

A. 壳聚糖微球;B. 乙酰壳聚糖微球

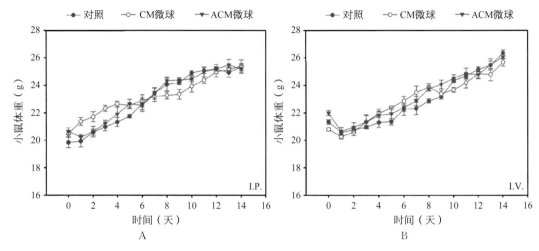

图 1-22　不同途径注射材料浸提液后 15 天内小鼠体重变化

A. 腹腔注射(IP)；B. 静脉注射(IV)

第三节 · 医用壳聚糖衍生物

　　医用生物材料不可避免地要与人体直接接触,因而要求其必须具有良好的生物安全性、无毒、无致癌性,不会引起免疫排斥和过敏反应。同时还应具有良好的生物活性,能促进组织的愈合和生长。由于生物医用材料不可避免地要与血液接触,因此要求其具有一定程度的抗凝血和抗血栓能力,既不会引起血液凝固也不会导致溶血。壳聚糖经甲壳素 N -脱乙酰基制备而成,是自然界中少见的带正电的高分子化合物,具有生物降解性、良好的生物相容性和广谱杀菌性,可促进伤口的愈合,抑制瘢痕疙瘩的形成,同时壳聚糖的降解产物可排出体外。因其广泛的来源及良好的生物安全性,已成为当前医学领域的研究热点之一。但由于壳聚糖分子中存在许多羟基、氨基和乙酰氨基,形成了分子内和分子间的氢键,导致结晶度很高,因此一般不溶于水和有机溶剂,只溶于部分稀酸水溶液,极大地限制了其生物医学应用。许多研究学者在壳聚糖的 C - 6 位羟基、C - 3 位羟基或 C - 2 位游离氨基上引入特殊基团,制备具有不同功能的壳聚糖衍生物,从而改进壳聚糖的溶解性能并拓宽其作为生物医用材料的应用范围。

一、水溶性壳聚糖衍生物

　　壳聚糖的溶解性在很大程度上限制了其应用,因为它仅溶于一些酸性介质如盐酸、醋酸、环烷酸、苯甲酸等,而不能直接溶于水、碱(pH>6.5)和一般有机溶剂。在医用领域应用的水溶性壳聚糖衍生物如下。

(一)壳寡糖

壳寡糖是壳聚糖的降解产物,由 2~10 个氨基葡萄糖聚合而成,通过 β-1,4-糖苷键连接(图 1-23)。壳寡糖分子量低,具有良好的溶解性,其生物利用度随壳寡糖溶解性的增加而升高,为其在医药、农业、食品、化妆品等领域有广泛的应用。

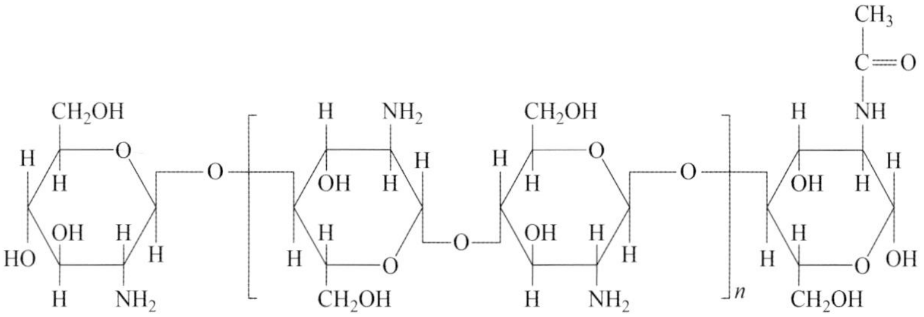

图 1-23　壳寡糖的化学结构式($n<10$)

目前,壳寡糖制备方法主要有 3 种,即物理降解法、化学降解法和酶解法。

1. 物理降解法

物理降解法主要有超声波降解法、辐射降解法和微波降解法等,该方法的原理是将糖苷键破坏,壳聚糖的大分子链被打断,分子量随之降低。董岸杰等通过考察不同条件下超声波对壳聚糖降解反应的影响发现超声波能使壳聚糖的降解速度大幅度提高。韩松涛等研究了超声波对壳聚糖在均相溶液中的降解作用,发现超声波能显著加快壳聚糖的降解过程。微波降解法使壳聚糖发生降解的同时,还会进一步加大壳聚糖的乙酰化程度。物理法降解过程中,壳聚糖分子链随意断裂,降解产物的分子量分布不均一,很难获得所需分子量的降解产物,后续分离纯化较为烦琐。

2. 化学降解法

化学降解法主要包括酸降解法和氧化降解法。

(1)酸降解法的原理是壳聚糖溶解后,分子中游离的—NH₂ 与酸溶液中 H⁺ 结合,使壳聚糖分子间和分子内部的氢键断裂,壳聚糖长链的糖苷键断裂形成聚合度不同的片段。酸降解法可以使用盐酸、硫酸或硝酸作为降解体系,但硫酸和硝酸在反应中产生的副产物较多,会引起产物颜色加深,因此盐酸降解体系最为常见。Lee Moo-Yeal 等使用盐酸降解体系,通过控制反应温度和时间,制得聚合度 5～7 的壳寡糖。盐酸降解法操作工艺简单,但降解产物均一性差,活性较高的壳寡糖含量较低难以分离。

(2) 氧化降解法中最常用的是过氧化氢降解法。壳聚糖首先溶解于弱酸溶液中,再加入一定体积的 H_2O_2 溶液,H_2O_2 能够在溶液中电离出氧化性基团,攻击 $\beta-1,4$ 糖苷键,从而氧化降解壳聚糖得到壳寡糖。该反应的降解速率快、产率高,反应物无毒,过氧化氢在反应后变成 H_2O 和 O_2,使降解产物的分离纯化非常方便,对环境的污染小,但仍存在降解产物不均一的问题。

3. 酶解法

物理降解法和化学降解法因为存在一些弊端,很难大规模应用,逐渐被舍弃。酶降解法因为反应条件温和、副产物少、产物的分子量容易控制以及对环境污染少等优点,是近年来国内外研究和报道最多的降解方法。能够降解壳聚糖的酶包括专一性酶和非专一性酶,使用不同种类的降解酶能够得到分子量不同的降解产物。专一性降解酶包括甲壳素酶、壳聚糖酶和溶菌酶等。甲壳素酶和壳聚糖酶主要存在于细菌细胞和真菌细胞中,溶菌酶主要存在于人的唾液和眼泪中,鸡蛋的蛋白中也有分布。专一性降解酶的降解效率高,获得的产物分子量分布较为均一,副产物少,便于后期的分离纯化,但是其价格较为昂贵。获得能够高效生产专一性降解酶的新菌株是目前的研究热点。非专一性酶主要有纤维素酶、脂肪酶、淀粉酶和木瓜蛋白酶等,这些酶制剂来源广泛,价格便宜。在实际应用过程中可以根据降解底物的不同,将单一酶制剂按照不同的种类和比例进行复配,利用酶制剂的协同或互补效应能够有效提高壳聚糖的降解效率。

(二) 羧甲基壳聚糖

羧甲基壳聚糖因其结构与透明质酸相似又称类透明质酸,是由壳聚糖在碱性条件下通过与氯乙酸反应引入羧甲基基团制得(图 1-24)。因其反应位点不同分为 N-羧甲基壳聚糖、O-羧甲基壳聚糖、N,O-羧甲基壳聚糖。壳聚糖分子引入羧甲基后,破坏了壳聚糖原有的晶体结构,结晶度大大降低,使得羧甲基壳聚糖成为一种既含氨基又含羧基的两性聚电解质,提高了溶解性能,水溶性随羧甲基取代度的提高而增加,使之具有成膜、增稠、保湿、絮凝、螯合和乳化等特性。由于它的大分子链上含有羧基和氨基,能在较宽的 pH 范围内溶解。开始时,许多学者认为氯乙酸与壳聚糖的反应发生在 2—NH$_2$ 和 6—OH 上,而 3—OH 由于空间位阻和氢键作用一般不会发生反应。直到 Rinaudo 等通过 DEPT^{13}C-NMR 最终确定了 2—NH$_2$、6—OH、3—OH 上羧甲基的分布情况,取代反应先后顺序为 6—OH>3—OH>2—NH$_2$。壳聚糖分子结构中存在 6—OH、3—OH、2—NH$_2$ 三个活性位点,理论上三者均可引入羧甲基,但由于三个基团所处的位置以及电负性大小不同,因而反应活性也有所差别。由于氧的电负性大于氮的电负性，所以—O 的亲核反应活性会高于 2—NH$_2$，对于 6—OH 和 3—OH 而言，伯醇基(6—OH)的反应速度大于仲醇基(3—OH)，且仲醇基上的氢原子可以与 2—NH$_2$ 上的未共用电子对形成氢键，使 3—OH 上的氢不易离去，因而壳聚糖的羧甲基化反应先后在伯醇基和仲醇基上进行，形成 O-羧甲基壳聚糖。但羧甲基随后也会在 2—NH$_2$ 上发生取代，生成 N-羧甲基壳聚糖。羧甲基壳聚糖具有优良的水溶性、生物相容性、吸湿保湿性、成膜性、降解性、抑菌抗炎性和促进创面愈合的作用，这使得羧甲基壳聚糖在作为医用材料方面具有良好的应用前景。

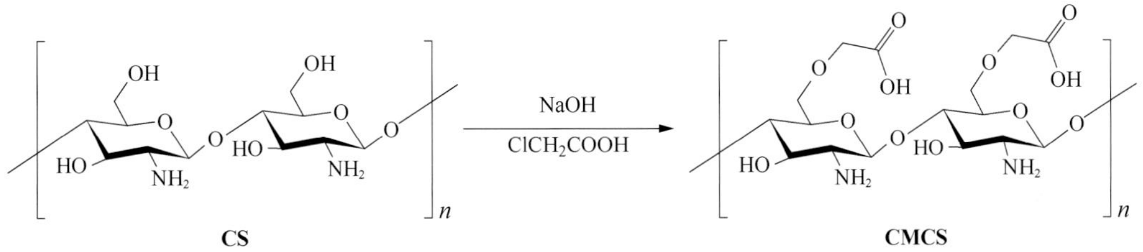

图 1-24　6-O-羧甲基壳聚糖合成路线

CS：壳聚糖，CMCS：羧甲基壳聚糖

1. 药物控释载体材料

羧甲基壳聚糖在壳聚糖分子链的基础上引入羧基基团带有大量负电荷，利用羧甲基壳聚糖与金属阳离子以及带正电荷的高分子材料间的静电作用可制得药物控释载体。笔者曾以 Ca^{2+} 为交联剂制备得到羧甲基壳聚糖-钙纳米颗粒，用于皮肤组织修复；采用聚电解质凝聚法，利用羧甲基壳聚糖与壳聚糖构建得到复合纳米凝胶体系，用于抗肿瘤药物的口服递送。与壳聚糖相比，羧甲基壳聚糖水溶性有所提高，更适合作为药物载体，同时羧甲基壳聚糖在中性水溶液中可以形成稳定体系，有效保护药物活性，大大扩展了其在缓控释领域的应用范围。

2. 骨缺损支架材料

目前，用于骨缺损修复的材料主要是人工合成材料，这些可降解的人工合成材料在骨缺损修复中只能起到支架作用，并不能加快骨细胞的增殖以及顺序性分化，使得这些材料在骨缺损修复领域的应用受到了限制。羧甲基壳聚糖可降低一氧化氮酶(iNOS)的表达，减少 NO 的合成，从而减缓关节软骨损伤的进程并降低软骨破坏的程度，同时具有促进细胞分泌生长因子的作用，因此可作为骨修复材料应用于骨关节炎的治疗。

3. 防术后组织粘连材料

术后粘连是腹部及心脏等手术后常见的临床问题，会导致肠梗阻、疼痛等术后并发症，目前对术后粘连仍没有好的预防途径。羧甲基壳聚糖由于具有良好的成膜性,可以形成保湿性良好和生物可降解的羧甲基壳聚糖膜,因此可显著降低粘连程度。Duran 等在兔心脏手术后,用2% N,O-羧甲基壳聚糖凝胶涂布于兔心脏及胸骨后表面作为术后抗粘连材料,在第 14 天的结果显示其粘连程度显著低于对照实验组。同时,羧甲基壳聚糖也是优良的医用止血材料。郭苗苗等制备了水溶性 O-羧甲基壳聚糖海绵与市售明胶海绵和医用纱布相比,该海绵止血时间明显缩短,且二次出血情况明显减少,能更有效地促进伤口愈合。

4. 皮肤创面敷料

研究表明,羧甲基壳聚糖可以在促进皮肤组织修复愈合的同时预防瘢痕疙瘩的形成,为其作为皮肤创面敷料提供了可行性。笔者的研究表明羧甲基壳聚糖可以调节人皮肤成纤维细胞(fibroblast,FB)分泌 Ⅰ/Ⅲ 胶原的比例,进而促进人的正常成纤维细胞(normal fibroblast,NFB)的生长,并且抑制瘢痕疙瘩成纤维细胞(keloid fibroblast,KFB)的增殖。羧甲基壳聚糖的良好抑菌性能,能够有效预防细菌对创面的感染。由于羧甲基壳聚糖在伤口愈合过程中,具有促进细胞分泌生长因子的作用,其良好的生物相容性以及生物可降解性使得羧甲基壳聚糖具有成为植入性支架材料的潜能。

(三) 壳聚糖季铵盐

壳聚糖季铵盐是壳聚糖经过季铵化的产物,壳聚糖季铵盐既保留了典型季铵盐的抑菌性及吸附保湿性,同时也保留了壳聚糖的一系列性能,如成膜性、絮凝性、生物相容性和可降解性。在壳聚糖中引入季铵盐基团,大大削弱了壳聚糖分子之间的氢键,除能直接溶于水外,还能与一些有机溶剂按任意比例混合,这也使其在医用生物材料领域能得到广泛应用。壳聚糖季铵盐的制备方法一般包括以下三种。

1. 直接季铵化改性

在碱性条件下,壳聚糖分子中的2—NH_2与活性卤代烃直接作用,生成季铵基团,制备得到壳聚糖季铵盐衍生物,其反应式如图 1-25 所示。

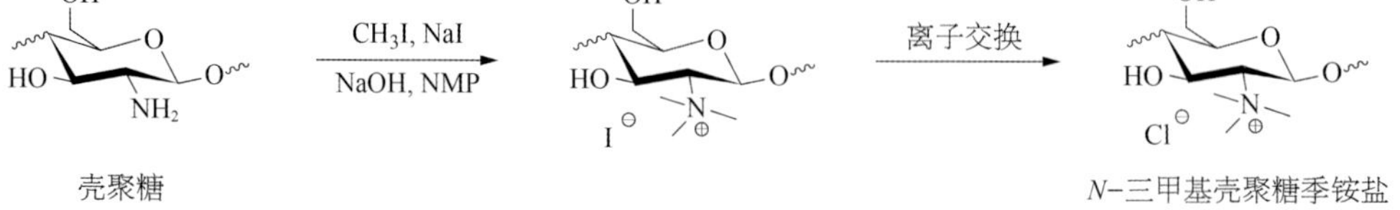

图 1-25　壳聚糖与碘甲烷反应制备壳聚糖季铵盐

2. 壳聚糖与含有季铵基团的试剂反应

壳聚糖分子中的活性 H 被含有季铵基团的试剂中季铵基团以外的基团部分取代，制备得到壳聚糖季铵盐。根据在改性过程中壳聚糖分子中的 2—NH$_2$ 是否得到保护，所得产物有2 种类型：氧取代的壳聚糖季铵化产物和氮取代的壳聚糖季铵化产物。在 2—NH$_2$ 不受保护的情况下，季铵化的产物一般是氮取代的产物，这是因为 2—NH$_2$ 反应活性较大。其合成路线如图 1-26 所示。Viviane、Jaepyoung 等通过此方法合成了壳聚糖季铵盐，并对其性质进行了检测。

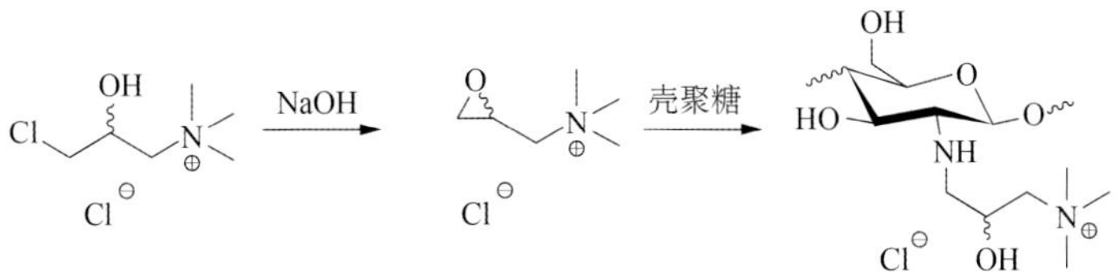

图 1-26　壳聚糖与环氧季铵盐反应制备壳聚糖季铵盐

3. 烷基化壳聚糖的季铵化

壳聚糖分子中的 2—NH$_2$ 先与羰基化合物反应形成希夫碱，再将希夫碱中的 C═N 还原为—NH—CH—，然后与活性卤代烃作用，转化为壳聚糖季铵盐。这种制备方法通过在壳聚糖分子中引入不同碳数的烃基，从而得到不同碳链长度的壳聚糖季铵盐衍生物，反应式如图1-27 所示。

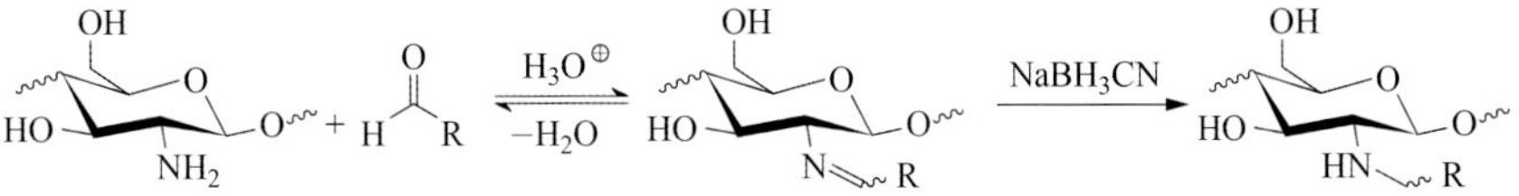

图 1-27　烷基化壳聚糖的季铵化反应

壳聚糖季铵盐不仅能够改善壳聚糖水溶性差的缺点，而且具有较壳聚糖更强的渗透性、生物黏附性和抑菌性。壳聚糖季铵盐具有很强的液体吸收能力，吸收伤口处的组织液后在表面会形成凝胶，这就能给伤口面提供一个浸润的环境，促进伤口的愈合。笔者通过对壳聚糖纤维材料进行表面季铵化修饰，制备得到具有表面凝胶转化性能的纤维材料，提高了传统壳聚糖纤维材料的液体吸收能力，作用于伤口表面时与伤口组织液相互作用，为创面提供湿润环境，进而促进伤口的愈合。由于纤维表面改性后形成的凝胶与创面不易发生粘连，在更换伤口敷料时可以避免对创伤面的二次伤害。壳聚糖季铵盐对细菌和真菌都有很强的抑制能力,作为一种带有大量正电荷的阳离子聚合物,壳聚糖季铵盐能够与带负电荷的细菌细胞壁作用,从而破坏细菌的微环境稳定性进而达到杀死细菌的目的。笔者曾以壳聚糖季铵盐为基质材料,装载多四环素,构建纳米给药体系。利用壳聚糖季铵盐纳米载体极高的黏膜黏附性、透过性、抑菌性以及药物控释性,能抑制口腔牙齿表面菌斑生长。壳聚糖季铵盐可以与 DNA、蛋白质等带有负电荷的生物大分子形成纳米复合体,能够显著提高细胞对此类物质的吞噬效率。

(四)羟丁基壳聚糖

羟丁基壳聚糖的合成在碱性条件下进行,通过对壳聚糖进行醚化改性,得到水溶性良好且具有温敏特性的羟丁基壳聚糖。由于壳聚糖的 2—OH、6—OH 和 2—NH$_2$ 均具有反应活性,进行碱化处理后,6—OH 基团空间位阻较小,反应活性大于 2—NH$_2$,6—OH 即与开环形成了二醇的 1,2-环氧丁烷发生亲核取代反应,反应主要发生在 6—OH 上,同时部分发生于 2—NH$_2$ 上。制备羟丁基壳聚糖的反应过程如图 1-28 所示。由于反应环境的强碱性,同时伴随着 N-脱乙酰化反应的发生。

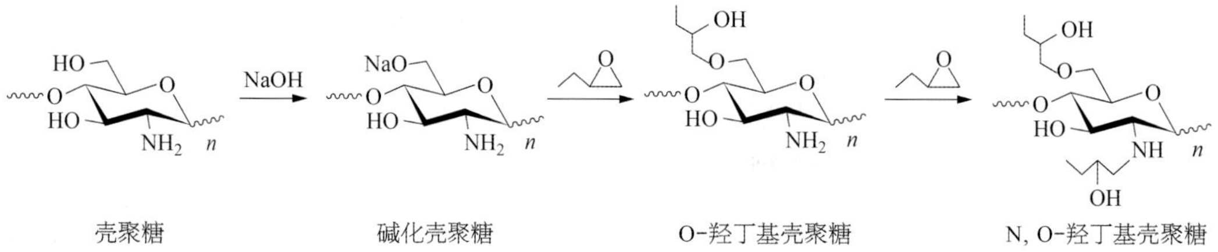

| 壳聚糖 | 碱化壳聚糖 | O-羟丁基壳聚糖 | N,O-羟丁基壳聚糖 |

图 1-28 羟丁基壳聚糖合成路线

羟丁基壳聚糖具有温敏特性,能够发生溶胶-凝胶的转变,在低温条件下为透明的流动性良好的液体状态,室温或者温度达到体温条件时转变为具有一定机械性能的凝胶状态,其成胶过程是可逆的。温敏特性赋予了羟丁基壳聚糖优良的药物或细胞包载性能,其药物包载率可接近 100%。羟丁基壳聚糖的温敏特异性,可用于防止术后粘连。Wei 等将浓度为 1%、临界溶解温度为 20 ℃的羟丁基壳聚糖溶液注射到腹腔中,1 分钟内可形成水凝胶,在损伤的盲肠壁和腹腔壁之间形成一道屏障,防止术后腹腔粘连的发生。笔者曾用羟丁基壳聚糖水凝胶作为金属支架涂层,使 CD133 抗体在羟丁基壳聚糖水凝胶的辅助下附着于金属支架表面,可有效抑制内膜增生并降低动脉粥样硬化的再狭窄。笔者在羟丁基壳聚糖的合成工艺以及应用领域方面做出了大量的工作,经过十余年的努力,目前已实现了羟丁基壳聚糖的产业化。

(五)丁二酰壳聚糖

壳聚糖分子的 C-2 位上具有活性氨基,该活性氨基通过与酸酐反应引入亲水基团——

丁二酰基制得 N-丁二酰壳聚糖(图1-29)。N-丁二酰壳聚糖通常有三种制备方法：①壳聚糖碱化后，置于二甲基亚砜体系中，随后加入丁二酰酐，反应结束后用丙酮沉析，过滤，乙醇洗涤后即制得 N-丁二酰壳聚糖。②将壳聚糖溶于乳酸，加入甲醇和丁二酰酐反应后，调pH至5，过滤，再调pH至10，透析，冻干后制得 N-丁二酰壳聚糖。③将壳聚糖悬浮于乙醇/甲醇混合液，加入丁二酰酐反应，沉析后，用乙醇、丙酮洗涤过滤，干燥后制得 N-丁二酰壳聚糖。

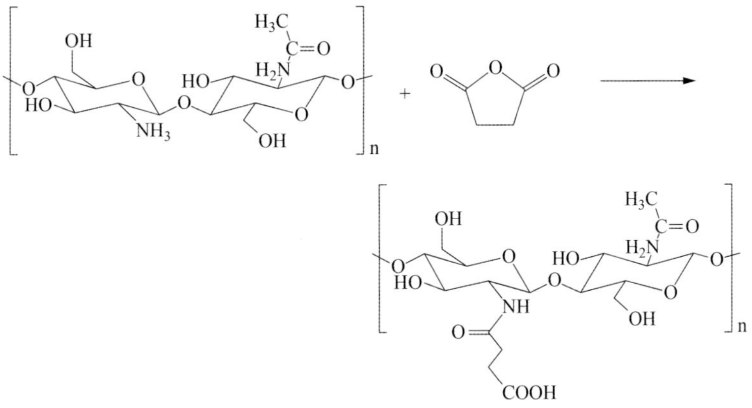

图1-29　N-丁二酰壳聚糖合成路线

在壳聚糖分子中引入丁二酰基能削弱壳聚糖分子内和分子间的氢键作用，大大改善其水溶性。N-丁二酰壳聚糖同时具有良好的生物相容性、抑菌性、吸水性和保湿性。N-丁二酰壳聚糖能促进成纤维细胞迁移、刺激多种细胞因子的产生，促进伤口的愈合。笔者通过对壳聚糖纤维材料表面的部分丁二酰化修饰提高了纤维材料的吸水性能，为伤口部位提供湿润的环境，同时保持材料原有的形态，去除敷料时，不易发生伤口粘连，更加有利于敷料的更换，减少二次损伤。在此基础上系统研究了 N-丁二酰壳聚糖表面改性纤维敷料的生物学活性。

1. 抑菌活性

N-丁二酰壳聚糖不仅可以改善壳聚糖的水溶性，而且具有良好的抑菌性能。N-丁二酰壳聚糖制备的纤维材料，能够有效地吸收渗出性伤口部位的组织液形成凝胶，将组织液封锁在凝胶内部，伤口部位凝血因子得到了富集从而加速了止血。同时隔离伤口与外部环境，降低伤口感染概率。小分子的壳聚糖及衍生物可通过细胞膜进入微生物体内，与蛋白质、核酸等带负电荷的大分子结合，使DNA复制、转录等受到影响。大分子的壳聚糖及衍生物吸附在微生物表面，使得细胞难以吸收营养物质而死亡。壳聚糖的正电荷与微生物表面的负电荷相互作用，改变膜的通透性。壳聚糖充当二价金属螯合剂，吸附微生物生长所需的金属离子，抑制微生物的生长。

2. 促进伤口愈合活性

壳聚糖具有加速血液凝固、促进成纤维细胞迁移、刺激多种细胞因子的产生等功能。但壳聚糖纤维不具有吸水性，不能为伤口提供湿润的环境，不易吸收多余的血液，且在更换伤口的过程会造成伤口撕裂，造成二次创伤。而低取代度的 N-丁二酰壳聚糖纤维具有吸水性，可吸收渗出的血液，炎症反应小，并能为伤口提供湿润环境，还能保持其原有形态，去除敷料时，粘连情况轻微，利于敷料的更换。

（六）胺糖化壳聚糖

胺糖化壳聚糖以水溶性壳聚糖（water soluble chitosan，WSC）、D-氨基葡萄糖和丁二酸酐为原始材料，通过两步法合成：首先将丁二酸酐作为连接臂共价连接到 D-氨基葡萄糖上，制得 2-（3-羧基-1-丙酰氨基）-2-脱氧-D-葡萄糖（GS）；再利用 WSC 上的伯氨基与 GS 端的羧基在缩合剂和催化剂的共同作用下共价缩合，制得靶向基团侧链修饰的水溶性壳聚糖衍生物——胺糖化壳聚糖（GSC）（图 1-30）。通过该方法制得的胺糖化壳聚糖理化性质与水溶性壳聚糖略有不同：GS 侧链的引入，使分子链中疏水性基团增多，同时葡萄糖单元上的伯氨基减少，破坏了壳聚糖分子的刚性结构，削弱了分子内和分子间的作用力。笔者以胺糖化壳聚糖侧链接枝的葡萄糖为靶向配体，以肿瘤细胞膜表面过量表达的葡萄糖转运蛋白 1（GLUT1）为靶向受体，利用受体-配体介导的靶向纳米技术，能够主动靶向定位于肿瘤细胞膜表面的 GLUT1，实现纳米载体的主动靶向性。

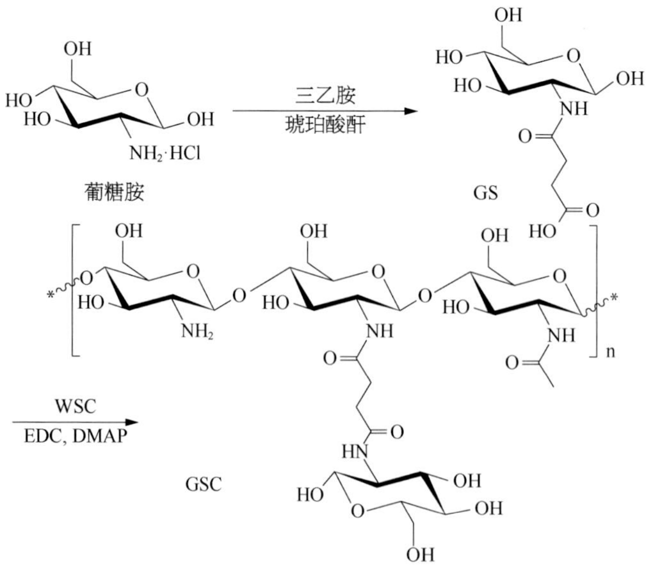

图 1-30　胺糖化壳聚糖合成路线

二、双亲性壳聚糖衍生物

随着纳米技术在生物医药领域研究和应用的不断深入,以双亲性壳聚糖衍生物纳米材料为代表的天然高分子聚合物载体表现出其他制剂无法达到的优势。通过大分子自组装技术,双亲性壳聚糖衍生物在水相环境下可自聚集成纳米级胶束,具有改善疏水药物水溶性、延长药物半衰期、提高药物生物利用度、增强药物对病灶组织的靶向性以及降低药物对正常组织毒副作用等优良特性。

(一)油酰壳聚糖

油酸是一种单不饱和脂肪酸,笔者通过在壳聚糖分子的 2—NH$_2$ 上引入长链疏水基团——油酰基团,可以得到油酰壳聚糖(图 1-31),所制得的油酰壳聚糖具有两亲性,其疏水性的油酰基团通过相互作用形成疏水微区,可包载疏水性的药物,通过增加疏水性药物的溶解性提高药物包载率,同时可以保护药物活性。体外释药结果显示,该载体具有较好的药物缓释作用,对增强药物的治疗效果具有重要意义,适于作为疏水性药物的载体。

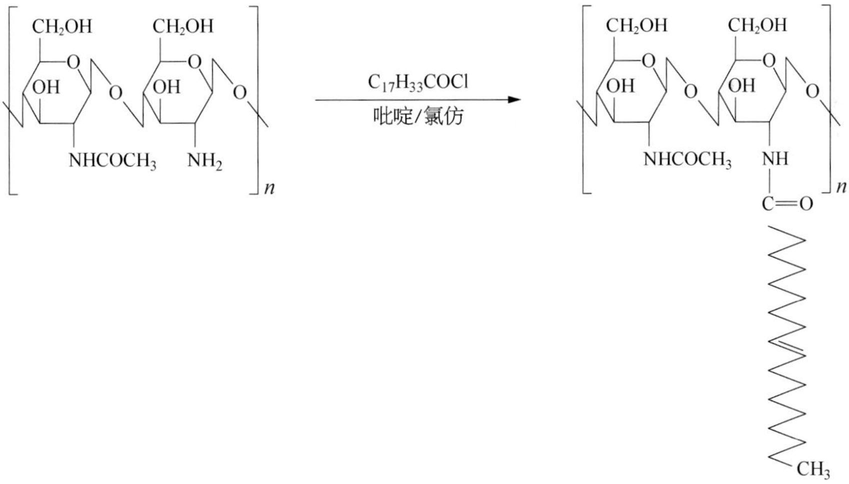

图 1-31　油酰壳聚糖合成路线

(二)聚乳酸羟基乙酸壳聚糖

聚乳酸羟基乙酸(polylactic acid-glycolic acid,PLGA)是美国 FDA 和欧洲药品管理局(European Medicines Agency,EMA)认可的生物医用材料,已经被大量用于临床试验,并已成功作为多种抗肿瘤化疗药物(特别是疏水药物)的载体和组织工程支架材料。PLGA 具有生物可降解性和良好的成球性,并表现出非常好的生物安全性。

笔者以乳化或复乳化的方法构建 PLGA 纳米微球,通过物理或化学的方法,对 PLGA 纳米微球进行表面修饰(图 1-32)。利用物理吸附得到的壳聚糖- PLGA 纳米粒子,由于壳聚糖表面大量氨基的存在可以显著增加纳米粒子的黏膜黏附性,但是壳聚糖与 PLGA 表面结合缺乏稳定性;通过 EDC[1 -(3 -二甲氨基丙基)- 3 -乙基碳二亚胺盐酸盐]化学交联法将壳聚糖的氨基与 PLGA 纳米载体的端羧基共价连接,可以得到化学修饰的壳聚糖- PLGA 纳米载体,这种载体不但结构稳定,还可以通过控制化学合成的取代度使制得的纳米载体具有不同的包载和药物释放性能。

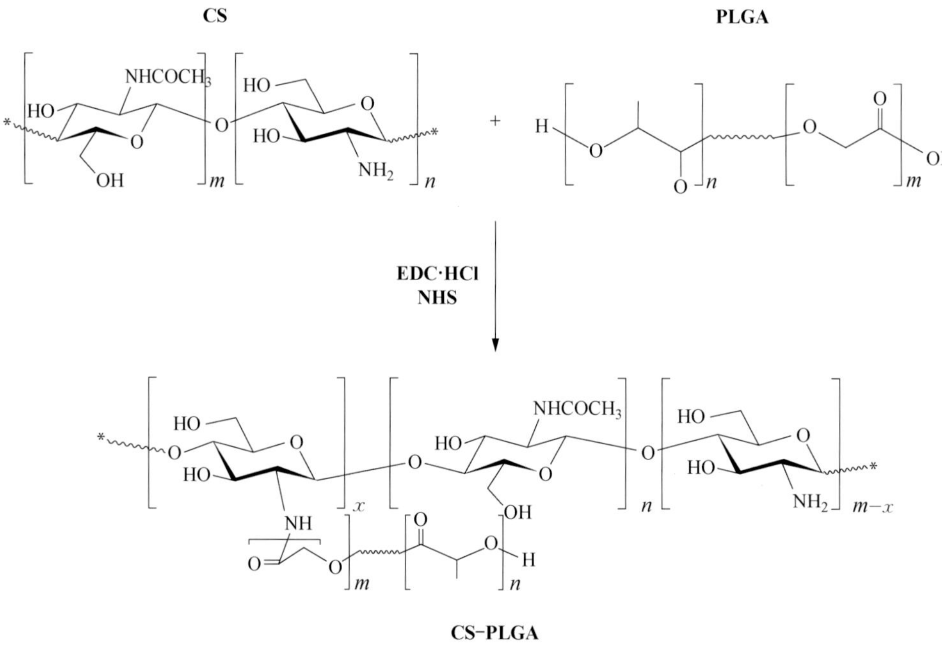

图 1-32 聚乳酸羟基乙酸壳聚糖(CS-PLGA)合成路线

通过物理吸附和化学催化合成的壳聚糖- PLGA 纳米药物载体具有不同的药物包载性和释药性。Chakravarthi 等分别制备了物理吸附和化学交联的壳聚糖- PLGA 纳米粒子,通过 4T1 细胞的摄取实验,发现细胞对化学交联的纳米粒子具有更高的吞噬效率,证明了化学合成的纳米粒子具有更好的稳定性和靶向性,后续对紫杉醇的包载和释药研究也表明化学修饰包被药物的壳聚糖- PLGA 纳米粒子具有更高的细胞毒性;Chen 等分别用物理吸附和化学接枝的壳聚糖- PLGA 纳米粒子包载药物米托蒽醌(mitoxantrone,MTO)用于体外药物释放,通过 MTO 的药物释放曲线发现,化学接枝的纳米载体相较于物理吸附的药物载体,具有较低的药物突释和较高的药物累计释放量,证明化学接枝得到的包载 MTO 的壳聚糖- PLGA 纳米载体具有更好的结构稳定性和药物控释性。研究表明,用带有阳离子的壳聚糖对 PLGA 纳米粒子进行修饰，可以显著增加材料的亲水性和黏膜黏附性。

壳聚糖-PLGA 纳米粒子作为药物包载的载体具有以下优点：①降低包载药物的突释。②因表面正电性而具有的较好的细胞黏附和吸收，有利于药物释放。③改善 PLGA 的溶解性。何山等用三甲基硅烷改性的壳聚糖（TMS-Chitosan），在 DMAP 的催化作用下合成了壳聚糖-PLGA 接枝共聚物，接触角分析表明接枝共聚物具有良好的亲水性可以用于组织工程的支架材料；Kawashima 等用壳聚糖修饰 PLGA 制备的纳米粒子用于肺部多肽给药研究，发现壳聚糖修饰 PLGA 纳米粒子后，利用表面壳聚糖的黏膜黏附性，可以显著增加口服降钙素在肺部的生物利用度而提高药效；Yamamoto 等也发现用壳聚糖表面修饰 PLGA 后，通过壳聚糖的黏膜黏附可以打开细胞紧密连接，促进了降钙素在肺部的吸收；Tahara 等研究了用壳聚糖修饰的 PLGA 纳米粒子体外孵育人肺癌上皮细胞 A549，与未修饰 PLGA 纳米粒子相比，壳聚糖-PLGA 纳米粒子首先被细胞摄取，表面壳聚糖修饰有利于对纳米粒子的吸收，进一步证明了壳聚糖良好的黏膜黏附作用，而且壳聚糖-PLGA 纳米粒子表现出和 PLGA 纳米粒子相同的细胞无毒性，进而为药物包载治疗提供了研究基础。利用壳聚糖-PLGA 作为大分子药物载体，可以解决药物突释性、半衰期短、在体内给药部位不稳定、需频繁给药等问题，生物可降解的壳聚糖、PLGA 及其修饰的衍生物作为微纳米粒的研究已成为现代制药学的研究热点。

（三）脱氧胆酸壳聚糖

两亲性化合物脱氧胆酸以碳二亚胺为交联偶联剂，使羧基与壳聚糖氨基之间形成酰胺键。首先碳二亚胺与脱氧胆酸的羧基反应，形成 O-酰基脲中间体。该中间体与壳聚糖的氨基反应，通过酰胺键与壳聚糖交联。过量的试剂及反应过程中的缩合副产物可以用水和稀酸洗涤除净。

（四）亚油酰壳聚糖

壳聚糖与亚油酸等偶联可形成具有双亲结构的聚合物。在 EDC 的催化下将亚油酰基团偶联到壳聚糖骨架上，得到的亚油酰壳聚糖可以在溶液中自聚集形成纳米粒。该纳米粒可对牛血清白蛋白（bovine serum albumin，BSA）进行包载，为亚油酰壳聚糖作为蛋白载体提供了依据。

（五）胆固醇壳聚糖

胆固醇广泛分布于动物体内，不仅参与生物膜的形成，同时也是合成胆汁酸、维生素 D 以及甾体激素的原料，是人类必需的生物活性物质。另外由于胆固醇的刚性骨架和羟基结构，使其容易发生聚集而形成有空间取向的三维结构，能自组装为模拟细胞膜的液晶态结构,因此广泛应用于生物医药材料领域。胆固醇在吡啶的催化下与琥珀酸酐反应形成胆固醇半琥珀酸酯,胆固醇半琥珀酸酯的羧基被碳二亚胺活化后在甲醇和稀盐酸混合溶液中与壳聚糖氨基反应,形成胆固醇疏水改性壳聚糖。

(六)其他壳聚糖衍生物

壳聚糖的化学改性主要发生在 2—NH$_2$ 和 6—OH 上,3—OH 羟基由于活性较低和空间位阻效应,很少发生化学反应。除了以上提到的壳聚糖衍生物以外,还可以通过水解反应、降解反应、氧化反应、重氮化反应、螯合反应等制备不同特性的壳聚糖衍生物。在实际的应用中,可根据需要选择合适的改性剂对壳聚糖进行修饰,获得性质各异的壳聚糖衍生物,从而发挥更大的壳聚糖的生物学性能。通过化学修饰获得的壳聚糖衍生物,既改善了壳聚糖的溶解性能,扩大了应用范围,又赋予了壳聚糖新的性能,在此基础上开发出更具有应用价值的医用壳聚糖生物材料。

三、医用壳聚糖衍生物的研究发展趋势

目前在医用生物材料领域,人们对壳聚糖衍生物的性能主要有以下几个方面的期待:首先是壳聚糖衍生物中大量的糖基部分在细胞信息的传达尤其是在免疫识别方面能够发挥重要作用;其次是简化合成工艺,在低能耗、低毒性的条件下合成生物相容性良好的壳聚糖衍生物;组织工程研究要求可控制生物活性和生物降解的新型壳聚糖衍生物材料。

第四节 · 壳聚糖的生物活性

壳聚糖是一种重要的碱性多糖物质,在自然界中分布极其广泛,其存储量仅次于维生素。由于其本身具有的独特的多糖分子结构、化学可修饰性、良好的生物相容性、广谱抑菌性、可生物降解等特性,壳聚糖及其衍生物已被广泛应用于伤口敷料、药物传递系统、组织工程材料等生物材料方面。从 1811 年 Braconnot 首次描述甲壳素至今,研究人员对甲壳素和壳聚糖及其衍生物的研究已经取得了一定的进展,应用壳聚糖及其衍生物制备的各式各样的产品也已层出不穷,如利用壳聚糖良好的止血、消炎、抑菌、生物相容性、易于形成凝胶和促进组织再生等性能制造的壳聚糖止血敷料(HemCon 绷带)已于 2002 年 11 月获得美国 FDA 认可,实验表明,对于动脉出血 HemCon 绷带能在 2 分钟内迅速止血。这种产品已经广泛应用于现代军事战场。

一、壳聚糖的促凝血作用

当止血材料与血液接触时,血浆蛋白(主要包括白蛋白、球蛋白、纤维蛋白原和凝血酶原等)和血小板迅速吸附在材料表面,随后血小板发生形变并被激活,同时引起血小板内容物(包括腺苷核苷酸、5-羟色胺、促凝血激活物和β-血小板球蛋白等)的释放。其中,腺苷核苷酸能促使更多的血小板在材料表面进行黏附。同时,凝血酶原被凝血因子Ⅹa激活形成凝血酶,在凝血酶的作用下,血浆中的纤维蛋白原形成纤维蛋白单体,凝血酶激活凝血因子ⅩⅢ为ⅩⅢa,使纤维蛋白单体相互连接形成不溶于水的纤维蛋白多聚体,并彼此交织形成纤维蛋白网络,将血小板聚集体和血细胞包含其中共同形成了血凝块,完成凝血过程。大量研究表明,壳聚糖的促凝血作用主要归结于它和上述生物大分子之间的静电相互作用。

(一)壳聚糖的促凝血机制

1. 壳聚糖与血小板的相互作用

外伤出血时,体内发生凝血效应的机制有很多种,但大多都与血小板相关,血小板主要是通过在出血处迅速黏附并聚集成团形成坚固的止血栓来促进凝血的。研究表明,壳聚糖不仅能在出血时快速聚集血小板,还能促进血小板的黏附作用。壳聚糖对血小板的黏附聚集作用是由于其表面质子化产生的正电荷与活化后的血小板表面呈电负性的磷脂酰丝氨酸发生静电吸引,加速了血小板的聚集并继续激活血小板。随着血小板的形变,其细胞膜上磷脂分子中的花生四烯酸游离出来,在血小板膜上不同酶的作用下,形成迄今已知的最强的血小板致聚剂——血栓烷 A_2,增强血小板之间的相互黏附作用。同时,黏附的血小板不断被壳聚糖活化,释放其内容物,而其中的一些内容物如腺苷核苷酸等又能增强血小板的黏附作用。由此看出,血小板不仅能牢固的黏附在壳聚糖表面,而且还能进一步聚集形成血小板凝块。笔者用丁二酰基、羧甲基和季铵盐修饰壳聚糖并制成无纺布,研究其止血性能,通过扫描电镜观察了在这三种材料作用下血小板的凝聚情况(图 1-33),结果发现季铵化的壳聚糖无纺布样品中的聚集的血小板最多,这也由于其表面带有大量的正电荷,增强了壳聚糖对血

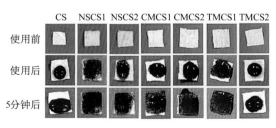

A

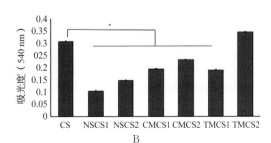

B

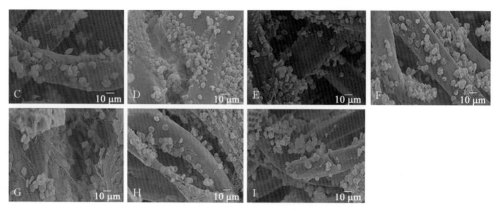

图 1-33　壳聚糖无纺布材料止血性能的相关研究

A.无纺布样品的血液吸收行为；B.不同无纺布样品对血液凝固的影响（$P<0.05$，与壳聚糖组比较）；
C.壳聚糖无纺布与血细胞之间的相互作用；D～E.丁二酰壳聚糖无纺布与血细胞之间的相互作用；
F～G.羧甲基壳聚糖无纺布与血细胞之间的相互作用；H～I.壳聚糖季铵盐无纺布与血细胞之间的相互作用

小板的聚集作用。

2. 壳聚糖与红细胞的相互作用

红细胞在促凝血过程中的主要作用是增加血液黏度，并加速血小板向管壁的输送。经神经氨酸酶处理过而呈电中性的红细胞不能在壳聚糖表面形成聚集体，因而推测壳聚糖与红细胞之间的相互作用主要是通过壳聚糖表面的正电荷和红细胞表面带负电荷的神经氨酸残基受体的静电作用实现的。笔者将羟丁基壳聚糖和壳聚糖相混合制成羟丁基壳聚糖复合海绵，在凝血实验中发现，该材料可以聚集大量的红细胞，原因也归结于其正电性的壳聚糖能与细胞膜负电荷的表面相互作用而引起红细胞的聚集，加速凝血过程（图 1-34）。

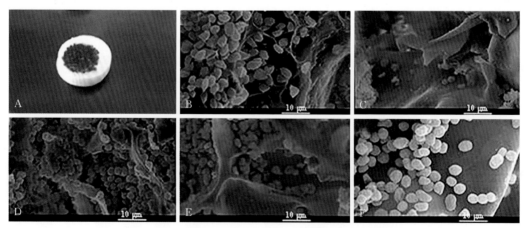

图 1-34　羟丁基-壳聚糖复合海绵与血细胞间的相互作用

A.与血液相接触的羟丁基-壳聚糖复合海绵；B.壳聚糖海绵与血细胞之间的相互作用；
C.羟丁基壳聚糖海绵血细胞之间的相互作用；D～F.羟丁基-壳聚糖复合海绵与细胞之间的相互作用

3. 壳聚糖对补体系统的激活效应

补体系统是存在于人体内的经活化后具有酶活性的蛋白质,可介导免疫反应。激活补体途径共有三条途径:经典途径、MBL 途径和旁路途径,壳聚糖能通过旁路途径激活补体系统。旁路激活途径不经过 C1、C4、C2,直接激活 C3 生成 $C3(H_2O)$,B 因子与 $C3(H_2O)$ 结合形成 $C3(H_2O)B$ 复合物,在 D 因子的作用下生成 C3 转化酶 $C3(H_2O)Bb$,$C3(H_2O)Bb$ 将 C3 切割为 C3b 和 C3a,C3b 通过酰胺键和酯键与细胞膜上的羟基和氨基基团结合,然后与 B 因子结合成 C3bB。壳聚糖分子链上存在两个 OH 基团(C3 位和 C6 位)和一个 NH_2 基团,这两种基团在补体活化中发挥了重要作用,C3 的活化程度随着壳聚糖分子链的加长和脱乙酰度的提高而增强。补体系统激活后产生的 C8、C9 可使红细胞和血小板裂解释放磷脂蛋白和腺苷二磷酸(adenosine diphosphate,ADP)等内容物。在磷脂蛋白和 ADP 等的作用下,Ⅻ因子被激活产生Ⅻa 活化因子。在补体激活途径中所产生的衍生物如 C3a 和 C5a 等在凝血级联反应中也起到十分重要的作用,它们不仅能调节血小板的活性,同时能促使促凝物质的释放。因此,壳聚糖因为其表面羟基和氨基的作用,激活补体旁路途经,以促进凝血。

4. 壳聚糖与血液其他成分间反应

在凝血过程中,除血小板和红细胞发挥作用外,凝血酶和纤维蛋白也发挥了极其重要的作用。血小板第 3 因子(platelet factor,PF)、Xa 因子、V 因子复合物能激活凝血酶原形成凝血酶,随后在凝血酶的作用下,纤维蛋白原转变为纤维蛋白多聚体并交织成网,血细胞被纤维蛋白网络牢牢包住,形成血凝块。壳聚糖能吸附血液中大量的血浆蛋白(如血清白蛋白、IgG 等)和纤维蛋白原,由于血小板细胞膜上存在有纤维蛋白原受体 GPⅡb～Ⅲa 复合物,这间接地增加了壳聚糖对血小板的吸附性。壳聚糖对白细胞的作用主要是促使白细胞释放各种细胞因子和细胞黏附因子。

综上所述,壳聚糖能够富集并黏附红细胞和血小板,通过活化血小板激活凝血级联反应,加速纤维蛋白网络的形成,形成栓塞封闭伤口。

(二)壳聚糖止血功能的应用

壳聚糖可被制成许多不同的物理形式如薄膜、粉末、纤维、水凝胶、溶液、冻干支架等,每种形式在处理、吸收、止血和生物黏附方面都不尽相同,适用于不同类型的创伤面,又各有其优点。根据实际需要的不同,还可在壳聚糖基础上复合一种或几种高分子材料,增强其止血效果。目前,市售基于壳聚糖的止血敷料主要有 HemCon 止血绷带、Chitoflex 止血剂、Syvek-Patch 止血纱布、RDH 止血绷带等膜剂。下面主要介绍一下壳聚糖纳米纤维、壳聚糖基水凝胶、壳聚糖基膜剂和壳聚糖海绵敷料止血材料。

1. 壳聚糖纳米纤维

纳米纤维材料因其超细且连续的纤维结构,具有高透氧性、多孔性和高比表面积等优点。已经有研究人员通过静电纺丝法制得了壳聚糖纳米纤维材料用作伤口敷料,该材料有良好的生物相容性,可快速有效地吸收伤口渗出物,抑制细菌感染,刺激皮肤再生,是一种可快速促进伤口愈合的新型生物医用材料。

2. 壳聚糖基水凝胶

在紫外光照射下,壳聚糖水溶液发生光交联反应,转为柔韧的不溶性水凝胶,这种水凝胶具有良好的组织黏附性,其封闭血管的能力优于血纤维蛋白胶,具有良好的止血性能,可作为止血剂用于急性止血治疗。壳聚糖基水凝胶有良好的组织黏附性,能够很好地控制出血,不仅缩短了止血时间,而且减少了出血量,另外,该水凝胶还能在溶菌酶的作用下在体内缓慢降解。

3. 壳聚糖基膜

科研人员利用壳聚糖及其衍生物的优良成膜性能把其制成各种各样的膜剂以得到符合目的的膜材料,如人工皮肤、促骨生长膜、分离纯化膜、药物胶囊膜等。在创伤处使用壳聚糖基敷料,不仅可以促进止血,还能抑制细菌的生长,减缓疼痛。壳聚糖特有的多孔结构也使壳聚糖基敷料拥有良好的透气性,更好地吸收伤口的渗出液。壳聚糖膜具有一定的机械强度,可以透过尿素等小分子,但不能透过 Na^+、Cl^- 等无机离子及血清蛋白,有良好的透气性,可被开发为一种比较理想的人工肾膜。另外,壳聚糖膜还被用于人工皮肤、口腔溃疡膜等方面。

4. 壳聚糖海绵敷料

壳聚糖海绵柔软而富有弹性,具有良好的微孔结构,液体吸收能力良好,但机械性能较差。Ⅲ度烧伤患者的皮肤几乎被烧坏,这种情况下可将患者自身健康皮肤移植到烧伤部位,然后在伤口处覆盖伤口敷料,避免伤口愈合过程中的感染和脱水。壳聚糖海绵有良好的透气性、抑菌性、细胞和组织相容性,其层级多孔结构有利于其吸收伤口渗出液,壳聚糖海绵的这些特点使其成为一种性能良好的伤口敷料。

大量研究表明,壳聚糖具有良好的止血性能,其物理形式和化学形式的多样性赋予了壳聚糖应用的多样性,根据实际应用可制备不同状态、不同形式的壳聚糖基止血材料。

二、壳聚糖的组织修复与再生作用

由于壳聚糖具有多种多样的生物活性,已被广泛应用于医学领域,其在组织修复重建中的作用也越来越引起专家学者的关注。壳聚糖分子链上三种类型的反应官能团(氨基基团，主要羟基和次生羟基)为其提供了多种可能的共价和离子修饰，使其机械和生物性能得到广泛的调整。除壳聚糖的化学性质外，其多孔结构也是其被应用于各种组织修复和再生辅助材料领域的一个特点。目前关于壳聚糖及其衍生物用于组织修复重建的研究，主要有皮肤组织修复与再生、骨组织修复与再生、肝组织修复与再生、神经组织修复与再生等。

（一）皮肤组织修复与再生

皮肤是人体最大的器官，由外至内可分为表皮层、真皮层和皮下组织三层。外伤导致皮肤组织缺失后，局部组织通过修复、重建和再生等阶段，这是一个连续性调整和自我限制的动态平衡。皮肤组织受损后，邻近受损组织处的纤维母细胞迁移至受损位点并大量增殖，同时纤维细胞及骨髓间充质干细胞会随炎症细胞一起迁移至组织受损处，并激发多向分化潜能，分化为纤维母细胞，肌纤维母细胞产生牵引效应致使伤口收缩，形成新的血管。同时，纤维母细胞分泌出大量的胶原和弹性蛋白等细胞外基质组分，形成细胞外基质(extracellular matrix，ECM)。ECM通过细胞间的黏附和迁移细胞等功能，为皮肤组织的修复提供相应的微环境并为信号分子提供一个储存和传导体系，对细胞的正确分化起到重要的调节作用。影响皮肤伤口愈合的两个关键因素是新生血管化和炎症，新生的血管可以为伤口提供营养和氧气。因此，增强血管生成和抑制炎症是促进皮肤伤口愈合的关键所在。研究表明，壳聚糖促进皮肤组织修复与再生的性能主要是由于能促进上述细胞的生长与增殖，并且能够阻止血纤维蛋白素的形成、结缔组织细胞的增生、促进伤口的愈合。

在伤口愈合期，壳聚糖诱导炎症细胞如多形核白细胞(polymorphonuclear leukocyte，PMN)和巨噬细胞的增生并加速其移动，炎症细胞活性的增强减小了伤口处感染的可能性。随后，壳聚糖刺激巨噬细胞继续分泌与组织修复有关的调节因子如白介素-1等，白介素-1能诱导纤维母细胞增殖，而壳聚糖又能加速纤维母细胞增生并产生Ⅲ型胶原纤维。壳聚糖水凝胶可以紧密附着在不同类型的不均匀的伤口上，使其免受外界环境的影响，防止细菌入侵，并提供一个相对湿润稳定的无菌环境，可以有效减少皮肤伤口中水分和电解质的流失，加速伤口愈合。

笔者将壳聚糖纤维材料用丁二酸酐修饰制备 N-丁二酰壳聚糖纤维伤口敷料，以医用纱布为对照组，研究其对大鼠体外伤口愈合的作用。研究发现，该修饰吸收伤口渗出液后呈形态完整的凝胶状，容易从伤口处剥离，便于更换。观察伤口处组织切片(图 1-35)发现，实验组能够更快地生成肉芽组织(由大量的成纤维细胞和毛细血管组成)，新形成的表皮具有排列整齐的胶原纤维和具有活性的成纤维细胞，新形成的真皮层与正常皮肤的真皮层几乎相同。伤口愈合处还出现了大量的毛囊、皮脂腺和新生血管，在伤口愈合的过程中没有发生炎症反应。这说明 N-丁二酰壳聚糖纤维可以促进伤口愈合，炎症反应小，易于从创面去除，不

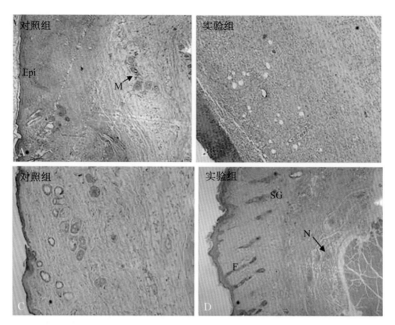

图 1-35　N-丁二酰壳聚糖纤维处理伤口后组织切片观察

A、B.5 天后；C、D.10 天后(Epi：表皮，N：新生血管，F：毛囊，SG：皮脂腺，M：巨噬细胞)

产生伤口粘连，是一种有开发潜力的皮肤组织修复与再生材料。

（二）骨组织修复与再生

骨缺损是临床骨科最常见的疾病之一。在需进行骨移植的骨损伤中，由于外来骨来源的有限性及其具有免疫原性，发展安全有效的骨组织修复材料显得尤为重要。在骨组织工程中，研究人员用可在体内降解的替代物作为一种临时骨架，插入骨缺损部位，发挥其功能刺激骨组织再生，同时逐渐降解，并被新的骨组织结构取代。目前应用比较广泛的骨修复与重建材料有金属与合金、生物陶瓷、聚合物、复合材料及人和动物的骨骼衍生物等。但是这些材料无法在体内降解，生物相容性差，也无生物活性，不能在体内产生功能刺激骨骼生长。为了改进骨替代物的缺点，专家学者们把视野放在了天然材料和合成聚合物上，特别是发现壳聚糖有促进成骨细胞生长和富集矿物基质沉积的能力，开始对其进行了骨组织工程的研究。壳聚糖本身并不具有很强的机械强度，但是通过对其进行化学修饰，可以使其具备与之相适应的机械强度。

骨组织细胞外基质的主要成分是胶原蛋白、蛋白多糖聚集体、非胶原糖蛋白(如骨钙蛋白、骨粘连蛋白和骨桥蛋白等)，壳聚糖的各种降解产物均会与这些蛋白质发生作用，进而影响骨组织的再生和修复。壳聚糖及其降解产物促进成骨细胞分化的机制可能有以下几点：①通过某种机制使得一些细胞因子如骨形态发生蛋白质(bone morphogenetic protein,

BMP)表达上调,从而使得 BMP/Smads 信号通路激活,增强间充质细胞向骨组织细胞的分化。②壳聚糖降解形成的部分壳寡糖可通过细胞内吞作用进入细胞质或细胞核内,与细胞内的物质相互作用,直接或间接地影响 BMP/Smads 通路。③壳寡糖通过与胞膜受体结合,启动 BMP/Smads 通路,从而影响了下游基因表达。除上述壳聚糖的性质外,壳聚糖基支架还可以通过控制调节提供特定生长因子的释放,以促进软骨细胞的生长和生物合成能力。但是壳聚糖对骨细胞增殖分化的机制还需要进行更加深入的探究。

干细胞疗法目前被认为是再生医学中效果最佳的方法,在骨组织修复领域尤为突出。干细胞供体来源有限、极高的商业化成本、临床转化和监管部门审批难等因素限制了干细胞疗法的临床应用范围和疗效。利用干细胞归巢技术将患者自身的干细胞招募到受伤部位进行组织修复,即无细胞体外表达技术(cell-free)是解决这一问题的新策略。在稳定、持续地介导患者自体干细胞迁移、归巢至病灶组织的同时促进自体干细胞分化为成骨细胞是促进骨组织修复再生的关键。笔者通过构建纳米载体/壳聚糖基温度敏感型水凝胶复合体系(NP/CS-Hydrgel)(图 1-36),分别将可诱导干细胞迁移和归巢的生长因子 SDF-1α,以及具有促进干细胞成骨分化的 antimiR-138,装载于复合体系的水凝胶基质和纳米载体中。利用 NP/CS-Hydrgel 对 antimiR-138 和 SDF-1α 的阶段性控释行为,在动物水平上实现了干细胞归巢、分化成骨的一体化设计,有效促进大鼠颅骨再生,具有很好的临床应用前景(图 1-37、图 1-38)。

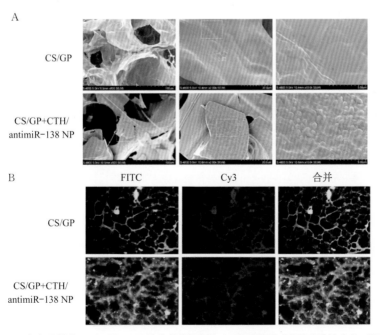

图 1-36　空白及嵌入 antimiR-138 纳米粒(壳聚糖/三聚磷酸钠/透明质酸纳米粒,CTH)
壳聚糖/甘油磷酸钠水凝胶(CS/GP)微观结构

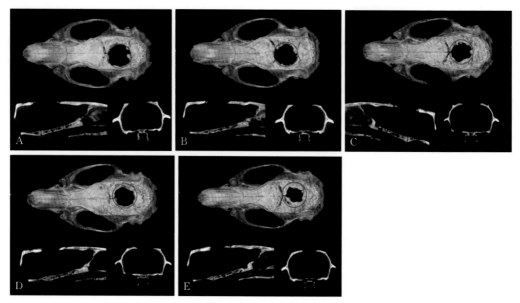

图 1-37 Micro‑CT 三维重建大鼠颅骨再生效果

A. 对照组；B. CS/GP；C. GS/GP＋SDF-1α；D. GS/GP＋CTH/antimiR-138NP；E. CS/GP＋SDF-1α＋CTH/antimiR-138NP

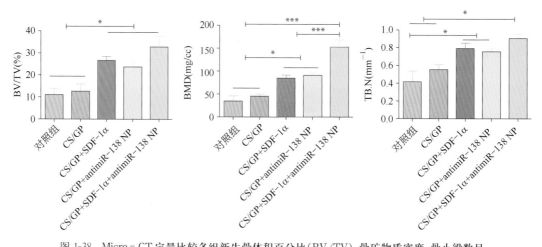

图 1-38 Micro‑CT 定量比较各组新生骨体积百分比（BV/TV）、骨矿物质密度、骨小梁数目

由于壳聚糖有良好的组织修复能力、经修饰后可产生的多样生物活性及不同程度的机械强度、在体内能被降解吸收等优点，壳聚糖有希望成为一种新型的用于骨组织修复的天然生物材料。

（三）其他组织修复与再生

除皮肤组织和骨组织修复外，壳聚糖材料还被用于其他的组织修复与再生中，如神经组织修复、肝组织修复等。壳聚糖能促进神经膜细胞增生并刺激其细胞内 CCL2 因子的表达，从而诱导巨噬细胞迁移到创伤处,重建受损神经微环境,促进神经再生长。有研究发现,壳聚糖作用于损伤的坐骨神经后,在损伤部位出现过程性促炎性细胞因子,且巨噬细胞明显增多。研究人员观察施万细胞转录组和基因调控网络,结果显示 miR - 27a/FOXO1 轴是调控壳聚糖刺激施万细胞增生的主要信号通路,壳聚糖可以促进 miR - 27a 表达,降低 FOXO1,致使细胞周期加速,从而促进施万细胞的增生。因此壳聚糖能通过调节细胞因子来实现神经组织的修复与再生。

壳聚糖由于其生物学特性在肝组织工程中也有应用。有研究表明,壳聚糖能促进内皮细胞和成纤维细胞的迁移,使其快速迁移至伤口处,以加速伤口的愈合及组织的再生。由于壳聚糖分子表面有易发生反应的氨基和羟基,其可能会因共价或离子反应而被修饰,从而使其机械性能和生物特性得到广泛的调整。壳聚糖膜或支架能进行肝脏组织修复与再生的原因是壳聚糖分子结构中存在肝脏细胞外基质的主要成分糖胺聚糖(glycosaminoglycan,GAG),壳聚糖及其与 GAG 的复合物可以调节血管内皮细胞和平滑肌细胞的活性。通过交联法制备的壳聚糖-胶原基质(chitosan-collagen matrix,CCM)能显著增强肝细胞相容性和血液相容性。类似地,制备壳聚糖-胶原蛋白-肝素基质可用于可植入式人造肝脏,该基质显示出良好的血液相容性。用半乳糖残基修饰的壳聚糖也能增强肝细胞的附着。这些结果都表明壳聚糖膜适用于肝组织修复与再生。

三、壳聚糖的抑菌作用

Allan 等早在 1979 年就提出壳聚糖具有广谱抑菌性。日本学者研究了壳聚糖对不同种细菌和真菌的抑菌能力,表 1-6 结果显示,对于所有研究菌种,0.25%(2 500 ppm)的壳聚糖就可达到的最低抑菌浓度(minimum inhibitory concentration,MIC)水平,产生抑菌效果。

表 1-6　壳聚糖的抑菌活性

菌类			MIC(ppm, 0.001‰)
细菌类	根头癌瘤病菌	*Agrobacteriumtume faciens*	100
	枯草菌	*Bacillus cereus*	1 000
	溃疡病菌	*Corinebacterium higance*	10
	大肠埃希菌	*Escherichia coli*	20
	肺炎杆菌	*Klebsilla pneumoniae*	700
	金黄色葡萄球菌	*Staphylococcus aureus*	20
	白痹菌	*Trochophyten equinum*	2 500
	黑腐病菌	*Xanthomnas campestris*	500

菌类		MIC(ppm, 0.001‰)
	灰色葡萄孢菌　*Botrytis cinerea*	10
真菌类	镰尖孢菌　*Fusarium oxysporum*	100
	斑点病菌　*Drechslera sorokiniana*	10

（一）壳聚糖的抑菌机制

壳聚糖由氨基葡萄糖单体通过糖苷键连接组成,存在分子内和分子间氢键;壳聚糖分子链上分布有带正电荷的氨基,可以吸附带负电荷的物质。目前的研究结果表明,壳聚糖具有广谱杀菌性,它的抑菌机制一直是国内外学者的研究热点,但仍存在许多争议,主要有以下几种说法。

1. 壳聚糖高分子膜隔离菌体与外界环境而产生抑菌作用

高分子量的壳聚糖可以形成致密的壳聚糖膜,覆盖在菌体表面,阻断菌体与外界环境之间的物质交换,使菌体不能正常繁殖和代谢,以达到抑菌目的。现在的观点普遍认为,壳聚糖通过形成致密的高分子膜抑制革兰阳性菌的生长。

2. 壳聚糖改变细胞壁和细胞膜的通透性而产生抑菌作用

革兰阴性菌的细胞壁较薄(厚度为 $8\sim10$ nm),但结构复杂。细胞壁分为外壁层和内壁层,外壁层又分为脂多糖层、磷脂层和脂蛋白层三层,内壁层含有肽聚糖,但是不含磷壁酸。细菌的细胞壁和细胞膜表面均携带负电荷,壳聚糖氨基的正电荷可以与之结合,静电作用力会破坏细胞壁和细胞膜的结构,使其失去选择透过性,菌体的通透性改变,壳聚糖随即进入菌体内部,与带负电荷的胞内物质结合,菌体的正常生理活动被终止,菌体死亡。荆迎军等通过研究壳聚糖的抑菌活性和抑菌机制时发现,在壳聚糖的作用下,位于细胞壁和细胞膜之间的碱性磷酸酶和位于细胞膜内的 β-半乳糖苷酶不断释放到细菌细胞外,这说明壳聚糖对细菌的细胞壁和细胞膜都有一定的作用,可以改变其通透性,造成细胞内物质外流,起到抑菌作用。Helander 等研究了壳聚糖对大肠埃希菌的抑菌作用,结果表明,壳聚糖引起了广泛的细胞表面改变,并以小泡状结构覆盖了细胞外膜。也就是说,壳聚糖似乎与外膜结合,导致了细胞膜屏障功能的丧失,从而致使细菌生理活动紊乱,产生抑菌作用。

3. 壳聚糖直接与菌体内遗传物质 DNA 和 mRNA 发生作用产生抑菌作用

若壳聚糖能改变细胞膜的通透性,进入细胞内部,则壳聚糖即有可能与菌体内遗传物质发生反应,影响其繁殖而产生抑菌作用。而早在 1997 年,Tokura 等就发现分子量小于 5 000 的壳聚糖可以透过细胞膜进入细胞内部,与带负电荷的胞内物质结合并絮集,终止细胞的正常生理活动。Liu 等在检测了壳聚糖对大肠埃希菌的抑制作用,用 FITC 标记的壳聚糖后与大肠埃希菌与共培养,荧光显微镜观察结果显示大肠埃希菌细胞内出现了大量荧光,这表明壳聚糖可以进入大肠埃希菌细胞内部破坏其结构,与细胞内物质包括其遗传物质 DNA 和 mRNA 等发生反应,进而抑菌和杀菌。

4. 壳聚糖通过螯合作用抑菌

壳聚糖可以作为螯合剂螯合菌体生长所必需的微量元素、金属离子或其他营养成分,并且能聚集阳离子使菌体内的蛋白质发生絮凝作用,起到抑菌作用。在酸性环境下,壳聚糖的氨基质子化,H^+ 可能与微量元素或其他营养物质结合,并能交换菌体表面某些微生物生长所必需的金属离子如 Mn^{2+}、Ca^{2+}、Mo^{2+} 等,从而抑制菌体的正常代谢和繁殖。杨声等研究了壳聚糖对大肠埃希菌的抑菌机制,发现向培养液中加入 Ca^{2+}、Mg^{2+} 后,抑制了壳聚糖对大肠埃希菌的吸附,而且随着加入金属离子浓度的增大,壳聚糖的抑菌性逐渐下降。

5. 壳聚糖降解产物激活巨噬细胞/T 细胞而杀伤细菌

低分子量壳聚糖通过以下方式激活巨噬细胞或 T 细胞:①激活 T 细胞释放巨噬细胞活化因子(macrophage activating factor,MAF),从而激活巨噬细胞增加其杀伤活性。②刺激机体促进腹腔渗出细胞(peritoneal exudate cell,PEC)的增加,进一步激活巨噬细胞,也增加活性氧的生成。③激活并致敏 T 细胞诱发迟发性超敏反应。低分子量壳聚糖通过以上作用杀伤侵染细菌。

笔者利用壳聚糖与醚化剂 2,3 -环氧丙基三甲基氯化铵(GTMAC)反应制备了壳聚糖季铵盐(HTCC),以壳聚糖及 HTCC 配合 α,β-甘油磷酸(α,β-GP)制备原位可注射物理交联温敏水凝胶(CS/HTCC-GP 水凝胶),用于牙周病治疗的研究,结果显示壳聚糖和 HTCC 对牙龈卟啉单胞菌、中间普菌和伴放线杆菌都有较强的抑制作用,但 HTCC 对中间普菌和伴放线杆菌的抑菌性更强(图 1-39)。

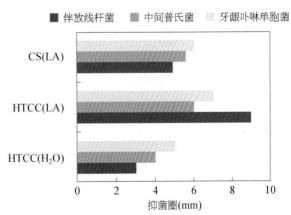

图 1-39　壳聚糖及其季铵盐对牙龈卟啉单胞菌、
中间普氏菌和伴放线杆菌的抑菌环直径

（二）壳聚糖抑菌性的影响因素

研究发现，壳聚糖的抑菌性受到多种因素的影响，不同浓度、分子量、DD、溶剂种类、环境 pH 和菌种等因素都会对壳聚糖的抑菌性产生影响，这些因素单独或组合对壳聚糖的抑菌性产生影响，这也是众多壳聚糖抑菌性研究报道结论存在差异的原因。

1. 壳聚糖浓度对其抑菌性的影响

在一定范围内，抑菌剂的抑菌性会随其浓度的增加而增强，因而在抑菌性研究中一般以 MIC 来衡量其抑菌性的强弱。现有的研究表明，在一定的浓度范围内，壳聚糖的抑菌性随其浓度的升高而增强。张茹等研究了壳聚糖对分离自马铃薯腐烂块茎的欧文菌（*Erwinia persicinus*）、假单胞菌（*Pseudomonas sp.*）和泛菌属菌（*Pantoea sp.*）的抑菌效果。实验结果表明，即便是浓度最低的 1.0% 壳聚糖，对 3 种菌体的抑菌效果也非常明显，抑菌效果随壳聚糖浓度的升高而增强，但是超过最适浓度后抑菌效果下降。谢勇等研究了 8 种不同浓度的壳聚糖（1.0%、1.5%、2.0%、2.5%、3.0%、3.5%、4.0%、5.0%）对幽门螺杆菌的抑菌作用，结果表明，在一定范围内，随着浓度的增加，壳聚糖的抑菌作用有所增强，但当浓度达到 4% 时，随着浓度的增加，壳聚糖的抑菌作用不再增加。大量研究表明，在一定浓度范围内，壳聚糖的抑菌效果随其浓度的增加而增强。推测其抑菌机制为，高浓度的壳聚糖提高了溶液中的氨基含量，提高了壳聚糖分子质子化的可能性，增强了其抑菌性能力。

2. 壳聚糖分子量对其抑菌性的影响

壳聚糖的分子量是影响其抑菌性的重要因素之一，但这方面的研究结果存在很大的争议。宋献周等报道了不同平均分子量的壳聚糖对几种常见水产菌抑制作用，结果显示，不同分子量的壳聚糖都对几种菌体有明显的抑制效果，但是低分子量壳聚糖的抑菌效果要显著高于高分子量的壳聚糖。No 等分别比较了不同分子量壳聚糖和壳寡糖的抑菌性，结果显示大分子量壳聚糖的抑菌性显著优于壳寡糖。叶磊等研究了不同分子量的壳聚糖（50 000、100 000、200 000）对食品中几种常见菌类的抑制作用，发现不同分子量的壳聚糖对金黄色葡萄球菌（*Staphyloccus aurueus*）、铜绿假单胞菌（*Pseudomonas aeruginosa*）、白色念珠菌（*Candida albillus*）、枯草芽孢杆菌（*Bacillus subtilis*）、短小棒状杆菌（*Corynebacterium minutissimum*）、大肠埃希菌（*Escherichia coli*）等菌体都有显著的抑菌效果，但抑菌效果随壳聚糖分子量的增大而升高。上述研究结果表明，壳聚糖的抑菌效果与其分子量有关，但在不同种类的菌体中存在差异。

3. 壳聚糖的脱乙酰度对其抑菌性的影响

脱乙酰度是影响壳聚糖抑菌性的又一重要因素。王鸿等研究了三种不同脱乙酰度的大分子量壳聚糖的抑菌性,结果显示,随着壳聚糖脱乙酰度的升高其抑菌性显著增强。甲壳素在碱性条件下用浓碱处理后,部分乙酰基脱除,当脱乙酰率高于 50% 时,得到的产物称之为壳聚糖。脱乙酰后的壳聚糖不溶于水,却可以溶于部分稀酸。当壳聚糖溶解在稀酸溶液中时,脱乙酰度程度越高,溶液中质子化的氨基越多,携带的正电荷数目也就越多,吸附带负电荷物质的能力就越强。脱乙酰度高的壳聚糖分子上的游离氨基较多,质子化生成的—NH_3^+ 与菌体表面的类脂多糖类物质或磷壁酸结合,使其减少对机体生长所必需的 Ca^{2+}、Mg^{2+} 等的吸附,影响细胞正常生长,扰乱其生理功能。因此,一般认为脱乙酰度越高,壳聚糖的抑菌活性就越强。

4. pH 对壳聚糖抑菌性的影响

环境中 pH 的变化对壳聚糖抑菌性也产生很大的影响。大多数报道认为,壳聚糖的抑菌性会随环境中 pH 的降低而增强。谢勇等测定了壳聚糖在 3 种不同 pH 条件下的抑菌效果,结果显示壳聚糖的抑菌作用随着溶液 pH 的降低而明显增强。No 等报道,当体系的 pH 为 4.5~5.9 时,壳聚糖的抑菌作用随着溶液 pH 的升高而明显降低。一般认为壳聚糖的抑菌活性与其分子链上的质子化的—NH_3^+ 有关,但壳聚糖是否产生质子化及质子化强度却随外界 pH 的改变而发生变化。壳聚糖的等电点是 pH 6.2,当壳聚糖溶液 pH＞6.2 时,壳聚糖将从溶液中析出,此时不产生质子化,壳聚糖分子表面没有正电荷而无抑菌作用;当壳聚糖溶液的 pH＜6.2 时,壳聚糖的氨基质子化携带正电荷,且 pH 越低,质子化程度越高,壳聚糖所带的正电荷就越多,抑菌性越强。

5. 其他因素

除上述主要因素外,还有一些其他因素也会对壳聚糖的抑菌性产生影响,如壳聚糖的来源不同、受试菌来源不同、反应温度不同、体系酸碱性不同和温度不同等。对于不同菌种,壳聚糖的抑菌效果有不同的表现。蒋玉燕等研究了壳聚糖对于临床上分离病原菌的抑菌效果,结果表明,浓度为 10 mg/mL 的壳聚糖对革兰阴性菌的抑菌率为 60%~100%,对革兰阳性菌的抑菌率更高;浓度为 5 mg/mL 的壳聚糖,对革兰阳性菌的抑菌率可达 75%~100%,而对大部分革兰阴性菌的抑菌率只有 20%~30%;浓度为 6 mg/mL 的壳聚糖,能抑制 100% 的金黄色葡萄球菌。由此可见,壳聚糖对革兰阳性菌和革兰阴性菌的抑制作用并不同步。另外,壳聚糖对细菌有明显的抑制效果,但壳聚糖对不同种类的细菌表现出不同的抑菌性,在相同条件下对革兰阳性菌的抑菌效果要强于革兰阴性菌。No 等用几种不同的有机酸溶解壳聚糖,然后研究了其抑菌性,结果显示,溶解在乙酸、乳酸、甲酸中的壳聚糖比溶解在丙酸和抗坏血酸中的壳聚糖抑菌效果好,这可能是因为不同的酸具有不同的抑菌效果。

综上所述,影响壳聚糖抑菌性的因素很多,如壳聚糖的浓度和分子量、脱乙酰度、pH 等的差异都有可能导致它们的抑菌效果不同。因此,分析壳聚糖的抑菌性时应多角度全面分析,得出合理的结论。

四、壳聚糖的促吸收活性

口服药物是目前最普遍也是最方便的给药方式。药物的跨膜转运主要有穿膜运输和膜泡运输两种方式,而对于大于 3 nm 的多肽分子,胃肠道屏障是药物跨膜的主要屏障。胃肠道屏障可以分为机械屏障、化学屏蔽和生化屏蔽。机械屏障由肠道黏膜上皮细胞和细胞间连接构成,细胞间连接以紧密连接为主,细胞间的紧密连接构成了一段大分子物质难以透过的区域。化学屏蔽由胃肠道分泌的富含胃蛋白酶、胰蛋白酶的黏液和消化液构成,多肽类、蛋白质类以及核酸类药物容易被胃酸以及消化酶破坏而失活。生化屏蔽主要由肠上皮细胞的代谢酶如葡糖醛酸转移酶和药物外排泵构成,这两种元件能将细胞内药物"泵"出细胞外,降低细胞内药物浓度,从而造成了较低口服药物利用率。由此可见,药物吸收促进剂的应用十分重要。

壳聚糖作为一种天然的碱性阳离子多糖,具有良好的组织亲和性和生物相容性,它能够可逆性地打开小肠上皮细胞间的紧密连接,使药物通过细胞旁途径进入人体循环,促进人体对药物的吸收。笔者对壳聚糖进行羧甲基化修饰,制备出中性条件下可溶的 6-O 型羧甲基壳聚糖(carboxymethyl chitosan,CMCS),以离子交联法制备壳聚糖纳米凝胶(CS-NG),又以聚电解质凝聚法合成了壳聚糖/CMCS 纳米凝胶(CS/CMCS-NG)。将盐酸阿霉素(DOX)作为模型药物,通过离子交联/聚电解质法制备了载药壳聚糖纳米凝胶(DOX:CS-NG)和载药壳聚糖/羧甲基壳聚糖纳米凝胶(DOX:CS/CMCS-NG)。随后研究了两种载药纳米凝胶在连续的胃肠道模拟液中的释药行为,结果显示,DOX:CS/CMCS-NG 能够有效提高 DOX 的口服生物利用度,其绝对生物利用度为 42%,是口服 DOX 的 6 倍,口服 DOX:CS-NG 的 1.75 倍。

关于壳聚糖促吸收作用的机制,一般认为是由于壳聚糖的生物黏附性及其触发的对黏膜上皮细胞的紧密连接的调节作用共同产生的。壳聚糖结构中的氨基能与黏膜中蛋白质分子形成氢键而紧密结合,使壳聚糖牢固地吸附在黏膜上,从而延长了包载在壳聚糖中的药物在黏膜上的停留时间,缓释药物。同时,壳聚糖分子上质子化的氨基可以与细胞膜蛋白质中带负电荷的丝氨酸基团相互作用,可逆性打开细胞间紧密连接,形成一条细胞旁路通道,有利于大分子药物的吸收。另外,有研究表明,壳聚糖能增加药物在黏膜一侧的热力学活度,造成脂质双分子层有序结构的紊乱,改变细胞选择透过性,促进药物的吸收。改性后的壳聚糖衍生物仍能很好地发挥促吸收作用,如 N‑三甲基壳聚糖盐酸盐、壳聚糖‑谷氨酸盐等能够增强多肽类药物在肠内的透过性。壳聚糖‑半胱氨酸具有更强的促吸收作用。

笔者对纳米凝胶进行荧光标记(Cy3‑CS/FITC‑CMCS‑NG)后,定性和定量研究了 Caco‑2 细胞对纳米凝胶的摄取和转运方式以及途径,结果显示,Caco‑2 细胞主要是通过网格蛋白质介导的内吞方式对 Cy3‑CS/FITC‑CMCS‑NG 进行摄取和转运(图1-40)。为了研究 DOX：CS/CMCS‑NG 经细胞旁途径的透黏膜机制,用 Caco‑2 细胞致密单层构建小肠吸收模型,结果表明,DOX：CS/CMCS‑NG 的 CS 和 CMCS 组分均能够可逆地降低 Caco‑2 致密单层的跨膜电阻,使药物经肠道通过细胞旁途径进入人体血液循环。在十二指肠环境中,DOX：CS/CMCS‑NG 中的 CS 质子化,可以打开细胞间紧密连接,同时,部分去质子化的 CMCS 能够螯合钙离子,打开细胞间黏合连接,从而促进药物经肠道通过细胞旁途

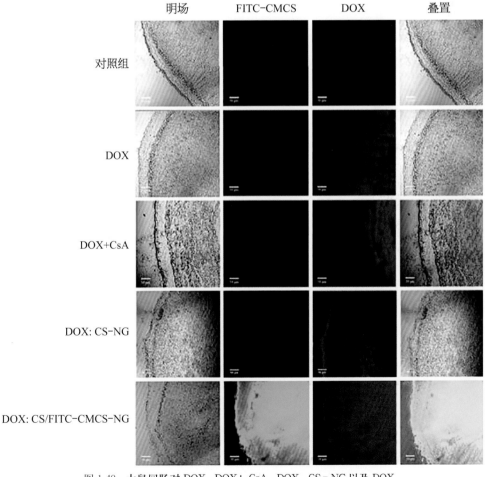

图1-40　大鼠回肠对 DOX、DOX+ CsA、DOX：CS‑NG 以及 DOX：CS/CMCS‑NG 吸收情况的激光共聚焦观察

径进入血液循环；在空肠和回肠环境中，CS组分去质子化，打开细胞间紧密连接的能力减弱，而完全去质子化的CMCS组分螯合钙离子能力增强，确保药物的持续吸收。壳聚糖作为天然高分子多糖类物质，其良好的生物相容性和成囊性，使其在黏膜给药和蛋白质类及多肽类药物载体等方面有着广泛的应用前景。

五、壳聚糖活性与功能的研究发展趋势

壳聚糖作为一种性能优良的可生物降解的天然高分子材料，广泛存在于自然界中。由于其特殊的分子结构和理化性质使壳聚糖具有抑菌、止血、促进组织修复、促进药物吸收等多方面的生物活性，适用于创伤敷料、止血材料、组织修复材料、促吸收剂等不同应用方向。对于壳聚糖抑菌性和止血性的研究从20世纪90年代就已逐渐展开，可以说对于这两种性能的研究已比较透彻，针对壳聚糖抑菌性和止血性的研究更多地集中在对其衍生物的研究上，通过化学修饰或其他方式，壳聚糖在抑菌、止血性能的基础上添加其他功能，扩宽其应用范围。但是对于壳聚糖组织修复和促吸收性能的研究开展的相对较晚，对于该两种性能的作用机制，不同的专家学者持不同的观点，这需要进行更深层次的研究，也是未来壳聚糖基材料的一个研究方向。

（冯 超 孔 明 顾其胜 陈西广）

参 考 文 献

[1] McGaren W J, Growich J A, Perkinson G A, et al. Chitosan by fermentation [J]. Process Biochem, 1984,19：88.

[2] Rane K D, Hoover D G. Production of chitosan by fungi [J]. Food Biotechnol, 1993,7：11.

[3] Martinou A, Kafetzopoulos D, Bouriotis V. Chitin deacetylation by enzymatic means: monitoring of deacetylation processes [J]. Carbohydrate Research, 1995,273(2)：235 - 242.

[4] 蒋挺大.壳聚糖[M].北京：化学工业出版社,2001.

[5] 谭天伟.生物法生产壳聚糖[J].化工进展,2001,9：4 - 6.

[6] Brugnerotto J, Desbrières J, Heux L, et al. Overview on structural characterization of chitosan molecules in relation with their behavior in solution.[J]. Macromolecular Symposia, 2001,168(1)：1 - 20.

[7] 蒋挺大.甲壳素[M].北京：化学工业出版社,2003.

[8] 雷晓云,王鹏,郑彤.微波辐射法制备壳聚糖的工艺研究[C]//中国化学会全国应用化学年会.2005.

[9] 蔡俊,杜予民.生物法制备壳聚糖的研究进展[J].现代食品科技,2005,21(1)：163 - 166.

[10] 董英,徐自明,徐斌.壳聚糖制备技术的研究进展[J].食品研究与开发,2005,26(5)：23 - 26.

[11] 王征.不同分子量羧甲基壳聚糖对皮肤创伤修复作用的研究[D].中国海洋大学,2005.

[12] 王令充,陈西广,刘成圣,等.医用壳聚糖膜的性能及用途[J].中国海洋大学学报(自然科学版),2006,36(2)：215 - 220.

[13] 王爱勤.甲壳素化学[M].北京：科学出版社,2008：597.

[14] 吉秋霞.原位可注射壳聚糖基温敏水凝胶缓释体系的构建及其在牙周病治疗领域的应用研究[D].中国海洋大学,2009.

[15] Ji Q X, Zhong D Y, Lü R, et al. In vitro evaluation of the biomedical properties of chitosan and quaternized chitosan for dental applications [J]. Carbohydr Res, 2009,344(11),1297 - 1302.

[16] 荆珂.壳聚糖纳米分散体系构建及抑菌性能研究[D].中国海洋大学,2009.

[17] 颜慧,刘方.壳聚糖碱液法制作工艺的优化试验[J].化工技术与开发,2009,38(6)：17 - 19.

[18] 孙刚正.羧甲基油酰壳聚糖的制备、性质及其对含油废水絮凝机制的研究[D].中国海洋大学,2010.

[19] 张静.油酰壳聚糖纳米粒作为抗肿瘤药物载体的研究[D].中国海洋大学,2010.

[20] 李晶晶.羟丁基壳聚糖的制备及其水凝胶敏感性(温度/pH)与生物相容性研究[D].中国海洋大学,2011.

[21] 汪多仁.壳聚糖的开发与应用进展[J].染整技术,2011,33(1):44-46.

[22] 冯超.羧甲基壳聚糖纳米微粒的制备及其对瘢痕疙瘩成纤维细胞增殖的影响[D].中国海洋大学,2012.

[23] 周璇.壳聚糖微球制备优化及其乙酰化微球作为潜在栓塞材料的研究[D].中国海洋大学,2012.

[24] 李敬.基于壳聚糖的纳米载体系统的构建及其肿瘤靶向性研究[D].中国海洋大学,2012.

[25] 魏雅楠.羟丁基壳聚糖用于心血管支架涂层的研究[D].中国海洋大学,2013.

[26] 刘雅.双亲性修饰的壳聚糖纳米口服疫苗运送载体的构建与性质研究[D].中国海洋大学,2013.

[27] 马方奎.基于壳聚糖PLGA纳米载体的构建及其水解释药研究[D].中国海洋大学,2013.

[28] 苏婧.不同溶剂对壳聚糖稳定性及生物学性能的影响[D].中国海洋大学,2013.

[29] Zhou X, Cheng X J, Liu W F, et al. Optimization and characteristics of preparing chitosan microspheres using response surface methodology [J]. Journal of Applied Polymer Science, 2013,127,4433-4439.

[30] Feng C, Wang Z, Jiang C, et al. Chitosan/o-carboxymethyl chitosan nanoparticles for efficient and safe oral anticancer drug delivery: in vitro and in vivo evaluation [J]. Int J Pharm, 2013,457(1),158-167.

[31] 冯超.基于壳聚糖的纳米凝胶口服药物输送载体的构建及其透黏膜机制的研究[D].中国海洋大学,2014.

[32] 高婷婷.温敏性羟丁基壳聚糖水凝胶用于胰岛素缓释载体研究[D].中国海洋大学,2014.

[33] 夏桂雪.N-丁二酰壳聚糖纤维作为伤口敷料的研究[D].中国海洋大学,2014.

[34] Younes I, Rinaudo M. Chitin and Chitosan Preparation from Marine Sources. Structure, Properties and Applications [J]. Marine Drugs, 2015,13(3): 1133-1174.

[35] 周忠政.季铵化壳聚糖纤维用于伤口敷料的性能研究[D].中国海洋大学,2016.

[36] Wu G, Feng C, Quan J, et al. In situ controlled release of stromal cell-derived factor-1α and antimiR-138 for on-demand cranial bone regeneration [J]. Carbohydr Polym, 2018,182: 215-224.

[37] Hu S, Bi S, Yan D, et al. Preparation of Composite Hydroxybutyl Chitosan Sponge and Its Role in Promoting Wound Healing [J]. Carbohydrate Polymers, 2017,184: 154-163.

[38] Yan D, Hu S, Zhou Z, et al. Different chemical groups modification on the surface of chitosan nonwoven dressing and the hemostatic properties [J]. Int J Biol Macromol, 2018,107(Pt A), 463-469.

[39] 位晓娟.医用级壳聚糖原料的质量控制[C]//生物材料与组织工程产品质量控制国际研讨会,2009.

[40] 顾其胜,蒋丽霞.几丁聚糖与临床医学[M].上海:第二军医大学出版社,2004.

[41] 任丽宏.壳聚糖微/纳米分散体系的抑菌性研究[D].中国海洋大学,2011.

[42] 吴广升.壳聚糖温敏凝胶缓释SDF-1α和壳聚糖/antimiR-138纳米粒促进骨再生的研究[D].中国海洋大学,2016.

[43] 董炎明,王勉,吴玉松,等.壳聚糖衍生物的红外光谱分析[J].纤维素科学与技术,2001,9(2):42-56.

[44] 杨建红,杜予民,覃彩芹.红外光谱与核磁共振波谱在甲壳素结构研究中的应用[J].分析科学学报,2003,19(3):282-287.

第二章 · 壳聚糖原料、工艺与风险管控

无论是在全面质量管理体系还是国际标准化组织（International Organization for Standardization，ISO）系列质量管理体系中，物料管理尤其是原料管理都是最重要的几大环节之一。而作为医疗用品的原料，其质量控制尤为重要。

从原料的定义"用于进一步加工的材料"可知，不同加工过程的原料可以是相同的，也可以是不同的，取决于加工过程的起点。壳聚糖基生物医用材料种类众多，从风险相对较低的普通敷料，到风险较高的防粘连、止血植入材料，以及近年来开发的组织工程产品、3D打印产品、智能壳聚糖等新产品。但考虑到绝大部分壳聚糖基医用产品所选择的原料多以壳聚糖和羧甲基壳聚糖为主，因此本章重点阐述壳聚糖和羧甲基壳聚糖的生产工艺及质量控制。

质量控制的目标在于确保产品或服务质量能满足要求（包括明示的、习惯上隐含的或必须履行的规定），不同的要求决定了不同质量控制的管理过程。壳聚糖是一类用途十分广泛的生物材料，已被广泛应用于食品、饲料、化妆品、纺织品添加剂、药品和医疗器械等领域。本章将重点对壳聚糖基医用材料原料的质量控制进行论述。

此外，本章结合医疗器械法规与相关指南，将近年来病毒灭活、免疫原性检测、体内代谢试验、稳定性方面的研究实况单独成节进行论述，以期对相关从业人员有所帮助。

第一节 · 原料的生产工艺及质量控制要求

一、原料生产工艺

经过数十年的应用,壳聚糖和羧甲基壳聚糖的生产工艺已经非常成熟,不同厂家选用的原料及生产工艺略有差别,在本书第一章对其制备已做论述。本节仅对目前工业化生产选用的主流工艺加以介绍。

（一）壳聚糖的生产工艺

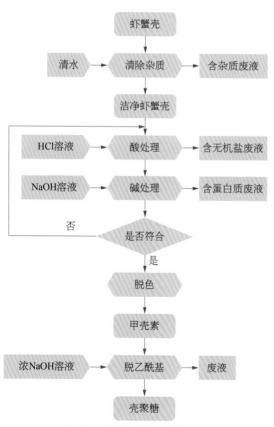

图 2-1　壳聚糖生产工艺流程图

目前制备壳聚糖的主要原料为水产加工下脚料(虾壳和蟹壳),其主要成分为碳酸钙、蛋白质和甲壳素。由虾蟹壳制备壳聚糖的过程实际上就是脱钙(又称脱无机盐)、去蛋白质、脱色和脱乙酰基的过程。目前主流生产工艺为酸碱法(又称化学法),利用稀盐酸将难溶的碳酸钙转化为可溶性的氯化钙而随溶液分出,再用稀碱将蛋白质溶出,再经过脱色、水洗及干燥等过程即可得到甲壳素,然后通过强碱脱乙酰化反应,使甲壳素脱去分子中的乙酰基,转变为壳聚糖。其工艺流程图如下所示(图2-1)。

1. 工序顺序说明

酸处理和碱处理两道工序可以交换顺序。实际生产中证明酸碱交替处理更利于充分去除无机盐和蛋白质,部分生产厂家交替使用酸碱处理各两次。

2. 原料预处理工序

将虾壳、蟹壳的肉质、污物等杂质去除，用水洗净，必要时进行干燥或粉碎。

3. 酸处理工序

将预处理后的虾壳、蟹壳置于稀盐酸中浸泡，然后过滤、水洗至中性。该工序的主要参数是盐酸的浓度、盐酸浸泡时间、处理温度、原料物理状态（如颗粒大小）。盐酸浓度高、浸泡时间长、处理温度高、颗粒尺寸小有利于无机盐的去除，但盐酸溶解无机盐的同时，壳聚糖的主链也会发生不同程度的水解，因而壳聚糖的黏度通常随着盐酸浓度的增加、反应时间的延长而降低。工业生产中盐酸浓度一般控制在 4%～6%（质量分数），常温下盐酸浸泡时间一般控制在气泡停止冒出后 1～2 小时。但会因每批产品具体要求（如分子量、脱乙酰度）而调整相应参数。

4. 碱处理工序

将酸处理后的虾壳、蟹壳置于一定浓度的氢氧化钠溶液中处理一定时间，然后过滤、水洗至中性。氢氧化钠浓度、处理时间、处理温度是本工序的关键参数，氢氧化钠浓度高、处理时间长、处理温度高有利于蛋白质等杂质的脱除，但同时也会对产品的结构造成一定破坏，实际生产环节一般选取浓度为 5%～10%（质量分数）左右的氢氧化钠溶液浸泡 2～5 小时，具体参数的选择各生产厂家因不同产品要求差异较大。

5. 脱色工序

有三种方法：①日晒脱色，在阳光紫外线作用下氧化脱色。②采用强氧化剂高锰酸钾、过氧化氢等漂白脱色。③采用有机溶剂如丙酮抽提除去色素类物质。考虑成本因素，大多数生产厂家采用日晒脱色方法。

6. 脱乙酰工序

将脱色后的甲壳素置于浓氢氧化钠溶液中高温水解一定时间，然后过滤、水洗至中性、干燥。研究显示，当氢氧化钠浓度低于 30% 时，无论反应温度多高、反应时间多长，乙酰基脱除率也只在 50% 左右。而当氢氧化钠浓度一定时，脱乙酰化反应速度随着温度的升高而加快，如当氢氧化钠浓度为 50% 时，反应温度为 140 ℃，20 分钟乙酰基脱除率即可达到 85% 左右，而在 25 ℃ 时则需 24 小时左右。甲壳素在热浓碱作用下会发生主链的水解降解不良反应，因此必须严格控制碱液浓度、处理温度、处理时间等关键参数。实际生产一般选择碱液浓度 40%～50%（质量分数），反应温度 90～110 ℃，反应时间 6～12 小时。

（二）羧甲基壳聚糖的生产工艺

1. 常用羧甲基壳聚糖生产工艺

羧甲基壳聚糖在食品、日化等行业应用广泛，其原料需求量相对较大，生产厂家相对较多。生产工艺已非常成熟并得到不断改进，已有文献报道的工艺（含改进）有数十种之多，不同厂家选用的工艺有所差异，在此选取典型 8 种工艺列举如下。

（1）将壳聚糖溶于稀乙酸中，用过量的丙酮沉淀，得到壳聚糖乙酸盐，转入带有搅拌的反应容器中，加入一定量的 NaOH 溶液和异丙醇，边搅拌边滴加氯乙酸的异丙醇溶液，控制反应温度在 70 ℃左右，反应数小时后冷却至室温，用稀酸调 pH 至中性，用 85％甲醇洗涤，干燥，即得羧甲基壳聚糖。

（2）将壳聚糖装入反应容器中，加入一定量的 20％ NaOH 溶液和异丙醇，在室温下搅拌 60 分钟，然后滴加氯乙酸的异丙醇溶液，在室温下反应至终点时（约 5 小时），用稀盐酸中和至 pH 为 7，用丙酮沉淀产物，过滤，用 85％甲醇溶液洗涤直至无氯离子，再用无水甲醇洗涤，60 ℃下真空干燥，即得产品。

（3）将壳聚糖加到正丁醇中，室温搅拌溶胀 20 分钟，分 6 次加入 10 mol/L NaOH 溶液，40 分钟一次，最后一次加完后再搅拌 40 分钟，得到碱性壳聚糖，然后把固体氯乙酸分 5 次加入，5 分钟一次，在 55～75 ℃搅拌反应 3 小时，接着加入少量水，用冰醋酸调 pH 至 7，抽滤，用 70％甲醇分次洗涤，再用无水乙醇分次洗涤，于 60 ℃真空干燥，得产品。

（4）壳聚糖先在 50％(w/w)NaOH 溶液中碱化，然后加 150 mL 异丙醇搅拌，加入 18 g 氯乙酸，在 65 ℃反应 2 小时，用酸中和，70％甲醇多次洗涤，然后溶于水中，再用丙酮沉淀，过滤，用无水乙醇反复洗涤，过滤，真空干燥，得到精制的羧甲基壳聚糖。

（5）粉状壳聚糖悬浮于浓度 25％～40％的 NaOH 溶液中，加入氯乙酸与冰醋酸的混合液（摩尔比为 1∶1），在 30 ℃下反应，每隔 1 小时加入氯乙酸与冰醋酸的混合液搅拌反应 6 小时，最后用盐酸中和，过滤，用甲醇反复洗涤，干燥，得产物。

（6）壳聚糖溶于 1％乙酸溶液中，加入氯乙酸钠（氯乙酸用氢氧化钠溶液中和）及 50％氢氧化钠溶液，室温间歇搅拌反应 4 小时，用酸中和停止反应，离心分离沉淀，溶于碱，过滤，滤液再中和，离心分离沉淀，用甲醇洗涤，干燥，得产物。

（7）超声波法，将壳聚糖与异丙醇、30％ NaOH 溶液混合，再加入溶于异丙醇的氯乙酸［壳聚糖与氯乙酸的质量比为 1∶（4～5）］，在容器中混匀后，置于超声波清洗器中，用水做振荡介质，调节输出功率 40 W，升温到 60 ℃反应 3 小时，之后倾去上层清液，向黏状物中加水搅拌溶解，用盐酸中和到 pH 为 7，滤去不溶物，滤液中加入适量甲醇沉淀，过滤，无水乙醇洗涤，烘干，即得产物。

（8）将甲壳素粉投入反应容器中，加入 5～10 倍甲壳素质量的 40％～50％浓度的 NaOH 溶液，常温碱化处理 1.5～3 小时后，加入 5～10 倍甲壳素质量的 80％～95％浓度乙醇溶液，再将 1.5～2.5 倍甲壳素质量的氯乙酸钠加入反应体系中，在 50～70 ℃条件下反应 3.0～6.0 小时。反应后物料用纯化水溶解再过滤，经乙醇提纯析出后，用稀酸调 pH 至中性，再用 70％～80％浓度的乙醇溶液洗涤两次，90％～99％浓度乙醇脱水一次，真空干燥得产物。

2. 医用羧甲基壳聚糖生产工艺

符合 YY 0953-2015《医用羧甲基壳聚糖》标准的医用羧甲基壳聚糖，目前主要用作第三类植入医疗器械（如防粘连、可吸收止血产品）的原料，每年的需求量很少，国内能提供符合该标准原料的生产厂家屈指可数。其生产方式大致分为两种：①由原料生产商按各自工艺羧甲基化，生产出符合标准的医用羧甲基壳聚糖原料，供下游生产商（第三类植入医疗器械生产厂家）采购后直接用于制造最终产品。②下游生产商（第三类植入医疗器械生产厂家）采购未经羧甲基化的壳聚糖（或甲壳素）原料，原料可为片状、粉末或纤维、织物形态，自行进行羧甲基化并制成最终产品（第三类植入医疗器械）。后者虽然形式上的原料是壳聚糖（或甲壳素），但实质上的功效成分仍是羧甲基壳聚糖（或羧甲基甲壳素）。两者除羧甲基化发生的场所不同外，羧甲基化的原理和工艺大致相同，因此本书在生产工艺论述中未加区分，但应注意的是原料物理形态不同，工艺参数和加工设备略有差异。综合国内相关厂家的生产工艺，医用羧甲基壳聚糖工艺流程图如右图所示（图 2-2）。

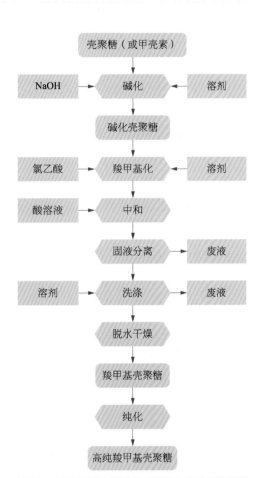

图 2-2 医用（高纯）羧甲基壳聚糖生产工艺流程图

（1）原料的选择：可选用壳聚糖或甲壳素，可以是片状、粉末状、纤维状或是织物形态。其具体指标是由客户需求来确定，不同生产商选择标准亦有不同。值得注意的是，作为动物源性产品原料，其初始原料的控制十分重要，应按 YY/T 0771.1、YY/T 0771.2、YY/T 0771.3 的要求以及《动物源性医疗器械注册技术审查指导原则（2017 年修订版）》进行管理和控制,应进行病毒去除/灭活有效性验证,以及免疫原性研究、评价与控制。如果可能,根据壳聚糖及杂质含量的均一性对虾壳、蟹壳的不同部位加以取舍,将有利于保证产品质量的稳定性,这通常也是很多下游采购商的采购要求之一。

(2)碱化工序:该工序通常选用 $40\%\sim50\%$ 浓度的 NaOH 溶液进行碱化,在 NaOH 溶液浓度和用量确定的条件下,随着碱化时间的延长,产品的黏度、羧甲基取代度、氨基含量、收率等均随之增大。生产厂家会根据产品要求控制碱化时间,亦有生产厂家采用反复冻融的方式增强碱化的效果。该过程对于蛋白质、微生物的去除是非常重要的工艺保障。

(3)羧甲基化工序:该工序是将水不溶性的壳聚糖进行羧甲基化改性,制备成水溶性的羧甲基壳聚糖。将氯乙酸溶解到溶剂(乙醇或异丙醇)中加入反应体系中,在搅拌的条件下进行羧甲基化反应。氯乙酸溶液加入的速度、反应温度、反应时间,以及壳聚糖、氯乙酸、氢氧化钠三者比例对羧甲基取代度都有影响,实际生产中各生产商选取的工艺参数往往相差很大。但值得注意的是,高温对黏度有不利影响,实际生产中常配合氯乙酸溶液添加速度调控温度(一般不超过 50 ℃)。此外,可采取充氮保护的方式以最大限度防止氧化降解的发生。实际生产中往往需要结合取样目测(溶解后看膨胀体的状态)来判断反应终点。

(4)中和工序:稀酸可以选用稀盐酸或乙酸进行中和,应避免带入杂质。

(5)洗涤工序:该工序目的是将羧甲基化反应中残留的 NaOH、氯乙酸钠及反应副产物二甘醇酸等除去,以保证产品的质量。洗涤介质可用甲醇溶液或乙醇溶液,目前多数厂家选择用 70%、95%、无水乙醇溶液多次梯度洗涤的方案。

(6)纯化工序:该工序首先采用无菌水溶解羧甲基壳聚糖,经梯度过滤除菌后采用乙醇(或其他有机溶剂)沉淀,最后脱水干燥。本工序应把握的原则:过滤除菌后的产品应避免微生物的污染,因此除菌后的料液接触的所有物料都应无菌,所有接触器具均应经过灭菌处理,全程应在百级洁净环境下进行。

二、原料质量控制的基本要求

医用壳聚糖原料的质量控制要求,是随着壳聚糖医疗产品的快速发展逐步规范并提高的。2008 年之前没有统一的医用壳聚糖原料行业标准,各医疗用品生产商的采购标准由企业自行拟定。2008 年 4 月 25 日,国家食品药品监督管理局发布了 YY/T 0606.7 - 2008《组织工程医疗产品 第 7 部分:壳聚糖》(2009 年 6 月 1 日实施),从此有了医用壳聚糖的第一个行业标准。经过历时多年的征求意见及多次专家研讨,国家食品药品监督管理总局于 2015 年 3 月 2 日发布了行业标准 YY 0953 - 2015《医用羧甲基壳聚糖》(2017 年 1 月 1 日实施)。至此,作为医用原料的壳聚糖和羧甲基壳聚糖有了统一的行业标准。原料质量控制的目标即是符合以上两个标准要求,两个标准的要求即质量控制的基本要求。

(一) 医用壳聚糖

依据 YY/T 0606.7 - 2008《组织工程医疗产品 第 7 部分:壳聚糖》,具体要求如下。

1. 性状

白色或淡黄色粉末状、丝状或片状的固体。

2. 傅里叶变换红外光谱(FT - IR)

壳聚糖或壳聚糖盐典型的 FT - IR 频率(cm^{-1})如表 2-1 所示。

表 2-1　壳聚糖及其盐典型红外光谱

峰	壳聚糖	壳聚糖醋酸盐	壳聚糖盐酸盐	壳聚糖谷氨酸盐
	3 447b	3 362b	3 344b	1 555b
	2 929	1 556	1 605	1 396
特征峰	2 878	1 406	1 513	1 154
	1 652	1 153	1 379	1 085s
	1 070s	1 083s	1 154	
			1 086s	

注:s 表示强峰;b 表示宽峰。宽峰(b)数值偏差不大于 100 cm^{-1},其他峰数值偏差不大于 20 cm^{-1}。

3. 脱乙酰度

标示值的 90%～110%。

4. pH

2.5 mg/mL 浓度溶液的 pH 为 4.0～6.0(仅对壳聚糖盐进行规定)。

5. 动力黏度

标示值的 80%～120%。

6. 重金属含量

≤10 μg/g(质量分数)。

7. 蛋白质含量

≤0.2%（质量分数）。

8. 乙醇(有机溶剂)残余量

≤0.5%（质量分数）。

注 · 如在加工过程中使用了除乙醇之外的其他有机溶剂,应建立相应的检验指标和检验方法。

9. 干燥失重

≤10%（质量分数）。

10. 灰分

≤0.5%（质量分数）。

11. 不溶物

≤0.5%（质量分数）。

12. 细菌内素含量

<0.5 EU/mg。

注 · 如果以非无菌的方式提供,则最终用户需进行去除细菌内毒素的处理以达到细菌内毒素限量要求。

13. 无菌试验

应无菌。

注1 · 如果壳聚糖以非无菌的方式提供,则最终用户需进行灭菌处理达到无要求。

注2 · 如果采用环氧乙烷灭菌,应对其残留量进行控制和检测。

14. 生物学性能

(1) 总则:壳聚糖应按照 GB/T 16886.1 的要求进行生物学评价,应不释放出对人体有不良反应的物质。

(2) 细胞毒性试验:细胞毒性反应不大于1级。

(3) 致敏试验:应无致敏反应。

（4）皮内反应试验：平均记分之差不大于1。

（5）急性全身毒性：无急性全身毒性。

（6）遗传毒性试验：无遗传毒性。

（7）皮下植入试验：皮下植入12周后，组织反应与对照无显著差异。

（8）溶血试验：溶血率应不大于5％。

（二）医用羧甲基壳聚糖

依据 YY 0953-2015《医用羧甲基壳聚糖》，首先"动物源性初始原料，应按 YY/T 0771.1、YY/T 0771.2、YY/T 0771.3 的要求进行管理和控制"。医用羧甲基壳聚糖质量要求如下。

1. 外观

羧甲基壳聚糖应为白色或淡黄色，无可见异物。

2. 定性试验（鉴别试验）

羧甲基壳聚糖的 FT-IR，在 3 400 cm^{-1}（宽峰）、2 930 cm^{-1}、1 600 cm^{-1}（或 1 654 cm^{-1} 和 1 550 cm^{-1}）、1 380 cm^{-1}（或 1 410 cm^{-1} 和 1 323 cm^{-1}）有羧甲基壳聚糖特征吸收峰，实测值的波数误差应小于规定值的 0.5％。

注·羧甲基壳聚糖红外图谱详见 YY 0953-2015 附录 A，供需各方应确定原料验收的对照光谱图，并确保一致性。

3. 取代度（羧化度）

羧甲基壳聚糖的取代度应大于80％。

4. 等电点

羧甲基壳聚糖的等电点应在3.5～5.0范围内。

5. 干燥失重

羧甲基壳聚糖的干燥失重应不大于12％（质量分数）。

6. pH

羧甲基壳聚糖，其检验液的 pH 应为6.0～8.0。

7. 透光率

羧甲基壳聚糖，其检验液在波长660 nm处透光率应不小于98.0％。

8. 重均分子量及分子量分布

应确定羧甲基壳聚糖的重均分子量和允差范围,分子量分散系数应为 $1.0 \sim 3.0$。

9. 紫外吸光度

羧甲基壳聚糖检验液在 260 mm 和 280 nm 波长处的吸光度均不大于 0.1。

10. 羧甲基壳聚糖纯度

羧甲基壳聚糖纯度应不小于 85%(质量分数)。

11. 蛋白质残留量

羧甲基壳聚糖蛋白质残留量应不大于 0.3%(质量分数)。

12. 重金属和微量元素

(1) 羧甲基壳聚糖重金属总量(以 Pb^{2+} 计)应不大于 10 $\mu g/g$。

注 · 应除去铁元素。

(2) 总砷含量不大于 4 $\mu g/g$,汞含量不大于 4 $\mu g/g$,铁含量不大于 50 $\mu g/g$。

13. 炽灼残渣

羧甲基壳聚糖炽灼残渣应不大于 18%(质量分数)。

14. 不溶物

羧甲基壳聚糖中不溶物应不大于 0.5%(质量分数)。

15. 残留物

(1) 乙醇残留量:羧甲基壳聚糖中乙醇残留量应不大于 0.5%(质量分数)。

(2) 二甘醇酸残留量:羧甲基壳聚糖中二甘醇酸残留量应不大于 0.1%(质量分数)。

(3) 其他残留物:若产品含有《中华人民共和国药典(2015 年版)》以下简称《中国药典(2015 年版)》(四部)"通则 0861 残留溶剂测定法附表 1 中一、二、三类溶剂",以及经确证含有的其他有害残留物,应按 GB/T 16686.17 要求给出许可限量,并给出相应的检验方法。

16. 无菌或微生物限度

(1) 若原料标示为"无菌",应通过无菌检查,或者通过生产者的文件验证是否符合无菌规定。

（2）若原料为非无菌，细菌总数应不大于 100 CFU/g，真菌总数应不大于 10 CFU/g，大肠埃希菌应不得检出。

17. 细菌内毒素检查

细菌内毒素应小于 0.25 EU/mg。

18. 生物学性能

（1）总则：羧甲基壳聚糖生物学评价和试验的项目选择应按照 GB/T 16886.1 的要求进行。对于作用于体内的产品，评价还可能包括（不限于）短期和长期的潜在影响，产品在体内和体外对血液的相互作用，以及进行体内最大剂量、体外降解等试验和评价。有必要了解潜在的毒性物质、活性成分、降解、降解产物的毒代动力学状况，以及这些物质的接触途径、转移、积蓄和代谢的情况。

注·羧甲基壳聚糖的体外降解试验受多种因素影响，资料性附录 G 给出了可供参考的方法。

（2）亚急性全身毒性试验：应无毒性。

（3）溶血试验：溶血率应不大于 5%。

（4）细胞毒性试验：应不大于 1 级（细胞相对增殖率应不小于 75%）。

（5）皮内反应试验：试验液与对照液综合平均记分之差应不大于 1。

（6）致敏试验：应无致敏反应。

（7）植入试验：应选择适当的皮下植入观察时间，组织反应与对照无显著差异。

（8）遗传毒性试验：应无遗传毒性。

三、技术指标的解析

（一）壳聚糖

考虑到本书第一章第二节已就壳聚糖的相关评价指标做了论述，且壳聚糖与羧甲基壳聚糖质量控制指标绝大部分项目相同，本部分仅就壳聚糖的脱乙酰度和动力黏度加以解析，其他与羧甲基壳聚糖相同的项目请参考羧甲基壳聚糖部分。

1. 脱乙酰度

脱乙酰度指的是葡糖胺与 N-乙酰葡糖胺的比例，是决定壳聚糖物理性质、化学性质和生物功能的关键指标。Yang J 等研究发现,壳聚糖对红细胞和血小板的结合能力随着脱乙酰度的提高而增加,Kim K 等研究发现高脱乙酰度壳聚糖的抑菌能力更优,Minagawa T 等研究发现高脱乙酰度壳聚糖促进创面愈合的能力更加显著,Chiou 等发现低脱乙酰度的壳聚糖载药缓释效率更高。因此,对脱乙酰度进行控制是非常重要的。

YY/T 0606.7 - 2008《组织工程医疗产品 第七部分: 壳聚糖》给出了脱乙酰度的测定方法。而在生产过程中是通过调整脱乙酰工序的时间、温度、碱浓度等参数来控制的。

2. 动力黏度

动力黏度反映的是壳聚糖的平均分子量,是壳聚糖最重要的指标之一。研究表明壳聚糖的平均分子量对其降解速度、强度、延展性、止血性能、抑菌性能、促进创面愈合性能影响显著。因此,对平均分子量的控制也是非常重要的,实际应用中是通过控制动力黏度来实现的。

YY/T 0606.7 - 2008《组织工程医疗产品 第七部分: 壳聚糖》给出了动力黏度的测定方法。

在生产过程中影响动力黏度的因素很多,如原料虾壳和蟹壳的部位,酸、碱处理工序的酸碱浓度、处理温度、处理时间,脱乙酰基工序所用碱液的浓度、处理温度、处理时间,包括灭菌方式等都可影响动力黏度,需根据产品具体要求加以控制。

(二) 羧甲基壳聚糖

尽管羧甲基壳聚糖产品质量控制的每一个指标都有其重要的意义,下面着重将羧甲基壳聚糖作为生物医用材料用于临床进行产品控制予以论述,因此并未对外观、pH、透光率等常规指标一一解析。

1. 鉴别试验

任何一种物质首先要利用物理、化学或生物学方法来证明其真实特性,即唯一性或专一性。YY 0953 - 2015《医用羧甲基壳聚糖》建议采用 FT - IR 进行检验。因为几乎所有的有机化合物的特征功能基团均能吸收一定频率的红外射线而表现出其特征峰。FT - IR 的检测目的是测定在特定的红外光谱照射情况下是否能够出现与标准羧甲基壳聚糖所具有的特征吸收峰相一致的图峰,从而确定该待检物质就是羧甲基壳聚糖。所有其他检测指标都基于该物质得到确认才有意义,所以这项技术指标十分重要且必要。

2. 取代度(羧化度)

正是由于壳聚糖分子中引入了羧甲基破坏了其晶体的规整性,使得结晶度大大降低,使得羧甲基壳聚糖具有良好的水溶性,而且水溶性随着羧甲基取代度的提高而逐渐增加。研究表明羧甲基壳聚糖的取代度及取代位置对其生物学性能有较大影响,如抑菌性、凝血性、生物降解性等。因此羧甲基壳聚糖的取代度是羧甲基壳聚糖最重要的指标之一,YY 0953-2015《医用羧甲基壳聚糖》附录 C 中给出了取代度的测定方法。

生产过程中取代度的关键控制环节为羧甲基化环节。氯乙酸溶液加入的速度、反应温度、反应时间,以及壳聚糖、氯乙酸、氢氧化钠三者比例对取代度有直接影响,应结合要求不断优化工艺参数。

3. 干燥失重

干燥失重几乎是所有原料产品的必检项目,其实质是水分含量的测定,反映的是干物质的实际含量。干燥失重不但直接决定生产环节的投料数据,还直接影响产品的货架寿命,因此是产品质量控制的重要技术指标。

干燥失重受生产工艺、包装形式、储存环境及运输环境等多因素影响,只有对全过程进行有效控制,才能确保产品符合要求。

4. 重均分子量及分子量分布

羧甲基壳聚糖的平均分子量及其分布不仅可以用于表征其链的结构,也决定了其材料诸多性能。不同分子量与分布的羧甲基壳聚糖,表现出不同的物理性能(如黏度、胶体性质等)和生物学性能,研究显示不同分子量的羧甲基壳聚糖在促进细胞生长、抑菌活性方面差别很大,这些差别对最终产品无疑是十分重要的,因此需要对其分子量加以控制。测定羧甲基壳聚糖平均分子量及其分布是其产品质量控制的重要项目。

YY 0953-2015《医用羧甲基壳聚糖》附录 B 中给出了重均分子量及其分子量分布系数的测定方法。

原料生产过程中影响分子量的因素很多,如原料虾壳和蟹壳的选择,酸、碱处理工序的酸碱浓度、处理温度、处理时间,脱乙酰基工序所用碱液的浓度、处理温度、处理时间,羧甲基化时碱的用量、反应温度、反应时间,以及灭菌过程,都是影响分子量的重要因素,需根据产品具体要求全过程控制。

5. 羧甲基壳聚糖纯度

羧甲基壳聚糖纯度即羧甲基壳聚糖的含量,毫无疑问是质量控制的重要指标。YY 0953-2015《医用羧甲基壳聚糖》附录 D 中给出了测定方法。

6. 蛋白质残留量

羧甲基壳聚糖的最初原料一般是甲壳类动物如虾、蟹的外壳,其残留的蛋白质除了源于甲壳动物组织中的蛋白质外,还可能包括甲壳类动物外壳中与甲壳素通过共价键、非共价键连接的蛋白质即甲壳素-蛋白质复合物。而加工过程的脱蛋白工艺均是非均相反应,导致部分蛋白质无法完全去除而残留在产品中。

残留的蛋白质如果得不到有效的控制,可能导致人体的过敏反应等。因此蛋白质残留量的测定是保证羧甲基壳聚糖产品安全性的重要指标之一,尤其是作为医药级生物材料使用时,这一指标的控制对保证最终产品的安全性尤为重要。

因为羧甲基壳聚糖属于氨基多糖,所以对其中的残留蛋白质的测定较其他类型样品中的蛋白质测定更为困难,YY 0953-2015《医用羧甲基壳聚糖》附录 E 中推荐考马斯亮蓝 G-250 染色法。

7. 重金属和微量元素

壳聚糖的初始原料虾、蟹壳主要来自海洋,人类活动导致海洋和大气的污染加重,易使海洋生物中重金属积聚过多,且壳聚糖本身对金属离子的螯合作用很强,如果在生产和加工的过程中不加以去除会造成逐步累积。应控制壳聚糖中的重金属及有害物质,以免通过壳聚糖医疗器械制成品在人体内聚集过多产生毒副作用。重金属在一定条件下能与显色剂作用显色,重金属总量(以 Pb^{2+} 计)按《中国药典(2015 年版)》(四部)通则 0821 重金属检查法第二法测定。微量铁元素测定按《中国药典(2015 年版)》(四部)通则 0406 原子吸收分光光度计第一法进行;总砷、汞测定按《中国药典(2015 年版)》(四部)通则 2321 铅、镉、砷、汞、铜测定法测定。

8. 残留物

(1) 乙醇残留量:羧甲基壳聚糖生产过程中大量使用乙醇,而乙醇作为三类溶剂,按照 ICH 指导原则及药典要求,有必要对其进行控制。YY 0953-2015《医用羧甲基壳聚糖》附录 F 中推荐气相色谱法测定乙醇残留量。

生产过程中乙醇残留量的控制主要在纯化环节,尤其是用乙醇沉淀过滤除菌后的羧甲基壳聚糖溶液环节,如控制不好,容易将乙醇包埋在析出物中不易除去。此外,纯化结束阶段的真空干燥要确保干燥彻底。

(2) 二甘醇酸残留量:羧甲基壳聚糖生产过程中的关键工序羧甲基化,该过程需要在碱性环境下添加氯乙酸,这一过程中会发生不良反应,产生一定量的二甘醇酸。二甘醇酸具有抗凝血及血管舒张作用,如果残留量超标,随成品如植入医疗器械进入体内接触体液或血液,将可能引发不良反应。因此必须严格加以控制。YY 0953-2015《医用羧甲基壳聚糖》附录 G 中推荐离子色谱法测定二甘醇酸。

生产过程中两个环节对二甘醇酸残留量影响很大:①二甘醇酸生成环节:羧甲基化工

序中氯乙酸溶液加入的速度、反应温度、反应时间,以及壳聚糖、氯乙酸、氢氧化钠三者比例与二甘醇酸的生成量都直接相关,应结合其他指标不断优化工艺参数。②二甘醇酸去除环节:洗涤纯化工序,可通过超声、多次醇洗、隔夜静置等方式优化二甘醇酸的去除效果。

(3)其他残留物:若产品含有《中国药典(2015 年版)》(四部)通则 0861 残留溶剂测定法附表 1 中一、二、三类溶剂,以及经确证含有的其他有害残留物,应按 GB/T 16686.17 要求给出许可限量,并给出相应的检验方法。

9. 无菌或微生物限度

无菌及微生物限度检查的目的是检查产品受微生物污染的程度。无菌检查按《中药典(2015 年版)》(四部)通则 1101 无菌检查法测定,但应注意的是:生产过程中若采用了湿热、辐照灭菌或者环氧乙烷灭菌,其灭菌的确认和常规控制应该分别按 GB 18278、GB 18280 或者 GB 18279 进行。微生物限度检查按《中国药典(2015 年版)》(四部)通则 1105 非无菌产品微生物限度检查(微生物计数法)进行。

微生物限度不仅易影响最终产品质量,而且还会造成再生性不良反应,如细菌分泌的内毒素过高,用于人体易导致发热等不良反应。微生物数量的控制需从生产工艺、生产环境、包装方式、消毒灭菌方式、储存方式和运输方式等多个方面进行综合控制。

10. 细菌内毒素检查

细菌内毒素含量是作为生物学和组织工程学原料必须进行检测的指标,其含量的多少将直接关系到生物相容性试验结果。细菌内毒素(致热源)进入机体数分钟至 1 小时,患者出现突然发冷、寒战、面色苍白、四肢冰冷、烦躁不安等症状,持续 0.5~1 小时,寒战消失后即刻发生高热,体温 39~40 ℃,高热持续 4~6 小时,严重者谵妄、昏迷甚至死亡。为了避免上述不良情况的出现,必须对原料的细菌内毒素含量进行控制,使其含量处于人体可接受的范围或更低。如作为人体植入物,更要对产品细菌内毒素提出严格要求。细菌内毒素的检查按《中国药典(2015 年版)》(四部)通则 1143 细菌内毒素检查法检验。

要将细菌内毒素的含量控制在一定范围并非易事,因为细菌内毒素的含量多少是一个多因素共同作用的结果,其中原材料、生产环境、人员操作、内包装物等因素都可能导致产品初始污染菌增加,并导致产品细菌内毒素增加。生产企业应分析并控制这些因素或过程,以降低产品污染细菌内毒素的风险。

11. 生物学性能

对于医疗产品而言,安全性和有效性是最重要的两项评判标准,而安全性列于首位,生物学性能指标即是安全性评判标准之一。YY 0953 - 2015《医用羧甲基壳聚糖》明确了羧甲基壳聚糖生物学评价和试验的项目选择应按照 GB/T 16886.1 的要求进行。企业在制定产品标准时,应根据产品的预期用途和风险管理评价来确定生物学性能评价指标。

医疗器械生物学评价原则:在进行生物学评价时,医疗器械按临床使用部位和接触时间来分类,并选择其相应必须做的生物学评价试验。在选择试验时应注意以下事项。

(1)在考虑一种材料与组织间的相互作用时,不能脱离整个医疗器械的总体设计。一个好的医疗器械必须具备有效性和安全性,这就涉及材料的各种性能。

(2)对一个产品的生物学评价,不仅与制备产品的材料性能有关,还与加工工艺有关,所以应该考虑加入材料中的各种添加剂,以及材料在生理环境中可浸提出的物质或降解的产物。在产品标准制定时,应对最终产品的可浸提物质的化学成分进行定性和定量的要求和分析,这样可以控制和减少最终产品对生物体的危害。

(3)应考虑到灭菌可能对医疗器械产品的潜在作用,以及伴随灭菌而产生的毒性物质。所以进行生物学评价时,应采用灭菌过的产品或灭菌过的产品中有代表性的样品作为试验样品或作为制备浸提液样品。

(4)一般先进行体外试验,后进行动物试验。如果体外试验通不过,就不必做动物试验。经验告诉我们,一般先进行溶血试验和细胞毒性试验。进行生物学试验必须在专业的实验室(应通过国家有关部门的认证),并经过培训且具有实践经验的专业人员进行。由于材料和器械的复杂性和使用的多样性一般是在最终产品的标准中确定合格或不合格的指标。

(5)如果产品的材料来源或技术条件发生变化,产品的配方、工艺、包装或灭菌条件及产品用途等改变时,要对产品重新进行生物学评价。

(6)对于作用于体内的产品,评价还可能包括(不限于)短期和长期的潜在影响,产品在体内和体外对血液的相互作用,以及进行体内最大剂量、体外降解等试验和评价。有必要了解潜在的毒性物质、活性成分、降解、降解产物的药代动力学状况,以及这些物质的接触途径、转移、积蓄和代谢的情况。同时考虑到羧甲基壳聚糖的体外降解试验受多种因素影响,YY 0953 - 2015《医用羧甲基壳聚糖》附录 I 给出了可供参考的方法。

1)亚急性全身毒性试验:全身毒性是医疗器械使用中的一种潜在的不良反应,可由于器械或材料可沥滤物的吸收、分布和代谢到达不与之直接接触的人体部位而产生一般毒性作用以及器官和器官全身作用。亚急性全身毒性是指 24 小时至 28 天内多次或持续接触试验样品后发生的不良反应。

该试验将羧甲基壳聚糖用生理盐水溶液配制成为 30 mg/mL 的溶液,按 GB/T 16886.11 规定的亚急性腹膜应用的方法试验。

2)溶血试验:该试验用于评价与血液接触医疗产品、材料或一个相应的模型/系统对血液或血液成分的作用。如有可能,应设计成模拟临床应用时的几何形状、与血液接触的条件。

GB/T 16886.4 - 2003 或 ISO 10993 - 4:2002 中给出了评价血液相容性试验方法和分

类,按其主要过程或其被测体系分为五类:①血栓形成。②凝血。③血小板和血小板功能。④血液学。⑤补体系统。试验类型分为体外、半体内和体内试验。标准规定:应从每一类试验中选择一个或数个试验进行评价,测得器械与血液接触作用的最大信息。

溶血试验是血液相容性试验检测项之一,也是最为常见的血液相容性试验。用于在体外测定由医疗产品、材料和(或)其浸提液与血液直接接触所发生的溶血现象,通过测定红细胞释放的血红蛋白量以判定供试品的体外溶血程度。具体试验方法按 GB/T 14233.2 规定的方法试验。

3)细胞毒性试验:细胞毒性试验是评价医疗器械引起细胞毒性反应的潜在可能性。通过采用适当的生物学参数来确定哺乳动物细胞的体外生物学反应,判断供试品及其浸提液直接或间接接触细胞一段时间后,是否会引起细胞的生长抑制、功能改变、溶解、凋亡或死亡等一系列不良反应,预测器械最终在生物体内应用时是否有可能出现组织细胞反应及其程度。

运用体外细胞毒性检测技术,不仅可以快速、灵敏、有效地对供试品的体外细胞生物学行为做出判断,而且还能在最大限度上减少实验动物的使用量,为体内动物试验提供重要的信息,即有助于对一种医疗器械是否有必要采用昂贵的体内试验做出科学的判断。

GB/T 16886.5 规定了试验的方法。

4)皮内反应试验:该试验通过皮内注射材料浸提液,观察局部皮肤反应以评价材料可沥滤物是否具有潜在的非特异性、急性、毒性刺激作用。该试验为一高敏感性试验,可广泛用于评价与人体各部位接触的器械或材料可沥滤物质非特异性、急性、毒性作用。

GB/T 16886.10 附录 B 规定了试验方法。

5)致敏试验:很多外源性化学物质对免疫系统的不良反应剂量往往低于毒性剂量。在很多的试验中未观察到明显的中毒反应却出现免疫功能的变化。由于免疫系统反应的灵敏性,致敏潜能的评价被推荐为医疗器械三项基本生物学评价之一。

皮肤致敏试验的体外方法还没有被确认用于常规使用,目前对医疗器械的致敏作用只能通过动物试验进行评价,ISO 10993-10:2010 给出了小鼠局部淋巴结试验(LLNA)、豚鼠封闭贴敷试验和豚鼠最大剂量试验(GPMT)三种皮肤致敏试验方法,用于测定医疗器械的致敏潜能,即接触性皮炎和迟发型(Ⅳ型)超敏反应。

试验方法按 GB/T 16886.10 规定的最大剂量法试验。

6)植入试验:该试验是评价活体组织与试验样品材料的相互反应。用外科手术或植入法,将生物材料或制品植入动物的适当部位(肌肉、皮下、骨),在一定的周期后,用肉眼观察和显微技术评价生物材料和制品对活体组织的局部毒性作用。采用动物体内植入试验可从宏观和微观水平评价组织对材料和制品的生物相容性。但应注意材料的理化性质,如形状、密度、硬度、表面光洁度、酸碱度、植入部位及材料是否固定等可能影响局部组织的反应性。

GB/T 16886.6 中对植入后局部反应试验的范围、要求、时间等作出详细的描述，以保证医疗器械和材料在人体使用的安全性。

材料植入后局部反应试验在整套生物学评价中占有非常重要的地位，它不能被其他生物学试验所取代。同时要注意整套生物学试验合理的评价程序，应强调先进行器械和材料的全面信息分析，并先进行体外试验评价。如细胞毒性实验、溶血试验等，而最终进行植入试验时最好采取循序渐进的方法，先进行短期试验，并尽可能减少动物数量。

试验方法为：羧甲基壳聚糖直接取样，根据不同用途选择皮下植入、肌内植入或骨植入方式，按 GB/T 16886.6 规定的方法试验。

（7）遗传毒性试验：遗传毒性试验的主要作用是采用试验细胞或生物体来研究医疗产品导致人体基因改变，并能通过生殖细胞传递至下一代的潜力。对医疗器械（材料）或其浸提液进行遗传毒性试验的意义在于，判断在每种试验系统中诱发了突变的医疗器械（材料）或其浸提液对人可能造成的遗传损伤，预测医疗器械（材料）或其浸提液对哺乳动物的潜在致癌性，评价医疗器械（材料）或其浸提液的遗传毒性。

GB/T 16886.3 规定了试验方法。

第二节 · 病毒灭活工艺

目前壳聚糖类医疗产品的原料主要来源于动物组织的虾、蟹壳，存在一定的动物源性病毒感染人类的风险。为确保产品的安全性，生产过程中需增加特定的去除/灭活病毒工艺步骤。《可吸收止血产品注册技术审查指导原则》《腹腔、盆腔外科手术用可吸收防粘连产品注册技术审查指导原则》《动物源性医疗器械注册技术审查指导原则》等法规亦明确要求，注册资料需提供对生产过程中灭活和去除病毒和/或传染性因子工艺过程的描述及有效性验证数据或相关资料。

本节从病毒灭活参考依据、病毒灭活验证指导原则和病毒灭活工艺验证三个方面对壳聚糖医疗产品的病毒灭活加以论述。

一、病毒灭活的参考依据

在壳聚糖及羧甲基壳聚糖的制备过程中，可选择多次酸碱处理及高温烘干作为病毒去除/灭活工艺，但必须对所选择的病毒去除/灭活工艺进行有效性评价。基于壳聚糖及羧甲基壳聚糖在医学方面的广泛应用，对于其去除/灭活病毒工艺将要求更高。

　　国家药品监督管理局颁布的《血液制品去除/灭活病毒技术方法及验证指导原则》和 ISO 22442 系列标准（医疗设备用动物组织及其衍生物）是目前可参考的依据。尤其是前者较为详细地规定和明确了去除或灭活病毒的技术方法及验证指导原则，应结合医用壳聚糖或羧甲基壳聚糖的具体制造工艺，选择不同理化性耐受程度的病毒作为指示病毒，对病毒去除/灭活工艺进行验证。

二、病毒灭活的验证指导原则

　　对工艺的去除/灭活病毒有效性的验证，需至少遵循以下原则。

（一）验证研究的设计

1. 病毒去除/灭活有效性验证研究

　　通常是将已知量的指示用活病毒，加入待验证的工艺步骤处理前的模拟原材料或中间品中，然后定量测定经工艺步骤处理后指示病毒数量下降的幅度，由此评价生产工艺的去除/灭活病毒效果。需合理设计与实际生产工艺相关的病毒去除/灭活研究试验方案。一般只对可能或预期具有病毒去除/灭活效果的工艺步骤进行验证，不必对每个生产工艺步骤都进行验证。

　　为达到有效地去除/灭活效果，生产工艺中通常会联合使用去除与灭活步骤，甚至多个从机制上能够互补的去除和/或灭活步骤。如果产品的生产工艺中包含了采用不同病毒去除/灭活方法（这里指不同机制的方法）的工艺步骤，需对这些步骤分别进行病毒去除/灭活效果验证。每一去除/灭活工艺步骤的病毒降低系数（R）计算见式 2-1。

$$R = \log_{10}[(V_1 \times T_1)/(V_2 \times T_2)] \qquad (式 2-1)$$

式中：

　　V_1 为步骤开始前材料的体积；

　　V_2 为步骤完成后材料的体积；

　　T_1 为步骤开始前材料中的指示病毒滴度；

　　T_2 为步骤完成后材料中的指示病毒滴度。

　　注意·降低系数计算时要基于样品中可检测的指示病毒量，而不是基于所加入的指示病毒量。

2. 缩小规模生产工艺

　　为避免将任何病毒人为地引入实际生产设施，验证工作应在单独的实验室中进行，因此通常采用缩小规模的生产工艺来模拟实际生产工艺。采用缩小规模生产工艺的方法,需尽可能模拟真实生产过程,按照能代表去除/灭活病毒能力最差情况的条件进行设计。需分析生产工艺中各种参数的偏差对病毒去除/灭活效果的影响。

3. 病毒负载方式

病毒去除/灭活的有效性同材料的结构、尺寸和形状及病毒在材料中的分布有关,在研究设计中宜对此予以考虑。当验证样品为固体材料时,需尽量模拟生物材料的病毒负载方式,使负载指示病毒充分而且均匀地浸入材料的内部。若此法不可行,则需尽可能采用对于去除/灭活效果更为不利的指示病毒负载方式。

4. 指示病毒负载量

要获得对每个去除/灭活工艺步骤的准确评价,必须保证每个步骤在起始时加入了足够多的指示病毒负载量。然而,所加入的指示病毒悬液的体积不宜超过试验样品总体积的10%,以使试验样品在成分方面与生产材料保持相近。

5. 其他

(1)如果可能,含有指示病毒的试验样品除所验证的病毒去除/灭活步骤之外不宜再经过进一步的处理(如超速离心、透析)或储存而立即进行检测。再进一步处理或储存无法避免时,宜采用适当的对照,确保这些处理和储存过程对研究结果无影响。需详细说明样本制备及验证试验的过程并论证其合理性。

(2)所采用的病毒定量检测分析方法需具有充分的灵敏度和可重复性,需设计适宜的重复样本试验和对照,以确保结果具有统计学意义上足够的精确性(同一检测方法内样本组内和组间差异的95% CI 宜达到 ± 0.5 log 以内,否则需对检测结果的可信度进行充分的论证)。需考虑研究材料中的某些特殊成分可能会对检测的准确度造成干扰,尽量设计采取相应措施避免这些干扰。若无法避免,必要时需对干扰进行定量评估。若采用感染性病毒检测以外的其他方法进行病毒测定,需提供充分的论证依据和理由。

(3)去除/灭活研究宜设计为在不同的时间点(包括零时)采样,从而建立灭活动力学曲线。

(4)在进行去除研究时,如生产工艺中去除病毒的原理是通过将病毒分离为沉淀物或去除某些组分来降低病毒的感染性,则需对被除去的样品也进行研究。宜尽可能给出病毒在不同部分间的对比分布。

(二)指示病毒的选择

首先,需要选择与实际生产用的动物源性材料中可能含有的病毒种类相关的指示病毒,不能用相关病毒的,要选择与其理化性质尽可能相似的指示病毒;第二,所选择的指示病毒理化性质需有代表性(病毒大小、核酸类型以及有无包膜),其中至少需包括一种对生产工艺所涉及的物理和/或化学处理有明显抗性的病毒;第三,指示病毒初始滴度需要尽可能高(一般需$\geq 10^6/mL$)。

表 2-2 列举了已用于病毒去除/灭活研究的指示病毒。病毒的耐受性与特定的处理方式有关,只有在了解病毒生物特性和生产工艺特定情况下才能使用这些病毒,而且实际结果会随着处理情况的变化而变化。

表 2-2 已用于病毒去除/灭活研究的指示病毒举例

病毒	科	属	天然宿主	基因组	囊膜	大小(nm)	形状	耐受性
水泡性口炎病毒(VSV)	弹状病毒	水泡性病毒	马、牛	RNA	有	70×175	子弹状	低
副流感病毒(PIV)	副黏液病毒	副黏液病毒	多种	RNA	有	100~300	多面体/球形	低
鼠白血病病毒(MuLV)	逆转录病毒	C型肿瘤病毒	小鼠	RNA	有	80~110	球形	低
辛德比斯病毒(SbV)	披盖病毒	阿尔发病毒	人	RNA	有	60~70	球形	低
牛病毒性腹泻病毒(BVDV)	披盖病毒	瘟病毒	牛	RNA	有	50~70	多面体/球形	低
伪狂犬病毒(PRV)	疱疹病毒	水痘病毒	猪	DNA	有	120~200	球形	中
脊髓灰质炎萨宾1型病毒(PV1)	微小RNA病毒	肠道病毒	人	RNA	无	25~30	二十面体	中
脑心肌炎病毒(EMCV)	微小RNA病毒	心病毒	小鼠	RNA	无	25~30	二十面体	中
呼肠孤病毒3型(Reo-3)	呼肠孤病毒	正呼肠孤病毒	各种	RNA	无	60~80	球形	中
猿猴空泡病毒40(SV40)	多瘤病毒	多瘤病毒	猴	DNA	无	40~50	二十面体	很高
人类免疫缺陷病毒(HIV)	逆转录病毒	慢病毒	人	RNA	有	80~100	球形	低
甲型肝炎病毒(HAV)	微小RNA病毒	肝炎病毒	人	RNA	无	25~30	二十面体	高
细小病毒(犬、猪)(CPV、PPV)	细小病毒	细小病毒	犬、猪	DNA	无	18~24	二十面体	很高

(三) 效果的判定

对于病毒去除/灭活效果的判断,应考虑同时达到以下两个要求。

1. 去除/灭活降低系数的要求

病毒去除/灭活有效性验证的目的是确定生产工艺去除/灭活病毒的能力,因此需获得生产全过程中估计去除/灭活病毒的总降低系数。一般每种指示病毒的总降低系数为各步骤降低系数的总和。但是由于验证方法的局限性,如分步骤中指示病毒降低系数≤1 log,则不宜将其计算在总量中。在分析试验结果时需注意,如果将多步骤的去除/灭活病毒降低系数相加(特别是将去除/灭活效果不明显的步骤相加),或者将工艺过程中重复采用的同样或者类似去除/灭活机制形成的去除/灭活效果累加,可能会高估工艺实际能达到的效能。需考虑有效步骤对指示病毒的去除/灭活效果可能与实际生产工艺中使用的效果有一定偏差。

一般来说,医疗器械的生产过程中去除/灭活病毒的总降低系数宜达到 6 logs 以上(即病毒数量下降到进行去除/灭活前数量的百万分之一以下),并且原则上需至少有一个病毒去除/灭活步骤的降低系数达到 4 logs 以上(如因检测方法的灵敏度造成检测出的病毒降低系数接近但小于 4 logs 时,应盲传三代,如无病毒检出,亦可认为是有效地去除/灭活病毒步骤)。如果采用总降低系数达 6 logs 的病毒去除/灭活工艺将导致医疗器械产生不可接受的性能改变,则需要根据动物源性材料的来源、采集及处理过程控制情况,以及对患者的风险/受益分析来判断其可接受性,但其单一去除/灭活病毒步骤的降低系数仍需达到 4 logs 以上。

即使验证研究证明了去除/灭活病毒工艺的有效性,这仅说明动物源性材料中残留病毒的感染性大幅度降低,但其数值永远不可能降至零。

2. 病毒灭活动力学要求

评价验证结果不能仅考虑病毒降低量,同时也要考虑病毒灭活动力学。需以作图的形式报告灭活动力学验证结果。如果指示病毒残留量很快降到最低检出限度值,则说明此方法灭活病毒效果较好;如果指示病毒灭活速率缓慢,在灭活结束时才达到最低检出限度值,则不能认为是一个有效的病毒灭活方法。

三、医用壳聚糖制品病毒灭活工艺及验证

常用的动物源产品去除/灭活病毒方法有巴斯德消毒法(常用于液体制剂)、干热法(冻干制品应用较多)、有机溶剂/去污剂(S/D)处理法、膜过滤法、低 pH 孵放法等。不同产品的原料不同,生产工艺也有差异。应根据病毒污染可能的原因和环节,结合不同病毒

去除/灭活工艺对制品品质的影响，制订相应的去除/灭活病毒工艺，并加以验证形成证明文件。

目前医用壳聚糖及羧甲基壳聚糖的原料绝大部分来源于虾壳和蟹壳，甲壳类动物可能携带病毒。由于外源污染的程度无法控制，因此原料携带病原体情况依据该病原体在虾壳和蟹壳的存在程度确定。鉴于虾壳和蟹壳组织的特殊性（大量壳聚糖成分，活细胞很少），一般不存在潜在感染性病毒，但有被污染而带病毒的可能，不同病原体的发病感染程度对原料带病毒的影响不大。目前尚未有虾蟹特有的指示病毒，其可能携带的病毒包括白斑病病毒（white spot syndrome virus，WSSV）、对虾桃拉病毒（taura syndrome virus，TSV）、黄头症病毒（yellowhead virus，YHV）、皮下造血器官坏死病毒（hypodermic hematopoietic necrosis virus，IHHNV）等，未见对人体致病性的报道，属于三类动物病原微生物。因此大部分验证工艺仍参照《血液制品去除/灭活病毒技术方法及验证指导原则》和 ISO 22442 系列标准，选择猪细小病毒（porcine parvovirus，PPV）、伪狂犬病病毒（pseudo rabies virus，PRV）、鸭病毒性肝炎病毒 I 型（duck hepatitis virus-I，DHV－I）、牛病毒性腹泻病毒（bovine viral diarrhea virus，BVDV）作为指示病毒，以上四种病毒分属高理化耐受无包膜 DNA 病毒、中等理化耐受有包膜 DNA 病毒、中等理化耐受有包膜 RNA 病毒以及低等理化耐受有包膜 RNA 病毒。

在医用壳聚糖及羧甲基壳聚糖制备工艺中，可能的去除/灭活病毒工序有：①壳聚糖制备工艺中酸碱处理工序：浸酸脱钙、碱处理除蛋白质、二次浸酸、二次碱处理。②壳聚糖制备工艺中的浓碱脱乙酰工序。③羧甲基壳聚糖制备中的碱化工序。④羧甲基壳聚糖的醇碱处理纯化工序。具体工艺的选用应结合产品的具体要求来选择并加以验证。

目前已公开的去除/灭活病毒工艺如下。

（一）一步灭活法

1. 碱化处理

杨倩等采用 PPV、PRV、DHV－I、BVDV 四种病毒作为指示病毒，并通过间接免疫荧光试验（immunofluorescence assay，IFA）及荧光 PCR 等方法判定去除/灭活病毒的效果。研究并验证了甲壳素经高温碱化处理可有效灭活病毒。

三批感染 PRV、PPV、BVDV、DHV－I 的样品经碱化反应处理后的病毒滴度检测结果见表 2-3，PRV、PPV、BVDV、DHV－I 的平均灭活对数值分别为 $\geqslant 6.736\ \mathrm{logTCID}_{50}/0.1\ \mathrm{mL}$、$\geqslant 6.597\ \mathrm{logTCID}_{50}/0.1\ \mathrm{mL}$、$\geqslant 6.138\ \mathrm{logTCID}_{50}/0.1\ \mathrm{mL}$ 和 $\geqslant 5.806\ \mathrm{logTCID}_{50}/0.1\ \mathrm{mL}$，表明碱化反应是有效灭活病毒的方法。病毒平均灭活对数值为处理前后样本平均检测值对数之差。

表 2-3　碱化反应处理感染

样品	病毒		20130304 批	20131125 批	20140504 批
原始病毒液	PRV		7.25	7.125	7.25
	PPV		7.125	7	7.125
	BVDV		6.75	6.625	6.75
	DHV-I		6.25	6.25	6.25
处理前样品	PRV		5.125	5.375	5.125
	PPV		5	5.25	5.25
	BVDV		4.75	4.5	4.75
	DHV-I		4.375	4	4.125
处理后样品	PRV	1 小时	≤0.5	≤0.5	≤0.5
		2 小时	≤0.5	≤0.5	≤0.5
		3 小时	≤0.5	≤0.5	≤0.5
	PPV	1 小时	≤0.5	≤0.5	≤0.5
		2 小时	≤0.5	≤0.5	≤0.5
		3 小时	≤0.5	≤0.5	≤0.5
	BVDV	1 小时	≤0.5	≤0.5	≤0.5
		2 小时	≤0.5	≤0.5	≤0.5
		3 小时	≤0.5	≤0.5	≤0.5
	DHV-I	1 小时	≤0.5	≤0.5	≤0.5
		2 小时	≤0.5	≤0.5	≤0.5
		3 小时	≤0.5	≤0.5	≤0.5

注：PRV、PPV、BVDV、DHV-I 的样品的病毒滴度（$logTCID_{50}/0.1\,mL$）。

　　蒋丽霞等则采用 PPV、PRV 两种病毒作为指示病毒，研究证实羧甲基壳聚糖经 50% NaOH 碱化处理 16～20 小时，平均灭活对数值分别≥$4.76\ logTCID_{50}/0.1\,mL$ 和≥$6.67\ logTCID_{50}/0.1\,mL$，可有效灭活病毒，保证产品的安全性。

2. 醇洗处理

　　杨倩等采用 PPV、PRV、DHV-I、BVDV 四种病毒作为指示病毒，并通过间接 IFA 及荧光 PCR 等方法判定去除/灭活病毒的效果。研究并验证了羧甲基壳聚糖经醇洗处理，能有效灭活病毒，保证产品的安全性。

　　3 批感染 PRV、PPV、BVDV、DHV-I 的羧甲基壳聚糖经醇洗处理后的病毒滴度检测结果见表 2-4，PRV、PPV、BVDV、DHV-I 的平均灭活对数值分别为≥$6.763\ logTCID_{50}/0.1\,mL$、≥$6.569\ logTCID_{50}/0.1\,mL$、≥$6.167\ logTCID_{50}/0.1\,mL$、≥$5.587\ logTCID_{50}/0.1\,mL$，表明了醇洗处理是有效灭活病毒的方法。

表 2-4 醇洗处理感染 PRP、PPV、BVDV、DHV－Ⅰ样品的病毒滴度（logTCID$_{50}$/0.1 mL）

样品	病毒		S140401 批	S140501 批	S140601 批
原始病毒液	PRV		7.25	7.25	7.375
	PPV		7.125	7.125	7
	BVDV		6.75	6.25	6.5
	DHV－Ⅰ		6.375	6.25	6.5
处理前样品	PRV		5.25	5.375	5.125
	PPV		5	5.125	5.25
	BVDV		4.75	4.5	4.625
	DHV－Ⅰ		4.375	4.125	4.125
处理后样品	PRV	12 小时	≤0.5	≤0.5	≤0.5
		24 小时	≤0.5	≤0.5	≤0.5
	PPV	12 小时	≤0.5	≤0.5	≤0.5
		24 小时	≤0.5	≤0.5	≤0.5
	BVDV	12 小时	≤0.5	≤0.5	≤0.5
		24 小时	≤0.5	≤0.5	≤0.5
	DHV－Ⅰ	12 小时	≤0.5	≤0.5	≤0.5
		24 小时	≤0.5	≤0.5	≤0.5

张春霞等采用 PPV、PRV、DHV－Ⅰ、BVDV 四种病毒作为指示病毒，研究感染了 PRV、PPV、BVDV、DHV－H 病毒的羧甲基壳聚糖，经 70％乙醇处理后的 PRV、PPV、BVDV、DHV－H 病毒的平均灭活对数值分别为≥4.805 logTCID$_{50}$/0.1 mL、≥4.625 logTCID$_{50}$/0.1 mL、≥4.07 logTCID$_{50}$/0.1 mL、≥3.666 logTCID$_{50}$/0.1 mL。说明了醇处理是有效灭活 PRV、PPV、BVDV 病毒的方法。

3. NaOH－乙醇处理

李博采用 PPV、BVDV 两种病毒作为指示病毒，并通过 50％组织培养感染剂量法（TCID$_{50}$）测定滴度，对 NaOH－乙醇的去除/灭活病毒的效果进行了研究。研究结果表明，NaOH－乙醇溶液处理后 PPV 和 BVDV 的滴度迅速降低，并得到最佳处理参数为 8 mol/L NaOH 10％乙醇溶液，35 ℃处理 1 小时。但处理后，发现 PPV 和 BVDV 的滴度分别降低均未达到 4 lgTCID$_{50}$，无法实现病毒灭活。在实际生产中，有医用羧甲基壳聚糖生产厂家采用 NaOH－乙醇处理工艺进行去除/灭活病毒并经过验证可以实现病毒灭活的效果。

（二）两步灭活法

1. 氢氧化钠-乙醇＋γ射线辐照

李博采用 PPV、BVDV 两种病毒作为指示病毒，并通过 TCID$_{50}$ 测定滴度，综合了

NaOH-乙醇处理和γ射线辐照两种方法,采用两步法进行病毒灭活工艺:第一步,8 mol/L 的 NaOH 10%乙醇溶液,35 ℃处理 1 小时,水洗并冻干;第二步,γ射线辐照 5 000 Gy。研究结果显示,此工艺可有效减低病毒滴度 4 lgTCID$_{50}$ 以上,实现病毒的灭活。

2. 氢氧化钠-乙醇＋醇洗

在实际生产应用中,一些厂家采用 NaOH-乙醇＋醇洗两步法工艺进行病毒去除/灭活处理,并委托有资质的第三方检测机构验证有效。具体工艺参数及验证数据因未公开暂未引用。

病毒去除/灭活的效果受多种因素影响,以上所述工艺虽可有效去除/灭活病毒。但仅依靠病毒去除/灭活工艺步骤本身来保证制品的安全性尚显不足,仍需要全程有效的质量控制:原料须来自健康虾蟹并具有合格的检验检疫证书;关键点的工艺参数须得到有效监控;不定期对最终产品抽样,进行有关病毒的检测。在满足法规要求并有效运行的质量管理体系控制下,才能保证制品的安全性。

第三节 · 产品的免疫原性检测

随着近年来医疗器械行业市场以及研发的飞速发展,人们越来越关注生物材料来源的医疗器械产品的开发与应用。与此同时,医疗器械的免疫原性问题也一直困扰着研究者和使用者。如何正确认识和检测医疗器械的免疫原性、如何有效降低医疗器械的免疫原性越来越引起人们的关注。本节将系统介绍免疫原性的概念及来源,免疫原性的危害、免疫原性的评价方法及免疫原性评价的重要性等。

一、概述

(一) 免疫原性的概念

免疫原性(immunogenicity)是指能够刺激机体形成特异性抗体或致敏淋巴细胞的能力。既包括抗原刺激特定的免疫细胞,使免疫细胞活化、增殖、分化,最终产生免疫效应物质和致敏淋巴细胞的特性,也包括抗原刺激机体后,机体免疫系统能形成抗体或致敏 T 淋巴细胞的特异性免疫反应。

许多天然物质都可诱导免疫应答。蛋白质和多糖类物质具有较强的免疫原性,部分小分子多肽及核酸也具有免疫原性。蛋白质分子量较大,含有大量不同的抗原决定簇,是最强的免疫原。多糖也是重要的天然抗原,纯化多糖或糖蛋白、脂蛋白以及糖脂蛋白等复合物中的糖分子部分都具有免疫原性。核酸分子多无免疫原性,但如与蛋白质结合形成为核蛋白,则具有免疫原性。凡具有免疫原性的物质,其分子量都较大,一般在 10 000 以上,小于10 000 者呈弱免疫原性,低于 4 000 者一般不具有免疫原性。许多小的免疫原性分子可激发细胞免疫,而不产生抗体。亦有大分子量物质,如明胶分子量可达 100 000,但因其为直链氨基酸结构,易在体内降解为低分子物质,所以呈弱免疫原性。总之,免疫原性除与分子量有关外,还与其化学结构相关。

(二)免疫原性的来源

在医疗器械的不同组分中,蛋白质作为免疫原性物质的可能性最大,其次是多糖、核酸和脂质。生物源性的材料(如胶原、乳胶蛋白和动物组织中含有的免疫原),都有可能刺激机体发生免疫应答。常见的含免疫原性的医疗器械主要包括以下几种类型。

1. 组织工程类产品和同种异体移植物

组织工程类产品和同种异体移植物是近年来发展较快的一类医疗器械产品。机体针对该类产品发生的免疫毒性反应主要为移植排斥反应。其中,最常见的是同种异型移植排斥反应,即由受者的 T 细胞介导的,针对该类产品中的免疫原进行的免疫应答。因此,组织工程类产品和同种异体移植物在加工过程中,除了要对潜在的病毒感染因子进行灭活以外,另一项很重要的工序就是去除或降低产品的免疫原性,减少产品使用过程中发生的急性和慢性排斥反应,以保证产品发挥其预期的功能。

2. 动物源性产品

医疗器械中来源于动物组织的材料非常广泛,这些材料构成医疗器械的主要部分(如牛/猪心脏瓣膜、用于口腔科或整形外科的骨替代物、止血器械)、产品的涂层或浸渗(如胶原、明胶、肝素)或用于器械制造过程(如油酸盐和硬脂酸盐等动物脂衍生物、胎牛血清等)。这些产品在使用过程中,产品中残留的动物组织蛋白、DNA 以及包膜抗原等都可能会与患者的免疫系统发生反应,产生免疫毒理学效应,其实质也是机体免疫系统针对异种移植物的排斥反应。因此需在加工过程中对其免疫原性进行清除或降低。

(三)免疫原性的危害

医疗器械中含有的免疫原是其引发免疫毒性反应的根本原因。产品的免疫原会引起某些不良反应,轻者表现为无临床特征的短时反应,重者产生过敏性并发症、免疫功能失调等,甚至威胁患者生命。免疫原诱发的免疫毒性与产品与人体的接触方式、接触时间有关。其中,皮肤和黏膜接触可能诱发Ⅰ型和Ⅳ型超敏反应。不含免疫原的医疗器械与机体长时间接触也有可能在机体内产生免疫原。一般来说,接触时间越长,产生的免疫原的可能性越大。与机体接触24小时以上的产品发生免疫应答反应也被认为是具有免疫原性。

免疫原性的危害一般包括超敏反应、慢性炎症反应或者自身免疫受到影响等。

1. 超敏反应

常见的由医疗器械引发的超敏反应主要有两类。一类是由IgE抗体介导的Ⅰ型超敏反应(速发型超敏反应),另一类是由T淋巴细胞介导的Ⅳ型超敏反应(迟发型超敏反应)。其中Ⅰ型超敏反应是最严重的超敏反应。

2. 慢性炎症反应

炎症是局部损伤后的修复反应,是机体的一种保护机制。慢性炎症反应一般可持续数月或更长时间,其特征为巨噬细胞和淋巴细胞浸润,并形成免疫性肉芽肿和更为严重的免疫毒性反应,如自身免疫性疾病等。对于长期接触或永久性植入物导致的慢性炎症,还有可能导致植入物的成分与骨质相连,形成致密的假性囊腔及其他严重后果。GB/T 16886.6/ISO 10993-6中对植入后局部炎症反应做了详细描述。

3. 自身免疫

某些器械/材料接触人体后,可与组织或血清蛋白结合,改变蛋白质的构象,使得机体可对这些修饰后的自身抗原进行识别,产生自身抗体或T淋巴细胞与宿主的自身抗原发生反应,导致细胞损伤或组织破坏,进一步导致自身免疫性疾病,或重要组织和器官的损伤。由材料导致的自身免疫的例子未见有报道。自身免疫具有较高的个体差异性,影响因素众多,并且由于种属间有差异性,很难用动物模型进行模拟。

二、检测项目及方法

近年来,随着医用材料生物学评价方法研究的不断深入,医用材料免疫毒理学的研究已逐渐成为医用材料生物安全性评价的热点领域之一。众所周知,医用材料中含有的免疫原是导致其免疫毒性的原因。当前,对于免疫原性方面的知识是非常有限的,缺少简单、可靠和敏感的测试方法。如何对材料中含有的免疫原进行检测是控制相关产品免疫毒性的关键所在。鉴于此,医疗器械生物学评价国际标准(ISO/TC 194)于2006年就推出了《医疗器械免疫毒理学试验原则和方法》(ISO/TS 10993-20)。但是,应用于医疗器械的免疫毒理学研究的标准化试验尚不成熟。因此，该 ISO 技术规范中只给出一般性指导原则，并没有给出具体的试验方法。

与其他生物相容性试验相似，材料的免疫原性评价方法也分为体外试验、半体内试验和动物试验三种方式，其中最为重要的是采用啮齿类动物体内试验的方法来研究和评价材料的免疫学效应。同样，在进行动物实验时，为了与 GB/T 16886.20/ISO 10993-20 中的要求一致，我们需要考虑所有可能的和实际上能实现的替代方法。医疗器械免疫原性研究、评价与控制的原则只是对免疫原性的研究与评价提供了指导性原则。实际研究中需要根据实际研究对象，设计具体的免疫毒性评价实验方案，并对方法的可靠性和适用性进行论证。目前，材料免疫原性的评价主要包括以下方法。

（一）动物体内实验

啮齿类动物体内试验的方法研究和评价材料的免疫学效应是最常用的体内实验方法。体内实验可以利用雌性 8 周龄小鼠或者大鼠，随机分组。采取皮下注射、腹腔注射、体内移植等不同的免疫方式，实验设计不同取材时间点。在不同时间点，进行如下研究：

（1）小鼠摘眼球，收集血液至离心管中，3 000 r/min 离心 10 分钟，分离制备血清并检测血清中 IgG、IgM、IgE 等的含量。

（2）拉颈处死小鼠，腹部向上放入一次性无菌器械盘中；无菌眼科剪剪开小鼠腹腔，用无菌镊子剥离并取出小鼠脾脏，小平皿加 1 640 培养基，用一次性注射器活塞研磨脾脏，分离脾细胞，调整至合适的细胞浓度，AlarmBlue 法研究脾细胞体外增殖情况。

（3）运用流式细胞术，分别以各色标记抗体组成四色标记抗体染色小鼠脾细胞，同时对各型细胞的表面特异性进行抗原检测，检测小鼠脾细胞的 T、B、NK 亚群比例。

（4）每周称体重一次，在不同的时间点，取动物脾脏和胸腺组织，称取脾脏和胸腺重量，计算实验动物的脏器系数[内脏器官重量（mg）与体重（g）的比值]，脏器系数是动物主要的生物学特性之一。

（5）称取脾脏、胸腺重量后，剪下一小块脾脏，将胸腺和一小块脾脏放入装有福尔马林溶液的小玻璃瓶，进行固定，常规包埋、切片和苏木精-伊红染色，观察细胞的形态结构。组织病理学观察是常规观察细胞结构的方法，可用于进行病理诊断。

（二）酶联免疫吸附法（ELISA 法）

酶联免疫吸附法（ELISA 法）主要用于检测细胞中、动物体内抗体和各种细胞因子的含量。ELISA 法的基础是抗原或抗体的固相化及抗原或抗体的标记。结合在固相载体表面的抗原或抗体仍保持其免疫学活性，酶标记的抗原或抗体既保留其免疫学活性，又保留酶的活性。在测定时，受检标本（测定其中的抗体或抗原）与固相载体表面的抗原或抗体起反应。

用洗涤的方法使固相载体上形成的抗原抗体复合物与液体中的其他物质分开。再加入酶标记的抗原或抗体,也通过反应而结合在固相载体上。此时固相上的酶量与标本中受检物质的量呈一定的比例。加入酶反应的底物后,底物被酶催化成为有色产物,产物的量与标本中受检物质的量呈正相关,可以根据呈色的深浅进行定性或定量分析。由于酶的催化效率很高,间接地放大了免疫反应的结果,使测定方法达到很高的敏感度。

ELISA 法可用于测定抗原,也可用于测定抗体,根据试剂的来源和标本的情况以及检测的具体条件,可设计出各种不同类型的检测方法。主要类型有双抗体夹心法、间接法、双抗原夹心法和竞争法等。其原理请见图 2-3。

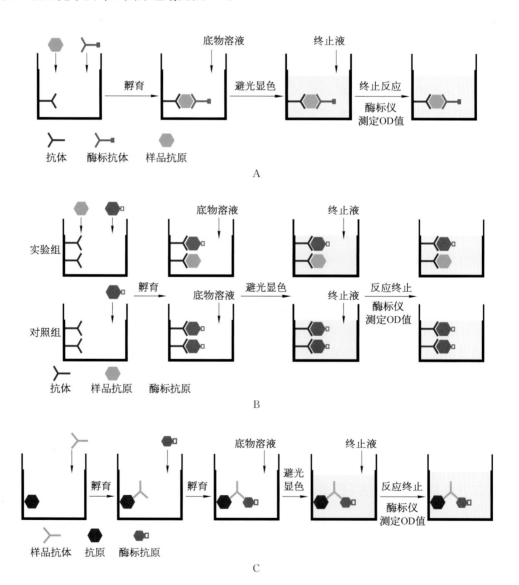

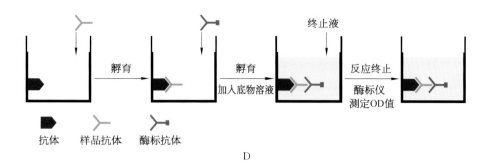

图 2-3　酶联免疫吸附法作用原理图

A. 双抗体夹心法，双抗体夹心法是检测抗原最常用的方法，先将已知抗体连接在固相载体上，待测抗原与抗体结合后再与酶标二抗结合，形成抗体-待测抗原-酶标二抗的复合物，复合物的形成量与待测抗原成正比；B. 竞争法，某些小分子抗原或半抗原因缺乏可做夹心法的两个以上的抗体结合位点，因此不能用双抗体夹心法进行测定，可以采用竞争法模式。通过对比实验组和对照组测试结果，计算出样品中抗原含量；C. 双抗原夹心法，双抗原夹心法的反应模式与双抗体夹心法类似。用特异性抗原进行包被和制备酶结合物，以检测相应的抗体。与间接法测抗体的不同之处为以酶标抗原代替酶标抗体；D. 间接法，间接法是检测抗体常用的方法。其原理为利用酶标记的抗抗体检测与固相抗原结合的受检抗体，故称为间接法

（三）小鼠腹腔巨噬细胞吞噬鸡红细胞试验（半体内法）

小鼠巨噬细胞对鸡红细胞的吞噬行为与其吞噬功能密切相关。当医疗器械/生物材料能够影响巨噬细胞吞噬功能时，这种吞噬行为将发生可检测到的相较于对照组的变化。将待测液按照设计的浓度进行小鼠腹腔巨噬细胞吞噬鸡红细胞试验，检测接触试验样品后小鼠巨噬细胞对鸡红细胞的吞噬行为与其吞噬功能的变化，以预测试验样品对巨噬细胞功能的影响，评价其免疫毒性。

实验动物随机分组，各试验组小鼠腹腔注射不同剂量的试验样品。实验结束后，每只动物腹腔注入 5% 的鸡红细胞悬液 0.5 mL。小鼠腹腔注射鸡红细胞 8～12 小时后，颈椎脱白法处死动物，腹腔注入 2 mL 生理盐水，轻揉小鼠腹部 1 分钟，吸出腹腔洗液 1 mL，分滴于 2 张载玻片上，放入垫有湿纱布的带盖试验盒中，移至 37 ℃ 孵箱中温浴 30 分钟。温浴完成，于生理盐水中漂洗，以除去未贴壁的细胞。晾干后以 1∶1 丙酮-甲醇溶液固定 5 分钟，4%（v/v）Giemsa-磷酸盐缓冲液染色 3 分钟，流水冲洗，蒸馏水漂洗晾干。显微镜下计数巨噬细胞，每张片计数 200 个，按下式计算各只动物的吞噬百分率。吞噬百分率（%）＝吞噬鸡红细胞的巨噬细胞数/计数的巨噬细胞总数×100%。

（四）T 淋巴细胞转化试验

将淋巴细胞与免疫原性物质共同培养时，淋巴细胞受到刺激后，会发生增殖反应。因此，可以通过 T 淋巴细胞识别特异性抗原后的增殖反应程度，反映 T 淋巴细胞的免疫功能状态。通过检测淋巴细胞增殖能力，即可反映医疗器械/材料中的免疫原对淋巴细胞免疫功能的影响。

1. MTT 法

MTT 法被广泛应用于细胞增殖实验、生物活性因子的活性检测、抗肿瘤药物的筛选、细胞毒性实验的测定等。MTT 法的原理是活细胞线粒体中的琥珀酸脱氢酶能使外源性的MTT 还原为难溶性的蓝紫结晶物(formazan),并沉积在细胞中,而死细胞无此功能。通过颜色反应可以反映细胞代谢活化的程度,直接检测活性细胞的比例。利用该法可对从受试机体分离的淋巴细胞或体外培养的受试淋巴细胞受特异性刺激时的增殖情况进行评价。该法具有大量样本快速检测的优点,可用于 T 淋巴细胞的增殖功能和免疫功能的评价。

试验中选择适当的细胞接种浓度,培养一定时间后,加入二甲基亚砜溶解细胞中的紫色结晶物,用酶标仪在 570 nm 波长测定光吸收值,MTT 结晶物形成的量与活细胞数成正比。增殖生长旺盛的细胞,吸光度较高;反之,则吸光度越低。

2. AlamrBlue 法

AlamrBlue 法的原理是由于细胞代谢活动,氧化型 AlamarBlue 非荧光的靛青蓝被转化为还原型 AlamarBlue 荧光的粉色,通过分光光度计辨别颜色的改变或者通过荧光光度计辨别荧光的改变来反应细胞的增殖状态或活力。

AlamrBlue 是一种无细胞毒性、准确、简便的测定细胞增殖用的细胞培养试剂。加入培养板后,不影响细胞生长,细胞增殖越多,试剂被还原(由蓝变红)的越多,吸光度数值也就不同,有效地减少了实验误差,并实现了同一块板连续观察的要求。

3. 羧基荧光素乙酰乙酸(CFSE)法

羧基荧光素乙酰乙酸(CESE)是一种可穿透活细胞膜,并不可逆地与细胞内蛋白质结合的活体荧光染料。当细胞分裂时,CFSE 标记荧光可平均分配至两个子代细胞中,因此其荧光强度是亲代细胞的一半。因此,在一个增殖的细胞群中,各个连续细胞代的荧光强度是 2倍递减。将 CFSE 标记的淋巴细胞通过流式细胞术进行分析,可以快速准确地检测淋巴细胞的转化增殖情况。

三、生物学评价

(一) 免疫原性评价的内容

材料的免疫原性指材料刺激机体形成特异性抗体或致敏淋巴细胞的性质。免疫原性是材料本身具有的性质,评价医用材料的免疫原性,主要是因为其诱导的免疫毒性常会影响材料的应用。从试验性质上看,免疫原评价的方法可分为非功能性试验和功能性试验两种类型。免疫原性评价的框架如图 2-4 所示。

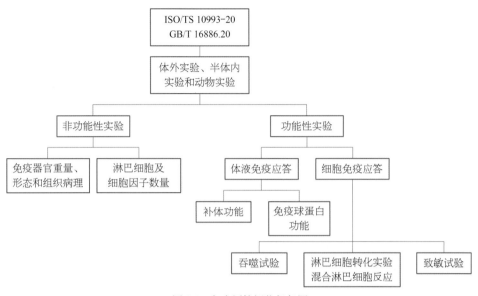

图 2-4　免疫原性评价框架图

1. 非功能性试验

非功能性试验主要是针对淋巴器官组织的解剖、胸腺和脾脏的器官重量和组织学检查(胸腺、脾脏、引流淋巴结、骨髓、Peyerps 结、BALT、NALT)、白细胞总数及其分类计数、免疫球蛋白的水平以及其他免疫功能指标的改变。这是目前广泛采用的常规免疫毒性评价方法,操作简单,检测迅速。

2. 功能性试验

功能性试验研究能够更全面客观地评价材料的免疫毒性。功能性试验主要检测细胞和/或器官的活性,包括体液免疫应答和细胞免疫应答两大类。前者常见的试验项目包括免疫球蛋白功能的检测以及补体活性的检测。后者常见的试验项目包括淋巴细胞对丝裂原或特异性抗原的增殖反应、混合淋巴细胞反应,NK 细胞活性、CTL 活性、细胞因子表达,巨噬细胞/中性粒细胞功能检测、致敏试验,以及宿主抵抗力研究等。试验项目可根据待检测生物材料的作用特点、使用方式等进行选择。

（二）海洋生物医用材料的免疫原性

海洋生物医用材料是生物医用材料的重要分支,也是生物医用材料的纵深发展方向之一,具有巨大的开发潜力。海洋生物医用材料具有种类繁多、功能优良、安全性好且低廉易得等优点,在生物医用材料领域的开发和转化前景广阔。海洋生物多糖是生命有机体的重要组分,能控制细胞分裂和分化、调节细胞生长和衰老以及维持生命有机体的正常代谢,具备作为生物医用材料的基本要求。多糖在生物体中能够在酶的催化下,降解成易被机体吸收、无毒副作用的寡糖或单糖,是一类可生物降解吸收型高分子材料。目前,海洋生物多糖在生物医用材料领域的研究主要集中在以下几个方面:①进一步提高材料的生物安全性。②改善材料的生物学功能。③提高材料的力学、机械、物理性能。④研发新型医疗器械、人体器官材料等。

海洋生物医用材料具有良好的生物安全性,所以备受生物材料界的广泛关注。以壳聚糖为基体,根据特定临床需求,通过复合、修饰、改性等处理,可以研发新型生物医用材料。目前研发的壳聚糖基生物医用材料均具有较低的免疫原性。

1. 羧甲基壳聚糖生物医用材料的免疫原性

如在壳聚糖分子上进行化学改性,制备的羧甲基壳聚糖具有更好的生物安全性和生物学功能。将羧甲基壳聚糖医用材料埋植到大鼠皮下,研究其对大鼠免疫系统的影响。研究结果发现显示高剂量埋植组、低剂量埋植组与假手术对照组、空白对照组大鼠各项检测指标相似,各组数据间相比不存在显著性差异($P>0.05$)。埋植产品对大鼠生长情况无显著影响;固有性免疫主要检测 NK 细胞杀伤活性,埋植产品对大鼠固有性免疫功能无明显影响;细胞免疫方面主要检测 T 淋巴细胞亚群分析、T 淋巴细胞增殖、细胞因子含量检测等等,埋植产品对大鼠细胞免疫功能无明显影响;体液免疫方面主要检测补体 C3 蛋白质含量、免疫球蛋白 IgG 和 IgM 含量检测等,结果表明埋植产品对大鼠体液免疫功能无明显影响。综上所述,羧甲基壳聚糖医疗产品对大鼠整体状况、固有性免疫、细胞免疫和体液免疫均无明显影响,在大鼠体内的免疫原性较低。研究结果表明,羧甲基壳聚糖医疗产品对大鼠无明显的免疫毒性,未见明显的不良免疫反应。

2. 医用可降解防术后粘连壳聚糖

研究发现壳聚糖基医用产品无免疫原性,是理想的生物医用材料。将医用可降解术后粘连壳聚糖浸提液一次性注射入小鼠腹腔,按照 ISO 10993-20 研究样品对小鼠免疫系统的潜在影响,以评价其免疫安全性。研究结果表明一次性腹腔注射待测样品的提取液 7 天和 14 天后,与阴性对照组相比,注射样品试验液各剂量组小鼠脾脏重量及其脏器系数均无显著差异(表 2-5)。在小鼠体液免疫反应检测中,与阴性对照组相比,注射样品试验液各剂量组血清中 IgG(表 2-6)、IgM(表 2-7)和 IgE(表 2-8)含量皆无显著差异($P>0.05$)。在特异性细胞免疫反应检测中,与阴性对照组相比,一次性腹腔注射 7 天后同样对小鼠细胞免疫没有显著影响,没有引起明显的细胞介导的免疫反应(表 2-9)。在对巨噬细胞吞噬作用的检测中,

表 2-5 腹腔注射试验液对小鼠器官重量改变的影响(平均值±S)

组别	7 天		14 天	
	脾脏重量(mg)	脾脏/体重(%)	脾脏重量(mg)	脾脏/体重(%)
阴性对照组	89.70±6.68	0.45±0.04	89.20±2.04	0.43±0.01
低剂量组	89.40±4.84	0.45±0.02	89.70±4.62	0.44±0.03
中剂量组	90.50±3.57	0.45±0.02	89.20±4.71	0.44±0.02
高剂量组	89.30±5.76	0.45±0.04	90.40±3.60	0.44±0.02
阳性对照组	125.40±13.92	0.63±0.07	182.4±18.76	0.92±0.09

表 2-6 腹腔注射试验液对小鼠血清中 IgG 浓度的影响(平均值±S,mg/mL)

组别	血清 IgG 浓度(7 天)	血清 IgG 浓度(14 天)
阴性对照组	2.26±0.08	2.49±0.18
低剂量组	2.31±0.14	2.65±0.20
中剂量组	2.37±0.10	2.64±0.13
高剂量组	2.49±0.11	2.74±0.10
阳性对照组	7.88±0.75	9.24±0.57

表 2-7 腹腔注射试验液对小鼠血清中 IgM 浓度的影响(平均值±S,μg/mL)

组别	血清 IgM 浓度(7 天)	血清 IgM 浓度(14 天)
阴性对照组	56.26±8.71	52.24±8.85
低剂量组	58.47±18.02	55.09±4.04
中剂量组	58.94±13.30	58.46±18.32
高剂量组	59.29±11.99	61.20±9.78
阳性对照组	298.27±34.22	335.22±74.92

表 2-8 腹腔注射试验液对小鼠血清中 IgE 浓度的影响(平均值±S,ng/mL)

组别	血清 IgE 浓度(7 天)	血清 IgE 浓度(14 天)
阴性对照组	47.65±13.55	47.99±8.11
低剂量组	46.89±6.68	47.51±6.18
中剂量组	53.24±13.98	48.08±7.12
高剂量组	55.44±9.27	48.40±7.60
阳性对照组	116.69±19.62	124.00±22.02

表 2-9　腹腔注射试验液对小鼠特异性细胞免疫反应的影响

组别	增殖比例(7 天)	增殖比例(14 天)
阴性对照组	1.50±0.08	1.54±0.04
低剂量组	1.54±0.03	1.56±0.06
中剂量组	1.52±0.07	1.56±0.05
高剂量组	1.56±0.05	1.57±0.03
阳性对照组	2.56±0.14	2.46±0.09

表 2-10　腹腔注射试验液对小鼠巨噬细胞吞噬鸡红细胞百分率的影响(平均值±S,%)

组别	吞噬百分率(7 天)	吞噬百分率(14 天)
阴性对照组	39.5±3.0	40.7±6.9
低剂量组	37.1±2.2	39.9±6.5
中剂量组	35.8±4.1	39.5±4.0
高剂量组	36.6±3.4	37.4±3.6
环磷酰胺阳性对照组	22.8±5.5	11.2±5.3
IFN-γ 阳性对照组	45.7±2.6	55.3±4.0

与阴性对照组相比,注射样品试验液各剂量组的腹腔巨噬细胞吞噬鸡红细胞的吞噬百分比没有明显变化(表 2-10)。通过对免疫毒性试验结果进行综合评价,表明医用可降解防术后粘连壳聚糖未对小鼠免疫系统功能造成不良影响。

(三)免疫原性评价的意义

免疫原性评价是生物医用材料安全性评价的重要内容。对患者、医生来说,免疫原性影响材料的安全性和有效性。生物医用材料引起的各种临床的不良反应,包括过敏、自身免疫等,均会影响生物医用材料的临床使用效果。对企业来说,研发风险大大增加。免疫原性的强弱与多种因素相关,包括材料的成分、杂质、使用方式等,加上临床前免疫原性测定对临床免疫原性预测评价的局限性,有时到了临床才发现材料的免疫原性问题,损失惨重。对监管部门来说,免疫原性也是影响材料临床研究或者上市许可决定的风险因素之一。许多国家的监管机构均要求在临床前药理学或毒理学研究中,采用经过验证并符合免疫原性研究要求的方法对免疫原性进行评估。

(四)免疫原性评价未来面临的问题

随着生物材料研究开发的快速发展,也给产品的免疫原性评价带来挑战。如何优化检测技术、实现评价方法的规范化和标准化、提高动物模型的预测性是未来免疫原性评价亟需解决的问题。目前国内外尚无免疫原性临床前检测的综合性指导原则，免疫原性检测仅能参考指导性原则，缺乏标准的检测方案、检测方法。针对不同的样品，其检测方式各不相同，一般都是研究者根据自身特点，设计可行的检测方案和实验方法，缺乏规范性。另一方面，虽然有些免疫学实验已被证实为有效的方法，但是在许多情况下，其生物学意义和预示价值仍需要慎重考虑。由于不同种属动物与人体免疫系统之间存在着巨大的差异，动物试验中观察到的免疫反应并不一定代表受试材料在人体产生同样的免疫反应，两者之间无明显相关性。因此，从动物试验结果外推到临床试验需慎重。

第四节 · 体内代谢试验

一、壳聚糖的应用

壳聚糖具有良好的生物医学应用性能，包括生物可降解性、生物相容性、仿生性和抑菌性，因此，在组织工程学、给药输送和止血器械等方面有很多用途。控制和充分表征生物相容性、力学性能、支架形态和孔隙率，以及降解对植入器械的发展至关重要。对于可生物降解的植入物应用，植入物的设计和选择应具有生物相容性的材料，并且降解产物应具有生物相容性和无毒性。对于组织工程等应用，降解率应与组织置换率相匹配，使植入物不影响组织修复。如应用于药物输送，装置应该在药物有效载荷已传递到目标组织后降解，且降解性能可能会影响药物释放曲线；其他可生物降解的植入物，如骨固定装置、缝合线和血管移植物也必须保持足够的机械性能以获得有效的功能，直至组织被修复或替换。壳聚糖具有有利于伤口愈合、骨生长和软骨修复以及其他组织修复等特性。壳聚糖制造技术的多功能性允许其产品可以以固体植入物、凝胶、珠粒、海绵和纤维等形式呈现。

壳聚糖的许多优点之一是它的可降解性。许多旨在长期使用的植入物，如心脏装置和人工关节置换物，使用不可降解或缓慢降解的材料来实现功能。而药物输送装置、缝合线、组织工程支架和临时骨科固定装置等应用方面，植入物的设计可能会使用可降解材料。这种可降解性允许用再生组织逐渐替换植入物，并且无须多次外科手术来清除残余的植入物。壳聚糖是聚合物材料之一，可根据设备的预期用途，通过不同的制造技术进行设计，以在数天、数周或数月后降解。可以通过选择合适的分子量、脱乙酰度和各种植入物形式的制造技术来控制壳聚糖的可降解性。例如，由于密集的链封装和氢键，具有高脱乙酰度的壳聚糖趋向于比低脱乙酰度降解速率更慢。此外，已经开发了预处理和后处理技术，例如在制造之前通过微波降低分子量以及在制造之后进行交联，以加速或减缓壳聚糖植入物的降解以匹配植入物的功能要求。本节的重点将是评估壳聚糖降解代谢机制，测量降解和预测降解反应的技术，以及可降解壳聚糖植入物的生物材料设计考虑因素。

二、宿主对可降解壳聚糖生物材料的反应

当一种生物材料被植入体内时，就会产生一种组织反应连续体来驱动愈合反应，并影响植入物从体内的降解和清除。这个过程开始于原始损伤或手术部位的组织损伤。在最初的急性炎症反应中，趋化因子和其他化学信号激活后，中性粒细胞迁移到损伤部位。在几天到几周的时间内，多形核细胞消退，巨噬细胞和淋巴细胞开始在损伤部位占优势。巨噬细胞和其他吞噬细胞可吞噬小颗粒，并在吞噬封装后将它们分解在溶酶体中。巨噬细胞也可以聚集在一起并且围绕较大的颗粒融合，形成异物巨细胞，这可能导致植入物在纤维组织中被包封。巨噬细胞对生物材料的反应类型和程度取决于化学成分、表面能、降解率、大小和剂量。中性粒细胞和巨噬细胞在愈合的急性期和慢性期对外来细胞或生物材料有反应的另一种机制是分泌活性氧，如过氧化氢和超氧自由基。在慢性活化巨噬细胞的情况下，细胞外微环境可能在局部区域变得非常酸性，酸溶性壳聚糖可能会大大影响其降解率。这些早期和持续的中性粒细胞和巨噬细胞对壳聚糖的反应，影响了生物材料的反应和功能以及降解时间过程。

壳聚糖降解的机制有多种，这是壳聚糖生物材料设计的重要因素。物理降解过程包括膨胀、开裂和溶解。壳聚糖的化学降解机制包括解聚、氧化、水解（酶或非酶）。这些过程可以在体外建模并在体内观察。

（一）水解（非酶）

水解可以断裂多糖单位之间的糖苷键，但速度非常缓慢，使得通过非酶促水解机制降解壳聚糖的作用较小。低分子量壳聚糖，壳寡糖和官能化壳聚糖产品可能是水溶性的，因此更容易简单水解。此外，对于一些弱相关的聚电解质复合物或最低限度交联的水凝胶，如果水破坏静电相互作用或裂解交联剂分子，则非酶促水解降解可能在整体降解中发挥更大的作用。在较大的植入物表面，酸性激活的水解可能是由于长期活化的巨噬细胞产生酸性条件所致。

（二）酶促降解

溶菌酶的酶水解降解是壳聚糖在人体降解的主要机制，并且易于通过体外试验来模拟。溶菌酶可以在各种各样的身体组织中存在（包括血清中），浓度为 $1\sim14\ \mu g/mL$。溶菌酶通过裂解多糖单位之间的糖苷键来降解壳聚糖，这降低了聚合物的分子量，直到最终溶解和去除

降解产物。溶菌酶将壳聚糖降解为糖和氨基葡萄糖副产物，它们被并入蛋白质多糖或由机体代谢。几项关于酶促降解的研究已经发现，葡糖胺和 N -乙酰葡糖胺单元的序列，即聚合物单元的随机分布影响溶菌酶的降解。人体内还存在少量的甲壳素酶，例如壳三糖苷酶和酸性哺乳动物甲壳素酶。器官如小肠和结肠中可能含有细菌分泌的消化酶如 β -葡萄糖苷酶，也可解聚和降解壳聚糖。细菌降解的贡献可能是针对肠道、结肠或消化道其他部位的药物传递装置的一个重要考虑因素。此外，细菌或真菌病原体对组织的污染和主动感染可能导致不希望的降解。

（三）氧化降解

已经研究并证实壳聚糖聚合物的自由基降解可以降低分子量和降解壳聚糖。这种降解可导致聚合物结构中的解聚、交联或开环。尽管不是体内壳聚糖降解的主要机制，但自由基可能由巨噬细胞或异体巨细胞在较大的植入物表面局部产生。此外，由于辐射也可以启动这些降解机制，所以诸如低剂量 γ 照射的灭菌方法可能潜在地影响植入物性能。当吞噬细胞如巨噬细胞分泌活性氧物质（如过氧化氢和超氧化物）时，氧化降解也可能在植入物的表面局部发生。

三、影响壳聚糖体内代谢的因素

壳聚糖是一种带有氨基的多糖聚合物，通过降解糖苷键形成乙酰化和脱乙酰单元的长链。通过考虑材料性质来控制降解速率可能是设计过程中的有利步骤。壳聚糖已被探索用于几种可能具有不同目标降解速率的应用。例如，组织工程支架可用于提供结构和生物化学信号，以在支架降解时引导组织形成与再生。

（一）种植体的大小和形状

从种植体的角度来看，种植体的大小和结构可能在降解剖面中起着关键作用。对于制造成水凝胶的植入物来说，快速溶胀、溶解和解聚可以通过水凝胶膨胀的能力来促进。对于固体植入物，通过酶解发生的降解可能限于暴露于组织、血清或巨噬细胞附着的植入物的表面。已知壳聚糖聚合物在水溶液中溶胀，然而，酶是相对大的分子，并且可能不会自由地扩散到溶胀的壳聚糖基质中。体内降解的氧化和水解机制也是如此。因此，表面侵蚀是许多壳聚糖植入物中主要的降解模式。

通过诸如冻干、成孔剂等方法引入的植入物，其孔隙率将在短期内增加与酶接触的表面积，并因此增加降解速率。然而，较大的植入物，特别是当它们被纤维囊包围时，可能限制了酶和活性氧向植入物内部的扩散。这种类型的封装反应也会促进较慢的基于表面侵蚀的降解。种植体越大,降解时间越长。

(二)脱乙酰度

壳聚糖是一种半结晶聚合物,DD 为 0 或 100% 时结晶度最大,而中间体 DD 则降低。研究发现,与较高或较低 DD 相比,壳聚糖 DD 为 50% 时降解是最快的。除 DD 百分比外,DD 的模式或乙酰基残基沿壳聚糖分子链的分布也极大地影响结晶度和降解。与无定形结构相比,结晶聚合物具有更紧密的填充链,而无定形区域则表现出更大的吸水、酶渗透和总体降解。

(三)分子量

保持 DD 百分比相同,研究人员已经证实壳聚糖的性质(如溶胀)受到聚合物链分子量的影响。随着聚合物链分子量增加,溶胀速率降低并且降解速率降低。在不同的 DD 壳聚糖作为钛涂层的研究中,降解速率与 DD 没有单独的相关性,高分子量壳聚糖比低分子量壳聚糖涂层降解更慢。

四、药物代谢动力学

药物代谢动力学定量研究化合物在生物体内吸收、分布、代谢和排泄规律,PK 数据提供对全身暴露于特定化合物反应动力学的深入了解;PK 曲线可用于评估治疗有效剂量和反映特定化合物的药理学安全性。目前,已经有许多研究通过使用荧光标记法(异硫氰酸荧光素-壳聚糖),来研究壳聚糖及其衍生物的 PK 特征。

(一)吸收

体外和体内模型实验的证据表明,壳聚糖可以通过肠上皮吸收。体外实验表明:壳聚糖是以分子量依赖的方式通过单层 Caco-2 细胞(一种吸收性肠上皮细胞的体外模型),随着壳聚糖的分子量降低,吸收速率增加。当壳聚糖分子量大于 230 000 时则不可吸收。此外,壳聚糖对 Caco-2 细胞的细胞毒性与壳聚糖的浓度及分子量相关。在低浓度(小于 1 mg/mL)下,壳聚糖对 Caco-2 细胞的肠细胞系几乎没有细胞毒性作用。随着浓度的增加,壳聚糖的细胞毒性效应受其分子量的严重影响。在低分子量情况下(3 800 和 7 500),细胞活力随着浓度的增加而略微降低,而分子量为 22 000 和 230 000 时,壳聚糖浓度增加导致的细胞毒性急剧增加。

与体外实验结果类似,口服实验结果表明,壳聚糖的肠吸收受其分子量的严重影响,壳聚糖的吸收量随着分子量的降低而增加。口服给药 30 分钟后,观察到血浆壳聚糖浓度达到峰值。而分子量为 230 000 时,壳聚糖在大鼠中显示无肠吸收。这些发现表明壳聚糖能够通过肠上皮吸收。

(二)分布

壳聚糖及其衍生物的组织分布已有研究报道。

Suzuki 等采用放射性标记的方法,以肝内注射给药的方式,研究壳聚糖在雄性大鼠体内的分布。结果显示,施用同位素标记壳聚糖复合物后,血液中的放射性浓度低,并且在 0～72 小时期间累积的尿和粪便排泄率分别为 0.53% 和 0.54%。组织放射性浓度和全身放射自显影图像显示,放射性大部分位于给药部位,仅检测到肝脏、脾脏、肺和骨中的轻微放射性。

Onishi 等使用异硫氰酸荧光素(fluorescein isothiocyanate,FITC)标记壳聚糖,并采用腹膜注射法将标记产物异硫氰酸荧光素壳聚糖(FITC -壳聚糖)凝胶注射到小鼠体内,研究壳聚糖在体内的代谢和分布情况,发现 FITC -壳聚糖在注射后 1 小时、4 小时、24 小时快速到达肾脏和尿液中,几乎不分布到肝脏、脾脏和血液等组织,14 小时后 FITC -壳聚糖在尿中的含量最高。在体外通过凝胶色谱法检查降解产物分子量,发现不含大的 FITC -壳聚糖分子。

Dong 等采用腹膜注射法将异硫氰酸荧光素羧甲基壳聚糖(FITC - CM -壳聚糖)凝胶按 50 mg/kg 的量注入大鼠腹腔后,FITC - CM -壳聚糖被迅速吸收并分布于肝脏、脾脏和肾脏等不同器官,且在肝脏中水平最高。尽管腹腔给药的低分子量壳聚糖比高分子量壳聚糖吸收得更快,但有趣的是低分子量壳聚糖的浓度低于血液中的高分子量壳聚糖,表明低分子量壳聚糖及其降解产物比高分子量壳聚糖更有效地通过血管腔输送至周围组织。

Li 等通过肌内注射的方式研究 FITC -壳聚糖在大鼠体内的药代动力学和生物降解。植入后,壳聚糖在分布到不同器官时逐渐降解。在被测器官中,肝脏和肾脏中的壳聚糖含量最高,其次是心脏、脑和脾脏。

Zeng 等采用 FITC 标记法,通过口服给药的方式研究壳聚糖在小鼠体内的吸收和分布。结果表明壳聚糖的吸收和分布受其分子量和水溶性的显著影响。壳聚糖分子的吸收随着分子量的减小和水溶性的增加而增加。吸收的壳聚糖分子分布到所有测试器官,如肝脏、肾脏、脾脏、胸腺、心脏和肺。

(三)代谢

体内和体外实验都证明,壳聚糖能够被血浆、肝脏、肾脏和尿液中的溶菌酶降解。肌内注射植入后,壳聚糖分布到不同器官时逐渐降解。壳聚糖的降解产物的主要部分存在于肝脏、肾脏和尿液中。平均而言,壳聚糖在不同器官和尿液中的降解产物的分子量小于 65 000。尿排泄可能是壳聚糖消除的主要途径,然而,大鼠给予壳聚糖后,80% 的尿液中不可追踪,表明大部分壳聚糖在组织中被降解。每只鼠通过腹膜内注射 10 mg 后,壳聚糖(310 000)可迅速吸收并通过血液分布于肝脏、肾脏和脾脏。采用 HPLC 法分析不同时间点腹水、血浆、肝和尿中降解产物的分子量。结果显示,壳聚糖的体内代谢与腹水(6 小时处分子量为 100 000～200 000)和血浆(24 小时处分子量为 50 000～100 000 处)有关,而肝脏中壳聚糖存在明显的降解过程(2 小时分子量小于 10 000),表明肝脏在降解壳聚糖过程中起关键作用。体外的实验结果显示,高分子量壳聚糖与肝裂解物的体外孵育产生具有约 2 400 平均分子量的降解产物。这些发现表明,肝脏在壳聚糖生物降解中起着核心作用。

(四) 排泄

对大鼠的研究表明,在给药后 11～15 天,80% 以上的壳聚糖在尿中排泄,且分子量小于10 000。研究数据表明,尿排泄是体内消除壳聚糖的重要途径,肾脏在壳聚糖排泄中起关键作用。亦有研究数据显示,只有 20% 施用的壳聚糖在 210 天内排泄,而其余(80%)不能有效追踪,这一结果与前面提到的数据不一致,这种不一致可能是由于植入的壳聚糖的脱乙酰度、分子量、物理状态、植入部位及测试时间等的不同所致。

五、试验方法

(一) 体内实验

壳聚糖及其衍生物体内代谢的评估,主要应用 FITC 标记壳聚糖,标记产物以适当的目标形态经过手术植入、静脉注射、腹腔注射、肌内注射、口服给药等方式施用后,再研究其在组织中的分布、降解行为和排泄。

FITC - CM -壳聚糖的合成步骤如下:

(1) 将 CM -壳聚糖和 FITC 同时溶解于 0.02 mol/L PBS(pH 8.0)中,并且根据给定的与 D -葡糖胺残基的标记比例来控制反应介质中 FITC 的终浓度。

(2) 反应在室温、黑暗的环境中进行 24 小时。

(3) 反应结束后,将混合样品置于透析袋中,然后将透析袋置于装有 2 L 去离子水的大烧杯中透析 3 天,搅拌,每天换两次去离子水。

(4) 在 490 nm 下检测透析液无荧光吸收后,透析完成。

(5) 标记的聚合物在脱水甲醇中沉淀。

(6) 用无水甲醇充分洗涤沉淀,直到在洗涤液中完全没有游离的 FITC 荧光信号。

(7) 标记产物 FITC - CM -壳聚糖冷冻干燥、备用。

（二）体外降解实验

已经开发了几种方法来评估壳聚糖等生物材料的降解情况。这些方法是确定和预测用于生物医学应用的壳聚糖产品降解特性的常用方案。这些测试通常是加速降解测试，或者使用高温或高浓度（高于生理浓度的数量级）的酶或分子。这些类型的分析结果的解释应谨慎处理，因为短期实验不一定与长期结果相关，也不能完全概括植入部位的复杂微环境。

1. 酶促降解

（1）将结晶的鸡蛋清溶菌酶混入水或盐水中，使之浓度达到 1 mg/mL。

注意 · 血清中的生理浓度可能比此浓度低 100～1 000 倍。

（2）准备待测试的壳聚糖样品。

（3）称量每个待测试的壳聚糖样品。壳聚糖海绵应该保持在合理的重量范围内，并且应该很容易地放入选择的容器中。

注意 · 环境湿度条件可能会影响重量测定，每次称量时可以记录湿度水平以提高重复性。

（4）将样品放入容器中。

（5）加入一定量的步骤(1)中制备的溶菌酶溶液，使其完全浸入每个样品中。

注意 · 对于长期的降解实验，特别是在非无菌操作的情况下，可以使用抗生素/抗霉菌溶液来防止污染。来自真菌或细菌的污染可能严重影响结果，因为已知这两种酶会产生降解壳聚糖的酶，并且还可能降低溶液的 pH。

（6）关闭容器并置于摇床或摇床上的 37 ℃培养箱中。

（7）在预定的时间点（如 48 小时），从培养箱中取出样品。从容器中取出溶菌酶溶液。

（8）测量每种溶菌酶溶液的 pH 以确保维持生理 pH。溶菌酶在 pH 6～9 范围内有活性。

注意 · 磷酸盐缓冲盐水通常用于溶菌酶降解研究，以保持 pH 在生理范围内。

（9）用大量去离子水冲洗构建体多次（至少是降解溶液体积的两倍），尽可能完全地去除冲洗液而不损坏构建体。

注意 · 盐水溶液可能会在材料上结晶，如果没有完全冲洗掉，会导致质量测定的变化。

（10）打开容器并在环境条件下或真空和/或低热（低于 60 ℃以避免热交联）干燥，直到所有水分蒸发。

（11）称量脱水样品并与原始重量比较以确定剩余样品的百分比。

（12）尚未达到时间点的样品应每 48 小时更换其 PBS 和溶菌酶，直到达到适当的时间点。这补充了活性溶菌酶的供应。

（13）质量确定后剩余的样品可以保留用于分子量测定。

2. 氧化降解

（1）准备壳聚糖样品并记录初始重量。

（2）准备 3%过氧化氢(H_2O_2)和 0.1 mol/L 氯化钴($CoCl_2$)的溶液。

注意·根据具体应用的需要，可以使用更高或更低浓度的 H_2O_2 来加速或减缓降解。$CoCl_2$ 催化剂也可以省去以使得降解更慢。

（3）将壳聚糖样品浸入溶液中，确保盖子松散地放置在容器的顶部或该容器通风以释放气体。

（4）37 ℃温育。

（5）在预定的时间点（1 小时至 3 天或更长时间）后，取出降解的样品，彻底干燥，然后按照前面"酶促降解"中的步骤（9）～步骤（12）所述，计算质量变化百分比。

（6）剩余的样品可以保存以确定分子量。

3. 降解后聚合物链分子量的测定

由于壳聚糖构建体在酶水解下降解，凝胶渗透色谱法允许通过大小表征聚合物分子组分。黏度测定也可用于确定分子量。溶解的壳聚糖溶液可以通过聚合物链长度或多分散性的分布加以表征。两种测试都可以与标准结合使用来确定聚合物链的平均分子量。这些测试对样品具有破坏性，需要与其他降解测试分开进行。

凝胶渗透色谱法：

（1）准备样品溶剂、0.1 mol/L 乙酸和 0.2 mol/L 乙酸钠的连续相。

（2）将壳聚糖样品溶解在 0.1 mol/L 乙酸和 0.2 mol/L 乙酸钠的溶液中，溶液中含有约 1 mg/mL 壳聚糖。

（3）将样品注入由泵、凝胶柱和折射率检测器组成的凝胶渗透色谱法系统中。典型的注射量为 50 μL，流速为 0.5～1.0 mL/min。

（4）制备已知分子量的壳聚糖标准品。如前所述注入。

（5）采集信号并使用软件进行峰值检测。

（6）通过 Mark-Houwink-Sakurada 方程确定分子量。

六、结论

壳聚糖的性质（如 DD 和分子量）可以极大地影响植入物的生物降解，因此应该进行全面系统的表征以促进壳聚糖植入物和植入物性能的标准化。为了控制降解速率，许多学者通过壳聚糖改性,以针对特定的植入目的进行更快或更慢的降解。了解壳聚糖特性,植入物的炎症反应和降解之间的关系对于未来植入物设计方案来定制降解速率和生物相容性非常重要。未来的研究领域可能会在降低可降解性与其他性质(如机械强度或药物释放性质)之间的平衡方面取得重大进展。此外,体外降解方案可用于模拟植入物的降解,但仍难以预测体内降解的实际时间过程。

第五节 · 壳聚糖的稳定性

稳定性研究是指在特定的环境因素影响下,研究产品的质量随时间的变化,这对确定产品的贮存条件与货架期是必要的。作为一种理想的医用材料,壳聚糖已被开发成多种剂型不同用途的医疗产品,其相对较差的稳定性也影响了产品的实际应用与货架期。

壳聚糖是一种天然生物多糖,不同来源的壳聚糖在分子量及分子量分布、脱乙酰度、纯度等方面存在差异,这些差异对壳聚糖的稳定性都有较大的影响。壳聚糖对环境因素和加工条件具有较高的敏感性,其结果往往会导致壳聚糖的降解。降解过程通常始于分解 β-1,4-糖苷键和 N-乙酰键,结果是壳聚糖的平均分子量降低和脱乙酰度增加。并且在壳聚糖断链的同时,会发生官能团(氨基、羰基、酰氨基和羟基)的裂解和破坏,此外,Mucha 等认为壳聚糖解聚可能会导致自由基的形成,从而诱导氧化过程。降解后的壳聚糖片段之间形成的强分子间相互作用改变了聚合物结构,从而导致其物理和化学性质发生改变。

本节整合了近期壳聚糖稳定性方面的研究进展,对影响壳聚糖基体系稳定性的内部因素、外部因素进行了分析,并对增加稳定剂、共混、交联等提高壳聚糖基体系稳定性的方案加以探讨。

一、影响稳定性的内部因素

(一)纯度

壳聚糖来源广泛,生产工艺复杂,导致壳聚糖产品的质量和性能一致性较差。壳聚糖的纯度不仅会影响其免疫原性和生物降解性等生物学性质,而且对溶解性及稳定性也有较大的影响。壳聚糖材料中的杂质,如较高的灰分和蛋白质含量对壳聚糖的稳定性影响较大,此外微生物污染也可通过酶促水解来加速壳聚糖的降解。因此,应基于最终产品的需求,满足相关行业标准的基础上尽量选用高纯度低污染的壳聚糖原料。

（二）分子量和分子量分布

壳聚糖的许多物理、化学和生物学性质，如亲水性、黏度、生物降解性和黏附性等都与分子量密切相关。壳聚糖的分子量指的是样品中存在的所有分子的平均值，为了更准确地反应壳聚糖在最终产品中的均匀性，应该确定分子量的分布（PDI），PDI 为 0.85～1.15 则被认为具有良好的聚合物均匀性。

通常认为高分子量的壳聚糖更趋稳定，而生产过程中的酸处理、碱处理、脱乙酰化过程均会降低壳聚糖的分子量。此外，包括高温、辐照灭菌、机械剪切力等因素都可能影响壳聚糖的分子量。

（三）脱乙酰度(DD)

DD 指的是葡糖胺与 N -乙酰葡糖胺的比例，而这些基团沿着聚合物链的分布就称为脱乙酰化的形态模式（PA）。准确定义壳聚糖 DD 和 PA 是非常重要的，因为它们类似于壳聚糖的分子量，是决定壳聚糖物理、化学性质和生物功能的关键因素。

近年来，研究人员做了大量的工作来研究 DD 对壳聚糖降解的影响。Kurita 的研究表明，低 DD 的壳聚糖由于降解速度快会导致急性炎症反应，而高 DD 的壳聚糖仅导致极小的炎症。这与 Zhang 等的观察结果一致，他们发现高 DD 的壳聚糖在体外对酶的亲和力较低。此外，由于乙酰化基团的均匀分布导致酶促降解速率降低，所以 PA 可以影响生物降解性。Yuan 等的研究结果显示，DD 越高，在聚合物样品中观察到的纯度等级越高。因此，选择合适 DD 的壳聚糖是非常重要的，对于植入体内的壳聚糖制剂尤为重要。

多项研究表明，壳聚糖的脱乙酰度影响产品的水解和热分解。Vårum 等发现脱乙酰度越高的壳聚糖样品，在储存期间的酸性水解速度越慢。这种现象可能是由于 DD 较高的壳聚糖具有较少的多孔结构，这限制了它在酸性环境中的降解速率。相反，壳聚糖的热分解速率较慢可能是由于游离氨基之间的交联对聚合物结构起到了稳定作用。Bajer 等研究表明高DD 的壳聚糖却更容易发生光降解。Weinhold 等研究证实 PA 对电荷密度有重要影响，同时又和分子量一样影响壳聚糖的溶解度。

（四）水分含量

与甲壳素相比，壳聚糖与水形成氢键的能力更强，而水分含量对壳聚糖的稳定性影响很大，水分含量越高，通过水解反应发生的降解越快。吸水量取决于初始水分含量以及储存条件，特别是环境温度和相对湿度。

在固体壳聚糖制剂中，吸水性会影响粉末或片剂的流动性和可压缩性。壳聚糖材料在储存时水分含量的波动可能会改变壳聚糖体系的物理、化学性质和机械性能。Mucha 等研究发现壳聚糖膜的吸水能力随着脱乙酰度的增加而降低。No 等的研究表明,虽然壳聚糖粉末的吸水性在储存期间有所上升,但是与水的结合能力却在下降。Viljoen 等研究发现储存了 6 个月的壳聚糖片剂会严重脱水,进而导致压碎强度下降,随后脆性和崩解时间增加。

由于初始水分含量和吸水性可能会限制壳聚糖的适用性,因此壳聚糖产品在设计开发时应充分考虑初始水分含量及包装方式,以确保对稳定性的影响最小。

二、影响稳定性的外部因素

(一)环境因素

壳聚糖对环境条件非常敏感,通过稳定性研究来确定壳聚糖产品的贮存条件和保质期是非常重要的。一些关键性的环境参数如相对湿度和温度对储存的壳聚糖制剂理化性质的影响如下。

1. 湿度

环境的相对湿度(relative humidity,RH)影响壳聚糖的含水量是很容易理解的,在高相对湿度环境下长期贮存不仅会加快壳聚糖水解,而且会改变部分理化性质和生物学性质。Mucha 等在 25 ℃、60% RH 的环境下进行壳聚糖水分吸附试验,结果表明在 100 分钟内壳聚糖吸收了 14%~16%(w/w)的水。Viljoen 等研究研究表明,相比于 60% 相对湿度环境,壳聚糖片剂在 70% 相对湿度环境下储存 6 个月的机械性能明显较低。Cervera 在壳聚糖复合膜的研究中也进行了类似的观察,在 40 ℃、70% 相对湿度下储存 3 个月后,机械强度变弱了。Kurek 等注意到,环境相对湿度从 0 增加到 75% 会导致壳聚糖膜产生更大的溶胀,这也是造成壳聚糖载体中有效成分释放更快的原因。此外,Smart 分析认为在相对湿度较高的情况下过度水合可能会削弱壳聚糖载体的黏膜黏附性能。

2. 温度

环境温度的升高会加快反应速率,从而对壳聚糖的稳定性起到较大影响。环境温度可能会影响壳聚糖的降解速率,尤其是液体和半固体状态的壳聚糖产品。Nguyen 等研究证实,在高温下以溶液状态储存的壳聚糖链会降解得更快,其水解速率遵循一级动力学。温度还会通过影响壳聚糖产品的含水量来影响其稳定性,Viljoen 研究表明暴露于高温(40 ℃)下会导致壳聚糖含水量的明显下降,进而导致机械强度的下降。因此,壳聚糖相关产品贮存时通常建议避免高温,而含壳聚糖的液体产品如医用壳聚糖凝胶,则往往要求低温贮存。

（二）加工过程中的影响因素

1. 酸碱处理

在壳聚糖医疗产品的生产过程中，酸碱处理是常见的工序。而在酸碱环境下，壳聚糖的分子链更容易被切断，平均分子量会降低、黏度和力学性能也会下降。有研究表明，水解速率遵循一级动力学，影响该参数的主要因素是：脱乙酰度、壳聚糖浓度、酸碱的类型及浓度、处理时间和温度。一些科研人员研究了不同的酸对壳聚糖降解的影响，如甲酸、乙酸、乳酸和盐酸，得出的结论也不尽相同，但有影响的结论是一致的。Emilia 认为低脱乙酰度壳聚糖酸降解的速度更快的原因可能是低脱乙酰度的壳聚糖具有多孔结构，质子化氨基之间的静电排斥更显著，从而促进了酸溶液分子结构内的渗透。值得关注的是，不管使用哪种酸碱进行处理，升高温度后都会加快壳聚糖的降解速度。

因此为确保产品的稳定性，如加工过程确需酸碱处理，通常需要对原料的脱乙酰度、酸碱的类型与浓度、处理时间、反应温度都加以明确规定，甚至必要时在低温下进行。

2. 灭菌方式

根据目前的管理法规，绝大部分壳聚糖类医疗产品应以无菌形式提供，常用的灭菌方法包括湿热灭菌、干热灭菌、环氧乙烷灭菌或辐照灭菌。这些灭菌方式均可能会导致壳聚糖结构及其功能的不可逆变化。

Jarry 等研究表明，对壳聚糖凝胶进行湿热灭菌会导致链的断裂，进而导致黏度下降 $20\%\sim50\%$，平均分子量下降近 30%。同样，Toffey 等发现高压灭菌并不适用于壳聚糖膜，因为在灭菌过程中苛刻的条件降低了它的拉伸强度，并降低聚合物的溶解度。

Lim 和 Yang 等实验表明，干热灭菌（160 ℃，2 小时）和高压灭菌（压力 100 kPa，105～125 ℃），15～30 分钟会使干燥的壳聚糖粉末变暗成黄色。并且他们认为氨基和羰基之间的美拉德反应可能会产生有色产物，应该检测一下这些产物的生物相容性和细胞毒性。此外，Lim 等还观察到壳聚糖在 160 ℃下加热 2 小时后便不溶于酸性溶液，这可能与氨基的链间交联有关。

环氧乙烷（ethylene oxide，EO）灭菌方式对壳聚糖制品的影响，不同研究的结论并不一致。Marreco 和 Yang 等研究发现暴露在 EO 下的壳聚糖粉末或膜的物理和化学性质只发生了相对较小的变化，认为这种方法是非常适合壳聚糖粉末和膜的灭菌。相反，另外一些研究表明，EO 对壳聚糖制品进行灭菌会引起结构改变。必须注意的是，采用 EO 灭菌的壳聚糖产品在使用前必须有效去除残留。

辐照灭菌是另一种灭菌技术，具有常温、无损伤、无残毒、环保、低能耗、操作简便、自动化程度高、适宜于大规模工业化生产等特点。但研究表明这种方法即使在低温条件下进行，也会引起壳聚糖及其制品的主链断裂、脱乙酰度增加及分子量的降低。此外,Lim 的研究表明暴露在辐射下的壳聚糖膜表现出较低的吸水能力和较高的拉伸强度值,Marreco 认为可能是辐照引起链的重排导致。

Mucha 和 Bajer 还研究了紫外光(ultraviolet ray,UV)辐射对壳聚糖膜的影响。结果显示紫外杀菌可导致壳聚糖的降解,高脱乙酰度的壳聚糖降解加速更为明显,其机制可能是由于自由基的形成和壳聚糖中的氨基被破坏。

对于液体类壳聚糖制品,过滤除菌是一种对壳聚糖稳定性破坏较小的去除微生物污染的选择,这种方法快速简单且几乎不影响壳聚糖产品的稳定性。但其缺点是对制品的黏度要求较高,高黏度的溶液过滤速度慢且更易堵塞滤膜,如果稀释后再处理(如浓缩或析出后重新溶解)则会大幅增加成本。

综上所述,灭菌方式对壳聚糖材料的物理、化学性质和最终性能的影响尤为重要。应结合具体产品的具体需求进行选择并有效控制。如已有灭菌方法均不适用,则可考虑通过全过程无菌操作来实现。

3. 加热

加热常常发生在壳聚糖产品的制备过程中,如衍生化反应、干燥等过程。高温不但会导致溶解性、黏度及颜色等物理变化,还会使壳聚糖产品的热降解加快。

喷雾干燥是一种高效率蒸发溶剂获得微小颗粒产品的技术。尽管在喷雾干燥过程中含壳聚糖的液体仅在高温下暴露很短的时间,但仍不能排除对壳聚糖产品的最终性能的影响。大表面积的壳聚糖粉末在喷雾干燥期间会暴露在热流中,因此很有可能发生热降解导致产品理化性质的改变。因此应用时应合理设定喷雾干燥的参数。

对温度敏感的制品而言,冷冻干燥是一种理想的选择,实际上也确有许多医疗产品(如壳聚糖止血海绵、明胶海绵等)选用冷冻干燥的方案。但 Schuetz 认为,即使使用了改性壳聚糖,壳聚糖制剂也不适合进行冷冻干燥,冷冻干燥后的壳聚糖也不能保持他们的黏性。在另一项研究中,Dehghan 等研究了冷冻干燥的壳聚糖和黄原胶聚电解质复合物在加速条件下鼻腔给药的稳定性。经过 3 个月的储存,发现由吸水性引起的重量显著增加(26%),这也是造成药物释放速率加快的原因。这可能是因为在冷冻干燥脱水过程中壳聚糖分子间和分子内氢键和疏水性相互作用的原因,并因此导致其物理、化学性质的变化。提示采用冷冻干燥工艺制造的壳聚糖产品制造商应该重点关注以上影响。

三、提高稳定性方案

在过去几十年里,壳聚糖在生物医药领域的应用得到了极大的发展,但其稳定性随着时间的推移逐渐变差的缺点，也限制了其在一些产品上的应用。因此，科研人员不断努力以提高壳聚糖产品的稳定性，以下列举了近年提出的几种提高产品稳定性的方案。

（一）添加稳定剂

添加合适的稳定剂是最常用的提高壳聚糖体系稳定性的方法之一。

Jarry 等研究表明，在湿热灭菌之前向壳聚糖溶液中加入多元醇（甘露醇、山梨糖醇、甘油）明显减缓了壳聚糖的降解，对分子量、黏度等均具有保护作用。Luangtana-Anan 等发现，在聚乙二醇存在的情况下，通过离子胶凝和三聚磷酸钠交联制备的壳聚糖微粒的稳定性增强。Mao 等发现，在纳米颗粒表面与聚乙二醇结合的壳聚糖可在甘露醇存在下连续冻干。这种现象可能是因为多元醇通过链间氢键可在壳聚糖链周围形成保护性水合层。

冷冻干燥所造成的不稳定影响可通过加入二糖（如甘露糖醇、蔗糖和海藻糖）保护壳聚糖材料免受冻害。在另一项与三聚磷酸盐交联的壳聚糖颗粒的研究中，Rampino 等测试了不同的生物保护剂如海藻糖、甘露醇和聚乙二醇对冻干或喷雾干燥后颗粒稳定性的影响。结果证实向纳米颗粒悬浮液中加入海藻糖显著减少了颗粒聚集，使得它们在储存 4 周后可以再分散，是冷冻干燥和喷雾干燥的理想保护剂。糖的稳定作用可能是由于二糖作为一种水交换剂将水替代，此外还可形成高黏性的糖膜，因此能够保护材料在冷冻时不被破坏。值得注意的是，由于美拉德反应会产生有色产物，因此还原糖（如乳糖、麦芽糖）应避免采用。

有研究发现，壳聚糖膜中加入增塑剂会影响壳聚糖制剂的吸水性和机械性能。Hermans 等研究表明，甘油降低了环孢素 A 的眼用壳聚糖制剂的溶胀率，因此获得了更长和更受控的药物释放曲线。但是这项研究没有进行稳定性实验，因此难以预测甘油对壳聚糖膜储存的长期影响。Cervera 等研究了不同增塑剂（如赤藓糖醇和甘油）对壳聚糖和直链淀粉混合物制备的薄膜的物理稳定性和吸附性的影响。这些研究表明，使用赤藓糖醇增塑的薄膜的稳定性差。相比之下，使用甘油的复合膜保持了柔韧性和机械稳定性，但是在储存 3 个月后含水量显著增加。

有报道使用金属离子作为增加壳聚糖胶体稳定性的介质。Wu 等研究表明，在锌离子存在的情况下，即使在室温下超过 35 天，壳聚糖与透明质酸盐复合物在 PBS 悬浮液中仍保持稳定。这可能是由于锌通过配位键的形成调节了复合物的形态，并改变了它们的溶胀性质。

（二）壳聚糖共混物

近年来，壳聚糖共混物受到了较大关注，因为与纯的壳聚糖相比，共混物具有更理想的物理和化学性质，包括但不限于稳定性。El-Hefian 认为壳聚糖共混物中的具体相互作用可能涉及氢键或离子键等，最终的特性在很大程度上取决于组分的混溶性。

为提高壳聚糖体系的稳定性，许多专家研究了壳聚糖与聚乙烯醇、聚环氧乙烷和聚乙烯吡咯烷酮的二元混合物。Khoo 等制备了均匀的壳聚糖/聚环氧乙烷和壳聚糖/聚乙烯基吡咯烷酮薄膜，与纯壳聚糖相比，它们具有较高的热降解初始温度。在另一项研究中，Cervera 等研究发现由壳聚糖与直链玉米淀粉的共混物在甘油增塑下的薄膜，在 25 ℃和 60%相对湿度以及 40 ℃和 75%相对湿度下保存 3 个月，仍然具有柔韧性和保持无定形的性质。

然而，值得注意的是，热稳定性或水解稳定性的改善可能影响壳聚糖共混物的生物降解性，所述壳聚糖共混物对酶促降解可能具有一定的抗性。

（三）交联壳聚糖

文献中经常提到通过交联来使壳聚糖改性，这是制备壳聚糖基材料的一种相对简单的方法。需说明的是，交联的目的往往不是仅仅为了提高壳聚糖的稳定性，而是为了获得更好的性能。根据壳聚糖与交联剂的相互作用可分为化学交联和物理交联。

1. 化学交联

化学（共价）交联可有效提高壳聚糖产品的物理、化学稳定性，这种稳定性是基于共价键的，当然也不能排除氢键或疏水键等其他的相互作用。

壳聚糖最常见的化学交联剂是二醛（如戊二醛或乙二醛）和京尼平。化学交联往往改变了壳聚糖的生物学性质，而且二醛类交联剂是有一定毒性的，因此在应用于医疗产品时应重新进行生物安全性评价，在制备过程中如何去除交联剂的残留也是极其重要的。

Fernandes 研究了在酸性条件下与京尼平交联的壳聚糖微球的稳定性，观察到交联水平明显影响了壳聚糖的溶胀能力、黏附性和在酸中的稳定性。Fernandes 和 Mekhail 还发现京尼平与壳聚糖之间的交联反应是导致颜色从透明到蓝色的原因。Butler 等认为蓝色素的形成是由于氧自由基引起的京尼平聚合的结果。由于自由基的存在也可能影响壳聚糖结构。

2. 物理交联

物理交联也称离子交联，是指负电荷的组分与带正电荷的壳聚糖链之间形成离子桥网络。在离子交联剂中，通常使用一些小尺寸阴离子（如柠檬酸盐、硫酸盐）或离子分子（如含磷酸盐基团）。另外，聚电解质复合物（polyelectrolyte complex，PEC）也作为一种物理交联剂，它使用的是天然的或合成的带相反电荷的聚合物。

与化学交联相比，壳聚糖的物理交联是简单而温和的过程，既不需要加入催化剂也不需要最终产物的纯化。其中壳聚糖 PEC 的稳定性的增强是由于阳离子壳聚糖与带负电的聚合物之间的相互作用，阻止了壳聚糖氨基的质子化。此外，大分子的阴离子被认为是减缓壳聚糖水解速率的一种缓冲剂。

但是，当壳聚糖存在于溶液中时，由于含有电解质和 pH 的变化，与小尺寸离子交联的壳聚糖存储时间过长后就变得不稳定。据了解，仅有少数研究尝试通过引入小尺寸离子交联剂来改善壳聚糖材料的长期稳定性。Singh 等研究了使用柠檬酸乳化离子凝胶交联制备的壳聚糖微粒的长期稳定性。在 40 ℃/75％ RH 和 25 ℃/60％ RH 下，在相应的 6 个月和 12 个月时间内，在高密度聚乙烯容器中存储的所有制剂中的物理外观和药物含量都没有显著变化。然而，在长期稳定性研究期间，观察到水分含量增加（17％～19％），同时粒径增加，这表明壳聚糖微粒可能随着时间的推移对物理、化学降解变得敏感。

四、结论

尽管壳聚糖在医疗领域中应用广泛并潜力巨大，但其长期稳定性差的缺点在一定程度上限制了壳聚糖更广泛的应用。影响壳聚糖制品稳定性的因素包括内部因素（制品本身的脱乙酰度、分子量、纯度、水分含量等）和外部因素（环境储存条件、酸碱处理、灭菌方式、热影响等）。为改善壳聚糖的稳定性，可采取加入稳定剂、与亲水性聚合物共混或使用交联剂等方案。

壳聚糖产品剂型多样、应用广泛，目前尚无壳聚糖制品稳定性的通用规范，但确定可确保壳聚糖制品足够稳定的最佳条件无疑是非常重要的。在研发及产业化壳聚糖相关医疗制品时，应将稳定性作为风险管理的重要环节进行控制。

（崔海栋　宋战昀　杨艳　张春霞　甘旭华　陈西广）

参 考 文 献

[1] 国家质量监督检验检疫总局,中国国家标准化管理委员会.GB/T 16886.1－2011 医疗器械生物学评价第 1 部分：风险管理过程中的评价与试验[S].北京：中国标准出版社,2011.

[2] 中华人民共和国国家质量监督检验检疫总局.GB/T 16886.3－2008 医疗器械生物学评价第 3 部分：遗传毒性、致癌性和生殖毒性试验[S].北京：中国标准出版社,2008.

[3] 中华人民共和国国家质量监督检验检疫总局.GB/T 16886.4－2003 医疗器械生物学评价第 4 部分：与血液相互作用试验选择[S].北京：中国标准出版社,2003.

[4] 中华人民共和国国家质量监督检验检疫总局.GB/T 16886.5－2003 医疗器械生物学评价第 5 部分：体外细胞毒性试验[S].北京：中国标准出版社,2003.

[5] 国家技术监督局.GB/T 16886.6－2015 医疗器械生物学评价第 6 部分：植入后局部反应试验[S].北京：中国标准出版社,2015.

[6] 中华人民共和国国家质量监督检验检疫总局.GB/T 16886.9－2001 医疗器械生物学评价第 9 部分：潜在降解产物的定性和定量框架[S].北京：中国标准出版社,2001.

[7] 中华人民共和国国家质量监督检验检疫总局.GB/T 16886.10－2005 医疗器械生物学评价第 10 部分：刺激与迟发型超敏反应试验[S].北京：中国标准出版社,2005.

[8] 中华人民共和国国家质量监督检验检疫总局,中国国家标准化管理委员会.GB/T 16886.11－2011 医疗器械生物学评价第 11 部分：全身毒性试验[S].北京：中国标准出版社,2011.

[9] 中华人民共和国国家质量监督检验检疫总局,中国国家标准化管理委员会.GB/T 16886.12－2017 医疗器械生物学评价第 12 部分：样品制备与参照样品[S].北京：中国标准出版社,2017.

[10] 国家食品药品监督管理局中检所医疗器械质量监督检验中心.YY/T 0606.7－2008 组织工程医疗产品第 7 部分：壳聚糖[S].北京：中国标准出版社,2008.

[11] 国家食品药品监督管理局.YY/T 0771.1－2009/ISO 22442－1：2015《动物源医疗器械 第1部分：风险管理应用》[S].北京：中国医药科技出版社,2011.

[12] 国家食品药品监督管理局.YY/T 0771.2－2009/ISO 22442－2：2015《动物源医疗器械 第2部分：来源、收集与处置的控制》[S].北京：中国医药科技出版社,2011.

[13] 国家食品药品监督管理局.YY/T 0771.3－2009/ISO 22442－3：2007《动物源医疗器械 第3部分：病毒和传播性海绵状脑病(TSE)因子去除与灭活的确认》[S].北京：中国医药科技出版社,2011.

[14] 国家食品药品监督管理局.YY/T 0771.4－2015/ISO 22442－4：2010《动物源医疗器械 第4部分：传播性海绵状脑病(TSE)因子的去除和/或灭活及其过程确认分析的原则》[S].北京：中国医药科技出版社,2011.

[15] 国家食品药品监督管理局.血液制品去除/灭活病毒技术方法及验证指导原则(国药监注[2002]160号).2002.

[16] 国家食品药品监督管理局济南医疗器械质量监督检验中心,天津医用生物监材料监测研究中心.TGB/14233.2－2005医用输液、输血、注射器具检验方法第2部分：生物学试验方法[S].北京：中国标准出版社,2005.

[17] 国家食品药品监督管理局.动物源性医疗器械注册技术审查指导原则(2017年修订版)的通告(2017年第224号),2017.

[18] 中国药品生物制品检定所,中国药品检定总所.中国药品检验标准操作规范[S].北京：中国医药科技出版社,2010.

[19] 中华人民共和国卫生部.消毒技术规范[S].北京：中华人民共和国卫生部,2002：24－47.

[20] 国家药典委员会.中华人民共和国药典(三部)[S].北京：化学工业出版社,2015.

[21] 蒋丽霞,顾其胜,李健.医用几丁糖病原体灭活/去除工艺的研究[J].中国修复重建外科杂志,2009,23(02)：222－225.

[22] 位晓娟,张长青,顾其胜.壳聚糖的性能、产品及应用[J].中国修复重建外科杂志,2010,24(10)：1265－1270.

[23] 王冬燕.羧甲基壳聚糖合成中特殊杂质的分析及合成路线优化[D].中国海洋大学,2010.

[24] 李博.止血用壳聚糖的质量和安全控制研究[D].江南大学,2012.

[25] 黄元礼,孙雪,冯晓明.离子色谱法检测羧甲基壳聚糖中二甘醇酸[J].药物分析杂志,2012,32(06)：1052－1053.

[26] 黄敏敏,董冰冰,蒋丽霞,等.羧甲基壳聚糖中MCA和DGA的检测[J].生物医学工程学进展,2012,33(04)：229－231.

[27] 孙珍珠,马玉媛,赵雄,等.皮下植入医用几丁糖对大鼠免疫系统的影响[J].中国生物制品学杂志,2017,30(04)：395－402.

[28] Badylak S F, Gilbert T W. Immune response to biologic scaffold materials [J]. Seminars in Immunology, 2008,20(2)：109－116.

[29] Dehghana M H G, Kazib M. Lyophilized chitosan/xanthan polyelectrolyte complex based mucoadhesive inserts for nasal delivery of promethazine hydrochloride [J]. Iranian Journal of Pharmaceutical Research (IJPR), 2014,13(3)：769－784.

[30] Weinhold M X, Sauvageau J C M, Kumirska J, et al. Studies on acetylation patterns of different chitosan preparations [J]. Carbohydrate Polymers, 2009,78(4)：678－684.

[31] Bajer D, Kaczmarek H. Study of the influence on UV radiation on biodegradable blends based on chitosan and starch [J]. Progr Chem. Appl Chitin Deriv, 2010,15：17－24.

[32] No H K, Prinyawiwatkul W. Stability of Chitosan Powder during Long-Term Storage at Room Temperature [J]. Journal of Agricultural and Food Chemistry, 2009,57(18)：8434－8438.

[33] Cervera M F, Karjalainen M, Airaksinen S, et al. Physical stability and moisture sorption of aqueous chitosan-amylose starch films plasticized with polyols [J]. European Journal of Pharmaceutics and Biopharmaceutics, 2004,58(1)：69－76.

[34] Rampino A, Borgogna M, Blasi P, et al. Chitosan nanoparticles：Preparation, size evolution and stability [J]. International Journal of Pharmaceutics, 2013,455：219－228.

[35] Hafner A, Dürrigl M, Pepić I, et al. Short- and long-term stability of lyophilised melatonin-loaded lecithin/chitosan nanoparticles [J]. Chem & Pharm Bull, 2011,59(9)：1117－1123.

[36] Schuetz Y B, Gurny R, Jordan O. A novel thermoresponsive hydrogel based on chitosan [J]. Eur J Pharm & Biopharm, 2008,68(1)：19－25.

[37] Luangtana-Anan M, Limmatvapirat S, Nunthanid J, et al. Polyethylene glycol on stability of chitosan microparticulate carrier for protein [J]. AAPS Pharm Sci Tech, 2010,11：1376－1382.

[38] Hermans K, Dave V D P, Kerimova S, et al. Development and characterization of mucoadhesive chitosan films for ophthalmic delivery of cyclosporine A [J]. International Journal of Pharmaceutics, 2014,472(1－2)：10－19.

[39] Wu D, Delair T. Stabilization of chitosan/hyaluronan colloidal polyelectrolyte complexes in physiological conditions [J]. Carbohydrate Polymers, 2015,119：149－158.

[40] Khoo C G L, Frantzich S, Rosinski A, et al. Oral gingival delivery systems from chitosan blends with hydrophilic polymers [J]. European Journal of Pharmaceutics and Biopharmaceutics, 2003,55(1)：47－56.

[41] Fernandes M, Gonçalves I C, Nardecchia S, et al. Modulation of stability and mucoadhesive properties of chitosan microspheres for therapeutic gastric application [J]. International Journal of Pharmaceutics, 2013,454(1)：116－124.

[42] Mekhail M, Jahan K, Tabrizian M. Genipin-crosslinked chitosan/poly-l-lysine gels promote fibroblast adhesion and

proliferation [J]. Carbohydrate Polymers, 2014,108: 91 - 98.

[43] Dong W, Han B, Shao K, et al. Effects of molecular weights on the absorption, distribution and urinary excretion of intraperitoneally administrated carboxymethyl chitosan in rats [J]. J Mater Sci Mater Med. 2012,23(12): 2945 - 2952.

[44] Jennings J A, Bumgardner J D. Chitosan Based Biomaterials, Volume 1//Production of electrospun chitosan for biomedical applications [J]. Chitosan Based Biometerials, 2017: 211 - 237.

[45] Kean T, Thanou M. Biodegradation, biodistribution and toxicity of chitosan [J]. Adv Drug Deliv Rev, 2010,62(1): 3 - 11.

[46] Li H, Jiang Z W, Han B Q, et al. Pharmacokinetics and biodegradation of chitosan in rats [J]. Journal of Ocean University of China, 2015,14(5): 897 - 904.

[47] Muanprasat C, Chatsudthipong V. Chitosan oligosaccharide: biological activities and potential therapeutic applications [J]. Pharmacol Ther. 2017,170: 80 - 97.

[48] Shao K, Han B Q, Dong W, et al. Pharmacokinetics and biodegradation performance of a hydroxypropyl chitosan derivative [J]. Journal of Ocean University of China, 2015,14(5): 888 - 896.

[49] Dong W, Han B, Feng Y, et al. Pharmacokinetics and biodegradation mechanisms of a versatile carboxymethyl derivative of chitosan in rats: in vivo and in vitro evaluation [J]. Biomacromolecules, 2010,11(6): 1527 - 1533.

[50] Zeng L T, Qin C Q, Wang W, et al. Absorption and distribution of chitosan in mice after oral administration [J]. Carbohydrate Polymers, 2008,71(3): 435 - 440.

第三章 · 壳聚糖产品剂型与应用

近几十年来国内外对壳聚糖及其衍生物进行了深入研究。按照壳聚糖类产品表现出来的不同理化特性和形态,可分为水凝胶、非织布、医用膜、海绵、粉状和颗粒及其他类型。其应用范畴也较广泛,涵盖了从体外到体内、从创面敷料到功能性组织再生支架等多种产品形式。

本章从产品各种剂型的制备方法到其对应的技术指标的建立,从详细论述其检测方法到全面介绍其应用的实况与发展,较为完整地阐述了目前已获准上市销售各种剂型的壳聚糖产品。

第一节 · 壳聚糖水凝胶

水凝胶(hydrogel)是水溶性或亲水性高分子,通过物理或化学交联而成,是具有三维网状结构的高分子溶胀体。水凝胶在水中能够溶胀并保持大量水分而不溶解,具有良好的生物相容性。

凝胶是一定浓度的高分子溶液或溶胶,在适当条件下,黏度逐渐增大,最后失去流动性,整个体系变成一种外观均匀,并保持一定形态的弹性半固体,这种弹性半固体称为凝胶。

根据水凝胶网络键合的不同,可分为物理凝胶和化学凝胶。物理凝胶是通过物理作用力(如静电作用、氢键、链的缠绕等)形成的,这种凝胶是非永久性的,通过加热凝胶可转变为溶液,所以也被称为假凝胶或热可逆凝胶。化学凝胶是由化学键交联形成的三维网络聚合物,为永久性凝胶,又称为真凝胶。

根据对外界刺激的响应情况可将水凝胶分为传统型水凝胶和环境敏感型水凝胶两大类。传统型水凝胶对 pH 或温度等环境的变化不敏感;环境敏感型水凝胶可以感知外界环境微小的变化或刺激,产生相应的物理结构和化学性质变化,甚至突变,所以又称"智能水凝胶"。智能水凝胶根据受到的刺激信号不同,又可分为 pH 敏感型水凝胶、温度敏感型水凝胶、电场敏感型水凝胶、化学物质敏感型水凝胶、光敏感型水凝胶、磁场敏感型水凝胶和多重敏感型水凝胶。

壳聚糖基凝胶根据交联形式和性能可分为物理交联壳聚糖水凝胶、化学交联壳聚糖水凝胶和智能壳聚糖水凝胶等,其中常用智能壳聚糖水凝胶有 3 种,即 pH 敏感型、温度敏感型和 pH/温度双重敏感型。

一、壳聚糖水凝胶制备

(一)经物理交联的壳聚糖水凝胶

物理水凝胶主要是通过次级键形成的,物理状态的改变(如离子强度、pH、温度、应力和溶质等),可使水凝胶受到破坏。物理水凝胶条件温和,获得的水凝胶生物相容性好。

壳聚糖分子中存在着羟基和氨基等特征基团,能够和其他物质形成氢键、离子键、疏水相互作用以及生物特异性识别作用等次级键。因此,可以尝试加入其他物质来制备壳聚糖凝胶,这样不仅能极大地弥补单一壳聚糖凝胶自身性能欠佳的缺点,而且将有可能提高壳聚糖凝胶性能。还可以对壳聚糖进行改性修饰，制备壳聚糖改性凝胶。物理凝胶中根据成分是否单一以及凝胶中作用力的不同，分为复合凝胶和单一组分凝胶。

1. 壳聚糖水凝胶

通过壳聚糖溶液与氢氧化钠溶液交替凝固制备或壳聚糖水溶液调整 pH 制备水凝胶，而后经乙醇和水洗制备。此外，最近发展的电化学沉积法制备壳聚糖凝胶，是制备壳聚糖凝胶的一种新方法。通过对壳聚糖溶液施加一定电压，对壳聚糖的电牵引作用以及改变电极表面 pH，在阴极表面生成凝胶。电沉积制备壳聚糖凝胶条件简单，且整个过程不产生污染，较传统的制备方法，该方法具有简单快捷、过程可逆可控的特点。壳聚糖是目前发现的唯一能在电场作用下沉积形成水凝胶的天然阳离子聚合物，壳聚糖的溶解度强烈依赖溶液 pH。在壳聚糖溶液中施加电场后，溶液中的 H^+ 在阴极发生还原反应，引起阴极表面的 pH 升高，由于溶解态壳聚糖分子氨基质子化带正电荷，在阴极表面发生去质子化作用而形成凝胶。壳聚糖水凝胶受环境 pH 影响较大，强度不高，在水中溶胀也不大，实际应用范围受限。

2. 壳聚糖衍生物水凝胶及其复合水凝胶

利用壳聚糖的酰化、醚化、烷基化、酯化以及季铵盐化等改性方法均能改善壳聚糖的溶解性能，目前改性壳聚糖主要包括羧甲基壳聚糖、羟乙基壳聚糖、羟丙基壳聚糖、羟丙甲基壳聚糖、壳聚糖硫酸盐、羟丁基壳聚糖、壳聚糖季铵盐、壳聚糖碘等。通过将其溶于水溶液或无机盐溶液，制备成凝胶；也可将其与其他大分子混合制备成复合凝胶。

目前国家药品监督管理局审批上市用于防粘连的壳聚糖凝胶，都为羧甲基壳聚糖和羧甲基甲壳素，通过加入适量缓冲盐或生理盐水配置成一定浓度和黏度的凝胶。

在壳聚糖的氨基或羟基上连接羟丁基可得到羟丁基壳聚糖（hydroxybutyl chitosan，HBC），提高其水溶性，可通过加入水和无机盐溶液制备凝胶，人间充质干细胞和椎间盘细胞可以在 HBC 凝胶中增殖，细胞代谢活性和细胞外基质没有任何减少，该凝胶体系有望促进退行性椎间盘的修复。

陈燕培等通过 CMCS、聚乙烯醇缩丁醛和乙醇溶液按一定的比例制备了一种壳聚糖创面复合液体敷料，选择健康成年大鼠 40 只，构建大鼠创面模型，并将含有不同浓度 CMCS 的溶液（1.0 mg/mL、10.0 mg/mL、30.0 mg/mL）应用于创面上，通过日常观察、苏木精-伊红染色（hematoxylin-eosin staining，H－E 染色）等，研究其在皮肤创伤中的治疗效果。结果显示创面复合液体敷料（10.0 mg/mL 的 CMCS）具备良好的防水、透气、阻菌性以及生物兼容性，随着 CMCS 浓度的升高，治疗急性创面的效果越好。壳聚糖复合液体敷料具有对创面起到早期保护和促进愈合的效果。

3. 壳聚糖复合水凝胶

壳聚糖与其他物质混合制备综合性能优良的壳聚糖类水凝胶,极大改善和提高了壳聚糖水凝胶的物理性能。主要利用壳聚糖与其他物质之间不同次级键作用,增加壳聚糖溶解性而制备的水凝胶。

(1) 壳聚糖与聚电解质复合凝胶:带正电荷的壳聚糖与带负电荷的聚电解质(polyelectrolyte,PE)发生静电吸引而形成的复合凝胶。与壳聚糖形成水凝胶的聚电解质包括以下几类:①具有羧基基团的聚多糖类,如藻酸、果胶、糖胺聚糖(如硫酸软骨素、透明质酸)等。②蛋白质类物质,如胶原。③含有磷酸根或羧基的合成聚合物,如聚乳酸等。聚电解质复合凝胶的性质主要是由壳聚糖与带负电荷的聚电解质相互作用的程度决定的,而这主要取决于 2 种聚合物的电荷密度。pH 是影响聚电解质复合凝胶形成的关键因素之一,因为聚合物只有离子化带有相反电荷后才能形成凝胶,pH 只有在接近两种聚合物的 pKa 时才能发生。如果静电吸引力过强,则有可能导致产生沉淀或不能形成完整的凝胶,这时可通过加入一些小分子电解质来削弱静电引力。除了 pH 和离子强度可以影响凝胶的性能外,工艺参数(如温度、混合强度),以及与处方组成有关的参数(如聚合物的弹性、壳聚糖的分子量和脱乙酰度、溶剂的性质)等,都会影响到凝胶的性质。

壳聚糖与墨角藻聚糖形成的复合凝胶对成纤维细胞生长因子(fibroblast growth factor,FGF)- 2 具有良好的亲和性,可以保护 FGF - 2 延长其生物半衰期。载有 FGF - 2 的复合凝胶注射到小鼠背部 1 周后可见新生血管和纤维组织形成,4 周后凝胶降解消失,该凝胶系统可用于局部缺血的治疗。

(2) 通过氢键形成水凝胶:用于组织工程构建的 CS/聚乙烯醇(polyvinyl alcohol,PVA)凝胶主要是采用高压灭菌法制备。凝胶主要是通过 PVA 上的羟基和 CS 上的氨基或羟基通过氢键作用而形成的。该凝胶已经用于成纤维细胞、牛动脉内皮细胞和平滑肌细胞的培养。

(3) 通过离子交联形成的水凝胶:壳聚糖是一种阳离子聚电解质聚合物,具有可电离胺基团,阴离子通常被用作离子交联剂制备离子交联壳聚糖水凝胶。其中一个例子是多价阴离子,如三聚磷酸盐(tripolyphosphate,TPP)等磷酸盐分子。这种离子交联过程也被称为壳聚糖的离子胶化,主要用于低分子量药物的加载,但最近也被用于大分子的加载。

(二) 化学交联壳聚糖水凝胶

1. 通过化学交联剂制备的水凝胶

化学交联水凝胶是指在化学交联剂的作用下,通过共价键将壳聚糖链交联而成网状结构,它具有较好的稳定性,凝胶转变一般不可逆。通过化学交联的壳聚糖水凝胶的物理性能和生物特性虽然得到了改善,但是由于在合成过程中使用了交联剂、引发剂以及有机溶剂,凝胶体系具有一定毒性。

(1) 壳聚糖及其衍生物交联凝胶:壳聚糖主链上含有大量的亲水基团,尤其是 2 位上的氨基常作为交联点,能与甲醛、戊二醛、乙二醛、双醛淀粉、氧化海藻酸、氧化环糊精、果胶二醛、乙二醇双缩水甘油醚等交联剂反应,使线性壳聚糖链间由碳氧双键交联成凝胶。壳聚糖与交联剂戊二醛发生交联反应是目前研究最多和最普遍的一种方法,反应能在均相或非均相条件下,在较宽的 pH 范围内于室温下迅速进行。常用的交联剂还有环氧氯丙烷、环硫氯丙烷等。另外,还能把壳聚糖用三氯乙酸酰化成光敏聚合物后在紫外光照射下交联。交联作用可发生在同一直链的不同链节之间,也可发生在不同直链间,壳聚糖交联后为网状结构的高分子聚合物。

将甲壳素进行脱乙酰化反应后,用以甲醛为主体配制而成的交联剂进行交联,加入适量增强剂,制得对蒸馏水保水值达 1 200～1 500 倍、对自来水保水值大于 500 倍的超级保水凝胶。从 Schiff 碱反应机制,结合红外光谱,得出甲醛交联壳聚糖交联点是 2 位的氨基,且适量增强剂的加入,使保水凝胶放置数周无水化现象,提高了保水凝胶的强度。

Fan L 等首先用高碘酸钠氧化果胶制备果胶二醛(pectin dialdehyde, PD),然后通过 PD 的活性醛基和 CMC 的氨基之间进行席夫碱交联反应来制备复合水凝胶。通过控制 PD 和 CMC 的比例,PD/CMC 水凝胶的保水能力可达到 $88\%～93\%$,这种壳聚糖复合水凝胶可以维持一个相对湿润的环境,有利于伤口的愈合。溶血实验的测试显示该水凝胶本质上是非溶血性的,具有无毒性和血液相容性。

(2) 与其他高分子交联的凝胶:壳聚糖及衍生物与其他高分子混合,加入交联剂会形成互穿聚合物网络特有的界面互穿、双向连续等结构形态特征,赋予材料更优异的性能。

Rafat 等制备了通过碳二亚胺交联剂或杂交交联体系(如聚乙二醇-二丁基香夹兰醛 PEG-DBA、N-羟基琥珀酰亚胺 NHS)制备了胶原-CS 复合凝胶,交联后的凝胶机械性能和弹性分别提高了 100% 和 20%,具有优良的光学特性,对葡萄糖和白蛋白有良好的渗透性。在猪角膜上移植 12 个月后实现了宿主角质上皮细胞、间质细胞和神经细胞与宿主的无缝线整合。

Chen 等将聚乙二醇与壳聚糖通过形成酯和酰胺键的化学交联作用制备增强壳聚糖水凝胶。聚乙二醇/壳聚糖水凝胶以适当的速率控制蒸发水分损失,在创口面保持一个湿润的环境。体外生物学性质显示,成纤维细胞与聚乙二醇/壳聚糖水凝胶之间显示出良好的亲和力。

2. 光照或辐射交联形成的壳聚糖水凝胶

辐照交联法是指壳聚糖在电子束、γ 射线等作用下,分子链相互交联形成水凝胶的过程。

辐照会引起多糖的降解,研究发现当多糖溶液在高浓度时,辐照会引起交联并生成凝胶。光照或辐射交联制备水凝胶可不需要用引发剂或其他有潜在危害的化学试剂,因此得到的水凝胶比较纯净。具有良好的溶胀性和生物降解性。另外,该过程可在室温下进行,因此通过控制制备过程,还能够精确控制交联密度,得到不同微观结构的水凝胶,可用于制备水凝胶纳米球和微米球,用作药物载体。

在室温下用电子束辐射的方法制备了 PVA-羧甲基壳聚糖(CM-chitosan)共混水凝胶。在辐射作用下,部分羧甲基壳聚糖接枝到 PVA 水凝胶上。与 PVA 水凝胶相比,共混水凝胶无论是在机械性能方面还是溶胀性上都有了明显提高,尤其是该水凝胶对埃希氏菌属的大肠埃希菌有较好的抑菌性。

用伽马射线辐射的方法制备了壳聚糖-PVP 的水凝胶,该水凝胶的溶胀性对溶液的 pH 具有依赖性,同时还呈现出对表面活性剂的吸收性。在十二烷基磺酸钠的溶液中,水凝胶由于络合作用而萎缩,但当十二烷基磺酸钠的浓度为胶束临界浓度时,凝胶先萎缩后膨胀。

用紫外光辐射含有 FGF-2 的壳聚糖水凝胶,将其固定在慢性心肌梗死的兔子的缺血性心肌表面。研究发现,具有生物活性的 FGF-2 分子从 FGF-2 壳聚糖水凝胶中控制释放,导入脉管源并可能在缺血性心肌的侧支循环,从而保护了心肌。

3. 采用天然交联剂制备的壳聚糖水凝胶

通过化学交联的 CS 水凝胶的物理性能和生物特性虽然得到了改善,但是由于在合成过程中使用了交联剂、引发剂及有机溶剂,凝胶体系的毒性可能增强。来源中药杜仲的京尼平被认为是一种具有吸引力并可以替代戊二醛的交联剂,研究显示京尼平的细胞毒性比戊二醛小 10 000 倍。采用京尼平交联的 CS 基植入剂在大鼠体内具有较好的生物相容性。

4. 酶促交联

蛋白质或含有氨基酸残基的多肽可通过转移酶催化形成肽键交联的蛋白质或多肽网络,键合引入酚羟基的多糖大分子可通过氧化酶和过氧化氢催化酚羟基氧化交联形成多糖大分子网络,其中辣根过氧化物酶(horseradish peroxidase,HRP)在有 H_2O_2 存在时能催化酚类、胺类及其取代物的聚合。壳聚糖结构类似于细胞外基质中的糖胺聚糖,通过把带有酚羟基结构的小分子接枝到壳聚糖分子链上,可使引入酚羟基的壳聚糖具有能被 HRP 等催化交联的性质。酶促交联法制备壳聚糖水凝胶采用酶催化交联,避免使用有毒的化学交联剂,是一种温和并且生物相容性好的生物交联方法。

Sakai 等通过 HPR 催化制得酚羟基壳聚糖/酚羟基聚乙烯醇互穿水凝胶,哺乳动物细胞实验和大肠埃希菌细菌行为学实验证明该复合水凝胶具有良好的可降解性、生物组织相容性及有效的抑菌性能。张叶敏通过 EDC/NHS 介导的偶联反应,合成了壳聚糖-对羟基苯丙酸(CS‐PA)生物大分子前体,运用湿法纺丝工艺,双酶交联的方法制备明胶/CS‐PA 互穿网络水凝胶。HRP 催化 Chitosan-PA 交联形成一个网络,谷氨酰胺转氨酶(glutamine transaminase,TG)催化明胶交联形成另一个网络,两者组合制备具有互穿网络结构的高强度生物高分子水凝胶,具有良好的吸湿性、生物可降解性和生物相容性。Huber D 等用来自嗜热毁丝霉虫漆酶(myceliophthora thermophila,MTL)使 CMC 与邻苯二酚交联制备酚醛-CMC 水凝胶,显示出优异的抗氧化性质,具有消炎作用,在慢性伤口愈合过程中可以抑制氧化物酶(MPO)、基质金属蛋白酶-1(MMP‐1)和人嗜中性粒细胞弹性蛋白酶(HNE)的过度表达。与此同时,不会影响 NIH3T3 小鼠成纤维细胞系的活性。

(三) 智能型水凝胶

1. 温度敏感型水凝胶

温度敏感型水凝胶是指随着外界温度的变化而产生刺激响应性的智能材料,是一类研究最多、应用最广的药物载体材料。温度响应性聚合物,其特征是在水溶液中有一个临界的凝胶化温度,在这个温度下聚合物链由于疏水相互作用而发生自组装,从而发生相分离。特别是那些低临界溶解温度(low critical solution temperature,LCST)的聚合物,它们在注射条件转变的时候会在室温与体温之间发生一定的相转变,因为它们在低温下是可溶的,形成凝胶时给药,例如通过皮下进行注射给药。聚合物也可显示上限临界溶解温度(upper critical solution temperature,UCST),在这个特殊的温度以下时聚合物溶液发生相分离。传统温敏型水凝胶多采用丙烯酰胺为原料,这种物质有一定的毒性且不易降解,在使用过程中可能会给环境带来不良影响。而壳聚糖具有生物相容性、可降解性、对环境无污染等优点,因此,以壳聚糖为主要原料制备水凝胶正引起国内外学者的广泛关注。

通过壳聚糖与甘油磷酸钠(glycerophosphate,GP)制备成温敏型水凝胶,该体系在室温或低于室温下可较长时间保持液态,而温度升高到体温后发生胶凝。CS/GP 复合物的生成导致体系具有疏水作用,而疏水作用则是导致复合物体系具有温敏性的主要原因。采用变温核磁共振技术对这种凝胶体系的凝胶化过程进行跟踪研究。结果表明,壳聚糖中氢和磷酸甘油盐中磷的化学位移均随着温度的升高而变化。其中壳聚糖中氢的化学位移向高场移动,而磷酸甘油盐中磷的化学位移向低场移动。在凝胶温度附近,壳聚糖中 H‐2(D)的化学位移变化出现转折点,表明其所处的化学环境发生了突变。随着体系中磷酸甘油盐含量的增加或者 pH 的增大,壳聚糖中 H‐2(D)的化学位移逐渐偏向高场,体系的凝胶温度则越低。由此提出壳聚糖/磷酸甘油盐温敏性水凝胶的凝胶机制是:随着温度的升高,壳聚糖通过氨基正离子与磷酸甘油盐形成的静电吸引被破坏,壳聚糖分子链间随之形成大量氢键而发生凝胶化。

为提高水凝胶的应用,可根据实际需要加入其他物质进行改性。Tang 等合成了含有羟磷灰石的壳聚糖/聚乙烯醇水凝胶,结果表明,加入羟磷灰石后,凝胶性能明显好于纯的壳聚糖凝胶,凝胶强度明显增强。通过考察不同羟磷灰石含量对蛋白质释放的影响时发现,含有 0.1 mmol 羟磷灰石水凝胶的溶胀率最低,蛋白质释放速度最慢。这种水凝胶有望应用于蛋白质的控制释放、人造骨骼及组织工程支架等方面。

2. pH 敏感型水凝胶

pH 敏感型水凝胶是指水凝胶的溶胀或消溶胀随外界环境 pH、离子强度变化而变化的高分子凝胶。这类水凝胶中含有大量易水解或质子化的酸、碱基团,如羧基和氨基。当外界 pH 变化时,这些基团质子化或去质子化程度相应改变,从而引起官能团之间的静电引力或斥力的改变,导致水凝胶的溶胀度也随之改变;与此同时,pH 变化,水凝胶内外离子浓度差也改变,从而引起水凝胶内外渗透压改变,导致水凝胶的溶胀度改变;另外,这些基团的解离还会破坏凝胶内相应的氢键,使凝胶网络的交联点减少,造成凝胶网络结构发生变化,引起凝胶溶胀。壳聚糖因分子内含碱性—NH₂ 基团,可与 H⁺ 结合或解离,以及相关氢键发生解离或结合,因而具有明显的 pH 敏感性。近来很多研究都是通过对壳聚糖的改性来实现不同 pH 下相关领域的使用。

pH 敏感型壳聚糖/聚乙烯基吡咯烷酮水凝胶,室温下该水凝胶在不同 pH 介质中的溶胀比。结果表明:pH>5 时,壳聚糖/聚乙烯基吡咯烷酮水凝胶溶胀比很小;pH<5 时,溶胀比急剧上升,且在 pH=1.5 时达到最大值,凝胶在酸性溶液中的溶胀比远大于在碱性溶液中,且在不同 pH 溶液中重复可逆溶胀收缩。壳聚糖/聚乙烯基吡咯烷酮水凝胶对溶胀介质 pH 变化具有良好的响应性,溶胀收缩过程可逆。这种良好的可逆性将会在药物释放、仿生材料、化学机械等方面发挥特殊作用。

3. 复合敏感水凝胶

在复杂外界环境变化以及多智能体系要求下,复合敏感型水凝胶能够同时响应不同的外界刺激,将具有更加广阔的应用前景。

Khurma 等用壳聚糖与 PEG 为原料,采用京尼平为交联剂,通过半互穿方法制备了温度/pH 敏感型水凝胶。结果表明,凝胶的溶胀率主要受温度、pH 和 PEG 在水凝胶中含量的影响。pH 一定时,凝胶的溶胀率随着温度的升高而明显增大。温度一定时,凝胶在 pH=2 的介质中的溶胀率最大(470%);当 pH 为 7 和 10 时,溶胀率分别为 290% 和 280%;随着 pH 的增大,溶胀率减小。

通过 γ 射线辐射将壳聚糖和异丙基丙烯酰胺共聚,合成了温度/pH 敏感型水凝胶。实验通过透光率随温度的变化来测试温敏性。结果发现,25 ℃ 时,透光率为 0.095%;28 ℃ 时,透光率开始发生变化;30 ℃时,透光率为 0.046%。同时,该凝胶对 pH 也具有敏感性。pH 为 2～6 时,溶胀率变化显著,且随 pH 的增大而减小;pH 为 7.5 时,溶胀率最低;pH 为 7.5～11 时,随 pH 的增大,溶胀率逐渐增大。

二、技术要求

鉴于目前国家药品监督管理局批准上市的产品主要为物理交联水凝胶,因此物理凝胶主要技术要求如下。

(一)物理性能

1. 外观

以正常视力或矫正视力在自然光线下观察检验,无任何肉眼可见的异物。

2. 装量

按《中国药典(2015 年版)》(四部)通则 0942"最低装量检查法"中的"容量法"进行,不少于标识装量。

3. 澄清度

按《中国药典(2015 年版)》(四部)通则 0902"澄清度检查法"中的"浊度仪法"进行,应符合要求。

(二)化学性能

1. 鉴别

通过红外光谱进行检测,红外光谱应在 3 447 cm^{-1}(宽峰)、2 929 cm^{-1}、2 878 cm^{-1}、1 652 cm^{-1}、1 070 cm^{-1}(强峰),宽峰数值偏差不大于 100 cm^{-1},其他峰数值偏差不大于 20 cm^{-1}。其他物质根据其特性进行光谱学、核磁共振或化学检测等方法鉴别。

2. 壳聚糖含量

通过一定方法可以有效分离纯化壳聚糖,其含量可参考 YY 0953－2015《医用羧甲基壳聚糖》中附录 D 规定的方法,按《中国药典(2015 年版)》(四部)附录 0704 中"氮测定法"第二法(半微量法)规定的方法进行,不能有效分离纯化壳聚糖的则检测原料。

3. 脱乙酰度

通过一定方法可以有效分离纯化壳聚糖,按照 YY/T 0606.7 - 2008《组织工程医疗产品第七部分:壳聚糖》7.3.2 中"双突跃电位滴定法"测定,不能有效分离纯化壳聚糖则检测原料。

4. 重均分子量和分子量分布系数

参考 YY 0953 - 2015《医用羧甲基壳聚糖》中附录 B 规定的方法,激光散射-凝胶渗透色谱联用法(LLS - GPC)。

5. 动力黏度

直接取样,采用经校准过的旋转黏度计或流变仪(测定温度 25±0.1 ℃),按照《中国药典(2015 年版)》(四部)通则 0633"黏度测定法"的方法测定,应符合要求。

6. 渗透压

直接取样,按照《中国药典(2015 年版)》(四部)通则 0632"渗透压摩尔浓度测定法"的方法测定,应符合要求。

7. pH

直接取样,按照《中国药典(2015 年版)》(四部)通则 0631"pH 测定法"的方法测定,应符合要求。

8. 重金属

根据样品不同,按照《中国药典(2015 年版)》(四部)通则 0821"重金属检查法"的方法进行,应符合要求。或参考 YY/T 0606.7 - 2008《组织工程医疗产品第七部分:壳聚糖》中附录 A"重金属含量测定"的方法测定,应符合要求。

9. 炽灼残渣

按照《中国药典(2015 年版)》(四部)通则 0841"炽灼残渣检查法"进行,取样品 1.0 g 进行测定,应符合要求。

10. 含水量

按照《中国药典(2015 年版)》(四部)通则 0831"干燥失重测定法"进行,应符合要求。

11. 微粒

按照《中国药典（2015年版）》（四部）通则 0903"不溶性微粒检查法"进行，应符合要求。

12. 蛋白质含量

制备蛋白质标准溶液，通过考马斯亮蓝法在 595 nm 测定吸光度并制备标准曲线，壳聚糖稀释成一定浓度，测量吸光度，折算蛋白质残留，应符合要求。

13. 溶剂残留

按照《中国药典（2015年版）》（四部）通则 0861"残留溶剂测定法"进行，并符合规定。

14. 透光率

将水凝胶稀释到一定浓度，以生理盐水为空白对照，按《中国药典（2015年版）》（四部）附录 0401"紫外-可见分光光度法"的方法测定，应符合要求。

15. 紫外吸光度

将水凝胶稀释到一定浓度，按《中国药典（2015年版）》（四部）附录 0401"紫外-可见分光光度法"的方法测定，应符合要求。

16. 微量元素

按照 YY 0953-2015《医用羧甲基壳聚糖》中 6.12.2 的方法测定，应符合要求。

（三）生物学性能

1. 无菌

按照《中国药典（2015年版）》（四部）通则 1101"无菌检查法"中规定的方法进行，应符合要求。

2. 内毒素

按照《中国药典（2015年版）》（四部）通则 1143"细菌内毒素检查法"进行，应符合要求。

3. 微生物限度

按照《中国药典（2015年版）》（四部）通则 1105"非无菌产品微生物限度检查：微生物计

数法"测定,应符合要求。

4. 生物相容性

参考 GB 16886《医疗器械生物学评价》相关标准。

通过化学交联凝胶可去除装量、澄清度、分子量、黏度等指标,增加溶胀度、交联度、交联剂残留、机械性能指标等。

三、壳聚糖水凝胶的应用

(一)用于术后防粘连

在外科手术后易发生组织粘连,这既是外科领域常见的临床现象,也是患者在愈合过程中必须经历的过程。粘连是结缔组织纤维带与相邻的组织或器官结合在一起而形成的异常结构。如果粘连现象在腹腔、盆腔骨骼等手术中出现,就会引起严重的并发症,如腹部、盆腔等均可引起粘连性肠梗阻,甲状腺手术后引起喉返神经损伤,以及因盆腔组织粘连而导致的女性不育症。

粘连发生的主要原因有以下几种:因局部缺血而引起的炎症;手术过程中的创伤;身体中异物的存在;出血处和暴露伤口处的细菌感染。目前,国内外有两种途径来防止术后组织粘连,一种是依据生理/药理机制的治疗方法,主要是药物减轻炎性反应和溶解纤维蛋白;另一种是防粘连材料。理想的防粘连材料应具有良好的生物相容性;适宜的组织黏附性(不需缝合);能完全覆盖创伤表面并且具有足够的体内存留时间;能降解吸收,而无须二次手术将其取出;既能有效防止粘连形成,又不影响伤口的正常愈合。目前已经临床应用防粘连材料为壳聚糖、透明质酸、羧甲基纤维素、艾可糊精、聚乙二醇衍生物、聚氧乙烯、氧化再生纤维素、聚乙交酯丙交酯共聚物以及聚丙交酯。其中壳聚糖基防粘连材料主要包括溶液、膜和凝胶。由于壳聚糖分子结构中含有的单位成分与生物组织组成成分较相近,因此其生物组织相容性较好,再加上其在生物体内可降解吸收和具有一定的抗炎性,是一种理想的可吸收医用防粘连材料。

壳聚糖基材料防粘连的主要机制是:①生物学屏障作用,充填在创面组织之间,起到完全分隔、保护内表面的作用,有效防止粘连形成。②促进组织生理性愈合,抑制成纤维细胞的生长,进而减少胶原纤维的合成,使粘连程度量变、质变到纤维性粘连。③壳聚糖的止血作用使创面出血减少,阻止血纤维蛋白束的形成,预防粘连形成。

羧甲基壳聚糖能在创面处形成胶体,包裹在伤口处并形成屏障,有效预防腹腔粘连,通过人体各种酶类的降解,最终形成可被人体吸收的低分子单糖,加快创面的愈合,减少粘连发生的概率。胶原沉着是炎症反应的起因,在修复早期抑制胶原沉着,证实羧甲基壳聚糖可隔离炎症反应因子,使胶原蛋白等的渗出减少。羧甲基壳聚糖还可促使单核细胞变成巨噬细胞,促使巨噬细胞移行,保护清洁创面。术后7天是粘连发生的关键期,在这期间羧甲基壳聚糖减少纤维沉积,为上皮细胞生长争取宝贵时间,是有效抑制粘连的前提;还能减少结缔组织增生,有利于伤口痊愈,达到最优愈创效果。之后,在羧甲基壳聚糖慢慢降解过程中,浆膜处一直保持一定的纤溶酶原激活因子浓度,规避粘连发生。一般2周左右,浆膜修复完成才能永久防粘连,这与羧甲基壳聚糖促上皮细胞活力,抑制纤维细胞黏附的作用息息相关。

(二)用于创面促进伤口愈合

伤口敷料是用于伤口护理的重要医药产品,新型伤口敷料可通过吸收伤口多余渗液或者持有水分保持创面的湿润,从而促进伤口愈合。壳聚糖及其衍生物为原料所制备的生物医学材料具有一定的抑菌性能,壳聚糖可促进纤维细胞的迁移,对基质细胞有趋化、迁移、激活作用,并加速细胞增殖和组织重塑过程;壳聚糖还可促进上皮细胞的再生,通过介导细胞增殖而促进伤口愈合,通过温和的急性炎性反应吸引大量的多形核细胞和巨噬细胞,以清除组织碎片和血凝块。促进皮肤黏膜组织修复,从而促进创面愈合。具有止痛、止血、促进伤口愈合、减小瘢痕、良好的生理相容性和生物可降解性等优异的性能,非常适于作为伤口敷料的原料。

(三)用于痔疮

痔疮是临床上一种常见的肛门疾病,它是由肛门直肠尾部与肛门黏膜静脉丛产生曲张,进而形成一个或多个静脉团。痔疮是一种慢性肛门疾病,一般包括内痔、外痔与混合痔三种类型。痔疮的发病诱因较为多见,患者身体肠道疾病、不良生活习惯、入厕习惯以及外部环境等都可能诱发痔疮。壳聚糖痔疮抑菌凝胶因具备抑菌消炎、增强免疫、促进伤口愈合、滋养修复黏膜等诸多特点,同时生物相容性良好,且生物可降解,又安全无毒。

(四)用于妇科疾病

宫颈糜烂是慢性宫颈炎常见的一种病理改变,是妇女常见病。临床症状有阴道分泌物增多、腰部酸胀、性交后出血等。治疗方案以局部治疗为主。壳聚糖具有抑菌、抗肿瘤、促进血液凝固等生物活性,可修复宫颈上皮细胞,维持微生物生态环境平衡。

阴道炎一般是由细菌、念珠菌、滴虫感染引起。常与妇科宫颈炎、盆腔炎同时发生,外阴、阴道念珠菌(霉菌)病80%～90%由白色念珠菌引起,可与细菌性阴道病、滴虫性阴道炎伴发,壳聚糖妇科栓是以壳聚糖为主要原料制成的非抗生素类妇科栓剂。壳聚糖是天然多糖类高分子物质,安全性高。壳聚糖对多种细菌的生长具有抑制作用,是抑菌谱较广的天然抑菌物质,对革兰阳性菌、革兰阴性菌及白色念珠菌,均有明显抑制作用。壳聚糖的抑菌作用与其脱乙酰度有很大关系。一般认为,大分子壳聚糖通过自身所带的正电荷与微生物细胞膜所携带的负电荷相互作用,破坏细菌细胞壁原有结构,造成细胞成分的泄漏而起到抑菌作用。而小分子的壳聚糖,与通过渗透进入细胞内带有阴离子的生物大分子发生类似絮凝作用,扰乱细胞的正常生理功能,阻断 DNA 的生物合成,从而抑制细菌的繁殖和生长。

(五) 用于口腔溃疡

口腔溃疡是口腔常见病、多发病。口腔溃疡是指口腔内黏膜表皮细胞因种种原因而发生上皮破坏脱落。由于黏膜组织层含有血管神经,所以破溃后出现疼痛,甚至出血、饮食不佳等症状。壳聚糖具有独特的生物活性,能抑制细菌、霉菌生长,具免疫增强作用,同时其降解产物 N-乙酰氨基葡萄糖和氨基葡萄糖是表皮细胞生长增殖的必需营养物质,因此它还具有促进伤口愈合、组织修复的作用,是很好的伤口愈合剂。对治疗口腔溃疡而言,壳聚糖不仅是一般意义上的成膜材料,同时还具有抑菌和促进溃疡愈合的治疗作用,因此是制作治疗口腔溃疡膜剂的理想成膜材料。

(六) 骨关节内的润滑剂

骨关节炎(osteoarthritis,OA)是以关节软骨退变为特征的常见疾病,对其治疗目前仍缺少有效的方法,近年来关节软骨保护学说,尤其是糖胺类物质作为软骨保护剂的应用已引起人们的关注。

将壳聚糖溶液直接注入小鼠膝关节腔,治疗关节退行性病变和轻度软骨缺损,6 周时髌软骨退化减慢、关节软骨中软骨细胞数量增加;实验中也发现,关节内可见纤维细胞、成纤维细胞、单核细胞增生。

壳聚糖用于骨关节炎治疗可能有以下原因:①壳聚糖具有高度黏弹性,与正常的关节液相似,可以模拟关节滑液的物理作用,缓解作用于关节软骨面的压力,从而保护软骨,并预防关节粘连、缓解关节退变。②羧甲基壳聚糖在体内降解为单体氨基葡萄糖,可能提供大量的氨基葡萄糖单体,参与软骨基质重要组成成分蛋白多糖的合成代谢,补充丢失的蛋白多糖。③OA 可见不同程度的滑膜炎,它继发于软骨的降解,滑膜炎可能导致促使软骨基质降解的蛋白酶合成增加。进一步降解软骨基质,羧甲基壳聚糖具有抗炎作用,可能抑制与炎性反应有关的酶、自由基等的释放,减少炎性介质的合成与释放,减轻滑膜炎症,可能抑制使软骨基质降解的蛋白酶合成。④抑制软骨 MMP 的表达。⑤骨关节炎发病过程中出现细胞因子分泌异常,如骨关节炎软骨组织中有大量白介素(interleukin,IL)-1 分布。IL-1 能够促进MMP 合成,是介导软骨破坏最直接的细胞因子。羧甲基壳聚糖可在软骨滑膜表面集聚,形成屏障,阻止软骨基质降解酶与软骨接触,防止软骨基质进一步降解;同时防止有害的炎性因子(如 IL-1)与软骨直接接触,防止软骨基质进一步破坏。⑥OA 关节软骨能产生大量一氧化氮,一氧化氮有促进 OA 软骨分解代谢的作用,还能抑制软骨基质大分子的合成,并增加 MMP 在软骨细胞中的活性,从而引起软骨的破坏。甲壳素类物质能显著抑制体外培养的巨噬细胞产生一氧化氮,所以羧甲基壳聚糖可能通过抑制 OA 关节软骨一氧化氮的产生来达到延缓软骨退变的目的。

(七)护眼贴

每年数百万人进行麻醉手术,深度麻醉、面神经麻醉的患者,因使用肌肉松弛药物和吸入麻醉药物的作用,角膜失去知觉,瞬目反射消失,可出现药源性上眼睑滞留或闭合不全,致使部分角膜暴露。研究发现,近 70% 的全麻患者双眼不能完全闭合。另外,由于全麻术前用药中的抗胆碱类药物具有抑制泪腺分泌的作用,使眼部不能获得泪液湿润而更加干燥,上皮脱落进而继发暴露性角膜炎。

暴露性角膜炎临床表现包括:①暴露部位结膜充血、肥厚。②角膜上皮干燥、粗糙、坏死脱落、溃疡或角膜上皮角质变性,伴有基质浸润混浊。③继发感染,形成角膜溃疡甚至穿孔。病变多位于下 1/3 的角膜。初期角膜及结膜上皮干燥、粗糙,暴露部位的结膜充血、肥厚,角膜上皮逐渐由点状糜烂融合成大片的上皮缺损,新生血管形成。继发感染时,出现化脓性角膜溃疡。手术后 1~2 天内,患者出现畏光、流泪、异物感和局限性疼痛等临床症状。用壳聚糖制备的水凝胶贴,由于其湿润性和黏附性,在眼睑周围闭合,为暴露的角膜提供一个湿润的环境,可有效缓解暴露性角膜炎。

四、展望

壳聚糖类水凝胶对药物、蛋白质影响不大。因其具有低毒、良好的生物相容性和生物可吸收性等生物特性,在药物控释、组织工程等生物医学领域具有广阔的应用前景。

(一)药物控释

壳聚糖是一种安全无毒的天然高分子,在人体内可进行生物降解,几乎无免疫原性,被认为是理想的缓释材料。智能壳聚糖水凝胶(如温度敏感型、pH 敏感型等)无论从生物相容性安全性还是释药时间上都更优于传统的药物缓释材料。

用单甲氧基聚乙二醇修饰壳聚糖得到壳聚糖-单甲氧基聚乙二醇温度敏感型水凝胶。体外释药研究显示,该壳聚糖-单甲氧基聚乙二醇水凝胶对生物大分子溶菌酶及小分子纳曲酮均有较好控释性能,且单甲氧基聚乙二醇支链的亲水作用能保护蛋白质活性,显著提高活性蛋白质的累积释放率。

（二）组织工程

壳聚糖水凝胶的三维网络结构中含有大量的水,类似于生物组织环境,可以促进细胞增殖和细胞活动。温度敏感型水凝胶能够感受外界环境温度的变化,从发生溶胶-凝胶转变或者可逆体积转变,广泛应用于组织工程的研究。

水凝胶作为组织工程的支架具有以下优势:①水凝胶的三维网状结构中充满了大量的水分,有助于保护细胞,并有利于营养物和分泌产物的运输。②水凝胶支架与软组织器官有着相似的机械性能,并且具有低的界面张力,有利于细胞通过器官和植入体界面。③与预塑性硬支架相比,水凝胶可以通过注射方式植入体内,因此很容易充满缺损部位,手术创伤小。④用于组织工程构建的水凝胶大多数是智能型凝胶,在体内由于温度改变或在光电作用下可以原位胶凝,由于发生胶凝的条件温和,水凝胶也是递送细胞生长因子非常适宜的载体。但是由于水凝胶材料的力学强度差,一般只能用于软组织、神经组织以及皮肤等组织的修复。

Hoemann 等用壳聚糖/甘油磷酸钠温敏水凝胶对软骨的细胞外基质复合软骨细胞进行培养,结果发现软骨细胞在支架中生长良好。再通过一系列的体内外实验,在软骨缺损的动物模型上成功实现软骨再生。Chen 等制备了温度敏感型壳聚糖-g-PNIPAM[聚(N-异丙基丙烯酰胺)]凝胶和透明质酸/壳聚糖-g-PNIPAM,通过 SEM 研究该凝胶对软骨细胞生长的作用,实验结果表明,在这种凝胶体系上培养的软骨细胞和半月板均能很好生长和增殖。将温度降至 37 ℃以下,凝胶便可自由流动,软骨细胞和半月板与凝胶体系则很容易实现分离。因此,温度敏感型壳聚糖-g-PNIPAM 凝胶体系是用于组织修复的良好体系。

壳聚糖制成可注射支架材料,利于微创操作,具有广阔的发展前景。将壳聚糖与甘油磷酸二钠混合制备了温度敏感型水凝胶,在常温条件下为液态,能够与间充质干细胞混合形成悬浊液,注入体内后在 37 ℃的环境下支架弹性模量急剧增高,变为凝胶状态。他们将温度敏感型水凝胶与骨形态发生蛋白质结合进行负载蛋白质异位成骨实验,结果表明骨形态发生蛋白质逐步释放并具有良好的活性,注射部位有软骨形成。

第二节 · 壳聚糖非织布

非织布是一种不需要纺织而形成的织物,是将纺织短纤维或者长丝进行定向或随机排列,形成纤网结构,然后采用机械、热黏或化学等方法加固而成。它直接利用高聚物切片、短纤维或长丝,通过各种纤网成形方法和固结技术,形成具有柔软、透气和平面结构的新型纤维制品。

甲壳素、壳聚糖及其衍生物可纺制成长丝或短纤维两大类。长丝经捻制或编织可制成各种纺织品。壳聚糖类短纤维和长丝经梳理、铺网再经加工，可制成非织布。

一、壳聚糖纤维制备

（一）甲壳素/壳聚糖纺丝溶液制备

甲壳素分子中具有稳定的环状结构和大分子之间存在强的氢键作用，使它具有稳定的物理和化学性质。它既不熔融（200 ℃分解），又不溶于水、稀酸、稀碱和一般有机溶剂中。目前甲壳素溶剂有：水合能力强的无机盐（如 LiCNS、LiI、Ca（CNS）$_2$、CaI$_2$、CaBr$_2$、CaCl$_2$等）、强酸（如浓盐酸、硫酸、硝酸和磷酸等）、强极性溶剂（如三氯乙酸、二氯乙酸、氯代烃与无机酸的水溶液或某些有机酸的混合液）、强碱（如 NaOH -碎冰、NaOH -尿素、NaOH - CS）、氟化试剂（如六氟异丙醇和六氟丙酮的 1.5 倍水合物）以及酰胺/氯化锂系统（如 LiCl/N，N -二甲基乙酰胺、LiCl/N，N -二甲基甲酰胺或 LiCl/N -甲基吡咯烷酮等）都可作为甲壳素的良溶剂，但这些溶剂都会产生许多不利的影响，如由于水解导致分子链降解，分子量明显降低；残留试剂无法除去或有毒等。

壳聚糖大分子中由于乙酰基脱除而存在大量—NH$_2$，使其溶解性能大大优于甲壳素。它能溶于大多数的稀酸（如甲酸、乙酸、盐酸、苯甲酸等）中而制得均匀的壳聚糖溶液，所以它往往先于甲壳素而被开发应用。

溶液可纺性包含三方面内容：①溶液应具备一定的黏度。②溶液应具有良好的稳定性。③必须具有良好的流延性及成丝性。甲壳素与壳聚糖均可在合适的溶剂中溶解而被制成具有一定浓度和黏度的溶液，这种溶液具有较好的成膜或成丝强度，故它们都具有良好的可纺性。

壳聚糖类物质的溶液浓度对其黏度有很大的影响。而纺丝溶液的黏度过大，其过滤性能、流变性和可纺性均变差。纺丝溶液浓度对纤维的性能和生产效率都有很大的影响，如果纺丝溶液浓度过低，则纤维固化困难，初生纤维结构疏松，其力学性能较差，而且生产效率低。将壳聚糖类纺丝溶液的浓度控制在 3％～25％。

纺丝原液中常用的助剂有尿素、异丙醇、二氯乙酸、乙酸锌、甘油、硼酸、乙醇、硫氰酸钠等。尿素的加入，可以降低纺丝原液的黏度，其用量对纺丝状态和纤维的性能有一定的影响，随着尿素浓度的增加，纺丝原液的黏度明显下降，但超过 1％会造成纺丝状态恶化，从而影响纤维的性能；同时尿素、异丙醇、二氯乙酸的加入，可以使壳聚糖溶解均匀，防止冻胶的产生；加入乙酸锌可增强纤维强度，促进凝固，降低丝束的粘结，但随着乙酸锌的增加，丝束脆性增加，易折断；甘油主要是起软化剂和增塑剂的作用，克服壳聚糖纤维的脆性，使纤维的塑性增大，拉伸时不易断丝；硼酸或硫氰酸钠的加入，可以提高纺丝原液性质的稳定性；乙醇在纺丝原液中除了起减黏剂的作用，还具有消泡剂的作用。

（二）壳聚糖纤维制备

壳聚糖是线性高分子，具有成纤性，可纺制成丝。壳聚糖及其衍生物大分子中极性基团较多，分子间的作用力较强，理论上的熔融温度高于热分解温度，因此壳聚糖类纤维的纺制一般不采用熔融纺丝技术。目前壳聚糖纤维的制造可以采用湿法纺丝、干法纺丝、干-湿法纺丝、静电纺丝和液晶纺丝工艺等。

1. 湿法纺丝

湿法纺丝是壳聚糖纤维制备的一般方法，其关键是溶剂的选择。湿法纺丝先将壳聚糖或其衍生物溶解在合适的溶剂中，配制成一定浓度的纺丝原液，经过滤、脱泡，由喷丝板喷出后在凝固浴中制成固态原丝，然后在浴中进行拉伸、洗涤，干燥后制得纤维成品。甲壳素纤维凝固浴一般选用乙醇、丙酮或水作为凝固剂，凝固剂和溶剂双扩散系数的大小将直接影响凝固速度。为了避免细流固化过快，需要在凝固浴内加入一些溶剂，以降低细流的固化速度，提高初生纤维的质量。壳聚糖以氢氧化钠水溶液为凝固浴，并通过改变拉伸浴组分（如加入脱水剂）来提高初生纤维的脱水效果。壳聚糖纤维的强度主要取决于其分子量及取向度，而取向度又取决于凝固、拉伸工艺。

2. 干法工艺

干法纺丝将成纤聚合物溶于挥发性溶剂中，通过喷丝孔喷出细流，在热空气中形成纤维的化学纤维纺丝方法。分解温度低于熔点或加热时易变色，但能溶解在适当溶剂中的成纤聚合物适用于干法纺丝，对于既能用干法纺丝，又能用湿法纺丝成形的纤维，干法纺丝更适合于纺长丝。纺丝速度主要取决于原液中溶剂挥发速度。通常在聚合物的溶解度和纺丝黏度许可的条件下，原液浓度应尽可能高，并选择沸点较低和蒸发潜热较小的溶剂，可以减少纺丝原液转化为纤维所挥发的溶剂量，降低热能消耗，并提高纺丝速度。干法纺丝时，纺丝原液的浓度和黏度均比相应的湿法纺丝高。通过选择合适的工艺条件（纺丝过程中吹风形式、喷头拉伸比、壳聚糖原液温度等），可提高所纺纤维的强度。干法纺丝制得的纤维截面细密，空洞少，因此强力较高。但干法纺丝还处于试验室制备阶段，尚未实现工业化生产。

3. 干-湿法工艺

将干法纺丝与湿法纺丝的特点结合起来的化学纤维纺丝方法，又称干喷-湿纺，简称干湿纺，这是 20 世纪 60 年代发展起来的新纺丝方法。纺丝原液从喷丝头压出后先经过一段空间，然后进入凝固浴。空间的气体可以是空气或其他惰性气体。采用干-湿纺时，原液细流能在空气中经受显著的喷丝头拉伸,拉伸区长度远超过液流膨胀区的长度。在这样长距离内发生的液流轴向形变,速度梯度不大,实际上在膨胀区没有很大的形变。与此相反,湿纺时喷丝头拉伸在很短的距离内发生,速度梯度很大,液流膨胀区发生剧烈的形变,在较小的喷丝头拉伸下丝条就会发生断裂。因此,采用干-湿纺时可提高喷头拉伸倍数和纺纱速度。而纺丝原液的浓度和黏度则可以像干纺时那样高,采用干-湿纺还能较有效控制纤维的结构形成过程。湿法纺丝所制得的纤维强力低,阻碍了壳聚糖纤维的进一步应用,因此干-湿法纺丝被考虑用于增强壳聚糖纤维的力学性能,壳聚糖纤维干-湿法纺丝的凝固浴多以醇、水为主。试验证明,用干-湿法纺丝技术制备的壳聚糖纤维的力学性能比湿法纺丝制备的纤维高。

4. 静电纺丝工艺

静电纺丝工艺是制备壳聚糖纳米纤维最常用的一种方法,这种方式是将壳聚糖纺丝液在强电场作用下,使壳聚糖分子突破液体表面张力的束缚,以纺丝细流的方式喷射出去,在接收器上形成纳米纤维。可以用壳聚糖溶液进行静电纺丝制备壳聚糖纤维,也可以用静电纺丝方法制得甲壳素纤维,再将其脱乙酰化得到壳聚糖纳米纤维。静电纺丝制得的壳聚糖纤维细,具有高吸湿,有较大的表面积与体积比、优异的高氧渗透性,结构形态上与皮肤细胞外结构相似,有利于创伤组织愈合过程中细胞的附着和增殖,促进组织的生长;同时,纳米纤维具有高吸水性,能够提供创面愈合所需的湿润环境。

纯壳聚糖溶液比较难于静电纺丝,这是由于壳聚糖分子上存在大量的氨基,氨基在酸性溶液中质子化,从而使壳聚糖溶液变成了聚电解质,在静电纺丝过程中高电场的作用下,聚合物骨架内离子基团的排斥力增加,限制了连续纤维的形成,经常产生珠状颗粒物。真正实现壳聚糖溶液电纺是以三氟乙酸作为溶剂,它与壳聚糖分子上的氨基作用形成铵盐,有效降低了壳聚糖分子间的相互作用,而三氟乙酸的高挥发性也使纺丝细流容易脱除溶剂,使其能迅速固化下来。这种纺丝方法中,壳聚糖浓度对纺丝的形态有重要影响。

由于壳聚糖水溶液的黏度高、分子间作用力大,难以从针头喷射出来,难于纺丝,常进行壳聚糖改性处理,或与其他水溶性高分子[如透明质酸钠、海藻酸钠、聚氧乙烯(propylene oxide,PEO)、PVA等材料复合],采用混合纺丝的方式制备纳米壳聚糖纤维。PVA的特点是无毒、生物相容性好,成丝性能好且能与壳聚糖分子形成分子间氢键。通过这种混合纺丝制得的纤维直径都比较细,一般为20~100 nm。制得的CS/PVA纳米纤维用NaOH溶液处理,去除PVA成分,可以得到多孔壳聚糖纳米纤维,这种多孔纤维用戊二醛交联用于药物或酶的载体。

5. 液晶纺丝工艺

液晶纺丝是以高分子液晶作为纺丝液,通过湿纺、干纺或熔融纺而形成纤维的纺丝技术。这是 20 世纪 70 年代发展起来的一种新型纺丝工艺,可以获得断裂强度和模量极高的纤维。液晶纺丝的特点是纺丝的溶液或熔体是液晶,这时刚性链聚合物大分子呈伸直棒状,有利于获得高取向度的纤维,也有利于大分子在纤维中获得最紧密的堆砌,减少纤维中的缺陷,从而大大提高纤维的力学性能。壳聚糖及其衍生物具有液晶性,已报道的液晶性壳聚糖衍生物有羟丙基壳聚糖、乙酸酯壳聚糖、 *N* -邻苯二甲酰化壳聚糖、*O* -氰乙基壳聚糖、丁酸壳聚糖等。杜邦公司的研究人员利用壳聚糖的液晶性能,采用壳聚糖乙酯/甲酯液晶溶液,通过干-湿法纺丝技术制得了强度达 5.28 cN/dtex 以上的壳聚糖纤维。

6. 发酵法

甲壳素广泛存在于真菌类生物的细胞壁中,在合适的发酵条件下,一些丝状真菌在生长繁殖后可以直接产生甲壳素含量很高的纤维状产物,经过简单的处理可以加工成纸、非织布等产品。这种发酵工艺与传统的湿法纺丝相比,工艺流程短,可能成为生产甲壳素纤维的一种新方法。

7. 壳聚糖/其他纤维混纺

目前壳聚糖与其他纤维混纺包括交联法、涂层法、共混纺丝法。

(1) 交联法是利用交联剂,使壳聚糖或其衍生物与棉纤维结合而制得纤维。这种方法由于采用化学助剂而失去了天然产品的部分特性。

(2) 涂层法是将一般纤维在壳聚糖或其衍生物溶液中浸渍后,经脱水、干燥而制得纤维。这种方法存在随洗涤次数增加而导致抑菌效果下降的问题。

(3) 共混纺丝法是将纤维素预处理、溶解,再加入适量壳聚糖,经纺丝、后处理,制成壳聚糖改性黏胶纤维。这种方法制成的黏胶纤维对环境无污染,也具有壳聚糖的抑菌性能,具有良好的纺织加工性,适用于纺织和无纺加工。

8. 其他方法

此外,通过超声的方法以鱿鱼软骨为原料,可制备直径 3~4 nm、长度为数微米的甲壳素纳米纤维。超声过程中没有发生脱乙酰反应,纤维保持原来的结构,控制 pH 和溶液浓度,超声处理几分钟即可获得透明、黏度高且分散性好的甲壳素纳米纤维。以机械碾磨的方式也可由甲壳素直接制备纳米纤维,如由虾壳制备甲壳素纳米纤维时,首先在 20 ℃条件下,将虾壳浸泡在含量(质量分数)为 50%乙醇溶液中 12 小时进行脱色;然后在同样温度下,将处理过的样品浸泡在含量(质量分数)为 3.6%的 HCl 溶液中 24 小时进行脱钙;最后置于含量(质量分数)为 4%的 NaOH 溶液中 12 小时脱去蛋白质,将酸和碱浸泡过程反复 4 次,保证将钙质和蛋白质完全去除。将处理后的样品配制成含量(质量分数)为 1%的甲壳素溶液,并用乙酸调节 pH 至 3，随后倒入 1 500 r/min 转速的研磨机即制得分布在 10 nm 左右的甲壳素纳米纤维，进行溶剂交换和冷冻-解冻处理还可制备出气凝胶。蟹壳通过简单的研磨处理也可制备出 10～20 nm 的甲壳素纳米纤维，纳米纤维保留乙酰基及原始甲壳素的晶体结构。

甲壳素纳米纤维还可以通过微接触印章法制备。其制备流程：聚二甲基硅氧烷（polydimethylsiloxane，PDMS）印章置于含有甲壳素墨水的容器上方 30 秒后，将含有甲壳素墨水的 PDMS 印章和玻璃底片接触，从而得到宽 30 nm、高 20 nm 的甲壳素纳米纤维，在较大纳米纤维周围，具有按顺序排列的直径大约为 3 nm 的细小纤维。此类结构的纳米纤维将有助于其在组织工程上的应用。甲壳素纳米纤维的形成与溶剂六氟异丙醇的快速挥发有关，在溶剂挥发过程中，甲壳素分子链发生自组装，生成了直径约为 3 nm 的甲壳素纳米纤维。

冷冻干燥法是制备甲壳素/壳聚糖纳米纤维的另一种方法，将含量（质量分数）为 0.1% 的壳聚糖溶液冻干，可以得到纤维直径为 100～700 nm 的纤维。冻干法是一种绿色的方法，克服了静电纺丝法需要有机溶剂和高浓度乙酸的缺点，制备的纳米纤维对金属离子具有较好的吸附能力，同时也可以作为蛋白质的控释支架。

甲壳素类初生纤维的力学性能较差，必须经过适当的后处理才能达到实用的目的。甲壳素类纤维的后处理包括拉伸和还原等工序。拉伸一般在制成初生纤维后进行。拉伸工艺可采用一段拉伸，也可采用二段拉伸或多段拉伸。拉伸后的纤维经水洗或在沸水中处理，可除去残余的凝固剂、溶剂。

二、壳聚糖非织布

（一）纤维前处理

对纤维进行适当的前处理加工是纤网梳理成形前很重要的一道工序，为梳理工序提供基础的同时保证了纤网的质量。这些在梳理成网之前的准备工序包括对使用的纤维原料开松和混合，将成块状和团状的纤维分离并使其均匀混合。壳聚糖纤维的刚性大、卷曲度小，纤维几乎处于"伸直"的状态，在梳理时，不仅不利于对纤维束的穿刺、抓取和握持，而且纤维与纤维之间难以自发抱和与缠结，使得梳理困难。尤其是在第一道梳理工艺中，纤维之间几乎无法正常缠结，难以形成连续纤网，需要对纤维进行二次梳理。在对纤维进行梳理之前，通常会先用蒸馏水喷洒卷绕滚筒让其表面湿润，也可以加入一定量的黏胶纤维，使壳聚糖纤维能更连续地吸附和卷绕至卷绕滚筒。壳聚糖纤维在开松和梳理工序中较易产生静电现象，实际实验过程中需要提高环境湿度来缓解问题。

前处理过程中纤维被拉断变短后不利成网,也会降低针坯强力。为减少纤维损伤,合理设计速比、隔距,适当添加水及加油剂,控制好喂入量等减少纤维拉伤。减少纤网喂入左右不匀,左右隔距不一。减少纤网破洞、厚薄不一、意外牵伸、静电、气流等因素造成纤网不匀和纤网云斑。梳理力太大或隔距太大都会产生毛粒。

(二) 壳聚糖非织布的制备

壳聚糖非织布的加工方法主要有抄纸法、针刺法、水刺法、静电纺丝法四种。

1. 抄纸法

抄纸法是将壳聚糖纤维分散在水中制成纤维悬浮浆,将悬浮浆输送至斜网式成网帘,经抽水、烘干制得纤网,在纤网中加入黏合剂,烘干后得到壳聚糖非织布。抄纸法产量高、成本低、产品均匀度高,但为保证产品具有很高的强力和均匀度,在生产过程中需加入表面活性剂和黏合剂,所以制得的非织布手感偏硬,伏贴性差,制作过程含有化学试剂,易引起皮肤过敏,不适合做医用敷料。

2. 针刺法

将壳聚糖纤维在梳理机上充分混合梳理,得到的纤网经针刺加固制成壳聚糖非织布。

针刺法的工艺流程为:壳聚糖纤维原料→开松→梳理机梳理→铺网→牵伸→固网(针刺)→后处理→成品卷绕。

壳聚糖纤维强度偏低,在梳理和针刺时需控制梳理力度和针刺力度,以免把纤维弄断。由于壳聚糖纤维滑、散、抱合力差,在梳理时应适量加入一些对皮肤无刺激的助剂,如黄酸酯类、液态石蜡和聚乙烯醇类的油剂,以提高纤网的均匀度。针刺法生产的壳聚糖非织布密度大、强度较高、结实、透气性好,但产品较厚、柔软性差。

3. 水刺法

用于医用敷料的壳聚糖非织布大多采用水刺法生产。水刺法生产的壳聚糖非织布柔软,悬垂性、适形性、透气性都很好。

水刺法的工艺流程为:壳聚糖纤维原料→开松→梳理机梳理→铺网→牵伸→固网(水刺)→后处理→成品卷绕。

水刺工艺原理与针刺工艺很相似,它是以高压水流通过水刺头上的水针板形成圆柱状的"水针",针刺中的刺针与"水针"作用相同,纤网由托网帘送入水刺区,在水力作用下一部分纤维被带入网帘底部,与其他纤维纠缠;"水针"穿过纤维网的同时,一部分水柱碰到输送网帘后反弹回来,使纤网受到多方向水柱的穿刺,纤维向不同方向无规则运动,进而缠结达到加固作用,形成水刺非织布。

水刺加固设备主要由水力喷射器(水刺头)、托网帘、水处理及水循环系统组成,水针头排列方式有两种:平板式和转鼓式,在水刺加工时要合理控制水压,以免将纤维打断。由于壳聚糖纤维遇湿变软,因此利用较低的能量即可使纤网充分缠结。烘干时为使产品柔软,温度不能太高,并且应加大水循环量,保持水的清洁度。水刺法制得的壳聚糖纤维非织布柔软、吸湿、透气、强度高、弹性好,适用于医用敷料。

4. 静电纺丝法

静电纺丝过程是带电聚合物溶液或熔体在电场力的作用下流动变形,形成喷射细流,在外加电场中发生不稳定运动并分裂,同时溶剂挥发或熔体固化形成超细纤维,之后纤维落在接收装置上,形成非织布。

静电纺丝法的工艺流程:壳聚糖→溶解→纺丝液→挤压→静电牵伸→成网→产品。

利用静电纺丝法生产的壳聚糖产品,其纤维直径小,形成的非织布在力学性能、导电性、吸附性等方面表现出优良的性质,再配合壳聚糖本身独特的性能,使其在纳米纤维材料的复合、过滤、生物医学应用和防护服等领域得到很好的利用。

三、技术要求

(一) 物理性能

1. 外观

以正常视力或矫正视力在自然光线下观察检验,布面均匀、平整、无明显折痕、破边破洞、油污斑渍、无任何肉眼可见的异物。

2. 尺寸

用通用量具和专用量具测量。

3. 面密度

依据 FZ/T 60003-1991 测定试样面密度,在温度(20±2 ℃)、相对湿度(65%±3%)条件下进行测试。试样面密度的测量需要借助圆盘取样机和电子天平来测定,圆盘取样机取样的固定面积是 0.01 m^2,每种试样的非织布取 10 个样,用电子天平测定试样的质量,求得面密度,然后求平均值和定量的变异系数 C_v。

4. 厚度

按照国家标准 FZ/T 60004-1991,采用数字式织物厚度仪测定试样厚度。测试时非织布必须平整,没有褶皱,加压压力 0.5 kPa,加压时间为 10 秒,测定非织布的厚度,测定 10 次,取平均值。

5. 保液率

依据 GB/T 24218.6-2010 进行测量。将试样放在标准大气条件(温度 20±2 ℃,相对湿度 65%±3%)下平衡后,先称重,液体选用蒸馏水。首先将面积为 0.01 m² 圆形试样浸渍在蒸馏水水深 50 mm 以下 30 分钟,用镊子将试样从水中缓缓取出,在大气中停留120 秒左右,直至织物表面吸附的水不会形成痕滴下落,称重。每组试样测试 5 次,计算其平均值。

6. 透气性

根据 GB/T 5453-1997,使用中压透气量仪进行测量。实验试样为可供测试的 10 个不同部位,最后根据所选孔径大小和流量压力计压力值查表得出被测试样透气量。

7. 断裂强力及断裂伸长率

按照国家标准 FZ/T 60005-1991,采用万能材料强力试验机测定试样的断裂强力及断裂伸长率等拉伸性能,在纵向、横向方向上各取 5 块 300 mm×50 mm 试样,校准零位,调节预加张力:2 N,拉伸速度:100±10 mm/min,名义夹持距离 200±1 mm,拉至断裂,重复上述操作,计算平均值。

8. 刚柔性

按照国家标准 GB/T 18318-2001 中有关规定执行。实验仪器为电子硬挺度仪,板宽度为 25 mm,压板速度为 4 mm/s,仪器刚开始显示的数值为试样伸出斜面的长度,最终显示的数值即为相应试样的弯曲长度。弯曲刚度的计算方法如下(式 3-1)。

$$B = G \times L^3 \times 10^{-3}　　　　　　　　　　　　　　　　(式 3-1)$$

式中:

　　B 为弯曲刚度(mN·cm);

　　L 为试样的弯曲长度(cm);

　　G 为面密度(g/m²)。

9. 液体吸收性

按照标准 YY/T 0471.1 - 2004 中 3.2 的方法配制试验液(用磷酸盐缓冲液模拟人体体液 pH)进行测试。经过预调湿过 10 cm×10 cm 尺寸的试样置于烧杯内,加入 PBS 溶液(磷酸缓冲盐溶液,模拟人体体液 pH),浸泡一定时间后称量其质量,得到吸湿性。吸液率计算方法如下(式 3 - 2)。

$$B = \frac{m - m_0}{m_0} \times 100\% \qquad (式\ 3\text{-}2)$$

式中:

B 为液体吸收率(%);

m 为吸湿后脱水后材料的质量(g);

m_0 为预调湿后纤维的质量(g)。

(二)化学性能

1. 鉴别

通过红外光谱进行检测,红外光谱应在 3 447 cm^{-1}(宽峰)、2 929 cm^{-1}、2 878 cm^{-1}、1 652 cm^{-1}、1 070 cm^{-1}(强峰),宽峰数值偏差不大于 100 cm^{-1},其他峰数值偏差不大于 20 cm^{-1}。其他物质根据其特性进行光谱学、核磁共振或化学检测等方法鉴别。

2. pH

参照 GB/T 14233.1 - 2008《医用输液、输血、注射器具检验方法 第一部分:化学分析方法》中检验液制备方法制备检验液,按照《中国药典(2015 年版)》(四部)通则 0631"pH 测定法"的方法测定,应符合要求。

3. 重金属

根据样品不同,按照《中国药典(2015 年版)》(四部)通则 0821"重金属检查法"的方法进行或参考 YY/T 0606.7 - 2008《组织工程医疗产品第七部分:壳聚糖》中附录 A"重金属含量测定"的方法测定,应符合要求。

4. 水中溶出物

按照 YY 0331 - 2006《脱脂棉纱布、脱脂棉黏胶混纺纱布的性能要求和试验方法》中

5.12 方法执行。水中可溶物的质量应符合要求。

5. 干燥失重

按照《中国药典(2015 年版)》(四部)通则 0831"干燥失重测定法"进行。

6. 壳聚糖含量

通过一定方法可以有效分离纯化壳聚糖,可参考 YY 0953 - 2015《医用羧甲基壳聚糖》中附录 D 规定的方法,按《中国药典(2015 年版)》(四部)附录 0704 中"氮测定法"第二法(半微量法)规定的方法进行,不能有效分离纯化壳聚糖则检测原料。

7. 重均分子量和分子量分布系数

参考 YY 0953 - 2015《医用羧甲基壳聚糖》中附录 B 规定的方法,激光散射-凝胶渗透色谱联用法(LLS - GPC)。

8. 脱乙酰度

通过一定方法分离纯化壳聚糖,按照 YY/T 0606.7 - 2008《组织工程医疗产品第七部分: 壳聚糖》中 7.3.2 双突跃电位滴定法测定,不能有效分离纯化壳聚糖则检测原料。

9. 蛋白质含量测定

制备蛋白质标准溶液,通过考马斯亮蓝法在 595 nm 测定吸光度并制备标准曲线,壳聚糖浸提液,测量吸光度,折算蛋白质含量。

10. 溶剂残留

按照《中国药典(2015 年版)》(四部)通则 0861"残留溶剂测定法"进行,应符合要求。

11. 微量元素

按照 YY 0953 - 2015《医用羧甲基壳聚糖》中 6.12.2 的方法测定,应符合规定。

12. 透湿性

按照 GB/T 12704.1 - 2009 标准进行,用来表征透湿性能,表现为单位面积范围内,单位时间内透过的水蒸气质量。透湿性计算公式如下(式 3 - 3)。

$$WVT = 24\Delta m/(S \cdot t) \tag{式 3 - 3}$$

式中：

    WVT 为透湿量$[g/(m^2 \cdot 24\ h)]$；

    Δm 为透湿杯前后重量差值(g)；

    S 为材料的测试面积；

    t 为测试时间(h)。

13. 扩散性

按照标准 GB/T 27597 - 2011 进行，用滴管将 0.25 mL 有色液滴，在距试样 50 mm 高处滴至试样处，测量液滴在 0 和 120 秒时，在试样纵向方向和横向方向上的扩散距离，同时在试样下方垫有吸水性较强的纸巾（木浆成分≥95%），纸巾能够迅速将材料吸收到的有色液滴再次吸收，令液体快速下渗并且阻止液体反渗。

（三）生物学性能

1. 无菌

按照按《中国药典（2015 年版）》（四部）通则 1101"无菌检查法"中规定的方法进行，应无菌。

2. 内毒素

按照《中国药典（2015 年版）》（四部）通则 1143"细菌内毒素检查法"进行，应符合要求。

3. 抑菌性

依据国家标准 GB/T 20944.3 - 2008《纺织品抗菌性能的评价 第 3 部分：振荡法》测试试样的抑菌性。试验用菌：金黄色葡萄球菌、大肠埃希菌、白色念珠菌。

四、应用

（一）促进伤口愈合

创面敷料是为伤口的愈合提供特殊功能的材料，其作用包括防止感染、吸收和排出血水，以及过量体液、促进伤口愈合等。壳聚糖是创面敷料的理想材料之一。目前，日本和美国等发达国家利用壳聚糖制成的创面敷料已经广泛使用。

壳聚糖无纺布其透气和透水性能良好，能保证敷料下不积液，为控制感染创造了条件。

研究还表明,该敷料具有止血、消炎、抑菌等作用,能吸附创面渗出的血清蛋白质,刺激机体细胞生长,促进伤口愈合的功能,而且愈合后的创面与正常组织相似,无瘢痕。这类创面敷料能促进伤口愈合和减少瘢痕的原因是,大分子的降解产物 N -乙酰葡萄糖和 D -葡萄糖胺都是表皮生长的营养物质,能促进创面的愈合,使肌原纤维代替胶原纤维减少瘢痕的形成。

壳聚糖水刺非织布具有抑制细菌、控制体液流失量、促进皮肤细胞再生等功能。用壳聚糖水刺非织布制作的人造皮肤色白、半透明、质软光滑,有良好的弹性和抗张力性能;有良好的透湿性,有利于渗出液的挥发;保护创面,促进伤口愈合。壳聚糖水刺非织布有良好的屏障作用,能防止细菌侵犯创面,预防感染。临床应用证实,使用壳聚糖水刺非织布人工皮肤的创面,可缩短其愈合时间;应用简单、方便,对创面黏附牢固,使用时无须多次换药,减轻患者痛苦,简化治疗过程,节约医疗费用。尤其适用于治疗大面积创伤、烧伤、烫伤和人工植皮。

(二)用于止血

壳聚糖非织布使用方便,止血效果好,非常适合在皮肤科、妇科、口腔科及外科等手术中使用。其废弃后可自然降解,不会污染环境。能快速消炎、止血的壳聚糖纤维产品近年来已被美国国防部装备于军队中。

(三)脐带护理

壳聚糖具有消炎、镇痛、止血、抑菌、透气吸水、促进组织生长等性能。应用由甲壳素无纺布制成的新生儿脐带包能缩短局部出血、渗血时间,促进新生儿脐带残端的愈合,预防新生儿脐部感染,使脐带结痂脱落快,促进新生儿身体健康。而且壳聚糖护脐带无味、无刺激、无皮肤过敏、质地柔软,有利于新生儿脐带残端的护理。

(四)用于妇科

壳聚糖妇科用敷料可用于外阴阴道假丝酵母菌病、细菌性阴道病、宫颈糜烂,以及宫颈物理术后的止血促愈合和炎症引起白带增多的异味清除。

第三节 · 壳聚糖医用膜

膜剂是成膜材料溶解制成的薄膜状固体制剂。从外形可分为单层膜、多层膜、复合膜三种;从组成可分为单一壳聚糖膜、壳聚糖基复合膜和壳聚糖衍生物膜;从应用部位可分为口腔膜、眼用膜、鼻腔用膜、宫颈及阴道用膜等。

壳聚糖大分子链上的羟基、氨基和一些 N-乙酰氨基会形成各种分子内和分子间的氢键,这些氢键的存在形成了壳聚糖的二级结构。壳聚糖有两种分子内氢键,一种是壳聚糖的葡萄糖残基中的 C_3—OH 与相邻的糖苷键形成分子内氢键;另一种则是由糖基的 C_3—OH 与同一条链相邻糖残基的吡喃环上的氧原子形成。氨基葡萄糖残基的 C_3—OH 可以与相邻的另一条壳聚糖分子链的糖苷基形成分子间氢键,也可以与相邻另一条壳聚糖分子链的糖苷基的吡喃环上的氧原子形成分子间氢键。此外,C_2—NH_2、C_6—OH 也可以形成分子内和分子间的氢键。这些氢键的存在和壳聚糖分子的规整性,使壳聚糖分子容易形成晶相区。这些性质的存在使壳聚糖具有很好的成膜性。

壳聚糖膜主要由壳聚糖及改性壳聚糖为主要原材料,复合明胶、聚乳酸、聚己内酯、聚乙烯醇等制成。壳聚糖薄膜吸液后能够与创面紧密贴合,不仅能够阻止细菌与伤口接触,而且还可以为伤口提供愈合所需要的湿润环境。

一、制备方法

目前合成膜的方法很多,主要有:烧结法、拉伸法、熔融挤压法、复合法和相转化法等。其中相转化法是迄今为止最主要的制膜工艺。它利用铸膜液与周围环境进行溶剂、非溶剂传质交换,使原来的稳态溶液变成非稳态而产生液-液相分离,最后固化形成膜结构。常用的相转化制膜方法有气相凝胶法、蒸发凝胶法、热凝胶法和沉浸凝胶法等。其中最常使用的方法为蒸发凝胶法和沉浸凝胶法。鉴于壳聚糖熔融温度较高,一般采用蒸发凝胶法和沉浸凝胶法。

1. 蒸发凝胶法

把包含聚合物、低沸点溶剂和非溶剂的铸膜液暴露在空气中,随着溶剂蒸发,铸膜液中聚合物和非溶剂浓度不断增加,当铸膜液进入非稳态时,产生液-液相分离而形成膜。蒸发凝胶法是制备壳聚糖膜最常用的方法。

(1)壳聚糖膜制备方法:将一定量的壳聚糖溶于一定浓度的乙酸水溶液中制得壳聚糖溶液,并进行脱泡,然后在适当的支撑板(玻璃或其他支撑物)上流延成膜(除流延外还包括浸涂法或喷涂法),在一定环境中使溶剂蒸发而得膜,再用 NaOH 溶液中和残留的酸,用蒸馏水洗涤至中性,自然干燥即得壳聚糖膜。为了提高壳聚糖膜的分离性能和机械强度,通常需要对壳聚糖膜进行交联改性。

(2)壳聚糖衍生物膜及其复合膜的制备方法:通过将壳聚糖衍生物与其他高分子材料溶解后混合,进行脱泡,流延成膜,溶剂蒸发沉淀形成膜。为了提高膜的分离性能和机械强度,通常需要对其进行交联改性。

2. 沉浸凝胶法

聚合物溶液先流涎于增强材料上或从喷丝口挤出,而后迅速浸入非溶剂浴中,随着溶剂和非溶剂的不断交换而发生聚合物溶液的液-液相分离,分相体系经聚合物的相转化固化作用,最终形成不同结构形态和性能的膜。

利用沉淀-浸没反相工艺制备了一种不对称结构的壳聚糖膜,制备工艺为使用一定浓度乙酸溶液。氢氧化钠溶液和碳酸钠溶液作为非溶剂,壳聚糖溶液在 50 ℃预蒸发,然后浸入氢氧化钠-碳酸钠溶液一定时间,用去离子水冲洗后冻干。该膜能够控制水分流失,有很好的透氧率、排水能力和抑制细菌生长能力,组织学检验实验表明,该膜能够促进上皮细胞生长和真皮表面胶原蛋白的形成,能够用于创伤治疗。

二、技术要求

(一) 物理性能

1. 外观

以正常视力或矫正视力在自然光线下观察检验,无任何肉眼可见的异物。

2. 尺寸

用通用量具或专用量具检验,应符合规定。

3. 面密度

依据 FZ/T 60003 - 1991 测定试样面密度,在温度(20±2 ℃)、相对湿度(65%±3%)条件下进行测试。试样面密度的测量需要借助圆盘取样机和电子天平来测定,圆盘取样机取样的固定面积是 0.01 m²,每种试样取 10 个样,用电子天平测定试样的质量,求得面密度,然后求平均值和定量的变异系数 CV。

4. 厚度

按照国家标准 FZ/T 60004 - 1991,采用厚度仪测定试样厚度,测定 10 次,取平均值。

5. 液体吸收性

按照标准 YY/T 0471.1 - 2004《接触性创面敷料试验方法 第 1 部分:液体吸收性》中

3.2中方法进行。

6. 孔隙率

将制得洗净的壳聚糖湿膜裁成一定形状,用滤纸吸干膜的水分,快速称量其湿膜质量记为 m_1;将其置于 60 ℃的烘箱中干燥至恒重记为 m_0,壳聚糖膜的孔隙率按如下公式计算(式 3 - 4)。

$$孔隙率 = \frac{m_1 - m_0}{\rho_w SL} \times 100\%$$ （式 3 - 4）

式中:

m_1 为湿膜质量(g);

m_0 为干膜质量(g);

ρ_w 为水的密度(g/cm^3);

S 为通水面积(cm^2);

L 为膜厚度(cm)。

7. 表面形态

将壳聚糖膜表面喷金,用扫描电镜检测,加速电压为 20 kV,用于观察壳聚糖膜的表面形貌。

8. 断裂强力及断裂伸长率

按照国家标准 FZ/T 60005 - 1991,采用万能材料强力试验机测定试样的断裂强力及断裂伸长率等拉伸性能,在纵向、横向方向上各取 5 块 300 mm×50 mm 试样,校准零位,调节预加张力:2 N,拉伸速度:100±10 mm/min,名义夹持距离 200±1 mm,拉至断裂,重复上述操作,计算平均值。

（二）化学性能

1. 鉴别

通过红外光谱进行检测,红外光谱应在 3 447 cm^{-1}（宽峰）、2 929 cm^{-1}、2 878 cm^{-1}、1 652 cm^{-1}、1 070 cm^{-1}（强峰）,宽峰数值偏差不大于 100 cm^{-1},其他峰数值偏差不大于 20 cm^{-1}。其他物质根据其特性进行光谱学、核磁共振或化学检测等方法鉴别。

2. 晶型测定

通过 X 射线衍射仪检测,扫描范围(2θ)为 $5°\sim70°$,扫描速度为 $2°/min$,管流管压为 40 kV 和 150 mA。

3. 重金属

按照《中国药典(2015 年版)》(四部)通则 0821 的"重金属检查法"进行或参考 YY/T 0606.7 - 2008《组织工程医疗产品 第七部分:壳聚糖》中附录 A 中"重金属含量测定"的方法测定。

4. 水中溶出物

按照 YY 0331 - 2006《脱脂棉纱布、脱脂棉黏胶混纺纱布的性能要求和试验方法》中 5.12 方法执行。按标准试验时,水中可溶物的质量应符合要求。

5. pH

参照 GB/T 14233.1 - 2008《医用输液、输血、注射器具检验方法 第一部分:化学分析方法》中检验液制备方法制备检验液,按照《中国药典(2015 年版)》(四部)通则 0631 的方法测定,应符合要求。

6. 炽灼残渣

按照《中国药典(2015 年版)》(四部)通则 0841"炽灼残渣检查法",取样品 1.0 g 进行测定,应符合要求。

7. 壳聚糖含量

通过一定方法分离纯化壳聚糖,参考 YY 0953 - 2015《医用羧甲基壳聚糖》中附录 D 规定的方法,按《中国药典(2015 年版)》(四部)附录 0704 中"氮测定法"第二法(半微量法)规定的方法进行,不能有效分离纯化,则检测原料。

8. 脱乙酰度

通过一定方法分离纯化壳聚糖,按照 YY/T 0606.7 - 2008《组织工程医疗产品第七部分:壳聚糖》中 7.3.2 双突跃电位滴定法测定,不能有效分离纯化,则检测原料。

9. 重均分子量和分子量分布系数

参考 YY 0953 - 2015《医用羧甲基壳聚糖》中附录 B 规定的方法，激光散射-凝胶渗透色谱联用法(LLS - GPC)。

10. 蛋白质含量测定

制备蛋白质标准溶液，通过考马斯亮蓝法在 595 nm 测定吸光度并制备标准曲线，壳聚糖浸提液，测量吸光度，折算蛋白质含量。

11. 溶剂残留

按照《中国药典(2015 年版)》(四部)通则 0861"残留溶剂测定法"进行，应符合要求。

12. 干燥失重

按照《中国药典(2015 年版)》(四部)通则 0831"干燥失重测定法"进行，应符合要求。

13. 微量元素

按照 YY 0953 - 2015《医用羧甲基壳聚糖》中 6.12.2 的方法测定，应符合规定。

14. 膜的热分析

取一定量样品，在氮气保护下以 10 ℃/min 的升温速度，在热分析仪上，测定膜的分解温度。

15. 溶胀度

将壳聚糖膜烘干至恒重记为 G_d，置于蒸馏水中浸泡 24 小时，取出后快速用滤纸吸干表面的水分，称量膜的湿重记为 G_w，壳聚糖膜溶胀度按如下公式计算(式 3 - 5)。

$$溶胀度 = \frac{G_w - G_d}{G_d} \times 100\% \qquad (式 3 - 5)$$

式中：

    G_w 为湿膜重量(g)；

    G_d 为干膜重量(g)。

16. 膜体外降解试验

将大小基本相同的壳聚糖膜分别置于 10 支试管中。其中 8 支试管加林格液 9 mL，再加

1 mg/mL 的溶菌酶，另 2 支试管只加 10 mL 林格液。全部试管置于 37 ℃的恒温水浴中；溶菌酶组每天定时置换溶菌酶 1 mL。试样分别于 10 天、20 天、30 天、45 天、60 天取出后，经蒸馏水洗净，用黏度法测分子量。

（三）生物学性能

1. 无菌

按照《中国药典（2015 年版）》（四部）通则 1101"无菌检查法"中规定的方法进行，应无菌。

2. 内毒素

按照《中国药典（2015 年版）》（四部）通则 1143"细菌内毒素检查法"进行，应符合要求。

三、应用

（一）促进伤口愈合

壳聚糖膜具有良好的组织相容性，不引起机体免疫反应；具良好的抑菌性，能够阻止外界细菌入侵；能促进细胞生长；为伤口修复提供温和、适宜的湿性环境；透气性良好，且便于伤口分泌物排出；价格便宜、易贮存等特点。

（二）用于防粘连

烟台万利医用品有限公司生产的医用壳聚糖可降解防术后粘连膜（粘停宁），是由壳聚糖溶液经流延法制成的半透明片状薄膜。适用于腹部外科、妇科手术，预防术后粘连。手术时只需将"粘停宁"卷成筒状，由输送器送入腹腔，覆盖于创口表面即可发挥良好的防粘连作用。张晓宇等研究了此产品（粘停宁）应用于肠粘连松解术对预防术后再次发生粘连性肠梗阻以及促进术后胃肠功能的作用。对比了使用松解术和粘停宁配合松解术两种手术方式，得出肠粘连松解术中应用粘停宁安全有效，与单纯肠粘连松解术相比具有可降低复发率、促进术后的胃肠功能恢复、缩短患者住院时间等优点。

北京百利康生化有限公司生产的术后防粘连隔离膜（百菲米），产品材料为医用级水溶性壳聚糖。适用于腹部手术粘连的预防，将其置入体内后短时间内与体液相互作用，形成一层膜状结构，附着于组织器官之间，从而达到生物隔离作用。置放后缓慢降解，不会凝结成团形异物而危害健康。吴昊等对百菲米预防心脏直视手术后心脏粘连进行了研究，对大部分心脏直视手术患者在关胸前常规在心脏胸肋面放置 2 片百菲米，缝合心包后，再在胸骨后放置1片百菲米来预防心脏粘连。通过两例再次开胸手术的案例，发现百菲米能有效地预防心脏直视手术后心脏粘连。

（三）口腔溃疡膜

用洛美沙星混合壳聚糖制成壳聚糖膜，用于防治口腔溃疡。其制膜方法是：取注射用水适量，加入洛美沙星，滴加乙酸搅拌使溶解，加入氯化钠搅拌溶解；再加入壳聚糖；滴加乙酸适量；使其自然胶溶；然后加入甘油、明胶，置水浴上加热搅拌使溶解，加注射用水至一定量，搅匀；均匀涂于事先已涂有液状石蜡的玻璃板上，自然干燥后，再经特定的处理即得洛美沙星壳聚糖口腔溃疡膜。经实验证明该膜可以应用于临床。

（四）用于妇科

慢性宫颈炎及宫颈病变是妇科常见病、多发病，约占已婚妇女的一半以上，常引起妇女阴道分泌物增多和腰骶部胀痛等不适，严重者可导致不孕，同时也是引起宫颈癌的高危因素。激光、宫颈环形电切术（loop electrosurgical excision procedure，LEEP）是目前治疗宫颈病变的理想方法之一。采用壳聚糖宫颈抑菌膜治疗并促进宫颈创面愈合。

壳聚糖膜具有特有的凸型形状，能嵌入宫颈管内，外侧则吸附在宫颈表面上，可与宫颈表面、移形带区和子宫颈管良好接触，能提高机体免疫活性，对体液和细胞免疫都有促进作用；能趋化白细胞，诱导局部巨噬细胞增强其吞噬功能和水解活性，刺激其产生淋巴因子和炎性介质，从而增强机体的抗感染能力，促进伤口愈合。

四、展望

（一）人工皮肤

当人体发生大面积的烧伤或创伤时，在治疗过程中需要人工皮肤作为一种暂时性的创面保护材料敷盖在创伤表面，这种材料即人工皮肤。人工皮肤主要有以下3个作用：①防止水分与体液从创面蒸发与流失。②防止感染。③使肉芽或上皮能逐渐成长，促进愈合。壳聚糖膜的一系列优良性能都说明，壳聚糖可以作为人工皮肤的优良材料。中国海洋大学和青岛大学医学部合作应用壳聚糖和胶原蛋白制造人工皮肤，其中还掺入了中药有效成分，收到了很好的临床效果。

（二）人工透析膜

人工肾膜是由高分子材料制成的渗透膜，并将其装在一定的容器中而制成的一个透析器。透析膜应具有能透过小分子，如尿素、肌酐、尿酸等有机物和水，但不能透过无机离子成分的特点，还必须具有高的机械强度和对血液的稳定性特点。

甲壳素、壳聚糖经硫酸酯化后的结构与肝素相似，具有较高的抗凝血活性，而且壳聚糖为无毒的亲水性材料，具有极佳的生物相容性和抗血栓性，将其单独或与其他物质结合，经加工后制成的透析膜可用于血液透析，在医药上具有良好的应用前景。利用阴离子多糖肝磷脂和右旋糖苷硫酸盐改性壳聚糖膜可以提高膜与血液的相容性。

Qurashi 等制备了用于人工透析的壳聚糖膜和壳聚糖聚乙烯吡咯烷酮(polyvinylpyrrolidone，PVP)共混膜，研究其对分子量低的代谢物的渗透性能，结果发现：膜对基本代谢物(尿素、肌氨酸酐、葡萄糖)的渗透速率高于酸性代谢物(尿酸、磷酸)的渗透速率，添加 PVP 共混改性后能获得较高的渗透速率，而且随着 PVP 含量的增加，溶质渗透性随之增加。

用壳聚糖与聚乙烯醇混合制成的膜用作人工肾的透析膜进行了试验，该透析膜在 25 ℃的水中，其吸水率为 102%，有适当的机械强度、伸长率和尿素的渗透值。

（三）药物控释

考虑到药物本身的性能及不同患者的状况，临床治疗往往采取多种给药途径。壳聚糖经常和各种药物复合制成透皮药膜和吞服膜剂。壳聚糖是一种透皮吸收的增强剂，壳聚糖及其衍生物有增强口服药物吸收的功能。用胶原与壳聚糖复合制成透皮吸收药膜，体外及动物试验表明：控释药膜的性能良好。

（四）牙周引导组织再生膜

牙周引导组织再生术(guided tissue regeneration，GTR)是通过在根面与龈瓣之间放置生物膜，选择性保护和促进牙周特异性细胞优先占据根面，形成新的牙周附着装置，重建结缔组织和结合上皮对根面的新附着关系。引导组织再生术对牙周的促进作用已得到广泛的肯定。壳聚糖膜的组织相容性良好，可以用于牙周再生。用壳聚糖膜进行成年杂种犬牙骨缺损实验；结果表明壳聚糖膜具有阻止上皮细胞迁移和促进牙周新附着的作用。用杂种犬做了动物实验，把壳聚糖膜植入缺口内，观察壳聚糖膜对牙周骨再生的促进作用，结果表明壳聚糖膜对牙周骨再生有促进作用。

第四节 · 壳聚糖海绵

海绵是一种由相互贯通或封闭的孔洞所构成的网络结构的多孔材料，孔洞的边界或表面由支柱或平板构成。典型的孔结构包括两方面：一是由大量多边形孔在平面上聚集形成的二维结构；还有由大量多面体形状的孔洞在空间聚集形成的三维结构。多孔材料按照国际纯粹与应用化学联合会(International Union of Pure and Applied Chemistry，IUPAC)的规定，可以根据化学成分或者孔径尺寸进行分类，按照化学成分可以分为无机多孔材料和有机多孔材料。按照孔径尺寸分类时，人们通常将孔径尺寸小于 2 nm 的孔道称为微孔，孔径范围为 2～50 nm 的孔道称为介孔或中孔，而大于 50 nm 的则称为宏孔或大孔。

海绵应具有三维的立体结构，较高的孔隙率、体密度小、比表面积大、表面张力低、比力学性能高、重量轻和渗透好等特点，广泛应用于航空航天、石油化工、生物医药等领域。尤其是在生物医药领域，多孔材料与聚合物共混技术结合，除了具有上述性质外，还具备了一些特殊性质，作为创伤敷料、组织工程支架和药物控释载体等拥有不可小觑的发展前景。

一、制备方法

目前多孔壳聚糖海绵制备方法包括冷冻干燥法、致孔剂法、酶降解制孔法、浸没沉淀和热致相分离法，其中最常见为冷冻干燥法，也可将几种方法组合使用，如可以将冷冻干燥法和致孔剂法相结合、浸没沉淀和冷冻干燥法相结合制备海绵材料。

（一）冷冻干燥法

冷冻干燥法简称冻干法，是目前普遍使用的制备医用海绵及组织工程多孔支架的方法。其原理是将聚合物溶液、乳液或水凝胶在低温下冷冻，溶剂真空升华干燥，冷冻过程中发生相分离，形成富溶剂相和富聚合物相，然后经冷冻干燥除去溶剂而形成多孔结构。在制备医用海绵的体系中，常以水为溶剂，其优点是避免使用有机溶剂对样品带来污染，且在低温下易保证材料的活性和稳定性。按体系形态的不同可简单地分为乳液冷冻干燥法、溶液冷冻干燥法和水凝胶冷冻干燥法。冷却过程和冷冻过程是制备多孔支架的关键，决定着最终形成的孔的形态。这种方法操作简单，不需要附加化学药品，无须高温或加热，适用于包括均聚物和共聚物在内的多种多孔凝胶的制备。这是目前制备壳聚糖海绵最普遍的方法，该法是将室温壳聚糖溶于可溶性溶剂，然后降低温度，深度冷冻过程中溶液中的水分子结晶长大，与壳聚糖分相，然后利用冷冻干燥机脱掉其中的水分得到壳聚糖海绵。溶胶组成、冷冻温度、冷冻速率等条件对海绵孔隙结构均有影响，用这种方法制备的壳聚糖海绵一般孔洞较为均匀，通过控制壳聚糖溶液浓度、冷冻温度、冷冻速度等可较容易地控制海绵孔隙。

壳聚糖海绵可通过壳聚糖用酸溶解后，涂布于玻璃板上，经冷冻干燥制得海绵状多孔结构的壳聚糖海绵，也可以对冷冻干燥前或后的海绵进行交联。通过冷冻干燥技术制备的壳聚糖海绵，具有较好的柔韧性和弹性；其互穿微孔状结构有利于吸收伤口渗出液和细胞植入,提供一个有利于创面修复的环境。

壳聚糖与其他物质复合制备海绵:通过将壳聚糖与其他高分子混合,冷冻干燥制备海绵,壳聚糖可以与明胶、胶原蛋白和海藻酸钠复合制备壳聚糖基复合海绵外,也可与聚乳酸、PVA 等高分子化合物复合制备壳聚糖复合海绵。

壳聚糖衍生物及其复合海绵,可通过将壳聚糖衍生物溶解或与其他材料复合进行过滤脱泡,倒入模具,冷冻干燥制备壳聚糖衍生物或复合海绵,海绵可在冻干前或后交联,以增加其机械性能。

李继城以表观特征及吸水率为考察指标,探究不同因素对季铵化壳聚糖止血海绵制备工艺的影响。以季铵化壳聚糖为原料,戊二醛为交联剂,采用冷冻干燥工艺制备安全的止血海绵医用生物材料。该方法制得的止血海绵呈雪白色,质地柔软、均匀,结构疏松多孔,且具有一定的弹性。该止血海绵可在酸性、中性和碱性条件下制备,在中性条件下制得的止血海绵吸水率最大;中性条件下,分别考察了戊二醛浓度、温度及季铵化壳聚糖浓度对吸水率的影响,所研制的止血海绵安全、稳定,可为季铵化壳聚糖止血海绵的进一步应用研究与临床开发提供实验依据。

(二) 致孔剂法

致孔剂法是利用致孔剂成孔,使用的致孔剂有气体致孔剂和粒子致孔剂。填料是惰性的,它的分散作用主要靠物理相互作用,填料粒子和聚合物基材之间不需要过多的相互作用。气体致孔剂是把能分解产生气体的盐类(如碳酸氢氨)作为致孔剂,使其均匀融入聚合物中,与聚合物混合溶液塑造成形,通过加热烘干或者热水浸泡使致孔剂分解产生气体并且溢出,最终获得内部高度联通的多孔材料。粒子致孔剂则是将不溶于聚合物溶液的粒子(如氯化钠、石蜡粒子等)均匀地分散在聚合物溶液中并流延成膜,或者把溶液浇铸到充满致孔剂的模具中,然后利用两者不同的溶解性或挥发性,将致孔剂粒子除去,于是粒子所占的空间变为孔隙。该方法是向壳聚糖溶液中加入固体成孔剂,混合均匀,然后固化,再用壳聚糖的非溶剂把成孔剂浸出。这种方法操作方便,被广泛应用,但孔隙的一些参数难以控制;多孔材料的厚度也会受到限制,一般只能制备厚度小于 2 mm 的多孔膜;同时,某些有机溶剂和致孔剂的残留可能影响细胞黏附与生长等。

1. 二氧化硅为致孔剂

以不同粒度的固体二氧化硅为致孔剂,将其混悬于壳聚糖的乙酸溶液中,制膜、干燥后,浸入碱溶液中溶出二氧化硅,制得多孔海绵。研究表明:①此多孔膜具有较高的孔隙率和较好的机械强度。②改变二氧化硅颗粒的粒度可控制多孔膜的孔径大小。③将多孔壳聚糖膜乙酰化后制得多孔甲壳素膜。该多孔海绵被用于吸附白蛋白、胰岛素、凝集素等大分子物质,分离纯化效果很好,将其用于内毒素的吸附。

将用此法制得的多孔壳聚糖海绵用于药物载体,对两种药物(磺胺甲基嘧啶钠和磺胺甲氧哒嗪)的渗透系数进行测定,对多孔层、药物种类、浓度和温度的影响进行了研究。结果显示,随着孔隙率的增加,药物渗透率变化显著,但药物浓度和温度的影响不明显。

2. 邻苯二甲酸二丁酯为致孔剂

以邻苯二甲酸二丁酯为致孔剂,制备不对称多孔壳聚糖海绵,制得的多孔海绵孔径均匀,通透性好,吸水性大,孔隙率高,比表面积大,海绵的最大吸水率、孔隙率和比表面积分别为 196%、71.5% 和 1.047 2 m^2/g,其比表面积是无孔膜的 5.52 倍;海绵的力学性能好,最大抗拉强度为 273.17 N/mm^2;海绵的水蒸气透过性符合医用敷料的理想值范围。对海绵在酶固定化载体方面的应用研究表明:由于比表面积增大,多孔海绵固定化酶的酶活性也增加了,而且均匀分布在多孔膜的外表面和内表面。对膜在水中游离氯的吸附性能研究表明:多孔海绵对游离氯的吸附符合单分子在多孔吸附剂上的吸附机制,对游离氯吸附性好,在 15 ℃、25 ℃、35 ℃ 条件下的平衡吸附量分别为 307.69 mg/g、420.17 mg/g、396.83 mg/g,可作为一种优良的净水材料。

3. 聚乙二醇为致孔剂

以聚乙二醇为致孔剂,溶解、涂膜、干燥后,水煮溶出聚乙二醇制得微孔壳聚糖海绵。利用戊二醛在成海绵时使壳聚糖交联,形成壳聚糖/聚乙二醇半互穿网络,孔径尺寸在亚微米级别,可以通过改变交联剂用量得到不同孔结构的多孔膜,但不能得到大孔壳聚糖海绵。

4. 琼胶固体颗粒为致孔剂

王学宝等以琼胶固体颗粒为致孔剂,壳聚糖溶于 5% 的乙酸溶液中制成 4% 浓度,强烈搅拌,使琼脂均匀分散,在真空条件静置脱泡后,取一定体积注入培养皿中流延成膜,在 50 ℃ 真空干燥箱内干燥后,接着用 5% 的氢氧化钠溶液中和过量乙酸,再将膜取出并用去离子水反复浸泡冲洗至中性,放入沸水中热处理 4 小时后,干燥,后用环氧氯丙烷交联。对其进行了表征,结果表明,以琼胶作为致孔剂可以制备出性能良好的多孔壳聚糖海绵。

(三)酶降解制孔法

利用溶菌酶对中等脱乙酰度壳聚糖的选择性降解,将其与高脱乙酰度壳聚糖以不同比例混合浇铸成膜。研究表明,壳聚糖混合膜中的中等脱乙酰度壳聚糖被溶菌酶选择性地降解,降解后膜表面及内部均产生了互相贯穿的纳米尺寸的孔,剩余的高脱乙酰度成分表现为纳米尺寸的纤维。该方法通过壳聚糖的选择性酶解原位成孔,为制备纳米结构的多孔壳聚糖海绵提供了一个新颖的途径。

（四）浸没沉淀法

浸没沉淀法是将高分子聚合物溶解在溶剂中，配制成铸膜液；随后将铸膜液用流延法在玻璃板或培养皿中或刮涂在适当的模具中，然后用含有非溶剂的凝固浴溶液将其浸没，溶剂与非溶剂之间的相互扩散和交换作用，经过一段时间后，溶剂与非溶剂之间的交换达到一定的程度，聚合物溶液变成热力学不稳定溶液，发生聚合物溶液的液-液相分离或液相分离（结晶作用），成为聚合物富相和聚合物贫相，聚合物富相在相分离后不久就固化成海绵的主体结构，聚合物贫相则形成所谓的孔，从而形成多孔材料，该方法制备多孔材料的工艺影响因素非常复杂。

将壳聚糖溶液刮涂在适当的模具中，然后用含有非溶剂的凝固浴溶液（一般为氢氧化钠水溶液）将其浸没，溶剂和非溶剂相互作用导致壳聚糖析出，最终得到海绵，该法制备的壳聚糖海绵一般形变较大，由于氢氧化钠对海绵表面和内部的作用力不同，海绵大多具有不对称多孔结构，孔隙大小及孔隙率同壳聚糖乙酸溶液浓度、浸渍液浓度、膜的厚度等有很大关系。

（五）热致相分离法

将聚合物溶于高沸点，低挥发性的溶剂（又称稀释剂）中，形成均相溶液。然后降温冷却。在冷却过程中，体系会发生相分离。这个过程分两类，一类是固-液相分离（简称 S-L相分离），一类是液-液相分离（L-L相分离）。控制适当的工艺条件，在分相之后，体系形成以聚合物为连续相，溶剂为分散相的两相结构。这时再选择适当的挥发性试剂（即萃取剂）把溶剂萃取出来，从而获得一定结构形状的聚合物微孔海绵。

Chun 等用热致相分离技术研发的一种制造壳聚糖海绵的新方法，使用方法为固-液相分离，通过调整正丁醇浓度，调节孔径大小，可将壳聚糖海绵的孔径控制在 $4\sim100~\mu m$，使其具有足够的细胞附着和组织生长的比表面积。

二、技术要求

（一）物理性能

1. 外观

以正常视力或矫正视力在自然光线下观察检验，色泽应均匀，无任何肉眼可见的异物、穿孔及破裂现象。

2. 尺寸

用通用或专用量具检验,应符合规定。

3. 厚度

采用厚度仪测定试样厚度,每个试样连续测定 10 次,取平均值。

4. 液体吸收性

将样品剪成 20 mm×20 mm 大小试样,将壳聚糖海绵烘干至恒重记为 G_d,随后将其置于过量水中,待其吸水溶胀平衡后,取出后快速用滤纸吸干表面的水分,称量海绵的湿重记为 G_w,壳聚糖海绵吸液率计算如下(式 3 - 6)。

$$吸收率 = \frac{G_w - G_d}{G_d} \times 100\% \qquad (式 3 - 6)$$

式中:

G_w 为海绵重量(g);

G_d 为干海绵重量(g)。

5. 孔隙率

选用一个体积为 10 mL 的容量瓶,装满乙醇称重 W_1,把重为 W_s 的海绵浸入乙醇中,脱气,务必使乙醇充盈于多孔材料的孔中,然后加满乙醇,称重 W_2,把浸满了乙醇的样品取出后,称剩余的乙醇与比重瓶重 W_3,计算孔隙率(式 3 - 7)。

$$孔隙率 = (W_2 - W_3 - W_s)/(W_1 - W_3) \times 100\% \qquad (式 3 - 7)$$

式中:

W_1 为容器注水至一定刻度后的总质量(g);

W_2 为加入海绵后,容器注水至相应刻度的总质量(g);

W_3 为取出海绵后剩余的总质量(g)。

6. 海绵的吸水速率

采用视频接触角测量仪测定海绵的吸水速率。将海绵置于接触角测量仪样品台上,通过自动进样系统将一定体积的水滴挂在针头上,然后使样品与水滴接触,在一定时间内,记录水滴被海绵吸入的过程。

7. 海绵的形态

将海绵置于液氮中淬冷折断,在其断面及表面喷金,采用扫描电镜在 15 kV 加速电压下观察其断面及表面的形态。

8. 海绵的体积密度测量

剪取一定长宽的海绵样品,用游标卡尺分别量出样品的长、宽、高,并称重,根据体积密度公式:$\rho=m/V$ 求出密度。重复 3 次取平均值。

9. 断裂强力及断裂伸长率

按照国家标准 FZ/T 60005-1991。采用万能材料强力试验机测定试样的断裂强力及断裂伸长率等拉伸性能,在纵向、横向方向上各取 5 块 300 mm×50 mm 试样,校准零位,调节预加张力:2 N,拉伸速度:100±10 mm/min,名义夹持距离 200±1 mm,拉至断裂,重复上述操作,计算平均值。

10. 晶型测定

通过 X 射线衍射仪进行测定,扫描范围(2θ)为 5°~70°,扫描速度为 2°/min,管流管压为 40 kV 和 150 mA。

(二) 化学性能

1. 鉴别

通过红外光谱进行检测,红外光谱应在 3 447 cm^{-1}(宽峰)、2 929 cm^{-1}、2 878 cm^{-1}、1 652 cm^{-1}、1 070 cm^{-1}(强峰),宽峰数值偏差不大于 100 cm^{-1},其他峰数值偏差不大于 20 cm^{-1}。其他物质根据其特性进行光谱学、核磁共振或化学检测等方法鉴别。

2. 脱乙酰度

通过一定方法分离纯化壳聚糖,按照 YY/T 0606.7-2008《组织工程医疗产品 第七部分:壳聚糖》中 7.3.2 双突跃电位滴定法测定,如不能有效分离纯化壳聚糖,则检测原料。

3. 重均分子量和分子量分布系数

参考 YY 0953-2015《医用羧甲基壳聚糖》中附录 B 规定的方法,激光散射-凝胶渗透色谱联用法(LLS-GPC)。

4. pH

参照 GB/T 14233.1-2008《医用输液、输血、注射器具检验方法 第一部分：化学分析方法》中检验液制备方法制备检验液，按照《中国药典（2015 年版）》（四部）通则 0631"pH 测定法"的方法测定，应符合要求。

5. 重金属

根据样品不同，按照《中国药典（2015 年版）》（四部）通则 0821"重金属检查法"进行或参考 YY/T 0606.7-2008《组织工程医疗产品 第七部分：壳聚糖》中附录 A"重金属含量测定"的方法测定，应符合要求。

6. 炽灼残渣

按照《中国药典（2015 年版）》（四部）通则 0841"炽灼残渣检查法"，取样品 1.0 g 进行测定，应符合要求。

7. 微量元素

按照 YY 0953-2015《医用羧甲基壳聚糖》中 6.12.2 的方法测定，应符合规定。

8. 蛋白质含量测定

制备蛋白质标准溶液，通过考马斯亮蓝法在 595 nm 测定吸光度并制备标准曲线，壳聚糖浸提液，测量吸光度，折算蛋白质含量。

9. 溶剂残留

按照《中国药典（2015 年版）》（四部）通则 0861"残留溶剂测定法"，并符合规定。

10. 膜的热分析

取一定量样品，在氮气保护下以 10 ℃/min 的升温速度，在热分析仪上，测定海绵的分解温度。

11. 壳聚糖含量

通过一定方法可以有效分离纯化壳聚糖，参考 YY 0953-2015《医用羧甲基壳聚糖》中附录 D 规定的方法，按《中国药典（2015 年版）》（四部）附录 0704 中"氮测定法"第二法（半微量法）规定的方法进行，不能有效分离纯化壳聚糖，则检测原料。

（三）生物学性能

1. 无菌

按照《中国药典（2015 年版）》（四部）通则 1101"无菌检查法"中规定的方法进行,应无菌。

2. 内毒素

按照《中国药典（2015 年版）》（四部）通则 1143"细菌内毒素检查法"进行,应符合要求。

3. 体外降解试验

将大小基本相同的壳聚糖海绵分别置于 10 支试管中,其中 8 支试管加林格液 9 mL,再加 1 mg/mL 的溶菌酶,另 2 支试管只加 10 mL 林格液。全部试管置于 37 ℃的恒温水浴中,溶菌酶组每天定时置换溶菌酶 1 mL。试样分别于 10 天、20 天、30 天、45 天、60 天取出后,经蒸馏水洗净用黏度法测分子量。

三、应用

（一）止血

壳聚糖多孔材料可作为止血剂迅速吸收血液中的水分或伤口分泌物,有效控制大出血并促进伤口愈合。通过制孔技术,在壳聚糖材料的表面与内部形成贯通的微通道结构和多孔结构,制成多孔微球、多孔纤维、多孔海绵,或是以上几种类型的复合形态的止血材料。这些材料均能够迅速吸收血液中的水分和伤口分泌物,使血细胞凝结在伤口表面堵塞住破裂血管,快速止血,并特别适合用于大面积渗透性出血和动、静脉血管破裂出血的止血。

2002 年,HemCon 的壳聚糖敷料获美国食品药品监督管理局（Food and Drug Administration,FDA）认可,随后在现代军事战场发挥重要作用而闻名于世。HemCon 是壳聚糖乙酸溶液冻干后的薄片,主要成分为：74%壳聚糖,9%水分,17%乙酸。将脱乙酰度为 81%、分子量为 75 000 的壳聚糖溶于乙酸中,然后注入聚四氟乙烯涂层的铝板模具内,冷冻干燥后获得。产品与血液接触后,利用正电荷的壳聚糖吸引红细胞,促使血液迅速凝固,壳聚糖海绵包含大量的微通道,使血液迅速渗入到带有正电荷的壳聚糖海绵内部,带有负电荷的红细胞与壳聚糖海绵通过"吸附作用",可在不通过血小板或凝血因子的凝血途径下迅速形成凝块,使伤口形成结实的有黏附性的血块,有利于伤口的闭合固定和伤员转运。产品柔韧性好,不粘连伤口,且具有抑菌抗感染作用。这种止血绷带不仅可用于表面创口出血,还能迅速止住动脉出血,且不受恶劣天气和环境的影响,能有效减少战、创伤出血病死率,显著提高伤员存活率。

1. 介入穿刺部位止血

经桡动脉路径行冠状动脉介入诊疗术后的最初止血方法为弹力绷带加压包扎法,该方法止血效果可靠,但是操作复杂,较为耗时,能够有效止血,但不能兼顾静脉的血液回流,并且大多数患者耐受程度较差。随着经桡动脉路径行冠状动脉介入治疗的快速发展,专用的桡动脉止血器材也应运而生。目前桡动脉止血装置种类繁多,每种方法都有一定的缺陷。因此,寻找一种较为理想的止血方法或装置,提高患者的舒适度,减少并发症发生,是介入医生所追求的目标。

壳聚糖护创海绵的作用机制为壳聚糖携带有大量的正电荷,而血液中的红细胞和血小板均带有负电荷。由于正负电荷相吸的作用,具有正电荷的壳聚糖,会吸引带有负电荷的红细胞和血小板,使其在穿刺的部位积聚,从而更快地达到止血效果,并其能够使穿刺点处形成的血栓更加牢固,进而减少介入治疗术后血管并发症的发生。

2. 其他创伤部位止血

壳聚糖止血海绵适用于各种体表创面(如擦伤、置管、口腔、耳鼻喉手术创面等)及体表肉芽创面的止血、顽固性鼻出血等,主要适用于耳鼻喉科、口腔科、牙科等手术创面的止血。具有快速止血、有效镇痛、抑菌抗感染、可吸收大量血液和组织渗液、加速创面愈合。

壳聚糖止血海绵为海绵样制品,具有吸水性,迅速吸收血液中的水分而止血;通过壳聚糖的聚阳离子与血红细胞膜表面的阴离子结合使红细胞凝集,同时激活血小板聚集,活化凝血酶,从而达到快速止血的目的;具有可溶解性,在渗血创面形成均匀的壳聚糖凝胶层,起到保护创面并止血的作用。

(二)促进伤口愈合

壳聚糖海绵具有良好的组织相容性,不引起机体免疫反应;具良好的抑菌性,能够阻止外界细菌入侵;能促进细胞生长;为伤口修复提供温和、适宜的湿性环境;透气性良好,且便于伤口分泌物排出;价格便宜易贮存等特点。

(三)用于伤口引流

负压封闭引流(vacuum sealing drainage,VSD)是近十余年研究兴起的新式引流方法,是指通过将伤口使用特殊材料覆盖封闭并置于负压下一段时间,以达到促进清创和伤口愈合的治疗目的。主要应用于体表急性或慢性、感染性或非感染性伤口或溃疡,软组织大面积损伤,糖尿病足,战伤或外伤导致的组织缺损或脏器外露,乃至内脏器官炎症的包裹覆盖以及引流等。

广东泓志生物科技有限公司生产的一次性使用负压供给-吸引护创材料,由聚乙烯醇-羧甲基壳聚糖复合海绵和一端具多侧孔的冲洗管、引流管组成。对创面进行引流,可以对创面进行冲洗、引流、给药、换药、给氧操作,促进伤口愈合。

第五节 · 壳聚糖粉剂及颗粒剂

颗粒剂具有一定粒度的干燥颗粒状的制剂,具有分散性、附着性、聚集性、分离性,良好的表面效应、体积效应,有利于分剂量和含量准确的特点。颗粒剂性质稳定,运输、携带、贮存方便;生产工艺简单,容易实现机械化生产。近年来,随着医药科学的发展,颗粒剂的制备方法也不断地提高,颗粒剂也得到了迅速的发展。颗粒剂已成为医药中的一种重要的剂型。

壳聚糖粉末与颗粒主要成分为壳聚糖及其衍生物,也有将其与其他材料复合制备壳聚糖复合颗粒;或者通过化学修饰制备壳聚糖衍生物颗粒;此外,制备微纳米级或者多孔壳聚糖粉末与颗粒可以提升其比表面积。

一、制备方法

(一) 乳化分散法

壳聚糖溶液分散在不相混溶的介质中形成油包水(W/O)或水包油(O/W)型乳剂,然后使乳剂内相固化并分离制备微球的方法。根据内相固化方法的不同又可分为乳化交联法、乳滴聚结法、溶剂蒸发法、反向胶束法和微孔膜乳化法。

1. 乳化交联法

乳化交联法是在两种不相溶的液体中加入适量表面活性剂形成乳状液,经交联剂固化得到聚合物微球。乳化交联法是微球制备中应用最广的方法。主要制备过程是将壳聚糖乙酸溶液加入含有表面活性剂的分散介质中,经搅拌或超声处理,形成 W/O 型乳化剂,然后加入交联剂进行反应和固化,得到的微球经过滤、洗涤、干燥即得壳聚糖微球。在制备微球的过程中,组分(油相、水相、表面活性剂、交联剂)和条件(乳化时间、交联时间、交联温度、搅拌形式等)都会影响微球的形成及性质。交联剂可以是甲醛、戊二醛等,戊二醛因比甲醛更安全而获得较广泛的应用。许多文献报道了戊二醛交联的微球制剂,但是由于微球在体内降解后产生的少量戊二醛是否对人体有害仍然受到质疑,因此更安全的天然交联剂如香草醛、京尼平等用于壳聚糖微球的制备引起了人们更多的关注,微球结构较为致密,球形较规整。

2. 乳滴聚结法

乳滴聚结法将交联和沉淀的原理相结合制备壳聚糖粒子。该法并不采用交联剂进行交联沉淀,而是采用 NaOH 溶液进行沉淀得到壳聚糖微粒。首先分别制备稳定的 W/O 型壳聚糖微乳液和 W/O 型 NaOH 微乳液;将两种乳剂在高速搅拌条件下混合,使 NaOH 乳滴和壳聚糖乳滴在碰撞中逐渐凝聚,最后固化壳聚糖纳米粒。

将含药物的液体石蜡与壳聚糖溶液混匀形成稳定的乳液,用相同的方法获得含有 NaOH 的壳聚糖溶液。将两种乳液在高速搅拌条件下相互混合,乳滴随机碰撞后交联,获得的纳米粒径约为 460 nm。

3. 溶剂蒸发法

将壳聚糖乙酸溶液加入油相中,经超声处理,形成 W/O 型乳剂,然后蒸馏溶剂,使微球固化制备壳聚糖微球的方法。该方法可以避免过高温度和可能引起相分离的凝聚剂,得到的微球粒径在纳米范围内。溶剂蒸发法要求所使用溶剂沸点较低,甲苯是常用溶剂之一。通常分为单乳法和复乳法。

(1)单乳法是将药物溶于壳聚糖溶液,然后加入油相中,经搅拌形成 W/O 型乳液,持续搅拌并加热或抽真空,使溶剂蒸发,去除油相,经清洗、过滤等过程而得到壳聚糖微球。

(2)复乳法是先将药物溶于有机溶剂,然后分散在壳聚糖的稀乙酸溶液中,形成 O/W 初乳,再滴加到油相中制成 O/W/O 复乳,经化学交联再离心纯化干燥而制得壳聚糖微球。因壳聚糖溶液的黏度较大,制备的微球易粘连。通过加大外油相体积、加入交联剂、在外油相中添加硬脂酸镁作为分散剂等方法,能较好地解决壳聚糖微球的粘连问题。

4. 反相胶束法

反相胶束法是利用两种互不相溶的溶剂在表面活性剂的作用下形成均匀的乳液,剂量小的溶剂被包裹在剂量大的溶剂中形成独立的微泡,微泡的表面是由表面活性剂组成,从微泡中生成固相可使整个反应过程局限在一个微小的球形液滴内,在形成球形颗粒过程中避免了颗粒之间的团聚现象。首先将表面活性剂与有机相形成胶束,将溶有药物的壳聚糖溶液加到匀速搅拌的有机相中,调整水相的用量使溶液呈透明的微乳状态;再在恒速搅拌条件下加入交联剂,直到体系由透明转变为半透明时除去溶剂,加入适量蒸馏水再分散;然后加入适当的无机盐,离心后取上清液,透析纯化,冷冻干燥。

5. 微孔膜乳化法

微孔膜乳化技术在大量制备单分散性微球方面有独特优势,制备过程中能耗低,条件温和,利于保持药物的活性和大规模的制备。该制备方法以氮气为推动力,使壳聚糖水溶液透过孔径均匀的微孔玻璃进入油相(含有乳化剂),从而获得极为均一的乳液,然后加入交联剂制得粒径均一、尺寸可控的壳聚糖微球。

(二) 喷雾干燥法

喷雾干燥法是一种通过压力式或高速旋转(离心)式雾化器,将料液雾化成微小的液滴,再与热风接触,瞬间蒸发水分(或其他溶剂)形成粉体的方法。喷雾干燥技术是将壳聚糖溶解分散于酸性溶液中,或形成 O/W、O/W/O、W/O/W 型乳剂后,当液体通过蠕动泵输送到喷嘴后,压缩空气将液体雾化为小液滴,液滴与热空气被共同吹入一个腔体中,液滴中的溶剂挥发并通过废气管排出,壳聚糖凝固形成壳聚糖微球。干燥产品于收集瓶中收集。喷雾干燥法操作简单,但制备的微球粒径不易控制。在喷雾固化的过程中,影响微球直径的因素很多,微球的粒径取决于喷嘴直径、雾化压力、喷雾温度、喷雾速度和交联程度等。采用喷雾干燥法制备壳聚糖微球的优点主要有:微球粒径分布范围较窄;微球之间粘连少、干燥快、可重复及容易规模化。

超临界流体辅助雾化法是近几年提出的制备微粒的新方法,是建立在超临界流体增溶性基础上的一种新的微粒制备技术,该过程是利用超临界流体进行辅助的喷雾干燥过程,液态二氧化碳从钢瓶输出后先经冷却槽冷却,然后送到高压泵加压(为避免压力波动,高压泵装有阻尼器),再送入加热槽加热后输送至饱和器内与溶液混合。溶液则通过高压泵加压、加热槽加热后被送入饱和器。饱和器出口带有一个薄壁不锈钢喷嘴,超临界二氧化碳、溶剂和溶质三者的混合液经此喷嘴形成雾滴注入沉淀器内,由于压力的骤降使气体迅速从这些液滴内释出,把原来的液滴炸裂形成更多更小的液滴,沉淀器是一个不锈钢容器,操作压力接近大气压,氮气通过热交换器加热,在喷雾时送入沉淀器,使液滴中的溶剂迅速蒸发并使溶质以微粒形式沉淀。该法能有效控制微粒粒径、粒径分布和微粒形态,且操作温度较低,药物不易变性和转型,有利于药物的稳定,目前已有研究用该方法制备壳聚糖-香精超细颗粒。

(三) 凝聚法

凝聚法是通过使用带相反电荷、脱水、溶剂转换等外界物理、化学因素的影响使壳聚糖溶解度发生改变,从而从溶液中析出。壳聚糖溶于稀酸溶液时,其分子中的氨基发生质子化而呈阳离子性,因此,壳聚糖的溶解性与溶液中存在的其他阴离子密切相关,当溶液中存在阴离子性电解质时则溶解性较差。凝聚法就是利用这个原理,向壳聚糖稀酸溶液中滴加阴离子性电解质(沉淀剂)从而改变壳聚糖的溶解性,使其从溶液中析出形成微球。其制备过程为:首先将壳聚糖溶于含表面活性剂的稀酸溶液中,然后在搅拌或超声条件下将带有相反电荷的沉淀剂如硫酸钠等滴加进壳聚糖溶液中,继续搅拌或超声一定时间,经过离心、洗涤、冻干等过程可得到壳聚糖微球。采用凝聚法制备壳聚糖微球的优点是:制备过程不使用有机溶剂,避免了有机溶剂可能造成的毒副作用。

凝聚法又分为单凝聚法和复凝聚法。壳聚糖在碱性介质中溶解度会降低而使其沉淀析出,单凝聚法就是利用此原理来制备的。其过程是将壳聚糖通过压缩空气喷头吹入碱性溶剂(NaOH、乙二胺或 NaOH -乙醇混合液等)中,用此种方法制备的壳聚糖微球为凝胶化产物,未进行化学交联,保存了壳聚糖本身的氨基和羟基,且制备过程未添加任何有毒试剂,形成微粒。压缩空气的压力和喷头直径可以控制粒子的大小,凝聚法的工艺条件不易控制。复凝聚法是带大量正电荷的壳聚糖溶液与阴离子聚合物复凝聚成球,由于异种电荷相互作用聚沉而使聚电解质复合物发生分离,是自发相分离的过程。此方法可在较低的温度下进行。复凝聚法制备壳聚糖微球时,多采用天然高分子调控;而不同材料之间的结构差异不好控制,同时复凝聚法多采用注射滴加,不易产业化。

(四)离子交联法

采用离子凝胶法制备壳聚糖微球,此方法利用聚阴离子作为物理交联剂,与壳聚糖分子链上质子化后带正电荷的氨基结合,主要通过静电作用发生可逆的、分子内或分子间的物理交联,在离子交联剂作用下大分子链间联结起来,形成网状结构,从而使壳聚糖凝胶化形成球形粒子。常用的离子交联剂是低分子量的三聚磷酸盐、四聚磷酸盐、焦磷酸盐、钼酸盐等。通过离子凝胶法制备壳聚糖微球,主要影响因素包括壳聚糖与离子交联剂溶液的性质(浓度、pH 等)、投料比例以及搅拌速度等。将 pH 7~9 的离子交联剂溶液滴加到 pH 4~6 的壳聚糖溶液中,能够迅速生成纳米微球;当壳聚糖与离子交联剂的质量比控制在 1/6~1/3 时,可获得高产率、结构较稳定的纳米微球。

采用离子凝胶法制备壳聚糖微球具有突出的优势:①制备条件温和。②微球粒径均匀且尺寸可控。③有很强的结合多肽、蛋白质、疫苗、寡核苷酸和质粒的能力。④可以通过调整其组成来改变药物的释放率。⑤经冻干和复原过程仍能保持微球的完整性和药物的活性。这些特点使离子凝胶法成为一种很有前景的壳聚糖载药微球制备方法。但是,此法的反应机制为:带相反电荷的大分子间通过相互配位络合作用而形成可逆的物理交联,无化学反应,因此制备的微球机械强度较低;且微球在分离收集时一般通过高速离心方法,离心后微粒沉淀不完全、微粒容易粘连而使粒径增大。

（五）沸腾干燥制粒

物料粉末粒子在流化室中呈环形流化状态，受到经过净化后的加热空气预热和混合，将黏合剂溶液雾化喷入，使若干粒子聚集成含有黏合剂的团粒，由于热空气对物料的不断干燥，使团粒中水分蒸发，黏合剂凝固，此过程不断重复进行，形成多微孔球状颗粒。在制粒机中完成了混合、制粒、干燥工序，在同一装置一次完成，故称为一步制粒。沸腾干燥制粒常用的设备是沸腾制粒机，也称为一步制粒机。沸腾制粒机主要由空气预热器、压缩机、鼓风机、流化室、袋滤器等组成。目前可用于水溶性壳聚糖衍生物颗粒的制备方法。该技术不仅可以进行连续生产，而且成粒快，得到的颗粒大小均匀、外形圆整、流动性好、可压性好、强度高，还可大大减少辅料量，生产效率高，便于自动控制；同时由于制粒过程在密闭的制粒机内完成，产品不易被污染，质量能得到更好的保障。

（六）粉碎过筛

可以将甲壳素粉碎成一定粒度，通过碱化处理，醇洗和水洗后得到壳聚糖颗粒。也可通过将甲壳素处理成壳聚糖后粉碎，制备壳聚糖颗粒，通过筛分收集需要的颗粒。

（七）壳聚糖包衣法

将普通微球加到不同浓度的壳聚糖乙酸溶液中进行表面包衣，可用于制备不同释放度的药物微球，并能够有效地克服普通微球释药过程中的突释现象。

除上述方法外，目前还有研究报道电喷法、微波辐射法、逐层自组装法、微通道流体法、湿法制粒、注射法和滴加法等制备壳聚糖微球。

二、技术要求

（一）物理性能

1. 外观

以正常视力或矫正视力在自然光线下观察检验，干燥、颗粒均匀、色泽一致，无吸潮、软化、结块、潮解等现象，无任何肉眼可见的异物。

2. 装量

按《中国药典（2015 年版）》（四部）通则 0942"最低装量检查法"中的"容量法"进行，不少于标识装量。

3. 吸水倍率

样品干燥后称重为 W_1，加入一定量水浸泡，使其吸水达到平衡，在离心机超速离心 10 分钟（4 000 r/min），倒出上层清水液，称量剩余重量 W_2，吸水倍率＝$(W_2-W_1)/W_1$，重复 3 次取平均值。

4. 粒度和粒度分布

按《中国药典（2015 年版）》（四部）通则 0982"粒度和粒度分布测定法"中的"筛分法"进行，应符合要求。

5. 吸收速度的测定

向烧杯中倒入最大吸收量的液体，将 1 g 的样品一次性倒入烧杯中，开始计时。用玻璃棒轻轻搅拌，待液体完全被吸收停止计时。记录样品吸收液体所用的时间。

（二）化学性能

1. 鉴别

通过红外光谱进行检测，红外光谱应在 3 447 cm^{-1}（宽峰）、2 929 cm^{-1}、2 878 cm^{-1}、1 652 cm^{-1}、1 070 cm^{-1}（强峰），宽峰数值偏差不大于 100 cm^{-1}，其他峰数值偏差不大于 20 cm^{-1}。其他物质根据其特性进行光谱学、核磁共振或化学检测等方法鉴别。

2. 壳聚糖含量

通过一定方法分离纯化壳聚糖，参考 YY 0953－2015《医用羧甲基壳聚糖》中附录 D 规定的方法，按《中国药典（2015 年版）》（四部）附录 0704 中"氮测定法"第二法（半微量法）规定的方法进行，不能有效分离纯化壳聚糖，则检测原料。

3. 脱乙酰度

通过一定方法分离纯化壳聚糖按照 YY/T 0606.7－2008《组织工程医疗产品 第七部分：壳聚糖》中 7.3.2 双突跃电位滴定法测定，不能有效分离纯化壳聚糖，则检测原料。

4. 重均分子量和分子量分布系数

参考 YY 0953－2015《医用羧甲基壳聚糖》中附录 B 规定的方法，激光散射-凝胶渗透色谱联用法(LLS-GPC)。

5. 蛋白质含量测定

制备蛋白质标准溶液,通过考马斯亮蓝法在 595 nm 测定吸光度并制备标准曲线,壳聚糖浸提液,测量吸光度,折算蛋白质含量。

6. 干燥失重

按照《中国药典(2015 年版)》(四部)通则 0831"干燥失重测定法"进行,应符合要求。

7. pH

参照 GB/T 14233.1-2008《医用输液、输血、注射器具检验方法 第一部分:化学分析方法》中检验液制备方法制备检验液,按照《中国药典(2015 年版)》(四部)通则 0631"pH 测定法"的方法测定,应符合要求。

8. 重金属

按照《中国药典(2015 年版)》(四部)通则 0821"重金属检查法"的方法进行或参考 YY/T 0606.7-2008《组织工程医疗产品 第七部分:壳聚糖》中附录 A"重金属含量"测定的方法测定,应符合要求。

9. 溶剂残留

按照《中国药典(2015 年版)》(四部)通则 0861"残留溶剂测定法",应符合规定。

10. 炽灼残渣

按照《中国药典(2015 年版)》(四部)通则 0841"炽灼残渣检查法"进行,取样品 1.0 g 进行测定,应符合要求。

11. 微量元素

按照 YY 0953-2015《医用羧甲基壳聚糖》中 6.12.2 的方法测定,应符合规定。

(三) 生物学性能

1. 无菌

按照《中国药典(2015 年版)》(四部)通则 1101"无菌检查法"中规定的方法进行,应无菌。

2. 内毒素

按照《中国药典（2015 年版）》（四部）通则 1143"细菌内毒素检查法"进行，应符合要求。

三、应用

2006 年美国 FDA 批准了用于控制紧急条件下严重的皮肤表面局部出血的 Celox 止血粉，其功能成分为颗粒状的壳聚糖，用于控制紧急条件下严重的皮肤表面局部出血，或用于撕裂伤、小型切口和破损伤口等出血的皮肤表面局部处置。可简单、快速止血，特别适用于处置复杂、深层的伤口。其止血机制是：通过带正电的 CELOX 与带负电的红细胞之间的静电吸附，形成一个油状堵塞物，从而达到快速止血的目的，且再出血率为零。具有快速、简单、安全、可靠的特点；既可用于深层动脉出血，也可用于浅表伤口；倒入伤口后数分钟即可凝结成血凝块，且血凝块非常容易去除；不依赖于血液中的凝血因子，故对肝素化血液有效；无须特殊存储条件。及时有效的止血同时，也减少了体液的丢失，降低了休克的发生，有效地隔菌、抑菌以及创面保护，避免了组织的再次损伤。

四、展望

（一）普通药物载体

壳聚糖微球作为普通药物的载体，能提高药物稳定性，保持药物长期活性。目前已有多种药物可通过壳聚糖微球缓释，如法莫替丁、四环素、奈普生、甲硝唑、吲哚美辛、阿司匹林、三七总皂苷、卡托普利、布洛芬等。药物经过壳聚糖微球负载后缓释作用十分明显，释放时间与原药相比都显著地延长。用三聚磷酸盐为交联剂，制备了阿莫西林与甲硝唑的壳聚糖微球，研究发现，在模拟人工胃液中阿莫西林在 10 小时内仅释放 40%，而甲硝唑在 24 小时内均稳定释放。

生物大分子药物载体疫苗、蛋白质类生物大分子药物在制备、贮存和释放过程中，容易受到某些不利条件影响而失活。用壳聚糖微球作为多肽、蛋白质类药物的载体，不仅可以保护药物免受消化道酶的破坏及 pH 的影响，还能将药物缓慢释放并靶向送达体内的作用部位，从而达到长效缓释和靶向目的。以牛血清蛋白做蛋白质模型药物，通过离子凝胶法制备了低分子量壳聚糖载药纳米微球，经过 PEG 修饰的载药微粒包封率高，体外缓释效果明显，达 1 周以上。

（二）抗癌药物的载体

壳聚糖是一种阳离子多糖材料,而通常肿瘤细胞具有比正常细胞表面更多的负电荷,因此,壳聚糖微球对肿瘤细胞表面具有选择性吸附和电中和作用,还具有一定的直接抑制肿瘤细胞的作用,通过活化免疫系统显示具有抗癌活性,与现有的抗癌药物合用可增强药物的抗癌效果。因此,壳聚糖微球是抗癌药物的理想载体,近年来受到广泛关注。以壳聚糖为载体,通过乳化交联法制备了粒径小、分散性好、药物含量及药物包封率较高、可适于静脉注射和对患部直接注射的 5-氟尿嘧啶壳聚糖微球,实验结果表明,壳聚糖微球对 5-氟尿嘧啶的缓释作用明显,释放周期较长。目前,以壳聚糖微球为载体,已用于制备阿霉素、丝裂霉素、顺铂、紫杉醇、喜树碱等抗癌药物的缓释微球。

（三）营养药物载体

针对壳聚糖微球作为药物载体的研究已经有很多,但其作为营养药物载体的研究则比较少。目前,壳聚糖微球在营养物运送方面的研究主要是作为维生素载体。负载维生素 A 的壳聚糖纳米粒子,粒径为 50～200 nm,且随着维生素 A 含量的增加而增加。高效液相色谱法(high performance liquid chromatography, HPLC)研究表明,壳聚糖纳米粒子可将维生素 A 分子稳定而高效地包埋于其中。CHO 等将几种 N-酰化壳聚糖加到 pH 7.4 的 PBS 中,放置 48 小时之后,向其中加入维生素 C 柠檬酸溶液,20 W 条件下超声处理 2 分钟,得到了粒径为 216～288 nm 的载维生素 C 纳米微球,其包封率为 55％～67％,显示出良好的营养物控释性能。

（四）用于栓塞

利用巯基壳聚糖微球加载血管生成抑制剂 Kallistatin,磺酸基巯基壳聚糖加载经典化学治疗药物阿霉素。微球中的巯基使得微球与血管壁之间形成二硫键,既牢固地黏附于血管壁,又彼此紧密粘连,避免了由于动脉血冲击和涡流而导致的微球脱离。既减少了由于微球脱离导致异位栓塞的危险,同时,由于磺酸基团的负电性,与带正电荷的阿霉素具有静电引力效应,可以离子交换形式实现加载药物,并在血液中达到稳定的缓释效果,用两种微球共同栓塞,达到栓塞、化学治疗、抗血管生成的三重效果。

第六节 · 其他类型

除上述所提到的剂型外,目前还存在壳聚糖衍生物的水溶液、壳聚糖纤维、壳聚糖贴片以及由壳聚糖加工成各种模型如管状等。壳聚糖纤维的制备在非织布部分已提及,因此本节主要对其技术要求和应用进行分析,同时对壳聚糖片剂和壳聚糖成形产品(管)进行分析。

一、壳聚糖水溶液技术要求及应用

(一)技术要求

1. 物理性能

(1)外观:以正常视力或矫正视力在自然光线下观察检验,无任何肉眼可见的异物。

(2)装量:按《中国药典(2015 年版)》(四部)通则 0942"最低装量检查法"中的"容量法"进行,不少于标识装量。

(3)澄清度:按《中国药典(2015 年版)》(四部)通则 0902"澄清度检查法"中的"浊度仪法"进行,应符合要求。

2. 化学性能

(1)鉴别:通过红外光谱进行检测,红外光谱应在 3 447 cm^{-1}(宽峰)、2 929 cm^{-1}、2 878 cm^{-1}、1 652 cm^{-1}、1 070 cm^{-1}(强峰),宽峰数值偏差不大于 100 cm^{-1},其他峰数值偏差不大于 20 cm^{-1}。其他物质根据其特性进行光谱学、核磁共振或化学检测等方法鉴别。

(2)壳聚糖含量:通过一定方法分离纯化壳聚糖,参考 YY 0953 - 2015《医用羧甲基壳聚糖》中附录 D 规定的方法,按《中国药典(2015 年版)》(四部)附录 0704 中"氮测定法"第二法(半微量法)规定的方法进行,不能有效分离纯化壳聚糖,则检测原料。

(3)脱乙酰度:通过一定方法分离纯化壳聚糖,按照 YY/T 0606.7 - 2008《组织工程医疗产品 第七部分:壳聚糖》中 7.3.2 双突跃电位滴定法测定,不能有效分离纯化壳聚糖,则检测原料。

(4)重均分子量和分子量分布系数:参考 YY 0953 - 2015《医用羧甲基壳聚糖》中附录 B 规定的方法,激光散射-凝胶渗透色谱联用法(LLS - GPC)。

(5)动力黏度:直接取样,采用经校准过的旋转黏度计或流变仪(测定温度 25±0.1 ℃),按照《中国药典(2015 年版)》(四部)通则 0633"黏度测定法"的方法进行,应符合要求。

(6)渗透压:直接取样,按照《中国药典(2015 年版)》(四部)通则 0632"渗透压摩尔浓度测定法"的方法进行,应符合要求。

(7)pH:直接取样,按照《中国药典(2015 年版)》(四部)通则 0631"pH 测定法"进行,应符合要求。

（8）重金属：根据样品不同，按照《中国药典（2015 年版）》（四部）通则 0821"重金属检查法"的方法进行，应符合要求。

（9）炽灼残渣：按照《中国药典（2015 年版）》（四部）通则 0841"炽灼残渣检查法"进行，取样品 1.0 g 进行测定，应符合要求。

（10）含水量：取产品 5 mL，磁力搅拌下缓慢滴加 20 mL 无水乙醇，使其完全沉淀，收集固形物完全转移至 G₃ 砂芯漏斗（已 105 ℃ 恒重），再次 105 ℃ 干燥至恒重，用电子天平称重固形物并记录。以上试验同时重复 3 次，将得到的结果取平均值。

（11）微粒：按照《中国药典（2015 年版）》（四部）通则 0903"不溶性微粒检查法"进行，应符合要求。

（12）蛋白质含量：制备蛋白质标准溶液，通过考马斯亮蓝法在 595 nm 测定吸光度并制备标准曲线，壳聚糖稀释成一定浓度，测量吸光度，折算蛋白质残留。

（13）溶剂残留：按照《中国药典（2015 年版）》（四部）通则 0861"残留溶剂测定法"的方法进行，应符合规定。

（14）透光率：将溶液稀释到一定浓度，以生理盐水为空白对照，按《中国药典（2015 年版）》（四部）附录 0401"紫外-可见分光光度法"的方法测定，应符合要求。

（15）紫外吸光度：将溶液稀释到一定浓度，以生理盐水为空白对照，按《中国药典（2015 年版）》（四部）附录 0401"紫外-可见分光光度法"的方法测定，应符合要求。

（16）微量元素：按照 YY 0953 - 2015《医用羧甲基壳聚糖》中 6.12.2 的方法测定，应符合规定。

3. 生物学性能

（1）无菌：按照《中国药典（2015 年版）》（四部）通则 1101"无菌检查法"中规定的方法进行，应无菌。

（2）内毒素：按照《中国药典（2015 年版）》（四部）通则 1143"细菌内毒素检查法"进行，应符合要求。

（3）微生物限度：按照《中国药典（2015 年版）》（四部）通则 1105"非无菌产品微生物限度检查：微生物计数法"测定，应符合要求。

（二）应用

1. 主要用于手术后防粘连

壳聚糖水溶液具有流动性，可在手术部位均匀分散，并在伤口处形成屏障，有效预防粘连，通过人体各种酶类的降解，最终形成可被人体吸收的低分子单糖，加快创面的愈合，减少发生粘连的概率,使用方便。

2. 用于创面愈合

壳聚糖还可促进上皮细胞的再生,通过介导细胞增殖而促进伤口愈合,促进皮肤黏膜组织修复,从而促进创面愈合。具有止痛、止血、促进伤口愈合、减小瘢痕、良好的生理相容性和生物可降解性等优异的性能。

3. 用于妇科

壳聚糖对多种细菌的生长具有抑制作用,是抑菌谱较广的天然抗菌物质,对革兰阳性菌、革兰阴性菌及白色念珠菌,均有明显抑制作用。壳聚糖通过自身所带的正电荷与微生物细胞膜所携带的负电荷的相互作用,破坏了细菌细胞壁原有结构,造成细胞成分外漏而起到抗菌作用。

4. 作为漱口液

漱口液已在欧美工业发达国家流行多年,其主要起到消除由于细菌或酵母菌分解食物残渣所引起的口臭,清洁牙齿,使口气清新的作用。壳聚糖对表皮葡萄球菌、金黄色葡萄球菌、大肠埃希杆菌、铜绿假单胞菌、白色念珠菌等实验菌株均具有抑制作用,甚至对一般抗生素难以抑制的白色念珠菌也有抑制作用。

5. 冲洗鼻腔

壳聚糖具有抑菌性能,减轻鼻腔炎症,有效预防过敏性鼻炎。壳聚糖水溶液用于冲洗鼻腔后,由于壳聚糖亲水性较强,在鼻腔内形成一层保护层,保持鼻腔润湿。

二、壳聚糖纤维技术要求及应用

(一) 技术要求

1. 物理性能

(1) 外观:以正常视力或矫正视力在自然光线下观察检验,无任何肉眼可见的异物。

(2) 长度:按照国家标准 GB/T 14336 - 2008《化学纤维 短纤维长度试验方法》测试,采用中段切断称重法。壳聚糖纤维切段整齐均匀,长度可直接测量得到。

(3) 细度:按照国家标准 GB/T 14336 - 2008《化学纤维 短纤维长度试验方法》测试,采用中段切断称重法。

（4）力学性能（断裂强度和断裂伸长率）：按照国家标准 GB/T 9997-1988《化学纤维 单纤维断裂强力和断裂伸长的测定》测试，采用电子单纤维强力机测试壳聚糖纤维的断裂强度、断裂伸长率和初始模量。壳聚糖纤维（拉伸速度：10 mm/min，拉伸距离：10 mm，预加张力 0.5 cN/tex）。

（5）卷曲度：按照国家标准 GB/T 14338-2008《化学纤维 短纤维卷曲性能试验方法》测试，用纤维卷曲弹性仪，对纤维施加负荷，在规定时间内，测定纤维在一定自然长度内的卷曲数及卷曲回复的长度。

（6）回潮率：按照国家标准 GB/T 9995-1997《纺织品含水率和回潮率试验方法》中的方法测试。

2. 化学性能

（1）鉴别：通过红外光谱进行检测，红外光谱应在 3 447 cm^{-1}（宽峰）、2 929 cm^{-1}、2 878 cm^{-1}、1 652 cm^{-1}、1 070 cm^{-1}（强峰），宽峰数值偏差不大于 100 cm^{-1}，其他峰数值偏差不大于 20 cm^{-1}。其他物质根据其特性进行光谱学、核磁共振或化学检测等方法鉴别。

（2）脱乙酰度：通过一定方法分离纯化壳聚糖，按照 YY/T 0606.7-2008《组织工程医疗产品 第七部分：壳聚糖》中 7.3.2"双突跃电位滴定法"测定，如果不能有效分离纯化壳聚糖，则检测原料。

（3）重均分子量和分子量分布系数：参考 YY 0953-2015《医用羧甲基壳聚糖》中附录 B 规定的方法，激光散射-凝胶渗透色谱联用法（LLS-GPC）。

（4）pH：参照 GB/T 14233.1-2008《医用输液、输血、注射器具检验方法 第一部分：化学分析方法》中检验液制备方法制备检验液，按照《中国药典（2015 年版）》（四部）通则 0631 "pH 测定法"的方法进行，应符合要求。

（5）重金属：根据样品不同，按照《中国药典（2015 年版）》（四部）通则 0821"重金属检查法"进行或参考 YY/T 0606.7-2008《组织工程医疗产品 第七部分：壳聚糖》中附录 A"重金属含量测定"的方法进行，应符合要求。

（6）炽灼残渣：按照《中国药典（2015 年版）》（四部）通则 0841"炽灼残渣检查法"进行，取样品 1.0 g 进行测定，应符合要求。

（7）微量元素：按照 YY 0953-2015《医用羧甲基壳聚糖》中 6.12.2 的方法测定，应符合要求。

（8）蛋白质含量测定：制备蛋白质标准溶液，通过考马斯亮蓝法在 595 nm 测定吸光度并制备标准曲线，壳聚糖浸提液，测量吸光度，折算蛋白质含量。

（9）溶剂残留：按照《中国药典（2015 年版）》（四部）通则 0861"残留溶剂测定法"，应符合规定。

（10）壳聚糖含量：通过一定方法分离纯化壳聚糖，参考 YY 0953 - 2015《医用羧甲基壳聚糖》中附录 D 规定的方法，按《中国药典（2015 年版）》（四部）附录 0704 中"氮测定法"第二法（半微量法）规定的方法进行，不能有效分离纯化壳聚糖，则检测原料。

3. 生物学指标

（1）无菌：按照按《中国药典（2015 年版）》（四部）通则 1101"无菌检查法"中规定的方法进行，应无菌。

（2）内毒素：按照《中国药典（2015 年版）》（四部）通则 1143"细菌内毒素检查法"进行，应符合要求。

（二）应用

1. 医用缝合线

壳聚糖作为天然可吸收性手术缝合线材料，可用常规方法消毒，由于本身具有一定的抑菌能力，不需要进行强烈的杀菌处理。壳聚糖具有化学惰性、不与体液作用、对组织无异物反应、无毒、耐高温消毒等优点，是优良的医用纤维和人工组织材料，用于制成外科手术缝合线，其缝合和打结操作性好，并经过一定时间可被人体自行吸收，免除了患者拆线的痛苦。其柔软、易打结、机械强度较高，在伤口愈合后缝线可自动分解被组织吸收，同时不改变皮肤胶原蛋白中的羟辅氨酸的含量，无炎症反应，还可增加伤口强度，加速伤口愈合。

2. 伤口闭合器

KitoTech Medical 公司研发的 KitoStitch 伤口贴片（图 3-1），由华盛顿大学材料科学与工程系副教授 Marco Rolandi 开发，成分为甲壳素，看上去就像一张普通的创可贴，但它的下部有一列数百个特殊设计的类似于订书钉的微型针头。可以非常有效地闭合伤口，在皮肤上形成的孔小，炎症少，没有永久的穿刺痕迹，减少瘢痕的形成，同时还防水透气，能够降低感染的风险。

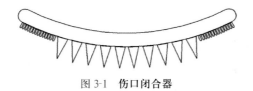

图 3-1　伤口闭合器

三、贴片

（一）制备

壳聚糖贴片是通过壳聚糖与辅料均匀混合后压制而成的片状或异形片状的固体制剂。

（二）技术要求

1. 物理性能

（1）外观：应完整光洁、色泽均匀。

（2）尺寸：用通用或专用量具检验，应符合要求。

（3）厚度：采用厚度仪测定试样厚度，每个试样连续测定 10 次，取平均值。

2. 化学性能

（1）鉴别：通过红外光谱进行检测，红外光谱应在 3 447 cm^{-1}（宽峰）、2 929 cm^{-1}、2 878 cm^{-1}、1 652 cm^{-1}、1 070 cm^{-1}（强峰），宽峰数值偏差不大于 100 cm^{-1}，其他峰数值偏差不大于 20 cm^{-1}。其他物质根据其特性进行光谱学、核磁共振或化学检测等方法鉴别。

（2）壳聚糖含量：通过一定方法分离纯化壳聚糖，参考 YY 0953-2015《医用羧甲基壳聚糖》中附录 D 规定的方法，按《中国药典（2015 年版）》（四部）附录 0704 中"氮测定法"第二法（半微量法）规定的方法进行，不能有效分离纯化壳聚糖，则检测原料。

（3）脱乙酰度：通过一定方法分离纯化壳聚糖，按照 YY/T 0606.7-2008《组织工程医疗产品 第七部分：壳聚糖》中 7.3.2 双突跃电位滴定法测定，不能有效分离纯化壳聚糖，则检测原料。

（4）重均分子量和分子量分布系数：参考 YY 0953-2015《医用羧甲基壳聚糖》中附录 B 规定的方法，激光散射-凝胶渗透色谱联用法（LLS-GPC）。

（5）蛋白质含量测定：制备蛋白质标准溶液，通过考马斯亮蓝法在 595 nm 测定吸光度并制备标准曲线，壳聚糖浸提液，测量吸光度，折算蛋白质含量。

（6）干燥失重：按照《中国药典（2015 年版）》（四部）通则 0831"干燥失重测定法"进行，应符合要求。

（7）pH：参照 GB/T 14233.1-2008《医用输液、输血、注射器具检验方法 第一部分：化学分析方法》中检验液制备方法制备检验液，按照《中国药典（2015 年版）》（四部）通则 0631 的方法测定，应符合要求。

(8) 重金属：根据样品不同，按照《中国药典（2015 年版）》（四部）通则 0821 的方法进行或参考 YY/T 0606.7 - 2008《组织工程医疗产品 第七部分：壳聚糖》中附录 A"重金属含量测定"的方法测定，应符合要求。

(9) 溶剂残留：按照《中国药典（2015 年版）》（四部）通则 0861"残留溶剂测定法"，应符合规定。

(10) 炽灼残渣：按照《中国药典（2015 年版）》（四部）通则 0841 炽灼残渣检查法，取样品 1.0 g 进行测定，应符合要求。

(11) 微量元素：按照 YY 0953 - 2015《医用羧甲基壳聚糖》中 6.12.2 的方法测定，应符合规定。

3. 生物学性能

(1) 无菌：按照《中国药典（2015 年版）》（四部）通则 1101"无菌检查法"中规定的方法进行，应无菌。

(2) 内毒素：按照《中国药典（2015 年版）》（四部）通则 1143"细菌内毒素检查法"进行，应符合要求。

（三）应用

壳聚糖贴片作为物理屏障，防止唾液与溃疡创面接触，在溃疡表面形成保护膜；壳聚糖具有独特的生物活性，能抑制细菌和霉菌生长，可增强免疫力；同时其降解产物 N - 乙酰氨基葡萄糖和氨基葡萄糖是表皮细胞生长增殖的必须营养物质，因此它还具有促进伤口愈合、组织修复的作用，是很好的伤口愈合剂。对治疗口腔溃疡而言，壳聚糖不仅是一般意义上的成膜材料，同时还具有抑菌和促进溃疡愈合的治疗作用。

四、壳聚糖加工成形的其他剂型的产品

除上述提到的剂型外，目前国内外还存在将壳聚糖加工成各种模型的产品，其中最常见的为壳聚糖管，下面主要叙述壳聚糖管的制备方法、技术要求及应用。

（一）制备方法

1. 溶剂浇铸法

将壳聚糖及其衍生物溶于适宜的溶剂中，制成均质溶液后，将其注入中空的圆柱形模具中，溶剂干燥（包括冷冻干燥）后制成。

2. 浸渍成形技术

浸渍成形技术是制备管状组织工程支架最为常用的方法,即将壳聚糖及其衍生物溶于易挥发的溶剂中,用芯棒浸入溶液几秒后抽出,待溶剂挥发完全后再浸入,反复几次后即可得到一定壁厚的导管。为得到不同结构的管通常将其与相分离技术配合使用。

3. 静电自组装技术

静电自组装技术是一种基于带不同电荷的物质之间通过静电吸引而进行组装的制备技术。由于其工艺简单、层数和厚度可控适用于具有复杂结构的材料,且制备条件适中。先制备管,通过处理管使其带有一定电荷,加入不同电荷其他物质,通过静电吸附,成为最终产品。

4. 静电纺丝技术

壳聚糖溶液在强电场中进行喷射纺丝,收集器如果为管状结构,制备的产品呈管状。

(二) 技术要求

1. 物理性能

(1) 外观:以正常视力或矫正视力在自然光线下观察检验,无任何肉眼可见的异物。

(2) 尺寸:用通用或专用量具检验,应符合规定。

(3) 厚度:用通用或专用量具检验测内径和外径,差值为厚度,重复 3 次,求平均值。

(4) 力学性能(断裂强度和断裂伸长率):按照国家标准 GB/T 9997-1988 测试,采用电子单纤维强力机测试壳聚糖纤维的断裂强度、断裂伸长率和初始模量。壳聚糖纤维(拉伸速度:10 mm/min,拉伸距离:10 mm,预加张力 0.5 cN/tex)。

2. 化学性能

(1) 鉴别:通过红外光谱进行检测,红外光谱应在 3 447 cm^{-1}(宽峰)、2 929 cm^{-1}、2 878 cm^{-1}、1 652 cm^{-1}、1 070 cm^{-1}(强峰),宽峰数值偏差不大于 100 cm^{-1},其他峰数值偏差不大于 20 cm^{-1}。其他物质根据其特性进行光谱学、核磁共振或化学检测等方法鉴别。

(2) 壳聚糖含量:通过一定方法分离纯化壳聚糖,参考 YY 0953-2015《医用羧甲基壳聚糖》中附录 D 规定的方法,按《中国药典(2015 年版)》(四部)附录 0704 中"氮测定法"第二法(半微量法)规定的方法进行,对于不能有效分离纯化壳聚糖,则检测原料。

(3) 脱乙酰度:通过一定方法分离纯化壳聚糖,按照 YY/T 0606.7-2008《组织工程医疗产品 第七部分:壳聚糖》中 7.3.2 双突跃电位滴定法测定,不能有效分离纯化壳聚糖,则检测原料。

（4）重均分子量和分子量分布系数：参考 YY 0953 – 2015《医用羧甲基壳聚糖》中附录 B 规定的方法，激光散射-凝胶渗透色谱联用法（LLS – GPC）。

（5）蛋白质含量测定：制备蛋白质标准溶液，通过考马斯亮蓝法在 595 nm 测定吸光度并制备标准曲线，壳聚糖浸提液，测量吸光度，折算蛋白质残留。

（6）干燥失重：按照《中国药典（2015 年版）》（四部）通则 0831"干燥失重测定法"进行，应符合要求。

（7）pH：参照 GB/T 14233.1 – 2008《医用输液、输血、注射器具检验方法 第一部分：化学分析方法》中检验液制备方法制备检验液，按照《中国药典（2015 年版）》（四部）通则 0631"pH 测定法"的方法测定，应符合要求。

（8）重金属：根据样品不同，按照《中国药典（2015 年版）》（四部）通则 0821 的方法进行或参考 YY/T 0606.7 – 2008《组织工程医疗产品 第七部分：壳聚糖》附录 A"重金属含量测定"的方法测定，应符合要求。

（9）溶剂残留：按照《中国药典（2015 年版）》（四部）通则 0861："残留溶剂测定法"，应符合规定。

（10）炽灼残渣：按照《中国药典（2015 年版）》（四部）通则 0841 炽灼残渣检查法，取样品 1.0 g 进行测定，应符合要求。

（11）微量元素：按照 YY 0953 – 2015《医用羧甲基壳聚糖》中 6.12.2 的方法测定，应符合规定。

（12）溶胀系数测定：将质量为 W_d 的干燥管浸入 pH 7.4 的磷酸盐缓冲溶液（phosphate buffer solution，PBS）中，浸泡 12 小时，使其充分溶胀。然后测定溶胀后的质量（W_s），根据式 3 – 8 计算溶胀系数（swelling index，SI）。

$$SI = (W_s - W_d)/W_d \times 100\%$$ （式 3 – 8）

式中：

W_s 为溶胀后管的质量（g）；

W_d 为干燥管的质量（g）。

3. 生物性能

（1）无菌：按照《中国药典（2015 年版）》（四部）通则 1101"无菌检查法"中规定的方法进行，应无菌。

（2）内毒素：按照《中国药典（2015 年版）》（四部）通则 1143"细菌内毒素检查法"进行，应符合要求。

（三）应用

1. 用于神经修复

壳聚糖是自然界中少见的带正电的聚合糖类，也是一种良好的神经修复材料。由于其中含有较多的氨基，具有聚阳离子的性质，因此它可以和细胞表面带负电的基团相互作用，与细胞膜发生非特异性吸附，从而有利于神经细胞在壳聚糖材料表面的黏附。壳聚糖水凝胶膜与多聚赖氨酸一样能够使神经细胞顺利贴壁生长，在细胞形态、存活率及轴突伸长速度等方面与培养在多聚赖氨酸上的神经细胞无明显区别。壳聚糖有较高的亲水性。在稀释血清中，亲水材料比疏水材料更能促进细胞在材料表面的吸附和铺展，该材料上的细胞其细胞骨架也更易形成组织。另外，壳聚糖材料有良好的吸水特性，吸水 20 分钟后即达到饱和。因而可利用亲水性凝胶的水膨胀性和多孔性来构建适于神经组织生长的人造细胞外基质。但壳聚糖材料吸水过多还会引起强度的降低，因此要根据壳聚糖的脱乙酰度的不同，水膨胀率不同选择吸水性适中的材料。壳聚糖分子与基底膜和细胞外基质中的糖氨聚糖分子结构相似，这可能有利于其与细胞外黏附分子（Laminin 和 Fibronectin）和Ⅳ型胶原蛋白等的结合。用细胞黏附模型系统的体外实验证实，纯化的 Fibronectin 分子可加强细胞与细胞间、细胞与基质间的黏附，广泛地参与细胞活动。在中枢神经系统的发育和成熟过程中，Laminin 起很大的作用，参与了细胞的迁移、分化和生长。Ⅳ型胶原蛋白也是基底膜的重要组成部分，有利于神经细胞的黏附和生长。壳聚糖能促进血管内皮细胞的生长，从而有利于神经修复过程中的血管发生；具有血管发生的神经导管能够为再生轴突输送营养，促进轴突生长。

2. 输尿管支架

输尿管支架管是通过手术放置在患者输尿管内部的特殊设计的中空管状支架管，是泌尿外科常用的临时植入物之一。输尿管支架管已成为泌尿外科临床工作中不可或缺的工具之一。其主要作用是支撑输尿管，并保障能将尿液顺利引流入膀胱，起到解除梗阻、控制感染、促进手术伤口的愈合以及预防输尿管狭窄的作用，被用于几乎所有的上尿路手术和绝大部分下尿路手术操作。然而，目前应用于临床的输尿管支架管多是由硅橡胶及聚氨酯制成的，其材料本身的性质致使临床应用中出现一系列并发症：常会引发尿路刺激、感染、尿液反流、生物膜形成和结石沉积等。在治疗结束后，需要膀胱镜下拔出支架管，儿童则需要在全麻下进行膀胱镜操作。如果在植入体内未及时拔除，可能造成输尿管梗阻、肾积水、肾功能衰竭等医源性损伤，严重者甚至可能危及患者的生命。理想的可降解输尿管支架管应该具备的特点：①可较好的保留原位置。②制成材料的软硬度适中。③韧度易于加工。④有适中的延展性。⑤微生物耐受性。⑥生物相容性良好。⑦支架管植入过程易置管。⑧支架管的材料不透 X 线。⑨患者舒适度高。⑩可以抗细菌的黏附。

德国 Medovent GmbH 公司开发的输尿管导管，成分为壳聚糖，优势为生物相容性好，减少刺激和炎症；可生物降解，不需要（痛苦）去除；抑菌，降低感染和结壳的风险。

（赵成如　白云峰）

参 考 文 献

［1］Ahmadi F, Oveisi Z, Samani S M, et al. Chitosan based hydrogels：characteristics and pharmaceutical applications［J］. Research in Pharmaceutical Sciences, 2015,10(1)：1 - 16.

［2］秦颖哲,林强.壳聚糖水凝胶在生物医学材料方面的研究进展[J].中国组织工程研究,2012,16(34)：6389 - 6392.

［3］舒静,李小静,赵大飙.壳聚糖智能水凝胶研究进展[J].中国塑料,2010(9)：6 - 10.

［4］施晓文,邓红兵,杜予民.甲壳素/壳聚糖材料及应用[M].北京：化学工业出版社,2015,204 - 210.

［5］Bhattarai N, Gunn J, Zhang M. Chitosan-based hydrogels for controlled, localized drug delivery［J］. Advanced Drug Delivery Reviews, 2010,62(1)：83.

［6］姜雪,贺继东,代元坤,等.壳聚糖基智能水凝胶的研究进展[J].高分子通报,2013(8)：22 - 28.

［7］符旭东,郭家平.壳聚糖类水凝胶在组织工程领域的研究进展[J].中国医院药学杂志,2010,30(15)：1308 - 1310.

［8］江磊,林宝凤,梁兴泉,等.壳聚糖及其衍生物水凝胶的研究进展[J].化学通报,2007,70(1)：47 - 51.

［9］Comblain F, Rocasalbas G, Gauthier S, et al. Chitosan：a promising polymer for cartilage repair and viscosupplementation［J］. Bio-medical materials and engineering, 2017,28(s1)：S209 - 215.

［10］Elviri L, Bianchera A, Bergonzi C, et al. Controlled local drug delivery strategies from chitosan hydrogels for wound healing［J］. Expert Opinion on Drug Delivery, 2016,14(7)：897 - 908.

［11］刘廷国,查萍萍,李斌,等.甲壳素新型溶剂研究进展[J].石油化工,2011,40(3)：327 - 333.

［12］Pillai C K S, Paul W, Sharma C P. Chitin and chitosan polymers：Chemistry, solubility and fiber formation［J］. Progress in Polymer Science, 2009,34(7)：641 - 678.

［13］沈新元,吉亚丽,郑志清,等.甲壳素类生物医学纤维的制备技术及应用[J].材料导报,2008,22(6)：1 - 5.

［14］李达,马建伟.壳聚糖纤维的生产现状及展望[J].现代纺织技术,2009,17(3)：66 - 68.

［15］张洁,钱晓明.壳聚糖非织布的制备及壳聚糖非织医用敷料的研究进展[J].产业用纺织品,2011,29(7)：24 - 27.

［16］Ignatova M, Manolova N, Markova N, et al. Electrospun non-woven nanofibrous hybrid mats based on chitosan and PLA for wound-dressing applications［J］. Macromolecular Bioscience, 2009,9(1)：102 - 111.

［17］赵昱,龙柱,张丹,等.壳聚糖纤维的制备与应用现状[J].江苏造纸,2017(1)：16 - 21.

［18］陈雄,廖青,赵国樑.壳聚糖纺纤研究进展[J].天津化工,2009,23(2)：8 - 11.

［19］Fan Y, Saito T, Isogai A. Preparation of chitin nanofibers from squid pen β-chitin by simple mechanical treatment under acid conditions［J］. Biomacromolecules, 2008,9(7)：1919 - 1923.

［20］Nogi M, Kurosaki F, Yano H, et al. Preparation of nanofibrillar carbon from chitin nanofibers［J］. Carbohydrate Polymers, 2010,81(4)：919 - 924.

［21］Ifuku S, Nogi M, Abe K, et al. Preparation of chitin nanofibers with a uniform width as alpha-chitin from crab shells［J］. Biomacromolecules, 2009,10(6)：1584 - 1588.

［22］Zhong C, Kapetanovic A, Deng Y, et al. A chitin nanofiber ink for airbrushing, replica molding, and microcontact printing of self-assembled macro-, micro-, and nanostructures［J］. Advanced Materials, 2011,23(41)：4776.

［23］Zhong C, Cooper A, Kapetanovic A, et al. A facile bottom-up route to self-assembled biogenic chitin nanofibers［J］. Soft Matter, 2010,6(21)：5298 - 5301.

［24］Qian L, Zhang H. Green synthesis of chitosan-based nanofibers and their applications［J］. Green Chemistry, 2010,12(7)：1207 - 1214.

［25］Gomes S, Rodrigues G, Martins G, et al. Evaluation of nanofibrous scaffolds obtained from blends of chitosan, gelatin and polycaprolactone for skin tissue engineering［J］. International Journal of Biological Macromolecules, 2017, 102：1174 - 1185.

［26］翟艳.壳聚糖/黏胶纤维共混水刺面膜基布的开发及其性能研究[D].天津工业大学,2016.

［27］吴杰.壳聚糖多层水刺复合功能性医用敷料的纤网结构及其性能的研究[D].东华大学,2014.

[28] 王夕雯.壳聚糖纤维水刺非织工艺与产品性能研究[D].东华大学,2012.

[29] 许文玉.壳聚糖基多孔膜的制备及其结构与性能的研究[D].东华大学,2012.

[30] 马晓莉,范炜,韩波.医用多孔壳聚糖膜研究进展[J].医学研究与教育,2011,28(1):70-75.

[31] 卞司晗.伤口处理用壳聚糖-明胶复合海绵材料的制备和性能研究[D].东南大学,2016.

[32] 李继城,李东东,温莎莎,等.季铵化壳聚糖止血海绵制备工艺的研究[J].化学推进剂与高分子材料,2017,15(3):68-71.

[33] Auxenfans C, Fradette J, Lequeux C, et al. Evolution of three dimensional skin equivalent models reconstructed in vitro by tissue engineering [J]. European Journal of Dermatology, 2009,19(2):107-113.

[34] 陈丽萍.壳聚糖/PVA/明胶复合膜的制备及性能优化[D].哈尔滨工业大学,2011.

[35] 王学宝,林丹,王贤亲,等.多孔壳聚糖膜的制备表征及其吸附性能研究[J].广州化工,2010,38(6):128-129.

[36] Chun H J, Kim G W, Kim C H. Fabrication of porous chitosan scaffold in order to improve biocompatibility [J]. Journal of Physics & Chemistry of Solids, 2008,69(5-6):1573-1576.

[37] 陶毅.壳聚糖微球的研究[D].广东药学院,2011.

[38] 张越,师宪宪,于奕峰.壳聚糖微球的制备方法研究进展[J].河北科技大学学报,2013,34(5):434-439.

[39] 邓菲.喷雾干燥法生产无菌原料药的质量风险与控制[J].河北工业科技,2012,29(5):314-317.

[40] Chandra H K, Prabha S, Chandra R, et al. Advances in preparation and characterization of chitosan nanoparticles for therapeutics [J]. Artificial Cells Nanomedicine & Biotechnology, 2016,44(1):305-314.

[41] 韩冠鲁.超临界流体辅助雾化法制备壳聚糖-香精超细颗粒[D].华东理工大学,2011.

[42] Cho Y, Kim J T, Park H J. Size-controlled self-aggregated N-acyl chitosan nanoparticles as a vitamin C carrier [J]. Carbohydrate Polymers, 2012,88(3):1087-1092.

[43] Ahmed T A, Aljaeid B M. Preparation, characterization, and potential application of chitosan, chitosan derivatives, and chitosan metal nanoparticles in pharmaceutical drug delivery [J]. Drug Des Devel Ther, 2016,10(Issue 1):483-507.

[44] Islam M A, Firdous J, Choi Y J, et al. Design and application of chitosan microspheres as oral and nasal vaccine carriers: an updated review [J]. International Journal of Nanomedicine, 2012,7(default):6077.

[45] 黄晨.静电纺管状支架的制备及其在组织工程中的应用[D].东华大学,2012.

[46] Waszczuk A, Pietrucha-Dutczak M, Marcol W, et al. The use of chitosan to facilitate nerve regeneration [J]. Wiad Lek, 2011,64(3):208-216.

第四章 · 壳聚糖第二类医疗器械

本章首先根据国家和地方医疗器械监督管理部门相关的最新法规，并结合部分国家监管部门的相关规定，着重介绍壳聚糖第二类医疗器械（敷料）的分类规则、分类和产品注册技术审查指导原则。然后介绍甲壳素仿生化学修饰思路与产品设计，并根据材料特性介绍产品功效与机制。按照产品形态划分，本章还将叙述各种常用和新型壳聚糖敷料的成分及作用、产品形态及使用特征。全文通过国家药品监督管理局、美国食品药品监督管理局（FDA）、日本药品与医疗器械管理局（Pharmaceuticals and Medical Devices Agency，PMDA）等网上注册信息查询和市场调研，列出现阶段国内外有效注册的各种壳聚糖第二类医疗器械（敷料）产品。

在上述网站引用资料入本章时，须提醒读者关注的是：国家药品监督管理局最新的产品分类及不断完善配套法规和指南中的诸多变化，如在新的分类目录中将以前的第二类产品升级为第三类。同时还要注意各企业在五年后换证时的内容变更等实况。

第一节 · 分类与注册

一、分类规则与分类

2015 年 7 月 14 日国家食品药品监督管理局发布了《医疗器械分类规则》(令第 15 号)。其中,"无源医疗器械"定义为"不依靠电能或者其他能源,但是可以通过由人体或者重力产生的能量,发挥其功能的医疗器械"。"植入器械"定义为"借助手术全部或者部分进入人体内或腔道(口)中,或者用于替代人体上皮表面或眼表面,并且在手术过程结束后留在人体内 30 日(含)以上或者被人体吸收的医疗器械"。"接触人体器械"定义为"直接或间接接触患者或者能够进入患者体内的医疗器械"。"使用时限"分为"①连续使用时间:医疗器械按预期目的、不间断的实际作用时间。②暂时:医疗器械预期的连续使用时间在 24 小时以内。③短期:医疗器械预期的连续使用时间在 24 小时(含)以上、30 日以内。④长期:医疗器械预期的连续使用时间在 30 日(含)以上"。"皮肤"定义为"未受损皮肤表面"。"腔道(口)"定义为"口腔、鼻腔、食道、外耳道、直肠、阴道、尿道等人体自然腔道和永久性人造开口"。"创伤"定义为"各种致伤因素作用于人体所造成的组织结构完整性破坏或者功能障碍"。"组织"定义为"人体体内组织,包括骨、牙髓或者牙本质,不包括血液循环系统和中枢神经系统"。"慢性创面"定义为"各种原因形成的长期不愈合创面,如静脉性溃疡、动脉性溃疡、糖尿病性溃疡、创伤性溃疡、压力性溃疡等"。

医疗器械按照风险程度由低到高,管理类别依次分为第一类、第二类和第三类。医疗器械风险程度,应当根据医疗器械的预期目的,通过结构特征、使用形式、使用状态、是否接触人体等因素综合判定。医用敷料属于无源接触人体器械。无源接触人体器械根据使用时限分为暂时使用、短期使用、长期使用;接触人体的部位分为皮肤或腔道(口)、创伤或组织、血液循环系统或中枢神经系统。同时规定:如果同一医疗器械适用两个或者两个以上的分类,应当采取其中风险程度最高的分类;由多个医疗器械组成的医疗器械包,其分类应当与医疗器械包内风险程度最高的医疗器械一致。可作为附件的医疗器械,其分类应当综合考虑该附件对配套主体医疗器械安全性、有效性的影响;如果附件对配套主体医疗器械有重要影响,附件的分类应不低于配套主体医疗器械的分类。监控或者影响医疗器械主要功能的医疗器械,其分类应当与被监控、影响的医疗器械的分类一致。以医疗器械作用为主的药械组合产品,按照第三类医疗器械管理;可被人体吸收的医疗器械,按照第三类医疗器械管理。医用敷料如果有以下情形,按照第三类医疗器械管理,包括:预期具有防组织或器官粘连功能,作为人工皮肤,接触真皮深层或其以下组织受损的创面,用于慢性创面,或者可被人体全部或部分吸收的。以无菌形式提供的医疗器械,其分类应不低于第二类。如果医疗器械的预期目的是明确用于某种疾病的治疗,其分类应不低于第二类。

根据以上分类原则,壳聚糖医疗器械使用形式属于医用敷料,分类判定参考表 4-1。

表 4-1 医用敷料医疗器械分类判定表

无源医疗器械		接触人体器械								
	使用状态	暂时使用			短期使用			长期使用		
	使用形式	皮肤/腔道(口)	创伤/组织	血循环/中枢	皮肤/腔道(口)	创伤/组织	血循环/中枢	皮肤/腔道(口)	创伤/组织	血循环/中枢
	03 医用敷料	第一类	第二类	第二类	第一类	第二类	第二类	—	第三类	第三类

2017 年 8 月 31 日,国家食品药品监督管理局发布公告(2017 年第 104 号),自 2018 年 8 月 1 日起实施新的《医疗器械分类目录》,该分类目录将原分类目录中的"6864 医用卫生材料及敷料"归于第 14 子目录"注输、护理和防护器械",并特别说明:"用于非慢性创面、接触真皮深层及其以下组织且所含成分不可被人体吸收的医用敷料的管理类别由第三类降为第二类"。产品形态为液体与胶状、水凝胶、纤维与海绵、粉末与颗粒、水胶体、泡沫、敷贴和医用膜的壳聚糖第二类医疗器械(敷料类)产品,可参照表 4-2 进行分类注册。

表 4-2 壳聚糖第二类医疗器械产品可参照的分类目录

一级产品类别	二级产品类别	产品描述	预期用途	品名举例
09 不可吸收外科敷料	01 外科织造布类敷料	通常为由医用脱脂棉纱布或脱脂棉与黏胶纤维混纺纱布经过裁切、折叠、包装、灭菌步骤加工制成的敷料	用于吸收手术过程中的体内渗出液,手术过程中承托器官、组织等	脱脂纱布、止血纱布、医用纱布制品、纱布巾、纱布片、纱布手术巾、纱布垫、纱布棉等
	02 外科非织造布敷料	通常为由非织造敷布经过加工制成的敷料	用于吸收手术过程中的体内渗出液,手术过程中承托器官、组织等	纯棉敷布片、敷布卷、非织布块、非织布片、非织布球、非织布卷等
	03 外科海绵敷料	通常为由高分子材料加工成的海绵状敷料。无菌提供,一次性使用	用于吸收手术过程中的体内渗出液,手术过程中承托器官、组织等。还用于腔道(如鼻腔)的填塞压迫止血	聚乙烯醇海绵、手术海绵、鼻腔止血海绵

一级产品类别	二级产品类别	产品描述	预期用途	品名举例
10　创面敷料	01　创面敷贴	通常由涂胶基材、吸收性敷垫和可剥离的保护层组成。其中吸收性敷垫一般采用棉纤维、无纺布等可吸收渗出液的材料制成。吸收性敷垫可单独使用,用绷带或胶带等进行固定。所含成分不可被人体吸收。无菌提供,一次性使用	用于非慢性创面(如浅表性创面、手术后缝合创面、机械创伤、小创口、擦伤、切割伤创面、穿刺器械的穿刺部位、Ⅰ度或浅Ⅱ度的烧烫伤创面、婴儿肚脐口创口、激光/光子/果酸换肤/微整形术后创面)的护理,为创面愈合提供微环境。也可用于对穿刺器械(如导管)的穿刺部位的护理并固定穿刺器械	创面敷贴、透明固定敷贴、透气敷贴、弹性敷贴、防水敷贴、打孔膜敷贴、指尖敷贴、指关节敷贴、脐带敷贴、眼部创面敷贴、无菌敷贴、伤口敷贴、创口敷贴等
	02　创可贴	通常由涂胶基材、吸收性敷垫、防粘连层和可剥离的保护层组成的片状或成卷状创可贴。其中吸收性敷垫一般采用可吸收渗出液的材料制成。所含成分不具有药理学作用。所含成分不可被人体吸收。无菌提供,一次性使用	用于小创口、擦伤、切割伤等浅表性创面的护理	无菌创可贴、一次性使用创可贴
	03　粉末敷料	为粉末状。所含成分不可被人体吸收。无菌提供	用于非慢性创面护理、止血,浅表创面使用,不用于体内	沸石粉状敷料、多孔石墨医用敷料、壳聚糖止血颗粒
	04　凝胶敷料	通常为成胶物质与水组成的定形或无定形凝胶敷料,可含有缓冲盐。所含成分不可被人体吸收。无菌提供	用于吸收创面渗出液或向创面排出水分,用于手术后缝合创面等非慢性创面的覆盖	水凝胶敷料、水凝胶伤口敷料、薄型水凝胶敷料
	05　水胶体敷料	通常为含有水溶性高分子颗粒(如羧甲基纤维素、果胶、海藻酸钠等)与橡胶黏性物等混合加工而成的敷料,水溶性高分子颗粒可直接或间接接触创面。所含成分不可被人体吸收。无菌提供,一次性使用	通过水溶性高分子颗粒吸收创面渗出液。用于非慢性创面的覆盖和护理	水胶体敷贴、医用水胶体敷料、水胶体贴
	06　纤维敷料	通常为由亲水性纤维(如藻酸盐纤维、乙基磺酸盐纤维、羧甲基纤维素纤维等)制成的片状或条状敷料。所含成分不可被人体吸收。无菌提供,一次性使用	通过亲水性纤维吸收创面渗出液,一般还需二级敷料进行固定。用于非慢性创面的覆盖和护理	藻酸盐敷料、藻酸钙敷料、吸收性藻酸钙敷料、纤维敷料、细菌纤维素敷料
	07　泡沫敷料	通常由泡沫吸收层、阻水层和防粘连层组成。所含成分不可被人体吸收。无菌提供,一次性使用	通过泡沫吸收层吸收并控制创面渗出液,用于渗出液较多的非慢性创面的覆盖和护理	聚硅酮泡沫敷料、聚乙烯醇泡沫敷料、薄型泡沫敷料、聚氨酯泡沫(黏性)敷料、泡沫敷料、自黏型泡沫敷料

续　表

一级产品类别	二级产品类别	产品描述	预期用途	品名举例
10　创面敷料	08　液体、膏状敷料	通常为溶液或软膏(不包括凝胶)。所含成分不具有药理学作用。所含成分不可被人体吸收。无菌提供。	通过在创面表面形成保护层,起物理屏障作用。用于小创口、擦伤、切割伤等非慢性创面及周围皮肤的护理。	无菌液体敷料、无菌喷剂敷料、无菌伤口护理软膏、无菌液体伤口敷料
	12　含壳聚糖敷料	含有壳聚糖的固体敷料。无菌提供,一次性使用。所含成分不可被人体吸收	主要通过在创面表面形成保护层,起物理屏障作用。用于非慢性创面的覆盖和护理	含壳聚糖敷贴、含壳聚糖纤维敷料

　　美国 FDA 是以风险为基础,将医疗器械分成三类进行管理,第一类一般控制(豁免、不豁免);第二类一般控制及特殊控制(豁免、不豁免);第三类一般控制和上市前批准。大部分第一类医疗器械和少量第二类医疗器械豁免上市前通告[510(k)];少量第一类、大部分第二类和少量第三类医疗器械实施 510(k);大部分第三类医疗器械实施上市前审批程序(premarket approval,PMA)。510(k)要求申请者提交有效的科学数据来说明拟上市医疗器械是安全的、有效的,实质性等同某一已在美国上市的医疗器械,且不属于 PMA 控制。510(k)并不要求两者必须完全相同,主要是比对两者的用途、设计、使用的能量或传送、材料、化学成分、制造过程、性能、安全性、有效性、标记、生物相容性、标准和其他可应用的特征等。PMA 是 FDA 最为严格的第三类医疗器械上市前审批程序,需要申请者提供足够及科学的证据证明该产品安全有效,提供的数据包括非临床实验室研究部分和临床研究部分。非临床实验室研究部分包括微生物学、毒理学、免疫学、生物相容性、应力、耐磨性、保质期和其他的实验室或动物试验测试。临床研究部分包括研究方案、安全性和有效性的数据、不良反应和并发症、设备故障和更换、患者信息、患者的投诉、所有个体对象数据表格、统计分析结果和其他临床研究信息。

　　美国 FDA 将所有医疗器械按照一定原则划分为 19 个医学专业类别,每个专业类别项下,按照产品的使用目的或该类产品的特性等,再分为若干子类别,子类别下规定具体的产品种类,每个产品种类项下包含有编号、名称、定义、分类、管控措施等内容。对 19 个医学专业类别的表述可在美国联邦规章典(code of federal regulations,CFR)中找到,分别为:麻醉学、心血管、临床化学、牙科、耳鼻喉、消化科和泌尿科、一般及整形外科、一般医院用品、血液学、免疫学、微生物学、神经内科、妇产科、眼科、骨科、病理学、物理医学、放射科和毒理学。这些类别分别划入了 CFR 从 Part862 到 Part892 共 16 个文件中,其中临床化学和毒理学合并为 CFR Part862,血液学和病理学合并为 CFR Part864,免疫和微生物学合并为 CFR Part866。为确保分类体系的实用性、可操作性,FDA 对这 16 个 CFR 文件中的 1 700 多个产品种类进行了进一步细分,建立了包含 6 000 多个具体产品品种的分类数据库,该数据库每周更新,作为网上公开数据库,供公众查询。截止到 2017 年 12 月 31 日,在 FDA 查找的壳聚糖产品分类情况见表 4-3。

表 4-3　FDA 发布的壳聚糖产品分类情况

设备名称	产品编号	设备分类	未分类原因	数量
Dressing，Wound，Drug	FRO		Pre-Amendment	42
Bandage，Liquid	KMF	I		1
Splint，Intranasal Septal	LYA	I		2

日本 PMDA 系基于风险进行分类管理，保证药品、医疗器械安全有效，保证再生和细胞治疗产品、基因治疗产品和化妆品的质量、有效性及安全性。2014 年 11 月生效的 PMDA 医疗器械分类情况见表 4-4。

表 4-4　日本 PMDA 医疗器械的分类情况

国际分类	医疗设备分类的风险基础	分类	风险等级	批准/认证类型
I	出现问题时对人体危害极低的装置。例如：体外诊断设备、钢制小型设备（包括手术刀、镊子）、X 线胶片、牙科技术设备	一般医疗器械	极低	不需要批准/认证（通知/自我声明）
II	出现问题时对人体危险性相对较低的设备。例如：MRI 设备、电子内镜、消化器官导管、超声波设备、牙科合金	受控医疗器械	低	具有认证标准的受控医疗器械，由第三方认证；没有认证标准的受控医疗器械，由厚生劳动省批准
III	如果遇到问题，对人体的风险相对较高。例如：透析器、人造骨、机械通气	特别受控医疗器械	中/高	具有认证标准的受控医疗器械，由第三方认证；没有认证标准的受控医疗器械，由厚生劳动省批准（由 PMDA 审核）
IV	对患者具有高度侵入性并且在出现问题时具有危及生命的风险的装置。例如：起搏器、人造心脏瓣膜、覆膜支架	特别受控医疗器械	中/高	由厚生劳动省批准（由 PMDA 审核）

日本 PMDA 审查申请分类的医疗器械有下面几类：

（1）新的医疗设备。与那些已被批准进入市场的医疗器械相比，具有明显不同结构、用法、适应证、性能等的医疗器械（不包括受"PMDA"第 23 - 2 - 9 条第 1 款规定调查的器械及正在调查中的器械，简称"现存批准的医疗器械"）。

（2）改进的医疗设备（有临床数据）。不属于"新医疗器械"或"通用医疗器械"的已上市医疗器械。

（3）改进的医疗设备（没有批准标准，没有临床数据）。不属于"新医疗器械"或"通用医疗器械"的已上市医疗器械（仅限于不需要提交临床数据的设备）。

（4）通用医疗设备（没有批准标准，没有临床数据）。在结构、使用、适应证、性能等方面被视为实质上等同于现有已批准上市的医疗器械（仅限于不需要提交临床数据的设备）。

（5）通用医疗器械（有批准标准，没有临床数据）。在结构、使用、适应证、性能等方面被视为实质上等同于现有已批准上市的医疗器械（仅限于不需要提交临床数据的设备），并且符合批准标准。

在具体的医疗器械分类实践中，日本厚生劳动省综合参考全球协调工作小组（global harmonization task force，GHTF）的分类规则和现有分类规则，建立了数据库（JMDN），其中包含名称、定义、管理类别、管控措施等方面内容，该数据库由厚生劳动省药品与医疗器械管理局进行维护更新。

二、注册技术审查指导原则

广东省食品药品监督管理局于 2013 年 10 月 1 日颁布实施的《第二类壳聚糖类产品注册技术审查指导原则（试行）》（粤食药监办〔2013〕67 号），是目前国内唯一一个关于壳聚糖第二类医疗器械产品注册的技术审查指导原则，该指导原则主要用于指导和规范医疗器械注册审评人员对注册产品的技术审评。旨在让初次接触该类产品的注册审评人员对产品原理、结构、主要性能、预期用途等各个方面有基本了解，同时让技术审评人员在产品注册技术审评时统一基本的尺度，以确保上市产品的安全、有效。

（一）壳聚糖第二类医疗器械"技术审查要点"

1. 产品名称的要求

壳聚糖类产品的命名应采用《医疗器械分类目录》或国家标准、行业标准中的通用名称；也可按"主要成分＋用途＋剂型"的方法命名，例如：止血壳聚糖颗粒、壳聚糖止血成膜喷剂。

2. 产品的结构和组成

壳聚糖类产品基本结构包括壳聚糖、辅料、添加剂及包装材料。

3. 产品工作原理

主要通过壳聚糖的抗菌/抑菌，或凝血作用达到预期用途。

4. 产品作用机制

壳聚糖及其衍生物有较好的抑菌活性，能抑制一些真菌、细菌和病毒的生长繁殖。目前认为其可能的机制有三：①由于壳聚糖的多聚阳离子，易与真菌细胞表面带负电荷的基团作用,从而改变病原菌细胞膜的流动性和通透性。②干扰 DNA 的复制与转录。③阻断病原菌代谢。近年来,有许多研究者提出壳聚糖通过诱导病程相关蛋白质,积累次生代谢产物和信号传导等方式来达到抑菌目的的观点。壳聚糖本身可以吸附血小板,由血小板激活凝血;壳聚糖的乙酸水溶液使血液凝固是由于其使红细胞聚集和变形;壳聚糖的脱乙酰度(DD)是影响壳聚糖促红细胞聚集作用的主要因素,低 DD 壳聚糖能更有效地使红细胞聚集;分子量也是个影响因素,但仅次于 DD,高分子量略优于低分子量;羧甲基壳聚糖不具有明显的使红细胞聚集的能力,仅发生一些叠连。

5. 产品适用的相关标准

详见表 4-5。

表 4-5　壳聚糖第二类医疗器械适用的相关标准

标准号	名称
GB/T 191 - 2008	《包装储运图示标志》
GB/T 9969 - 2008	《工业产品使用说明书总则》
GB/T 16886.1 - 2011	《医疗器械生物学评价 第 1 部分:风险管理过程中的评价与试验》
GB/T 16886.5 - 2003	《医疗器械生物学评价 第 5 部分:体外细胞毒性试验》
GB/T 16886.10 - 2005	《医疗器械生物学评价 第 10 部分:刺激与迟发性超敏反应试验》
GBT 16886.3 - 2008	《医疗器械生物学评价 第 3 部分:遗传毒性、致癌性和生殖毒性试验》
GBT 16886.11 - 1997	《医疗器械生物学评价 第 11 部分:全身毒性试验》
GB/T 14233.1 - 2008	《医用输液、输血、注射器具检验方法 第 1 部分:化学分析方法》
GB 15979 - 2002	《一次性使用卫生用品卫生标准》
YY/T 0606.7	《组织工程医疗产品 第 7 部分:壳聚糖》
YY/T 0316 - 2016	《医疗器械风险管理对医疗器械的应用》
YY/T 0466.1 - 2009	《医疗器械用于医疗器械标签、标记和提供信息的符号 第 1 部分:通用要求》
YY/T 0771.1 - 2009/ ISO 22442 - 1:2007	《动物源医疗器械 第 1 部分:风险管理应用》
YY/T 0771.2 - 2009/ ISO 22442 - 2:2007	《动物源医疗器械 第 2 部分:来源、收集与处置的控制》
YY/T 0771.3 - 2009/ ISO 22442 - 3:2007	《动物源医疗器械 第 3 部分:病毒和传播性海绵状脑病(TSE)因子去除与灭活的确认》
YYT 0471.1 - 2004	《接触性创面敷料试验方法 第 1 部分:液体吸收性》
YYT 0471.2 - 2004	《接触性创面敷料试验方法 第 2 部分:透气膜敷料水蒸气透过率》
YYT 0471.3 - 2004	《接触性创面敷料试验方法 第 3 部分:阻水性》
YY/T 0471.5 - 2004	《接触性创面敷料试验方法 第 5 部分:阻菌性》 《中国药典(2015 年版)》

6. 产品的预期用途

壳聚糖产品具有止血及抑菌的作用。

7. 产品的主要风险

壳聚糖类产品的风险管理报告应符合 YY/T 0316 – 2016《医疗器械风险管理对医疗器械的应用》的有关要求。

8. 产品的主要技术指标

产品标准的审查是产品主要技术性能指标审查中最重要的环节之一。壳聚糖类产品主要技术性能指标可以分解为技术性能要求和安全要求两部分。其中有些技术性能要求和安全要求又是相关联的。标准中规定的要求部分是否齐全,可以通过对是否具有以下主要内容来进行审评:

（1）外观和结构要求：外观、装量、尺寸。

（2）壳聚糖原料技术参数要求（本部分内容不强制列入产品标准,企业可提供原料的标准及第三方检验报告等资料）,应参考 YY/T 0606.7 的方法检测。其中,至少应包括：壳聚糖鉴别——采用傅里叶变换红外光谱；壳聚糖结构组成——建议采用核磁共振（nuclear magnetic resonance，NMR）；壳聚糖 DD；壳聚糖动力黏度；壳聚糖有机溶剂残留量。

（3）最终产品的性能要求：产品的重金属含量、产品的 pH、产品中壳聚糖的含量、产品中其他辅料的含量、产品中添加剂的限度。

（4）敷料的附加要求：液体吸收性、透气膜敷料水蒸气透过率、阻水性、阻菌性。

（5）生物性能：微生物限度（接触人体自然腔道或黏膜）、无菌（接触创面或创口）、环氧乙烷残留量（若适用）,生物学性能：细胞毒性、致敏、皮内刺激、亚慢性毒性（若适用）、遗传毒性（若适用）。如产品具有其他功能或特点,也应在注册产品标准中明确。如有不适用的项目,应予以说明。

9. 产品的检测要求

产品的检测包括出厂检验和型式检验。出厂检验应至少包括以下内容：外观、装量、尺寸、重金属含量、pH、微生物限度/无菌、环氧乙烷残留的要求。型式检验为产品全性能检验。壳聚糖原料应每批检测,包括壳聚糖鉴别、壳聚糖结构组成、DD、动力黏度和有机溶剂残留量。

10. 产品的临床要求

企业可进行临床试验或与已上市产品进行实质性等同对比。对提交的临床资料的审查应注意以下要求：

申报产品属境内已有同类产品批准上市的，根据《医疗器械注册管理办法》的规定，可提交同类产品对比说明和临床试验资料，包括：①提供与上市同类产品进行实质性等同对比的综述和数据。进行对比并提供数据的内容应当包括但不限于：预期用途、产品结构、工作原理、主要技术指标等。对比的主要技术指标至少应包括：壳聚糖鉴别、壳聚糖结构组成、DD、动力黏度和有机溶剂残留量、产品中壳聚糖的含量、产品中其他辅料的含量、产品中添加剂的限度。申请产品与对比产品的主要技术指标应一致，并须提供相应的证明材料。②提供同类产品临床试验的资料。同类产品临床试验资料包括：该同类产品原始的临床试验方案和临床试验报告（如果是外文资料，需要译文和原文同时提交）；或者省级以上核心医学刊物公开发表的能够充分说明产品预期临床使用效果的学术论文、专著以及文献综述。

境内未有同类产品批准上市的，或与已上市同类产品非实质等同的，或预期用于治疗或辅助治疗的产品，需进行临床试验，其中：①临床试验方案应合理、科学，能够验证产品的预期用途。方案中的临床病例数的确定理由应充分、科学；选择对象范围应明确，涵盖产品的预期用途；临床评价标准应清晰明确，且得到临床公认。②临床试验报告应符合方案的要求。临床试验结果应明确，剂量或计数结果可靠，并进行统计学分析；试验效果分析应明确统计结果的临床意义；临床试验结论应明确该产品的预期用途，符合临床试验目的。

11. 产品的不良事件历史记录

暂未见相关报道。

12. 产品说明书、标签、包装标识

产品说明书一般包括使用说明书和技术说明书，两者可合并。说明书、标签和包装标识应符合《医疗器械说明书、标签和包装标识管理办法》及相关标准的规定。

13. 注册单元划分的原则和实例

组成成分相同、预期用途相同、性能指标、性状相同的壳聚糖类产品，若用于不同部位，可考虑作为同一注册单元。举例：各种类别的壳聚糖创面、创伤敷料，可作为同一单元注册"壳聚糖敷料"。壳聚糖成膜喷剂和壳聚糖制成的非织布敷料不可作为同一单元注册。

14. 同一注册单元中典型产品的确定原则

典型产品应是同一注册单元内能够代表本单元内其他产品安全性和有效性的产品，应考虑功能到最齐全、结构最复杂、风险最高的产品。对于安全结构相同或相近的，一般情况

下,较为复杂的可以替代简单的。实施检测时可以针对差异部分和由其引起产品其他相关安全性、有效性变化的部分进行检测。但是不同型号的产品不能覆盖。对壳聚糖产品,不同型号规格的区别仅限于尺寸或装量的差异,同一注册产品的组成成分应完全一致。同一单元中不同型号的产品应在标准中明确各型号间在主要技术性能指标、功能配置、外观等方面的区别。

(二) 壳聚糖第二类医疗器械"审查关注点"

1. 注册产品技术要求

注册产品标准应根据产品的特性,确定产品安全有效、质量可控的技术要求。制定注册产品标准的技术指标应不低于相关行业标准、国家标准或国际标准的适用条款。若对公认标准中的试验方法有所修改,应说明修改的内容及原因,并提交验证资料。对于相关行业标准、国家标准或国际标准中不适用的推荐要求条款,建议在注册产品标准编制说明中根据产品特性说明不适用的原因。

产品应按照 GB/T 16886 和 YY/T 0268、YY/T 0127 系列标准进行生物学评价。除常规的生物学相容性评价项目外,壳聚糖类产品建议进行急性全身毒性、遗传毒性试验。

注册产品标准编制说明应符合《医疗器械标准管理办法(试行)》的要求。

标准中应明确产品使用的材料;申报的产品型号划分,应尽量采用国家标准、行业标准的表示方法,应能涵盖产品所有的组件、材料。

2. 产品的技术资料

(1)产品描述:产品描述应全面、详细,至少应包括申报产品名称、预期用途、原材料来源、原材料制备方法、原材料质量控制指标、生产工艺、结构组成(相应图示)、配方、尺寸、技术指标、特殊性能及规格型号划分说明。

(2)与已上市产品比较主要有:①壳聚糖来源及制备方法,包括壳聚糖性能(羧甲基取代度 DS、分子量及分子量分布、等电点等)。②辅料。③工艺参数、中间过程的检验项目和指标要求。④最终产品形式,如:流体敷料、成膜喷剂等。⑤产品的预期用途。

(3)产品名称:产品通用名应以发布的国家标准、行业标准以及《医疗器械产品分类目录》中的产品名称和产品的技术性能为依据,兼顾使用目的。

(4)原材料:提交全部组成材料(包括壳聚糖、所有辅料、防腐剂)的基本信息,如:化学名称、商品名/材料代号、化学结构式/分子式、分子量及分布、密度、单体、起始物质、光学数据、材料热分析图谱、组成比例、供应商、符合的标准等基本信息。应明确所使用的壳聚糖、辅料和添加的防腐剂是否已有应用于医药的应用史,提供壳聚糖生产厂家的资质证明及外购协议。对辅料及防腐剂也应当提交供方名录、相关资质证书及外购协议。壳聚糖、辅料及防腐剂均应达到药用级标准。

（5）产品设计验证：设计验证的重点建议放在产品是否会非预期的被人体吸收和预期的临床使用效果上。

（6）与包装材料的相容性试验：是研究壳聚糖在包装材料内储存，壳聚糖与包装材料之间产生的吸附、迁移和产生其他变化或相互作用的实验研究，包括物理相容性、化学相容性等多方面内容。

（7）产品稳定性研究。

3. 使用说明书

使用说明书中必须告知用户的信息是否完整。

4. 产品安全风险分析

产品的主要风险是否已经列举，并通过风险控制措施使产品的安全性在合理可接受的程度之内。产品的风险管理报告应包括以下内容：①风险分析方法的描述。在产品的风险管理报告中应描述所采用的评估产品风险的分析方法，若选用某一替代法来解决本指导原则中指出的风险，应提供足够详细的资料来支持采用这种解决风险的替代方法。②风险分析报告。应进行风险分析，指出拟申报产品的相关风险以及风险分析结果，并给出降低风险的建议措施及产生的效果与评估。

5. 出厂检测能力

包括外观、装量、尺寸、重金属含量、pH、微生物限度/无菌、环氧乙烷残留、总谐波失真、频率响应范围，外观、单件包装的要求等，以及这些指标企业是否已具备自测能力。

6. 产品的特殊功能

企业宣称产品具有的特殊功能，是否采用了合理的方法进行验证（如第三方检测）或确认（如临床试验）。

7. 产品检测

检测报告应由国家药品监督管理局认可的检验机构出具，产品在检验机构承检范围内。若申报的产品包括多个型号，应当按材料及组件分类分别选取典型性型号进行检测，选取检测的典型性型号应当能代表本注册单元内其他产品的安全性和有效性。符合豁免生物相容性检测的，应提交符合相关规定的说明和申请。

8. 临床试验

对于壳聚糖抑菌材料,如:壳聚糖妇科凝胶/泡沫剂等,在使用过程中很难避免非预期的人体吸收,且产品预期用途多为治疗或辅助治疗目的,为了保障产品安全可靠,一般需进行临床试验。

第二节 · 浅表性伤口敷料的设计

一、甲壳素仿生化学修饰

从组织工程学的角度来看,应用于人体皮肤组织修复材料的最佳选择是皮肤细胞间基质模拟物,而这其中作为能量物质和细胞培养基质的高等生物糖胺多糖(如透明质酸、硫酸软骨素和肝素等)尤其重要。

低等生物糖胺多糖甲壳素,广泛存在于海洋甲壳类动物外壳、软体动物内骨骼、昆虫翅膀、菌类及藻类细胞壁内。生物进化过程中,生物糖胺多糖为适应环境变化发生化学与物理结构的演变(图 4-1)。

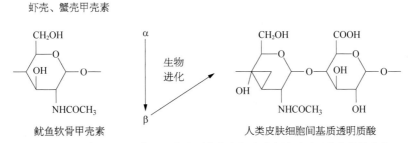

图 4-1 从低等生物糖胺多糖甲壳素到高等生物糖胺多糖透明质酸的结构演变

受此启发,通过低等生物糖胺多糖甲壳素的化学修饰(如羧基化、磺化等),在其糖环上引入仿高等生物糖胺多糖的官能团,使它们化学结构基本一致,生物学性能接近,便能取代来源稀少、价格昂贵的高等生物糖胺多糖,应用于人体皮肤组织的修复。同时,还可以根据实际应用的需要,通过化学修饰给予甲壳素衍生物其他性质,如脱乙酰化和季铵盐化带来的水溶性和聚阳离子特性,赋予材料可加工性,以及产品止血、抗细菌性感染和抑制瘢痕增生的功效。

二、产品设计

壳聚糖是甲壳素脱乙酰化的产物,溶于稀酸溶液能形成高分子水溶液(胶),进一步交联形成水凝胶,壳聚糖水溶(凝)胶干燥后能形成颗粒或固态(多孔)膜,壳聚糖水溶胶经纺丝还能形成壳聚糖纤维,并进一步加工成(无)纺布。甲壳素和壳聚糖的绝大多数化学改性是以增强其水溶性为目的,特别是使其衍生物能溶于中性和更广 pH 范围的水溶液,这些衍生物包括羧甲基化、琥珀酰化、羟乙(丙)基化和季铵盐化的甲壳素/壳聚糖等,壳聚糖及/或其他甲壳素衍生物均可以单独或与其他物质共混后加工成粉末、水溶液(胶)、水凝胶、颗粒、固态(多孔)膜、纤维和(无)纺布形态的产品。例如:石家庄亿生堂医用品有限公司生产的"医用壳聚糖凝胶",用于烧烫伤(浅Ⅱ度、深Ⅱ度)、皮肤创伤、手术切口、供皮区创面、慢性皮肤溃疡(压疮)等创面的治疗;湖北普爱药业有限公司生产的"壳聚糖止血粉",用于各种体表创面的止血,防止感染和促进愈合;武汉奥绿新生物科技有限公司生产的"壳聚糖护创海绵",用于体表外伤性创面、手术切口的护创。

2004 年 8 月 26 日,经广东省食品药品监督管理局批准,深圳市阳光之路生物材料科技有限公司获得了国内首个壳聚糖第二类医疗器械产品"改性甲壳素生物敷料"的注册证[粤药管械(试)字 2004 第 2060038 号],截至 2017 年 12 月 31 日,各省市食品药品监督管理局已批准了近 200 个壳聚糖第二类医疗器械(敷料)产品注册证,产品形态包括有液体与胶状、水凝胶、纤维与海绵、粉末与颗粒、医用膜等。

吴奕光等按照甲壳素仿生化学修饰思路分子修饰低等生物糖胺多糖甲壳素,并运用组织工程技术原理制成不含活细胞的溶胶型表皮支架,注册产品名分别为"改性甲壳素创面修复凝露"和"改性甲壳素生物修复膜"(图 4-2)。溶胶型表皮支架作为植入的安全性、抑菌性临时替代表皮,具备各种单纯功能性载药敷料、外用抑菌药物和促愈合药物的作用,衍生出新型的无菌湿性创面修复手段,广泛应用于各种类型的皮肤创面,实现了集抗细菌性感染、平衡修复和快速愈合于一体的功效,且具有镇痛、止血的效果。

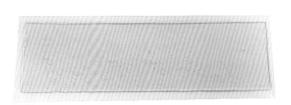

图 4-2　溶胶型表皮支架

三、材料特性

天然低等生物糖胺多糖甲壳素的安全性基本等同蔗糖,对人体也无免疫原性,同时具备良好的生物相容性和生物可降解性,有些衍生物能平衡调节成纤维细胞和上皮细胞生长以及促进血红细胞聚集和血小板黏附与聚集,还能降低致痛因子的含量,并具有抑菌作用。

随甲壳素化学改性的方法不同,产物结构不同,性能也有所差异,甚至出现相反的情况。例如:壳聚糖是甲壳素脱乙酰化的产物,除保留了甲壳素的基本性能以外,由于准阳离子氨基的作用而具备凝血特性;而硫酸酯化的甲壳素是典型的阴离子高分子,具备抗凝血特性。再比如:羧甲基壳聚糖(CMCS)为阴、阳离子两性聚电解质,其羧甲基取代位置和 DS、分子量和 DD 这 4 个参数,基本决定分子的一级结构,并对其分子链的高级结构及其物理和化学性质、生物活性产生重大影响。DD 是表征乙酰化和脱乙酰化部分之间的平衡程度,为氨基葡萄糖单元在 CMCS 分子链中所占比例。DD 同 DS 一起决定 CMCS 的电荷性,在溶液中表现出两性聚电解质性质,并存在两个特定等电点。随 DD 增加,CMCS 由两性向阳离子型转变;反之随 DS 增加,则向阴离子型转变,从而引起分子链构型和溶液性质变化。

壳聚糖及其他甲壳素衍生物在产品中的不同聚集状态也对其性能发挥和产品功效产生不同的影响。例如:纤维、粉末或颗粒状的不溶性壳聚糖在中性水中呈现出不同程度的溶胀,仅壳聚糖材料无定型区域的氨基具有活性;而小分子无机或有机酸进入壳聚糖材料与氨基形成盐后,破坏了其分子链间强烈的氢键,使其被水分子完全渗透,所呈现的壳聚糖溶液或溶胶中壳聚糖分子链上所有的氨基均具有活性。

四、产品功效与机制

临床应用于创面修复中的粉末、水溶液(胶)、水凝胶、颗粒、固态(多孔)膜、纤维和(无)纺布等形态壳聚糖基敷料,其主要材料是壳聚糖及/或其他甲壳素衍生物。结合材料性能,以下内容主要介绍壳聚糖类创面修复产品高效封闭创面、抗细菌性感染、促进创面愈合、抑制瘢痕增生和止血的功效与机制。

(一)高效封闭创面

壳聚糖的 pKa 为 6.5,其分子链上的氨基具有 pH 响应性。壳聚糖溶液或溶胶的 pH 低于 6.5 时,壳聚糖分子呈溶解状态;pH 高于 6.5 时,壳聚糖分子链间由于氢键作用直接可以形成聚合物网络。当这一类水溶性壳聚糖分子接触并渗透进创面组织表面后,中性的组织液使其分子逐渐通过氢键交联形成网络,与创口组织表面间形成拓扑缠结,高效封闭创面,形成无菌和湿性的愈合环境。

(二)抗细菌性感染

多项研究表明壳聚糖及其他甲壳素衍生物具有一定的抑菌作用。黎剑辉和吴奕光等以不同 DD 的高分子量壳聚糖作为抑菌材料,选择金黄色葡萄球菌和大肠埃希菌为实验菌种,研究壳聚糖抑菌活性与机制。研究结果表明：中性和碱性的壳聚糖悬浮液抑菌活性较低，pH 为 6 的壳聚糖溶液抑菌活性最强，对大肠埃希菌和金黄色葡萄球菌的抑菌作用随其 DD 的增加而增大。高分子量壳聚糖的抑菌活性来源于其分子链上氨基在酸性条件下质子化形成的阳离子，与菌细胞表面通过静电相互作用结合，包覆和束缚大肠埃希菌和金黄色葡萄球菌。在先抑制后杀灭大肠埃希菌和金黄色葡萄球菌的过程中，菌细胞逐渐破裂和分解。

基于壳聚糖及其他甲壳素衍生物的抑菌性能，壳聚糖基创面修复产品具有区别于其他材料（如棉纤维）敷料的抗细菌性感染功效。根据之前的机制研究结果，高分子量壳聚糖及其他甲壳素衍生物是通过静电相互作用包覆和束缚游离的有害菌细胞而产生抑菌性，不会对上皮层状细胞产生类似的作用，因此这种抑菌作用有别于化学杀菌剂，不会对皮肤组织造成伤害，也不会像抗生素那样产生耐药性。深圳市医疗器械检测中心检验报告显示："改性甲壳素创面修复凝露"60 分钟对耐药性微生物（金黄色葡萄球菌、大肠埃希菌、铜绿假单胞菌、白色念珠菌）的抑菌率几乎可达 100%。

（三）促进创面愈合

伤口愈合阶段包括凝血期、炎症反应期、细胞增生期以及组织重塑期等四个阶段，研究表明壳聚糖在各阶段均能起到一定的作用。壳聚糖促进愈合的可能机制有：①加速炎症细胞如多形核细胞及巨噬细胞渗出到伤口区，促进伤口清洁。研究发现壳聚糖能通过趋化炎性细胞浸润伤口，激活巨噬细胞并合成分泌 IL-8，而 IL-8 能够刺激生成新生的血管，促进肉芽组织形成，从而加速创面的愈合。②壳聚糖是一种带正电荷的天然改性多糖，生物相容性好，其液体与胶状敷料能够为创面形成湿润的环境，从而有利于上皮细胞的生长。③壳聚糖在创面降解的产物能被表皮细胞吸收，提供其生长所需的营养。④壳聚糖能刺激上皮细胞分泌表皮生长因子（epidermal growth factor，EGF）及提高表皮生长因子受体（epidermal growth factor receptor，EGFR）的表达，从而加速创面的愈合。

李天石和吴奕光等利用体外细胞培养技术研究水溶性壳聚糖对人表皮细胞生长的影响。方法：人表皮细胞株（HaCaT）分别加入含不同浓度水溶性壳聚糖的培养液，培养一定时间，观察和检测处理后的细胞，采用 MTT 法评价水溶性壳聚糖对 HaCaT 增殖能力的影响，ELISA 法检测细胞培养上清人 I 型和 III 型胶原含量，RT-PCR、蛋白免疫印迹法检测细胞 I 型胶原及增殖细胞核抗原（PCNA）蛋白表达情况。结果：随时间推移，10 mg/L、100 mg/L 浓度的水溶性壳聚糖对 HaCaT 增殖无明显作用，500 mg/L、1 000 mg/L、2 000 mg/L、5 000 mg/L 浓度的水溶性壳聚糖对细胞增殖有明显促进作用，提示水溶性壳聚糖浓度与 HaCaT 增殖促进作用明显正相关（$P < 0.05$），I 型和 III 型胶原分泌功能均呈水溶性壳聚糖剂量正依赖关系。水溶性壳聚糖能明显增加表皮细胞中 I 型前胶原 mRNA 的表达（$P < 0.01$），从而促进表皮细胞合成分泌 I 型胶原及 PCNA 蛋白。结论：水溶性壳聚糖在 500 mg/L 以

上浓度可明显促进表皮细胞的增殖,Ⅰ型胶原和 PCNA 蛋白质表达量与其浓度正相关,有望在伤口愈合治疗中发挥重要的促进作用。

(四) 抑制瘢痕增生

增生性瘢痕的成因来源于成纤维细胞的生物学特性异常。成纤维细胞异常增生,合成并分泌大量的胶原蛋白,是瘢痕组织形成的关键环节。壳聚糖是准阳离子生物高分子,已被多项实验证明不仅具有止血、镇痛、阻菌等作用,还能促进伤口愈合、抑制瘢痕增生。

其抑制瘢痕增生作用可能的机制包括:壳聚糖及其衍生物能直接或通过改变,如生化因子、干扰素、肿瘤坏死因子、白介素等各种因子的表达,抑制瘢痕中成纤维细胞的增殖、分化及分泌功能;改变伤口及瘢痕中免疫细胞的作用;减少胶原形成,促进胶原降解;促进伤口肉芽血液循环的建立,减轻组织缺氧;促进表皮细胞和内皮细胞的生长,促进伤口愈合;抑制创面细菌繁殖,促进愈合。

李天石和吴奕光等将含不同浓度水溶性壳聚糖的培养基于体外培养人成纤维株(HFF),培养 0、1 天、2 天、4 天、8 天、14 天后进行相应检测,采用 MTT 法评价改性壳聚糖的细胞毒性,ELISA 法检测细胞培养上清Ⅰ型胶原和Ⅲ型胶原含量,反转录(RT)- PCR、免疫印迹法检测Ⅰ型胶原、增殖细胞核抗原(PCNA)mRNA 和蛋白质的表达。结果显示浓度为 500 mg/L 以上的水溶性壳聚糖对 HFF 细胞增殖具有明显抑制作用,且具有时间和浓度依赖性(均 $P < 0.05$),各组细胞分泌Ⅰ型胶原和Ⅲ型胶原含量均显著减少,结果表明水溶性壳聚糖可明显抑制成纤维细胞增殖及Ⅰ型胶原、PCNA 表达,有望在瘢痕的防治中发挥作用,有关具体机制还有待进一步研究。

(五) 止血

壳聚糖是含有氨基的准阳离子多糖,能吸附聚集带负电荷的血小板和红细胞,产生"絮凝"作用,封堵出血口。一般认为,氨基能够增加纤维蛋白原的吸附数量,从而可以增加血小板的聚集,激活凝血系统促进血栓形成。壳聚糖酸溶液则是通过引起红细胞聚集并诱导红细胞变形起到凝血作用。

壳聚糖及其他阳离子型甲壳素衍生物止血作用机制与传统的止血材料不同,并不依赖于激活血小板和凝血因子形成纤维蛋白而使血液发生凝固,它甚至可以在凝血因子和血小板缺失的情况下有效止血。目前,止血机制尚未完全明确,但多年的研究发现其主要通过以下 4 条路径止血:①通过蛋白质介导黏附血小板,加速纤维蛋白形成并凝聚成块,这主要源于壳聚糖类分子和血小板之间的静电作用,使血小板黏性增大,可迅速形成血栓,达到止血作用。②壳聚糖类材料是含有氨基的准阳离子多糖,可与细胞表面携带的负电荷发生电荷反应,诱导红细胞聚集于创口处,刺激血管收缩,形成血栓封堵伤口。③壳聚糖类分子还可在与血液接触时吸收血清蛋白,通过将其表面黏附的血清蛋白变性,激活外源性凝血达到止血效果,与内源性凝血途径无关。④常规止血剂的止血过程是由凝血因子按照一定的顺序激活,将纤维蛋白酶转变为纤维蛋白,其中壳聚糖类材料可抑制血液中溶解纤维蛋白酶的活性,降低纤维蛋白的溶解性,从而加速凝血过程。

第三节 · 常用壳聚糖敷料

一、纤维与海绵敷料

壳聚糖第二类医疗器械中的纤维与海绵敷料根据产品形态可分为纤维(非织布)敷料、海绵敷料和绷带等,其主要成分为壳聚糖及/或其衍生物,或者加入海藻酸钠、透明质酸钠、明胶、碳纤维、丙三醇、聚乙烯醇、聚己内酯等成分。纤维(非织布)和绷带敷料通常以壳聚糖及/或其衍生物为原料,采用湿法纺丝、静电纺丝法等技术制备的纤维或非织布为基材,以黏胶纤维、医用压敏胶、丙烯酸酯黏胶剂、格拉辛纸、离型纸等为辅助材料制成的多层自黏型或非自黏型敷料;而海绵敷料则通常是以壳聚糖或其衍生物、明胶、发泡剂等为原料,采用冷冻干燥技术等制备的多孔敷料。纤维(非织布)、海绵和绷带敷料产品对伤口止血、清创、促愈合和抑制瘢痕增生等均具有理想的辅助治疗效果。

壳聚糖第二类医疗器械中的非织布与海绵敷料根据其功效可分为愈创敷料和止血敷料。

(一)愈创敷料

1. 纤维(非织布)敷料

所有壳聚糖纤维中,纳米纤维具有较大的表面积与体积比、优异的高氧渗透性,结构形态上与皮肤细胞外结构相似,有利于创伤组织愈合过程中细胞的附着和增殖,促进组织的生长。同时,纳米纤维具有高吸水性,能够提供创面愈合所需的湿润环境。因此,壳聚糖纳米纤维能够促进创面愈合,常应用于真皮浅层及其以上浅表性伤口的创面修复。

(1)壳聚糖纤维:壳聚糖为天然改性生物多糖类高分子化合物,其热分解温度低于熔点,但能溶于稀酸溶液,因此常采用湿法纺丝制备壳聚糖纤维,制备的壳聚糖纤维结构均匀,生物安全性和生物降解性能优异。纯壳聚糖纤维抗张强度较小,抱合力差致难以编织,柔韧性不足,限制了其在医用敷料方面的应用。为提高壳聚糖纤维的力学性能和柔韧性,人们不断改善纺丝技术,创造了新型纺丝方法,如自组装法和静电纺丝法等。其中,静电纺丝法具有方法简便、效率高和成本低等特性,制备的纳米纤维具有长径比大、比表面积高、延展性良好和组成成分可控等特性,成为壳聚糖纳米纤维制备的主流方法。但静电纺丝的高压作用易使壳聚糖分子内部离子基团的排斥力增加,同时,壳聚糖溶液黏度较大,难以从针头喷射出来,对壳聚糖静电纺丝造成一定的局限性。为提高壳聚糖纤维的纺丝能力、力学强度、吸水性和生物相容性等,常进行壳聚糖改性处理,或与 PVA、透明质酸钠、海藻酸钠等材料复合制备壳聚糖基纤维。

马平贵等采用两台独立的静电纺丝装置分别将壳聚糖纤维和羧甲基纤维素钠纤维纺到滚筒表面,形成交替均匀的壳聚糖/羧甲基纤维素钠复合纳米纤维非织布,该复合纤维结构均匀、孔隙率高、生物相容性良好,用于伤口敷料具有促进伤口愈合的作用。Zhou 等用 2,3-环氧丙基三甲基氯化铵处理壳聚糖纤维,研究结果表明,处理后纤维液体吸收性能增加,抑菌活性高于壳聚糖纤维。Zhou 等采用 CH_3I 处理壳聚糖纤维,制备的 N,N,N-三甲基壳聚糖纳米纤维具有较高的吸水能力,有效增强伤口愈合和收缩。Xia 等用琥珀酸对壳聚糖纤维表面进行改性,改性后壳聚糖纤维具有更强的吸水能力和抑菌性能,同时能够促进肉芽组织的生长,是一种理想的伤口愈合材料。

(2)壳聚糖/海藻酸钠复合纤维:海藻酸钠是一种可降解的天然生物材料,其具有良好的生物相容性、成膜性和保湿性等特性,广泛应用于生物、医学和食品等领域。将壳聚糖与海藻酸钠复合制备成壳聚糖/海藻酸钠复合纤维,应用于创伤愈合中,有利于提高敷料的力学性能、生物相容性、降解性和保湿性能等。

(3)壳聚糖/PVA 复合纤维:PVA 是一种对人体无毒、无刺激的水溶性高分子材料。壳聚糖与 PVA 共混后,可通过分子间作用力削弱壳聚糖分子间的氢键作用,提高壳聚糖纺丝性能,从而制备高性能壳聚糖纤维。Wang 等以壳聚糖和 PVA 为原料,成功制备了壳聚糖/PVA 纳米纤维膜,其结构稳定,性能优异。陈桂钊等以壳聚糖、PVA 和海藻酸钠为原料,采用静电纺丝法,制备"三明治"结构壳聚糖基纳米纤维,经交联处理后,纤维平均溶胀率为 296.5%,平均失重率为 74.3%,在伤口愈合领域具有良好的应用前景。

其他类型壳聚糖复合纤维:Xu 等以壳聚糖、聚乳酸和聚乙二醇为原料,戊二醛为交联剂,采用湿法纺丝法制备复合纤维,研究表明产品具有较高的吸水性、透气性,为伤口愈合创造一个湿润环境。Zarghami 等以壳聚糖、聚环氧乙烷、聚 ε-己内酯、橄榄油为原料制备了壳聚糖复合纤维,研究结果显示,产品具有良好的力学性能和抑菌性能,是一种理想的敷料材料。

2. 海绵敷料

(1)壳聚糖海绵:以壳聚糖为原料,通过冷冻干燥技术等制备的壳聚糖海绵敷料,具有较好的柔韧性和弹性;其互穿微孔状结构有利于吸收伤口渗出液和细胞植入,能够抵御细菌入侵,有效控制创伤组织分泌物的排除和皮肤表层水蒸气的蒸发;同时具有良好的吸水性和保水率,为伤口提供一个有利于创面修复的湿润环境。因此,壳聚糖海绵在伤口敷料领域得到广泛应用。

(2)壳聚糖/胶原复合海绵:胶原蛋白是动物体内分布最广,含量最多的蛋白质,不仅能促进细胞增生、分化和生长,而且还能够诱导血小板附着,激活凝血因子。将壳聚糖与胶原蛋白复合制备壳聚糖/胶原复合海绵,兼备两种材料的优点,是一种新型的生物愈创敷料。郑允权等采用冷冻干燥法制备壳聚糖/胶原海绵敷料,试验结果表明:在-40 ℃预冻30分钟,物料浓度为2.5 wt%,壳聚糖/胶原蛋白物料比为2/1(w/w)的条件下制备的壳聚糖/胶原海绵产品,外观工整,内孔结构均匀,具有较强的稳定性、吸水性和舒适性,还具有良好的生物相容性、抑菌性和促进表皮细胞生长等特性。任天赋等以壳聚糖、胶原和治疗烧伤药物为原料,以纱布为基材,经冷冻干燥制备了一种壳聚糖胶原海绵烧伤敷料。该敷料具有表面光滑、孔径均匀、柔韧性良好、力学强度适中和促伤口愈合能力优异等特性。

(3)壳聚糖/明胶复合海绵:明胶是一种具有高分子量的水溶性蛋白质混合物,具有优异的亲和性、低黏度、高韧性、表面活性、吸水性和成膜性等特性。当壳聚糖溶液中加入明胶时,明胶能起到晶种作用,使冰晶变得细小均匀,在冷冻干燥作用下,水晶体与壳聚糖/明胶分离形成具有独特膜孔结构的壳聚糖/明胶海绵。为提高壳聚糖/明胶敷料的吸收、抑菌和促进伤口愈合性能,吴祭民等采用生物活性玻璃改性壳聚糖/明胶海绵敷料,改性复合海绵状敷料具有多孔结构、较高吸水性、透气性和保湿性,有望应用于医用湿性敷料领域。

(4)壳聚糖/海藻酸钠复合海绵:海藻酸钠具有良好的生物相容性、生物降解性和成膜性能,与壳聚糖复合可制备优异的壳聚糖基复合海绵敷料。Dai等以壳聚糖、海藻酸钠和姜黄素为原料,成功制备了含有姜黄素的壳聚糖/海藻酸钠复合海绵,性能研究结果表明:与不含姜黄素的壳聚糖/海藻酸钠复合海绵相比,含姜黄素的复合海绵更有利于伤口形成更多更好排列的胶原,从而促进伤口愈合。当壳聚糖与海藻酸钠的比例为1∶1时,姜黄素的释放时间达20天,该海绵是一种良好的伤口敷料和药物释放载体。

(5)其他类型壳聚糖海绵敷料:壳聚糖除与明胶、胶原蛋白和海藻酸钠复合制备壳聚糖基复合海绵外,也可与聚乳酸、PVA等高分子化合物复合制备壳聚糖复合海绵。另外,对壳聚糖分子进行改性(如接枝)也可以提高海绵敷料的性能。赵名艳等以壳聚糖、聚乳酸为原料,制备了表面打孔、内孔相连的三维蜂窝状结构的壳聚糖/聚乳酸复合海绵。性能研究结果表明:其力学强度、细胞活性和细胞增殖指数均明显优于纯壳聚糖海绵。

(二) 止血敷料

经国内外众多研究证实,壳聚糖具有优异的止血效果,以壳聚糖为原料制成的壳聚糖海绵吸收血液中的水分后,能够迅速膨胀,产生一定的压力,压迫伤口,堵塞住破裂血管,起到快速止血作用;同时,膨胀后的海绵能够使敷料与伤口紧密贴合,有利于壳聚糖分子与红细胞、血小板、血浆蛋白和凝血因子等迅速结合,进一步提高止血效果。将壳聚糖制成纳米纤维有利于增大壳聚糖与红细胞、血小板、血浆蛋白和凝血因子等的接触面积,提高壳聚糖止血效果。近年来,随着壳聚糖类纤维或海绵敷料的研究工作不断深入,开发的产品不断增加,不断为患者带来福祉。

1. 止血海绵

(1) 壳聚糖海绵:以壳聚糖为基质制备的壳聚糖海绵,能够迅速吸收血液中的水分和伤口分泌物,使血细胞凝结在伤口表面,堵塞破裂血管,从而起到伤口止血作用,适用于大面积渗透性出血和动、静脉血管破裂出血的止血。Song 等以 NH_4HCO_3 粒子为致孔剂,在超临界 CO_2 中制备了壳聚糖基止血海绵,傅立叶变换红外光谱显示在相转换过程中壳聚糖的化学组分未发生改变,动物止血性能实验结果表明该壳聚糖海绵具有良好的止血效果。刘志郎等研究了壳聚糖护创海绵在经桡动脉介入治疗后穿刺部位的止血效果,与 TR-band 型桡动脉压迫止血器相比,壳聚糖海绵的止血时间更短,中重度肿胀发生率更低,操作更加简便实用。

(2) 壳聚糖/透明质酸钠复合海绵:透明质酸钠是一种人体内源性的酸性黏多糖,既可调控炎症介质,促进创面修复,又可生物降解。壳聚糖与透明质酸钠可通过分子间氢键键合,制备壳聚糖/透明质酸钠复合海绵,与纯壳聚糖海绵相比,具有更高的力学性能和降解可控性。王晓晨等通过改性壳聚糖与透明质酸钠进行氢键键合后,经冷冻干燥得到氢键自组装的多空洞网状结构壳聚糖止血海绵,其吸液倍率不低于 50 倍,2~5 秒即可达到吸液饱和状态,此时自身膨胀 5 倍;止血实验表明该海绵可以有效用于创面止血,促进创面修复和愈合。

(3) 壳聚糖/明胶复合海绵:明胶是从动物皮肤中提取纯化而得,无抗原性,在体内可被降解,在伤口处能激活血小板,促进血液凝固,达到止血效果。因此,是一种良好的止血材料,常用于外科手术和急救中。杨明恺以壳聚糖、明胶、PVA、碳酸氢钠为原料,戊二醛为交联剂,采用冷冻干燥法制备壳聚糖基复合海绵,制备的海绵呈多孔结构,显著提高产物的吸水倍率,达到快速有效的止血效果。

(4) 壳聚糖/胶原复合海绵:天然胶原蛋白能使血小板有效聚集,使伤口启动凝血机制,同时还参与止血作用,因此天然胶原蛋白是一种良好的止血材料。王茵等以罗非鱼鱼鳞为原料,经低温酶解提取鱼鳞 I 型胶原,将鱼鳞 I 型胶原与壳聚糖混合并用戊二醛交联,经冷冻干燥制成胶原-壳聚糖复合止血海绵,呈蜂窝状多孔结构,具有良好的持水性和透气性,其密度、吸水率、透气率和止血时间分别为:22.95 mg/cm³、55.83%、46.36% 和 68.00 秒。沈先荣以壳聚糖、胶原和海藻酸钙为原料，经混合溶解、冷冻干燥制备壳聚糖/胶原蛋白/海藻酸钙复合止血海绵。其发明的复合止血海绵中还有大量的 Ca^{2+}，易与血液中的 Na^+ 发生离子交换产生凝血酶，从而使创面快速止血。此外，复合海绵能够大量吸收血液，迅速膨胀，产生微小压力，使得海绵与创可贴合紧密，增强了海绵的止血性能。

（5）壳聚糖衍生物海绵：壳聚糖分子结构中含有—NH_2、—OH 等活泼官能团，易于化学修饰，如羧甲基化、酯化、酰胺化、接枝等。经化学修饰的壳聚糖不仅保留了壳聚糖的生物相容性，而且增强其止血特性，拓宽其在止血领域的应用。壳聚糖分子结构中引入羧甲基基团能够增强壳聚糖的止血性能，CMCS 具有良好的生物降解性和相容性，能够激活皮肤纤维母细胞外酶活性，促进伤口愈合。刘辉等采用冷冻干燥法制备了 O－CMCS 复凝止血海绵，并研究其对兔耳动脉、静脉创伤出血的止血效果，结果表明：O－CMCS 复凝止血海绵结构均匀，具有一定韧性，孔隙率、吸水率和密度分别为：67.23%、38.77% 和 $0.0434\ \text{g/cm}^3$；其止血时间及出血量均低于市售吸收性明胶海绵，且无继发性再出血现象。韩宝芹等将 CMCS 盐、羧丙基壳聚糖、羟乙基壳聚糖等水溶性壳聚糖溶于水制成凝胶，经冷冻干燥制得水溶性壳聚糖基止血愈创海绵，产品具有降解性良好，吸液性能优异等特性。采用低分子季铵盐（如羟丙基三甲基氯化铵）对壳聚糖分子中氨基进行化学改性，制备的季铵化壳聚糖仍具有良好的水溶性和保湿性，能在创面上形成良好的天然屏障。由于季铵化导致壳聚糖正电荷增加，从而增强了其止血性能。李继城等以季铵化壳聚糖为原料，戊二醛为交联剂，采用冷冻干燥法制备了季铵化壳聚糖止血海绵，呈雪白色，质地柔软，孔径均匀，具有一定的弹性。关静等以壳聚糖为原料，经十二烷基改性制备成十二烷基壳聚糖，再以十二烷基壳聚糖为原料经系列反应制备止血海绵，止血效果研究表明十二烷基壳聚糖止血海绵对于急性出血的止血效果显著，适用于紧急伤口的止血。

（6）其他类型壳聚糖复合海绵：宋英将壳聚糖与 PVA 进行缩合反应，制备了壳聚糖/PVA 改性膨胀海绵。以兔鼻为模型进行鼻腔止血试验，研究复合海绵的止血效果及在海绵作用下鼻黏膜的变化情况。结果表明壳聚糖/PVA 改性膨胀海绵对于鼻腔出血具有良好的止血效果，且有利于鼻黏膜修复。贺庆等采用冷冻干燥法制备壳聚糖海绵和壳聚糖乙酸盐海绵，静电吸附法制备了壳聚糖/鞣花酸/红细胞膜脂复合海绵；血浆复钙时间法观察三种海绵的促凝血作用，并检测三种海绵对 SD 大鼠肝脏的止血效果及对 L929 细胞的毒性。研究结果表明三种海绵均无细胞毒性；壳聚糖/鞣花酸/红细胞膜脂复合海绵的血浆复钙时间、出血时间、失血量均显著少于壳聚糖海绵组和壳聚糖乙酸盐海绵组（$P<0.01$），说明壳聚糖/鞣花酸/红细胞膜脂复合海绵具有良好的促凝血活性且无细胞毒性。

2. 止血纤维

（1）壳聚糖纤维：由壳聚糖纤维制成的壳聚糖止血敷料不仅具有良好的止血效果，而且具有优异的生物相容性,能促进肉芽组织的生长,在机体内能完全降解。高金伟采用兔肝脏创面实验探究了壳聚糖基纤维、明胶海绵和胶原蛋白海绵的止血效果和创面愈合情况,结果表明:对于肝脏创伤的止血和创面愈合,壳聚糖基纤维性能优于明胶海绵和胶原蛋白海绵。Kunio 等比较了新型壳聚糖止血纱布和各种纱布的止血效果,指出新型壳聚糖止血纱布能够快速止血,减少血液流失,具有良好的生物相容性和降解性,可用于烧烫伤的治疗。由于普通壳聚糖纤维吸液量小,成立萍等采用酸处理研制出一种高膨胀止血壳聚糖纤维,该纤维在不影响 DD、断裂生长率和抗张强度等原有性质的前提下,大大提高了壳聚糖纤维的吸液性能,吸液后达到自身重量的 24.1 倍,同时形成凝胶,锁住水分,给伤口提供湿润的愈合环境。毛珺等将壳聚糖纤维在醇溶液中与丙烯酸反应制备高吸型壳聚糖止血敷料,大鼠和家兔创面止血实验证明该壳聚糖敷料具有良好的止血效果,同时刺激巨噬细胞,促进其对创口进行清理,有利于组织生长和上皮细胞再生。Cassano 等以壳聚糖和对苯二酚为原料制备了壳聚糖基止血非织布,制备的非织布结构稳定,有效激活凝血因子,缩短血液凝固时间,且在体内拥有良好的降解性能。

(2)壳聚糖/明胶复合纤维:明胶具有良好止血性能和生物相容性,不仅可与壳聚糖复合制成海绵状止血敷料,也可与壳聚糖复合制成纤维状止血敷料。Gu 等将壳聚糖与明胶复合,采用静电纺丝法制备壳聚糖/明胶纳米纤维,其止血性能研究结果表明:与纯壳聚糖纤维相比,壳聚糖/明胶纳米纤维有效激活血小板,提高凝血效率,纳米多孔结构不仅提高了其止血性能,而且还能促进伤口愈合。

(3)壳聚糖/聚己内酯类复合纤维:聚己内酯已被 FDA 批准作为医用生物可降解高分子合成材料,由于具有特殊的分子链结构,使其具有良好的力学性能、生物降解性和生物相容性、成纤性能和柔韧性。壳聚糖与聚己内酯复合制备成纤维,可有效克服壳聚糖纤维力学性能较弱、成纤性能差和难于静电纺丝等不足。Park 等以 β-壳聚糖、聚己内酯为原料,碳酸钙为添加剂,采用电纺法制备壳聚糖/聚己内酯纳米纤维,研究显示复合纤维的止血效果明显优于单独的壳聚糖纤维和聚己内酯纤维。

(4)其他类型壳聚糖纤维:郭希民等发明了一种双层式壳聚糖复合止血材料。一层为壳聚糖止血层,主要由微球、多孔纤维、多孔海绵复合而成;另一层为聚丙烯酸壳聚糖衬垫层,主要由多孔纤维和多孔海绵复合而成。衬垫层能增加止血层吸水性能,产生轻微压力,使得止血材料与创面更加紧密,达到快速止血的效果。

(三)有效注册产品

1. 国家药品监督管理局注册产品

国家药品监督管理局网上注册信息查询和市场调研结果显示,截至 2017 年 12 月 31 日,国内有效注册的壳聚糖Ⅱ类医疗器械中纤维与海绵敷料产品 45 个,其中愈创类产品 32 个,主要用于真皮浅层及其以上浅表性创伤的创面修复,包括轻度皮肤刺激、擦伤、手术清创、皮肤切口、溃疡性、轻度烧伤等创面;也用于引流伤口导管的固定、瘢痕患者的辅助治疗、新生儿脐带结扎后的残端保护、新生儿及婴儿的脐部护理等其他创面。止血类产品 13 个,主要用于体表创伤、介入或刺入部位、鼻腔、鼻窦黏膜、牙槽、血液透析患者和抗凝血患者等相关创面的止血。

近年来经国家药品监督管理局获批的壳聚糖Ⅱ类医疗器械中的纤维与海绵敷料产品逐年减少,2014—2017 年分别为 16 个、10 个、10 个、9 个。目前国内市场中已有的壳聚糖纤维与海绵敷料产品品种较多,性能不断完善,市场竞争激烈程度增大,利润缩减,导致新产品开发数量减少。但是,开发性能更加优异、成本更低廉的纤维与海绵敷料仍具有一定的市场前景。

下面是国内壳聚糖非织布和海绵按照不同剂型和用途审批的情况。

(1)壳聚糖非织布用于伤口愈合:国家药品监督管理局网上注册信息查询和市场调研结果显示,截至 2017 年 12 月 31 日,国内有效注册用于伤口愈合的壳聚糖非织布如表 4-6 所示。

表 4-6 国内注册批准用于伤口愈合的壳聚糖非织布

序号	产品名称	产品成分	应用领域	生产厂家	批准日期
1	无菌壳聚糖敷料	非自黏型:壳聚糖纤维;自黏型:离型纸、壳聚糖纤维、吸水棉、医用压敏胶	外科普通创面	深圳市源兴纳米医药科技有限公司	2014-1-7
2	壳聚糖功能性敷料	敷贴型和填充条型:壳聚糖纤维;自黏型及异型:壳聚糖纤维、医用非织布胶带、离型纸	外伤创面、皮肤创面、手术切口及引流伤口导管的固定	广东泰宝医疗科技股份有限公司	2014-8-15
3	壳聚糖水化纤维生物膜	S1 型:离型纸、壳聚糖纤维和聚氨酯膜;S2 型:针(水)刺壳聚糖纤维	外伤性创面及渗出液较多的创面愈合	人福医药集团医疗公司	2014-9-9
4	壳聚糖止血敷料	水刺非织造布饱和浸泡壳聚糖溶液,干燥后制成	浅表皮肤创面的止血	河南以斯帖生物科技有限公司	2014-9-15
5	壳聚糖创伤抗菌敷料	Ⅰ型:医用压敏胶、壳聚糖浸泡水刺非织布、医用吸收棉、格拉辛纸Ⅱ型:医用压敏胶 PU 膜、壳聚糖浸泡水刺非织布、医用吸收棉、格拉辛纸	浅表皮肤创面	河南以斯帖生物科技有限公司	2014-9-15
6	急救止血敷料	壳聚糖、聚乙烯水刺非织布	体表创面止血	河南以斯帖生物科技有限公司	2014-9-15
7	壳聚糖护创非织布片	自黏型:黏胶纤维、涤纶纤维、压敏胶、壳聚糖非织布;非自黏型:壳聚糖非织布	手术后切口保护	湖北依耀生物医疗有限公司	2014-11-13

序号	产品名称	产品成分	应用领域	生产厂家	批准日期
8	壳聚糖敷料	非自黏型：壳聚糖非织布；自黏型：壳聚糖非织布或壳聚糖非织布与非织造吸水纤维布复合、格拉辛纸	体表创口保护、促进伤口愈合、预防伤口感染	浙江鼎泰药业有限公司	2015-3-4
9	壳聚糖创伤敷料	A型：壳聚糖纤维；B型：壳聚糖非织布、医用透气胶带、离型纸	浅Ⅱ度烧伤早期、各创伤和手术伤口	浙江金华星期一生物技术有限公司	2015-6-4
10	壳聚糖敷料	非自黏型：壳聚糖非织布；自黏型：壳聚糖非织布、压敏胶布、离型纸	外伤性创面、手术切口、感染性创面	河南省健琪医疗器械有限公司	2015-6-4
11	壳聚糖创伤敷料	壳聚糖水刺非织布	皮肤浅表性伤口、湿性创面护理	河南驼人贝斯特医疗器械有限公司	2015-9-30
12	壳聚糖创伤敷料	A型：基衬、医用亚敏胶、壳聚糖、防黏纸组成；B型：基衬、医用亚敏胶、水刺壳聚糖非织布、防黏纸组成	浅Ⅱ度烧伤、愈合后色素沉着及瘢痕患者的辅助治疗；各种创伤和手术后伤口愈合的辅助治疗	郑州康金瑞健康产业有限公司	2016-1-28
13	无菌壳聚糖敷料	水性壳聚糖及非织布	皮肤浅表创口及Ⅰ～Ⅱ度烧烫伤的辅助治疗	湖南恒邦医疗科技有限公司	2016-6-20
14	壳聚糖止血贴	壳聚糖、甲壳素纤维	体表创面及体表肉芽创面的止血	达信医疗科技（苏州）有限公司	2016-8-29
15	壳聚糖创面敷料	离型纸、涂胶非织布组成，壳聚糖非织布、吸水纤维	主要用于皮肤的伤口、溃疡、浅度烧伤及各种手术后切口的护理	南昌华康医疗科技有限公司	2016-9-14
16	壳聚糖敷料	甲壳素纤维	浅表创面	苏州迈达医疗器械有限公司	2016-11-11
17	壳聚糖敷料	壳聚糖非织造布	外伤性创面、手术切口、感染性创面的止血	河南驼人贝斯特医疗器械有限公司	2017-4-27
18	壳聚糖无菌敷贴	非自黏型：壳聚糖非织布；自黏型：水刺非织布、丙烯酸酯胶黏剂，壳聚糖非织布、防黏纸	浅表创面防护	苏州市普立康医疗器械有限公司	2017-5-2
19	无菌壳聚糖敷料	非自黏型：壳聚糖纤维；自黏型：离型纸、壳聚糖纤维、吸水棉垫层、医用压敏胶	真皮浅层及其以上浅表性创面	深圳市源兴医药股份有限公司	2017-7-21
20	壳聚糖敷料	自黏型：非织布或聚氨酯薄膜（PU膜）、压敏胶、壳聚糖非织布、吸水纤维、格拉辛纸；非自黏型：壳聚糖非织造布	体表创面	江苏昌吉永生物科技股份有限公司	2017-8-1
21	一次性使用壳聚糖伤口敷料	非自黏型：壳聚糖无纺。自黏型：水刺非织布或PU膜、丙烯酸酯、壳聚糖非织布、防黏离型纸或格拉辛纸	浅表性创口防护	江苏省健尔康医用敷料有限公司	2017-8-14

续　表

序号	产品名称	产品成分	应用领域	生产厂家	批准日期
22	医用壳聚糖敷料	医用壳聚糖敷料分为自黏型和非自黏型,自黏型由离型纸、敷芯和背衬基材(医用涂胶非织布或涂胶 PU 膜)三层结构组成。非自黏型只有敷芯组成。敷芯采用非织造壳聚糖纤维非织布制成。背衬基材采用水刺非织布或 PU 膜涂以低过敏的丙烯酸酯胶粘剂制成。离型纸采用 $60\sim120$ g/m^2 的格拉辛纸	用于浅表性创口的防护	苏州艾美医疗用品有限公司	2017-11-6

（2）壳聚糖非织布用于止血：国家药品监督管理局网上注册信息查询和市场调研结果显示，截至 2017 年 12 月 31 日，国内有效注册用于止血的壳聚糖非织布如表 4-7 所示。

表 4-7　国内批准用于体表止血的壳聚糖非织布

序号	产品名称	产品成分	应用领域	生产厂家	批准日期
1	急救止血敷料	壳聚糖、聚乙烯水刺非织布	体表创面止血	河南以斯帖生物科技有限公司	2014-9-15
2	壳聚糖止血贴	壳聚糖、甲壳素纤维	体表创面及体表肉芽创面的止血	达信医疗科技(苏州)有限公司	2016-8-29
3	壳聚糖敷料	壳聚糖非织造布	外伤性创面、手术切口、感染性创面的止血	河南驼人贝斯特医疗器械有限公司	2017-4-27
4	止血敷料 Clo-Sur P.A.D. Wound Dressing	水溶性壳聚糖无纺片	血管通路入口、穿刺导管或穿刺管相关流血创口的局部处理	Scion Cardio Vascular, Inc	2017-6-8

（3）壳聚糖非织布用于脐带护理：国家药品监督管理局网上注册信息查询和市场调研结果显示，截至 2017 年 12 月 31 日，国内有效注册用于脐带护理的壳聚糖非织布如表 4-8 所示。

表 4-8　国内批准注册用于脐带护理的壳聚糖非织布

序号	产品名称	产品成分	适应证	生产厂家	批准日期
1	壳聚糖护脐带	由脐贴(壳聚糖非织布、碳纤维、吸水棉)、弹性基带和魔术贴组成	供新生儿脐带结扎后为残端保护时一次性使用	广州晟和医疗科技有限公司	2014-7-2
2	生物活性愈脐带/生物护脐带	由外带、内垫两部分组成。外带由棉布、圈绒布、尼龙搭扣、商标经缝纫或热合制成;内垫由壳聚糖非织布、吸水垫(竹炭人造纤维)组成	供医疗机构和家庭新生儿断脐后的脐部护理和保健	江西圣济药业有限公司	2015-11-25

（4）壳聚糖非织布用于妇科：国家药品监督管理局网上注册信息查询和市场调研结果显示，截至 2017 年 12 月 31 日，国内有效注册用于妇科的壳聚糖非织布如表 4-9 所示。

表 4-9　国内批准用于妇科的壳聚糖非织布

序号	产品名称	产品成分	适应证	生产厂家	批准日期
1	一次性妇用（壳聚糖）生物高分子止血吸附栓（商品名：艾立舒）	由壳聚糖非织布、活性炭纤维材料及推进器组成	适用于外阴阴道假丝酵母菌病、细菌性阴道病、宫颈糜烂及宫颈物理术后的止血促愈合及炎症引起白带增多的异味清除	云南蜀云科技有限公司	2014 - 5 - 9
2	壳聚糖妇用抗菌吸附栓	由栓芯、推进器、助推杆、栓帽和引出绳组成。将栓芯装入由内推进器、外推进器组成的医用塑料推进器内，前端镶嵌有栓帽制成吸附栓。栓芯由引出绳捆绑水刺法非织造布和活性炭纤维制成，水刺法非织造布由壳聚糖溶液浸泡、干燥后制成	适用于细菌性阴道炎、用于改善白带异常和瘙痒的症状	河南以斯帖生物科技有限公司	2014 - 9 - 15
3	妇科用壳聚糖吸附敷料	活性炭纤维、壳聚糖纤维、非织布、拉绳、推进器组成	妇科疾病引起的异物或异味的吸除以及妇科物理术后的止血促愈合	金华星期一生物技术有限公司	2016 - 11 - 15

（5）壳聚糖海绵产品用于止血：国家药品监督管理局网上注册信息查询和市场调研结果显示，截至 2017 年 12 月 31 日，国内有效注册用于止血的壳聚糖海绵产品如表 4-10 所示。

表 4-10　国内注册批准用于止血的壳聚糖海绵

序号	产品名称	产品成分	应用领域	生产厂家	批准日期
1	壳聚糖生物海绵敷料	水溶性壳聚糖、甘油、发泡剂和纯化水制成的壳聚糖海绵或加以压敏胶和隔离纸制成的敷料贴两种	体表创面、体表肉芽创面的止血	江苏迪沃生物制品有限公司	2014 - 1 - 14
2	壳聚糖护创海绵	壳聚糖海绵和聚乙烯	体表外伤性创面、手术切口	武汉奥绿新生物科技有限公司	2014 - 3 - 7
3	生物愈创海绵	生物愈创海绵，或加以压敏胶和隔离纸制成的敷料贴组成	用于各种体表创面及体表肉芽创面的止血处理	江苏迪沃生物制品有限公司	2014 - 10 - 10
4	壳聚糖止血海绵	改性壳聚糖海绵	适用于各种体表创面（如擦伤、血管穿刺、置管、切口创面等）及体表肉芽创面的止血	青岛博益特生物材料股份有限公司	2015 - 5 - 19

序号	产品名称	产品成分	应用领域	生产厂家	批准日期
5	壳聚糖止血敷料	壳聚糖、明胶多孔类海绵片状物	体表创面的止血	浙江欧贝特医疗器械有限公司	2015-8-21
6	动脉止血材料	壳聚糖海绵	体外动脉出血性创口止血、介入刺入部位及导管创口	海南建科药业有限公司	2015-8-26
7	可溶性止血材料	羧甲基壳聚糖、丙三醇海绵	鼻腔、鼻窦黏膜渗血创面、牙槽渗血。仅接触真皮浅层及其以上的浅表性创面及非慢性创面	上海美宝生命科技有限公司	2016-8-4
8	可溶性止血材料	以羧甲基壳聚糖为原料，添加丙三醇(甘油)，并通过冻干技术制成	用于鼻腔、鼻窦黏膜渗血创面的止血和拔牙后牙槽渗血创面的止血。产品仅接触真皮浅层及其以上的浅表性创面及非慢性创面	上海美宝生命科技有限公司	2016-8-4
9	止血愈合海绵	由甲壳胺(壳聚糖)及其衍生物、鱼鳔胶制作而成。环氧乙烷灭菌	适用于外科、皮肤科的创面处理，用于体表	青岛海大倍尔信生物科技有限公司	2017-3-13

（6）壳聚糖海绵用于伤口修复：国家药品监督管理局网上注册信息查询和市场调研结果显示，截至2017年12月31日，国内有效注册用于伤口修复的壳聚糖海绵如表4-11所示。

表4-11　国内注册批准用于伤口修复的壳聚糖海绵

序号	产品名称	产品成分	适应证	生产厂家	批准日期
1	壳聚糖生物海绵敷料，商品名：护祉	由水溶性壳聚糖，辅以甘油、发泡剂和纯化水制成。分为壳聚糖生物海绵或加以压敏胶和隔离纸制成的敷料贴两种	用于各种体表创面及各种体表肉芽创面的止血处理	江苏迪沃生物制品有限公司	2014-1-14
2	壳聚糖护创海绵	壳聚糖海绵和聚乙烯	体表外伤性创面、手术切口	武汉奥绿新生物科技有限公司	2014-3-7
3	壳聚糖止血海绵	改性壳聚糖海绵	擦伤、血管穿刺、置管、切口创面等体表创面及体表肉芽创面	青岛博益特生物材料股份有限公司	2015-5-19
4	动脉止血材料	壳聚糖海绵	体外动脉出血性创口止血、介入刺入部位及导管创口	海南建科药业有限公司	2015-8-26
5	壳聚糖生物海绵敷料	壳聚糖、明胶海绵体	体表创口保护、预防伤口感染	湖南馨航瑞康生物科技有限公司	2016-6-15

2. 国外注册产品

FDA 和 PMDA 网上注册信息查询和市场调研结果显示，截至 2017 年 12 月 31 日，共有 48 个注册的壳聚糖纤维与海绵敷料产品，主要以止血类为主，共有 28 个，用于撕裂、擦伤、鼻腔出血、临时严重患者、血管或穿刺、血液透析患者和抗凝血患者等相关伤口的止血。愈创类产品仅有 20 个，用于部分及全层创面（外伤、割伤、擦伤、轻度皮肤刺激等）、烧伤创面（Ⅰ度、Ⅱ度烧伤创面）和溃疡创面（下肢溃疡、糖尿病溃疡、压疮、静脉溃疡等）的愈创。

与国内相比，FDA 和 PMDA 注册的壳聚糖纤维与海绵敷料产品数量相差不大，但品种单一，结构也较为简单，主要由壳聚糖纤维、非织布及海绵组成。因此，开发出结构可控、性能更加优异的新产品在 FDA 和 PMDA 注册的前景可观。

（1）壳聚糖非织布产品用于伤口愈合：FDA 网上注册信息查询结果显示，截至 2017 年 12 月 31 日，有效注册用于伤口愈合的壳聚糖非织布产品如表 4-12 所示。

表 4-12　FDA 批准注册用于伤口愈合的壳聚糖非织布

序号	产品名称	产品成分	应用领域	生产厂家	批准日期
1	Aouanova Super-Absorbent Dressing	壳聚糖、壳聚糖衍生物纺布敷料	用于轻度烧伤、外伤、割伤、擦伤、轻度皮肤过敏、下肢溃疡（阶段Ⅰ~Ⅳ）、糖尿病性溃疡、手术创伤、Ⅰ~Ⅱ度烧伤	Medtrade Products Ltd	2007 - 7 - 25
2	Aquanova Ag Super Absorbent Dressing	壳聚糖、壳聚糖衍生物、银离子非织布贴	用于处理部分和全层创面、Ⅰ~Ⅱ度烧伤、糖尿病溃疡、静脉淤滞性溃疡、动脉溃疡、下肢混合病因压疮或溃疡、手术创伤、供皮区创面	Medtrade Products Ltd	2010 - 8 - 10
3	Celox Trauma Gauze Ag	壳聚糖、壳聚糖衍生物、银离子非织布	用于临时控制中度至重度出血，部分和全层创面、Ⅰ~Ⅱ度烧伤、糖尿病足溃疡、静脉淤滞性溃疡、动脉性溃疡、下肢混合病因压创或溃疡、手术创面、供皮区创面	Medtrade Products Ltd.	2010 - 12 - 8
4	Celox Gauze Pro	壳聚糖非织布	外用伤口止血、轻度创伤、擦伤、轻度烧伤、手术清创、临时控制中度至严重出血伤口	Medtrade Products Ltd	2012 - 8 - 1
5	KA01 Chitosan Wound Dressing	壳聚糖非织布	用于处理压疮、糖尿病溃疡、下肢溃疡、供皮区部位和移植部位、手术创伤、撕裂伤、擦伤、Ⅰ~Ⅱ度烧伤、轻度割伤伤口	Foshan United Medical Technologies Ltd	2015 - 1 - 26
6	AnsCare Chito-Clot Pad	戊二醛交联壳聚糖贴	用于控制撕裂伤、擦伤、血液透析患者出血、皮肤表面血管穿刺部位出血，并提供一定的抗菌效果	Benq Materials Corporation	2015 - 11 - 5

（2）壳聚糖非织布产品用于止血：FDA 网上注册信息查询和市场调研结果显示，截至 2017 年 12 月 31 日，有效注册用于止血的壳聚糖非织布产品如表 4-13 所示。

表 4-13　FDA 批准注册用于止血的壳聚糖非织布产品

序号	产品名称	产品成分	应用领域	生产厂家	批准日期
1	Chito-Seal	壳聚糖非织布	快速控制血液透析患者和抗凝患者的出血，血管通路入口、穿刺导管或穿刺管相关流血创口的局部处理	Perclose	2002-8-23
2	CIo-Sur Plus P. A. D.	壳聚糖非织布贴	处理出血伤口并提供一定的抗菌效果，快速控制血液透析患者和抗凝患者的出血，撕裂伤、擦伤、鼻血、血管通路入口、穿刺导管或穿刺管相关流血创口的局部处理	Scion Cardio-Vascular，Inc.	2004-3-1
3	Hemohalt Hemostasis Pad	壳聚糖非织布贴，无菌提供	局部控制血液透析患者、抗凝治疗患者、皮肤表面血管穿刺部位的出血，处理撕裂伤、擦伤、鼻血	Vanson-Halosource，Inc.	2006-5-17
4	Aouanova Super-Absorbent Dressing	壳聚糖、壳聚糖衍生物纺布敷料	用于轻度烧伤、外伤、割伤、擦伤、轻度皮肤过敏、下肢溃疡（阶段 I～IV），糖尿病性溃疡、手术创伤、I～II 度烧伤	Medtrade Products Ltd	2007-7-25
5	Chitogauze	壳聚糖、聚酯/黏胶人造纤维混纺非织布	处理轻微擦伤、割伤，紧急控制严重伤口的出血	Hemcon Medical Technologies，Inc.	2009-3-31
6	Chitogauze	壳聚糖、聚酯/黏胶人造纤维混纺非织布	处理轻微擦伤、割伤，紧急控制严重伤口的出血	Hemcon Medical Technologies，Inc.	2009-8-25
7	CLO-Surplus P. A. D.	壳聚糖非织布贴，无菌提供	局部伤口处理并提供一定的抗菌效果，快速控制血液透析患者和抗凝治疗患者出血，用于割伤、擦伤、鼻血、手术清创、皮肤表面血管穿刺部位、穿刺导管相关流血创口的局部处理	Scion Cardio-Vascular，Inc	2009-9-4
8	Medtrade Products Celox Trauma Gauze	壳聚糖、壳聚糖衍生物纺布	用于临时控制撕裂伤、轻微割伤、擦伤伤口和中度至严重的伤口出血	Medtrade Products Ltd.	2009-11-20
9	Aquanova Ag Super Absorbent Dressing	壳聚糖、壳聚糖衍生物、银离子非织布贴	用于处理部分和全层创面、I～II 度烧伤、糖尿病溃疡、静脉淤滞性溃疡、动脉溃疡、下肢混合病因压疮或溃疡、手术创伤、供皮区创面	Medtrade Products Ltd	2010-8-10
10	Chitogauze	壳聚糖、聚酯/黏胶人造纤维混纺非织布	紧急控制严重伤口的出血	Hemcon Medical Technologies，Inc.	2010-11-17

续 表

序号	产品名称	产品成分	应用领域	生产厂家	批准日期
11	Celox Trauma Gauze Ag	壳聚糖、壳聚糖衍生物、银离子非织布	用于临时控制中度至重度出血，部分和全层创面、Ⅰ～Ⅱ度烧伤、糖尿病足溃疡、静脉淤滞性溃疡、动脉性溃疡、下肢混合病因压创或溃疡、手术创面、供皮区创面	Medtrade Products Ltd.	2010-12-8
12	Celox Rapid Gauze	壳聚糖纱布	用于临时处理撕裂伤、轻微割伤、擦伤、中度至严重出血	Medtrade Products Ltd.	2011-5-10
13	Chitogauze Fusion	壳聚糖纤维、聚酯/黏胶人造纤维混纺非织布	控制严重伤口出血	Hemcon Medical Technologies, Inc.	2011-5-17
14	Guardacare	壳聚糖、聚酯/黏胶人造纤维混纺非织布	控制严重伤口出血	Hemcon Medical Techonlogies Inc	2011-6-16
15	Coreleader Hemo-Pad Model CPII 02030	壳聚糖非织布贴	临时外用控制中度至严重的出血，处理擦伤、撕裂伤、皮肤表面穿刺部位、穿刺导管相关流血创口的局部处理	Coreleader Biotech CO, Ltd.	2011-9-7
16	CLO-Surplus P. A. D.	壳聚糖非织布贴，无菌提供	局部伤口处理并提供一定的抗菌效果，快速控制血液透析患者和抗凝治疗患者出血，用于割伤、擦伤、鼻血、手术清创、皮肤表面血管穿刺部位、穿刺导管相关流血创口的局部处理	Scion Cardio-Vascular, Inc	2011-10-31
17	Celox Gauze Pro	壳聚糖非织布	外用伤口止血、轻度创伤、擦伤、轻度烧伤、手术清创、临时控制中度至严重出血伤口	Medtrade Products Ltd	2012-8-1
18	SoftSeal-C	壳聚糖组成的非织造布垫黏附与薄的聚丙烯内衬	用于小局部出血管理，如擦伤和皮肤撕裂伤	Chitogen Inc.	2012-8-2
19	Chito-Sam	壳聚糖纤维非织布	用于处理撕裂伤、轻微割伤和擦伤伤口出血	Sam Medical Products	2014-5-22
20	Bondiloxs Topical Hemostatic Dressing	壳聚糖纤维非织布	用于轻度创伤、手术清创、临时外用处理中度至严重伤口出血	Medtrade Products Ltd.	2014-6-25
21	AnsCare ChitoClot Gauze	壳聚糖纤维非织布	用于控制中度至严重出血、撕裂伤、轻微割伤、擦伤伤口出血	Benq Materials Corporation	2015-5-8
22	AnsCare ChitoClot Pad	戊二醛交联壳聚糖贴	用于控制撕裂伤、擦伤、血液透析患者出血、皮肤表面血管穿刺部位出血，并提供一定的抗菌效果	Benq Materials Corporation	2015-11-5
23	Prometheus ChitoGauze XR PRO	壳聚糖、聚酯/黏胶人造纤维混纺非织布	临时处理严重的伤口出血	Hemcon Medical Techonlogies Inc	2016-5-25

（3）壳聚糖海绵类产品用于止血：FDA 网上注册信息查询和市场调研结果显示，截至 2017 年 12 月 31 日，有效注册用于止血的壳聚糖海绵类产品如表 4-14 所示。

表 4-14　FDA 批准注册用于止血的壳聚糖海绵

序号	产品名称	产品成分	应用领域	生产厂家	批准日期
1	Modification to Skvekpatch	壳聚糖无纺冻干贴	撕裂伤、擦伤、鼻血，快速控制血液透析患者和抗凝患者的出血，血管通路入口、穿刺导管或穿刺管相关流血创口的局部处理，手术清创	Marine Polymer Technologies Inc.	1998 - 12 - 18
2	HemCon Bandage PRO	壳聚糖无纺冻干贴	用于处理血液透析患者和抗凝治疗患者出血、割伤、撕裂伤、擦伤、鼻血、手术清创、皮肤表面血管穿刺部位、穿刺导管相关流血创口的处理，并提供一定的抗菌效果	HemCon Medical Technologies，Inc.	2015 - 11 - 10
3	InnoSeal Hemostatic Pad	壳聚糖、儿茶酚偶联壳聚糖冻干海绵贴	快速止血，用于撕裂伤、擦伤、皮肤表面血管穿刺部位、穿刺导管相关流血创口的处理	InnoTherapy Inc.	2016 - 11 - 29

（4）壳聚糖海绵类产品用于伤口修复：FDA 网上注册信息查询和市场调研结果显示，截至 2017 年 12 月 31 日，有效注册用于伤口修复的壳聚糖海绵类产品如表 4-15 所示。

表 4-15　FDA 批准注册用于伤口修复的壳聚糖海绵

序号	产品名称	产品成分	应用领域	生产厂家	批准日期
1	Modification to Syvekpatch	壳聚糖无纺冻干贴	撕裂伤、擦伤、鼻血，快速控制血液透析患者和抗凝患者的出血，血管通路入口、穿刺导管或穿刺管相关流血创口的局部处理，手术清创	Marine Polymer Technologies Inc.	1998 - 12 - 18
2	Healex Biosponge Wound Dressing	壳聚糖多孔海绵，无菌提供	用于全层及局部创面、压疮、静脉溃疡、混合血管病因引起的溃疡、糖尿病溃疡、供区及其他出血创面、Ⅰ～Ⅱ度烧伤、擦伤、创面二次愈合、裂开伤口、手术创伤	Bionova Medical Inc	2012 - 6 - 5
3	Sentrex Biosponge MPD	壳聚糖多孔海绵	用于全层及局部创面、压疮、静脉溃疡、混合血管病因引起的溃疡、糖尿病溃疡、供区及其他出血创面、Ⅰ～Ⅱ度烧伤、擦伤、创面二次愈合、裂开伤口、手术创伤、移植区创面	Bionova Medical Inc	2013 - 4 - 5

序号	产品名称	产品成分	应用领域	生产厂家	批准日期
4	HemCon Bandage PRO	壳聚糖无纺冻干贴	用于处理血液透析患者和抗凝治疗患者出血、割伤、撕裂伤、擦伤、鼻血、手术清创、皮肤表面血管穿刺部位、穿刺导管相关流血创口的处理,并提供一定的抗菌效果	HemCon Medical Technologies,Inc.	2015 - 11 - 10
5	InnoSeal Hemostatic Pad	壳聚糖、儿茶酚偶联壳聚糖冻干海绵贴	快速止血,用于撕裂伤、擦伤、皮肤表面血管穿刺部位、穿刺导管相关流血创口的处理	InnoTherapy Inc.	2016 - 11 - 29

(5) PMDA 批准注册的壳聚糖非织布产品用于伤口愈合:PMDA 网上注册信息查询结果显示,截至 2017 年 12 月 31 日,有效注册用于伤口愈合的壳聚糖非织布产品如表 4-16 所示。

表 4-16　PMDA 批准注册用于伤口愈合的壳聚糖非织布

序号	产品名称	产品成分	应用领域	生产厂家	批准日期
1	Vesquitine W (SP)	上层:棉纤维非织布;下层:甲壳素非织布	用于创伤、烧伤、褥疮、溃疡等	ニプロ株式会社	1986 - 6
2	Vesquitine W	甲壳素非织布	用于创伤、烧伤等	ニプロ株式会社	1986 - 6
3	ヘムコンガーダケア	涂覆壳聚糖的带状折叠人造丝/涤纶纱布无纺纱布	处理伤口或手术切口	ゼリア新薬工业株式会社	2010 - 7
4	ヘムコンカイトガーゼ	涂覆壳聚糖的带状折叠人造丝/涤纶纱布无纺纱布	处理伤口或手术切口	ゼリア新薬工业株式会社	2010 - 8
5	ヘムコンストリップ	壳聚糖及乙酸衬垫、丙烯酸黏合剂、剥离纸	用于血液透析或采血穿刺部位的止血,保护伤口	ゼリア新薬工业株式会社	2011 - 2
6	イージーヘモ	壳聚糖非织布	快速止血,伤口抗菌,用于血液透析、采血过程中穿刺部位的止血,保护伤口	Gemss Japan 株式会社	2016 - 4

(6) PMDA 批准注册的壳聚糖非织布用于止血:PMDA 网上注册信息查询结果显示,截至 2017 年 12 月 31 日,有效注册用于止血的壳聚糖非织布产品如表 4-17 所示。

表 4-17　PMDA 批准注册用于止血的壳聚糖非织布

序号	产品名称	产品成分	应用领域	生产厂家	批准日期
1	イージークロット	壳聚糖非织布	用于伤口、手术切口、血管介入穿刺等部位的止血	Gemss Japan 株式会社	2016 - 4
2	イージーヘモ	壳聚糖非织布	快速止血,伤口抗菌,用于血液透析、采血过程中穿刺部位的止血,保护伤口	Gemss Japan 株式会社	2016 - 4

（7）PMDA 批准注册的壳聚糖海绵用于伤口修复：PMDA 网上注册信息查询和市场调研结果显示，截至 2017 年 12 月 31 日，有效注册用于伤口修复的壳聚糖海绵类产品如表 4-18 所示。

表 4-18　PMDA 批准注册用于伤口修复的壳聚糖海绵

序号	产品名称	产品成分	应用领域	生产厂家	批准日期
1	Vesquitin F(D)	上层：纱布；下层：甲壳素海绵	用于创伤性皮肤缺损伤口（粉碎伤口，开放性骨折等）	ニプロ株式会社	1982-5
2	Vesquitin F(N)	中层：纱布；上、下层：甲壳素海绵	用于可见肌肉和骨骼的伤口	ニプロ株式会社	1982-5
3	Vesquitin W-A	甲壳素海绵	用于压疮、溃疡、创伤到皮下脂肪组织（Ⅲ度烧伤除外）的伤口	ニプロ株式会社	1995-7

二、粉末与颗粒敷料

壳聚糖Ⅱ类医疗器械中的粉末与颗粒敷料主要成分为壳聚糖及/或其衍生物、乳酸等，通过喷洒作用于创面上，对创面具有良好的黏附性和包裹性，可吸收血液中的水分或创面渗出液，有效止血和促进伤口愈合，适用于非慢性浅表创面的止血和护理。壳聚糖粉末与颗粒对出血创面的黏附性好，通常用作止血材料，为进一步提高壳聚糖的止血效果，大多研究者将其与其他止血材料复合制备壳聚糖复合止血剂；或者通过化学修饰制备壳聚糖衍生物止血剂；此外，制备微纳米级或者多孔壳聚糖粉末与颗粒可以提升其比表面积，增强与创面的黏附性，迅速吸收血液中的水分或创面渗出液，止血效果更佳。

（一）国内外研究状况

设计开发后期产品时，通常会通过动物模拟试验来预测研究开发产品的可行性与安全性，为临床应用提供试验依据。一般采用的动物出血模型有静脉出血、肝脏出血、断尾出血以及动脉出血。通过模拟外伤导致不同程度上的出血，再将壳聚糖粉末/颗粒覆盖于创口上，记录止血过程所耗费的时间，评价产品止血功能的时效性。同时，按照国家标准 GB/T 16886 中的相关内容开展细胞毒性试验、皮肤刺激试验、皮内刺激试验和溶血试验，检测产品的生物安全性能。纯壳聚糖粉末止血效果有限，仅适用于皮肤损伤面积大但出血量小的急救处理，国内外大多学者主要通过制备以下三种敷料的方式来提高止血性能。

1. 壳聚糖复合止血敷料

复合止血材料通常是为了激活凝血因子，如复合胶原蛋白、海藻酸钠、氯化钙等。其中胶原蛋白和海藻酸钠均能有效诱导血小板聚集启动凝血机制；Ca^{2+}是一种辅助凝血因子，能激活凝血因子参与凝血过程；血液中Zn^{2+}的含量丰富仅次于Fe^{2+}，在凝血过程中，血小板被活化并释放Zn^{2+}，形成血栓。血液凝固是一个复杂的过程，它包括化学、物理和生物反应，通过与一种或两种以上的止血材料复合产生协同作用，将有助于提高壳聚糖的止血效果。

李东红等以壳聚糖、海藻酸钠和胶原蛋白为基质，采用乳化交联技术将其制成一种结构疏松的复合微粒，将其浸入氨甲环酸水溶液，经冷冻干燥得复合生物止血微粒（TACP），在兔的肝脏、脾脏出血模型中，壳聚糖对照组的止血时间为（2.48 ± 0.88）分钟，TACP研究组的止血时间为（1.90 ± 0.75）分钟，差异有统计学意义（$P<0.05$），表明TACP的止血性能更为优良。尹刚等在壳聚糖粉末中加入Ca^{2+}、Zn^{2+}，在大鼠肝出血模型中，对照组（云南白药）与研究组创口上均涂抹等量样品，记录止血所需时间及出血量；在等体积新鲜兔血中加入等浓度的止血剂，置于37℃的水浴中，记录血液凝固所耗费的时间。研究发现对照组的体内出血时间、出血量和体外凝血时间分别为（292 ± 31）秒、（1.63 ± 0.21）g、（653 ± 41）秒；而研究组分别为（224 ± 28）秒、（1.18 ± 0.17）g、（202 ± 11）秒；差异均有统计学意义（$P<0.05$）。Pan等在多孔隙壳聚糖颗粒的基础上，引入Zn^{2+}，通过静电吸引作用，加速血栓形成达到止血作用。

2. 壳聚糖衍生物止血敷料

壳聚糖分子中有大量羟基和氨基，可对其进行化学修饰引入新的官能团制备各种壳聚糖衍生物，如壳聚糖盐酸盐、壳聚糖季铵盐、烷基化壳聚糖、羧化壳聚糖等。羧化壳聚糖是一种两性水溶性聚电解质，其中氨基能质子化生成阳离子，羧基能电离成阴离子，这两种离子的共同作用可加速凝血过程。

吴伟萍等在大鼠肝脏、静脉创伤出血模型中，发现CMCS止血粉与对照组产品"速即纱"相比止血效果更好，生物降解更快，且无组织粘连反应。刘霞等对CMCS的止血性及安全性做了研究评价，模拟大鼠外伤出血各种模型，发现CMCS对大鼠创口具有良好的止血作用；对兔与鼠均无明显皮肤刺激、致敏反应和皮内刺激反应。黄玉芬等在壳聚糖C_2位上引入疏水性基团烷基苯，增加了止血剂与细胞的黏附力，达到快速止血的效果。

3. 纳米微孔壳聚糖止血颗粒

纳米微孔颗粒内的微孔起到分子筛的作用，利用液体特有的毛细现象，可快速吸收血液中的水分或创面渗出液，使得血小板、红细胞、凝血因子等凝血物质迅速吸附并聚集形成凝胶，凝结在伤口表面，通过机械封堵作用达到止血目的。

Zhao等采用离子凝胶法在壳聚糖溶液中加入三聚磷酸钠（TPP）制备纳米微孔壳聚糖颗粒（CS‐TPP），在动物模型实验中表现出理想的止血和愈创的效果。重要的是，CS‐TPP纳米颗粒可通过炎症细胞的迁移和胶原的合成来诱导创面愈合。具有多孔结构的壳聚糖止血粉可负载高效止血活性成分制成复合止血材料来增强止血效果。Sun 等将壳聚糖混合高岭土采用反相乳化方法制成多微孔的复合微球（cms-k），cms-k 有大量的内部与表面孔隙，孔隙率高，比表面积大，而壳聚糖和高岭土还能协同止血。大鼠断尾、肝出血的模型试验证明：与单纯的壳聚糖止血颗粒相比，其止血时间与出血量明显减少，止血性能更好。

（二）人体临床试验实例

理想的临床止血产品需具有快速止血、无抗原性、促进组织愈合、无毒、不依赖于机体凝血机制等特点。相比其他止血材料，壳聚糖止血材料有较好的生物组织相容性，因此微孔多聚糖止血粉和其他壳聚糖止血材料更受医生青睐。目前已有多款壳聚糖粉末与颗粒敷料上市并广泛应用于临床治疗。

产后出血是全球产妇死亡的主要原因之一，为降低产妇的发病率和病死率，很多治疗手段已经被开发出来，如催产素、前列腺素等。Carles G 等报道了 4 个严重产后出血案例，通过使用壳聚糖纱布、粉末均达到快速止血作用，挽救了产妇性命。其中第二个临床案例中，一位 18 岁年轻产妇，在经历第一次生产 2 小时后几次出现阴道大出血状况，在血红蛋白浓度为 4.2 g/100 mL 的干扰下，止血缝合线和人工按压都不足以止血，最后将壳聚糖粉末用于阴道创口上，并以纱布压迫 5 分钟，2 天后除去纱布，未见阴道进一步出血，5 天后产妇出院，阴道检查显示创口已愈合、无任何炎症反应；第四个案例是一位 43 岁产妇，第 4 次剖宫产，发现其前子宫壁与后腹壁粘连在一起，胎儿取出后进行缝合，子宫前表面出现弥漫性出血，使用壳聚糖粉末几秒后即止血。

（三）有效注册产品

1. 国家药品监督管理局注册产品

国家药品监督管理局数据库检索结果显示，截至 2017 年 12 月 31 日，国内用于促进止血的壳聚糖粉末产品如表 4-19 所示。

表 4-19　国家药品监督管理局有效注册的壳聚糖粉末敷料

序号	产品名称	产品成分	适应证	生产厂家	批准日期
1	壳聚糖粉状敷料	壳聚糖	适用于浅表皮肤创伤的辅助治疗，有止血、止痛抑菌、促进创面愈合的作用	广西南宁博恩康科技有限公司	2014-6-23
2	壳聚糖粉状医用功能敷料	壳聚糖	用于浅表皮肤外伤的辅助治疗	长沙海润生物技术有限公司	2014-7-11

续　表

序号	产品名称	产品成分	适应证	生产厂家	批准日期
3	壳聚糖止血粉	壳聚糖	用于各种体表创面的止血、防止感染和促进愈合	湖北普爱药业有限公司	2014 - 10 - 15
4	壳聚糖止血粉	壳聚糖	适用于体表创面及各类渗血伤口	武汉奥绿新生物科技有限公司	2014 - 11 - 25
5	壳聚糖止血粉	壳聚糖、乳酸	各种外伤出血的紧急处理	石家庄亿生堂医用品有限公司	2015 - 8 - 14
6	壳聚糖止血粉	壳聚糖	适用于各种体表创面及体表肉芽创面止血	青岛博益特生物材料有限公司	2015 - 12 - 28
7	壳聚糖粉状敷料	由壳聚糖粉末制成	适用于浅表皮肤外伤的辅助治疗	天津泰康生物制药有限公司	2016 - 12 - 02

2. FDA 注册产品

FDA 数据库检索结果显示，截至 2017 年 12 月 31 日，FDA 有效注册的壳聚糖粉末与颗粒状止血产品如表 4-20 所示。

表 4-20　FDA 有效注册的壳聚糖粉末与颗粒产品

序号	产品名称	产品成分	适应证	生产厂家	批准日期
1	Celox Topical Hemostatic Granules	壳聚糖	在紧急情况下，暂时控制严重的局部出血用于局部控制撕裂伤，轻微割伤，擦伤	Medtrade Products Ltd.	2006 - 6 - 2
2	Celox Hemostatic Granules on Sheet	壳聚糖	临时外用控制撕裂伤、轻微割伤、擦伤、中度至严重的伤口出血	Medtrade Products Ltd.	2008 - 7 - 9
3	CELOX PRO for Minor External Bleeding from Wounds and Procedures	壳聚糖	用于小、中等程度和严重程度体表伤口出血	Medtrade Products Ltd.	2010 - 1 - 20
4	CELOX Rapid Z-Fold Gauze	壳聚糖	临时用于体外中等程度到严重程度出血控制，用于撕裂伤、小切口、擦伤出血的控制	Medtrade Products Ltd.	2011 - 5 - 10
5	Bondiloxs Topical Hemostatic Granules	壳聚糖基颗粒	临时用于体外局部止血控制如小伤口、控制小的外部出血、缝线或外科手术后渗出和体表中等程度出血	Medtrade Product Ltd	2016 - 1 - 9

第四节 · 新型壳聚糖敷料

一、液体与胶状敷料

壳聚糖Ⅱ类医疗器械中的液体与胶状敷料主要包括流体敷料、喷剂敷料和胶状敷料等，主要成分通常为壳聚糖及/或其衍生物和纯化水，或者再添加卡波姆、明胶、甘油、氯化钠、乙醇、乳酸、乙酸等成分组成。液体敷料一般为浓度较低的壳聚糖及/或其衍生物溶液，多以喷剂以及冲洗剂方式使用于创面，胶状敷料可以是壳聚糖及/或其衍生物浓溶液，也可以是壳聚糖及/或其衍生物等材料的溶胀分散体系，一般直接涂抹于创面。两者均通过体温蒸发水分后成膜，在创面表面形成保护层，起物理屏障作用，主要用于浅表创面的护理。

（一）结构特点与性能

壳聚糖是甲壳素脱乙酰基的产物，其本身并不溶于水，可以溶于弱酸，较多的壳聚糖液体与胶状敷料是将壳聚糖溶于弱酸溶液中，也有部分液体与胶状敷料是使用通过化学改性方法得到的水溶性壳聚糖衍生物。壳聚糖液体与胶状敷料基本呈浅黄色或浅棕色透明液体状与胶状，具有成膜性，pH一般为3.5～7.5，壳聚糖基材料的分子量在数万至数十万不等。

因壳聚糖只能溶于弱酸，使其在临床上的使用受到了局限，因此提高其水溶性也成了近些年来研究的热点。利用壳聚糖的酰化、醚化、烷基化、酯化以及季铵盐化等改性方法均能改善壳聚糖的溶解性能。研究表明，壳聚糖的水溶性还与其分子量相关，中性溶液中的离子强度也可能影响壳聚糖溶解度。

易喻等用N-糖基化壳聚糖加入定量生理盐水和乳酸搅拌溶解得到壳聚糖溶液，再与PVA溶液按1∶2体积混合，依次添加橄榄油0.35 mL、薄荷脑0.1 g、过氧化氢0.9 mL和乙醇8 mL，搅拌均匀后制得壳聚糖流体敷料膜，pH为5.5，涂于皮肤表面9分钟内成膜，且具有良好的透气性和阻菌性。吴奕光等提出并依照甲壳素仿生化学修饰思路分子修饰甲壳素获得高活性氨基含量的水溶性6-O-羧甲基壳聚糖（6-O-CMCS），并采用波谱等现代仪器分析方法表征其结构和基本性能，结构表征结果表明具有低DS、高DD的碳6位取代CMCS基本保持了壳聚糖的化学结构，但提高了水溶性，活性氨基含量高，由6-O-CMCS制备的水溶胶（膜）在短时间高温灭菌（120 ℃、2小时）处理后不会导致材料变性。李星科等对壳聚糖稀溶液的流变学性质进行了研究，探讨了分子量和DD结构参数以及温度、浓度、剪切速率、pH、离子强度等环境因素对壳聚糖稀溶液流变性质的影响，结果表明壳聚糖溶液的黏度随分子量的增大而增大，随着 DD 的增大和 pH 的增大，壳聚糖溶液的黏度先减小后增大，离子强度的增大导致壳聚糖溶液的黏度降低。

（二）动物实验及人体临床试验

壳聚糖液体与胶状敷料在近十年发展非常迅速，对其的理论研究以及临床研究也越来越深入，其间进行过很多动物实验以及人体临床试验，在证实其具有抑菌、加速创面愈合、止血及抑制瘢痕增生等方面提供了很多的依据，用于创面的治疗较常规治疗有明显的优势。

陈燕培等通过 CMCS、聚乙烯醇缩丁醛和乙醇溶液按一定的比例制备了一种壳聚糖创面复合液体敷料，选择健康成年大鼠 40 只，构建大鼠创面模型，并将含有不同浓度的 CMCS 溶液（1.0 mg/mL、10.0 mg/mL、30.0 mg/mL）应用于创面上，通过日常观察、苏木精-伊红染色等，研究其在皮肤创伤中的治疗效果。结果显示创面复合液体敷料（10.0 mg/mL 的 CMCS）具备良好的防水、透气、阻菌性以及生物兼容性，随着 CMCS 浓度的升高，治疗急性创面的效果越好，壳聚糖复合液体敷料能够对创面起到早期保护和促进愈合的效果。余珍等用 N -果糖修饰的壳聚糖季铵盐衍生物软膏敷于大鼠皮肤伤口，与常规凡士林纱布对比，在 3 天、7 天、10 天、15 天之后观察创面愈合情况，结果显示使用壳聚糖季铵盐生物软膏的小鼠伤口愈合速度明显优于对照组，对皮肤没有毒副作用，适宜作为皮肤修复材料，是医用敷料的理想原料。有国外学者先造成鼠背局部皮肤的全层缺损，然后填入壳聚糖溶液，并用紫外线照射，结果显示壳聚糖可以使伤口明显缩小，加速伤口的封闭和愈合，组织学检测伤口处出现肉芽组织，同时有上皮形成。杨美玲等通过动物实验和细胞毒性试验方法，对一种壳聚糖抗菌喷膜剂的安全性进行评价，结果显示该抗菌喷膜对体外培养的 L - 929 细胞形态无明显影响，对细胞生长和增殖无明显抑制作用，细胞毒性均为 0 级。刘淑华等通过对大鼠进行手术制作对称皮肤缺损创面，移植自体微粒皮，对照组创面覆盖相互配对大鼠的异体皮，实验组创面覆盖 CMCS 膜，术后分时段记录各组创面愈合情况，结果显示 CMCS 膜覆盖下微粒皮修复的新生表皮层生长较异体皮覆盖下新生表皮厚，CMCS 膜作为生物敷料，能够有效保护创面，提供微粒皮修复创面的微环境，可用于取代异体皮覆盖微粒皮移植的创面。Honardar S 等将新西兰兔分为治疗组和对照组，将圆形铝片加热到 80 ℃后，在没有额外压力的情况下接触 14 秒制造二度烧伤创面，采用形态学、组织学和分子参数评价壳聚糖凝胶对烧伤愈合的影响，结果显示治疗组皮肤无过度增生，无色素沉着，而对照组皮肤角质形成细胞增多，真皮内黑色素细胞增多，该研究有助于开发利用壳聚糖凝胶修复伤口的新方案。

赵琳使用壳聚糖抗菌成膜喷剂治疗皮肤挫擦伤，观察其临床疗效，结果显示壳聚糖抗菌成膜喷剂治疗皮肤挫擦伤疗效显著，具有抑制细菌生长、止血止痛、促进愈合及抑制瘢痕形成等作用。王芳使用改性甲壳素创面修复凝露对 120 例开放性创面患者采用对比治疗，记录患者创面愈合时间、住院时间和创面大小及疗效判断等。结果显示使用改性甲壳组的疗效明显高于常规治疗对照组,对减轻患者疼痛、促进创面愈合、缩短住院时间等,均优于传统换药方法。

通过大量的动物实验以及人体临床试验,可以看出壳聚糖液体与胶状敷料在临床上使用的安全性及其疗效都得到了较高的认可,在与传统治疗对比上也体现出独特的优势。而目前市面上众多的壳聚糖液体与胶状敷料在性能及功效上存在参差不齐的现状,因此,如何进一步提高其技术含量及临床使用效果也将是以后研究的重点。

（三）有效注册产品

1. 国家药品监督管理局注册产品

国内有效注册共有 38 个壳聚糖 II 类医疗器械液体与胶状敷料产品,形态有液体、凝露（水溶胶）、软膏以及喷膜等,其中大部分为愈创类产品,主要用于手术切口、烧烫伤、外伤、溃疡及肛门创面等小面积皮肤创面,起保护创面及促进愈合、抑制瘢痕等作用。此外,还有壳聚糖水溶液或胶体主要用于手术后防粘连,壳聚糖止血胶体用于改善痔疮出血等症状,壳聚糖液体产品用于改善口臭、口腔溃疡等病症。

（1）壳聚糖水溶液或胶体主要用于手术后防粘连:国家药品监督管理局网上注册信息查询和市场调研结果显示,截至 2017 年 12 月 31 日,国内有效注册用于手术后防粘连的壳聚糖水溶液或胶体如表 4-21 所示。

表 4-21　国内批准注册用于手术后防粘连的壳聚糖水溶液或胶体

序号	产品名称	产品成分	适应证	生产厂家	批准日期
1	羧氨葡聚多糖钠生物胶体液	羧氨基葡聚多糖钠、氯化钠、纯化水组成	用于人体皮肤及创面的修复,具有保护组织 t-PA 活性,减少渗出,保护、隔离、润滑组织创面,促进愈合的作用。外用、冲洗	广西南宁博恩康科技有限公司	2014-6-23
2	多聚合复糖医用胶液材料（商品名:保术康）	由壳聚糖多聚体、纤维素多糖胶、聚乙二醇400、海藻多糖提取物、氯化钠、注射用水组成	用于人体皮肤、黏膜、创面上皮组织的处理与修复,具有保护组织 t-PA 活性,减少血液与组织液的渗出,保护、隔离、润滑组织创面,促进创面愈合的作用。外用、冲洗	湖南海济药业有限公司	2014-7-2
3	羧氨基葡聚多糖钠生物胶体液	由羧氨基葡聚多糖钠,345～575 μg/mL	用于人体皮肤及创面上皮组织的修复,减少血液与组织液的渗出,保护、润滑、隔离组织创面,促进愈合的作用	江苏天邦医疗科技股份有限公司	2014-7-21
4	几丁多糖冲洗液	医用壳聚糖的衍生物羧氨基葡多糖和药用级氯化钠为原料使用注射用水配制而成的生物溶胶液	适用于对创面、黏膜、皮肤冲洗,促进人体皮肤及创面的上皮组织修复,具有保护组织 t-PA 活性,减少渗出,保护、隔离、润滑组织创面,促进愈合的作用	江苏海尔滋生物科技有限公司	2014-7-25

续　表

序号	产品名称	产品成分	适应证	生产厂家	批准日期
5	壳聚糖季铵盐生物胶体液	由壳聚糖季铵盐、氯化钠和注射用水按一定比例配制而成	适用于各种手术创面和创伤后组织创面、黏膜、皮肤的冲洗,具有保护细胞组织,止血并减少组织液的渗出,保护、润滑、隔离组织创面功能,有抑菌和促进创面愈合的作用	河北汇邦医药科技有限公司	2014 - 9 - 3
6	羧氨基葡聚多糖钠生物胶体液	由羧氨基葡聚多糖钠生物胶体液(羧甲基壳聚糖、纯化水)和玻璃容器组成	用于人体皮肤及创面上皮组织的修复,减少血液与组织液的渗出,保护、润滑、隔离组织创面,促进愈合	郑州和雅医疗器械有限公司	2015 - 11 - 25
7	羧氨基葡聚多糖钠生物胶体液	羧氨基葡聚多糖钠胶体溶液,为无色或微黄色澄明略有黏性的液体	用于人体皮肤及创面上皮组织的修复,具有保护组织 t - PA 活性,减少血液与组织液的渗出,保护、润滑、隔离组织创面,促进愈合的作用。外用,冲洗	山西皮尔复生物技术有限公司	2016 - 3 - 31
8	羧氨基葡聚多糖钠生物胶体液	由壳聚糖的衍生物羧氨基葡聚多糖和氯化钠及纯化水制成	用于人体皮肤及创面组织的修复,保护组织 t - PA 活性,减少血液与组织液的渗出,保护、润滑、隔离组织创面,促进创面愈合	江西昂生生物科技有限公司	2016 - 10 - 25
9	羧氨基葡聚多糖钠生物胶体液	由羧甲基壳聚糖和纯化水组成,氨基葡萄糖含量为 $345\sim575\ \mu g/mL$	适用于人体皮肤和黏膜浅表创面的冲洗和防护	泰州蓝湾医疗器械有限公司	2017 - 6 - 14
10	羧氨基葡聚多糖钠生物胶体液	羧氨基葡聚多糖钠生物胶体液是由羧氨基葡聚多糖钠、纯化水组成	适用于浅表创面的清洗和防护	江苏康普生物医药科技有限公司	2017 - 11 - 6

（2）壳聚糖水溶液或胶体用于伤口愈合：国家药品监督管理局网上注册信息查询和市场调研结果显示,截至 2017 年 12 月 31 日,国内有效注册用于伤口愈合的壳聚糖水溶液或胶体如表 4-22 所示。

表 4-22　国内批准注册用于伤口愈合的壳聚糖水溶液或胶体

序号	产品名称	产品成分	适应证	生产厂家	批准日期
1	壳聚糖护创生物敷料	由壳聚糖、纯化水组成	适用于浅 II 度烧烫伤、褥疮、手术及外伤创口等皮肤创面感染和口腔溃疡、牙龈、阴道等黏膜局部感染,有止血、止痛、抑菌护创、促进创面愈合和减轻瘢痕形成的作用	广西南宁博恩康科技有限公司	2014 - 6 - 23
2	改性甲壳素创面修复凝露	改性甲壳素	手术创面、烧伤创面、溃疡创面、取皮区创面的辅助治疗	深圳市阳光之路生物材料科技有限公司	2014 - 6 - 24

序号	产品名称	产品成分	适应证	生产厂家	批准日期
3	壳聚糖生物护伤喷膜剂	喷膜剂是由壳聚糖、纯化水等成分组成的无色或浅黄色或浅棕黄色液体	用于皮肤擦伤、烫伤、褥疮、痔疮、溃疡、皮肤湿疹等皮肤创面感染和口腔、咽喉、牙龈、阴道等部位黏膜局部感染的预防和治疗，有止痛、抑菌护创、促进创面愈合和抑制瘢痕形成的作用	广西信业生物技术有限公司	2014-7-31
4	壳聚糖抗菌喷剂	壳聚糖溶液,壳聚糖含量应为3%±0.7%	本产品具有抗菌止血作用,适用于皮肤浅表性创面的愈合	河南以斯帖生物科技有限公司	2014-9-15
5	医用壳聚糖功能性敷料（外用膜）	壳聚糖抗菌溶液的成分与比例：重要成分为壳聚糖(≥0.75%,质量分数),其余辅料为甘油(≥1.25%,质量分数)及纯化水	适用于Ⅰ、Ⅱ类手术切口的辅助治疗	广州市一杰医药科技有限公司	2014-9-22
6	壳聚糖护创喷膜	壳聚糖溶液由壳聚糖、纯化水制成,喷雾器材质为医用聚乙烯或聚丙烯材	适用于小面积皮肤创面感染的护理,促进创面的愈合	湖北依耀生物医疗有限公司	2014-12-15
7	壳聚糖生物护创敷料	主要由壳聚糖溶液及喷瓶两部分组成,由壳聚糖、乳酸、纯化水组成	用于小面积皮肤和黏膜创面感染的防治,促进创面的愈合	江西药圣堂实业有限公司	2016-4-5
8	雾化含漱冲洗抗菌液（功能性敷料）	由聚氨基葡萄糖、十三肽、氯化钠、去离子水混合物组成的液体	抑制金黄色葡萄球菌、大肠埃希菌。Ⅱ度烧烫伤、压疮、溃疡、外伤创口的清创冲洗,抑菌护创,预防感染、防粘连、促进伤口愈合作用	吉林省蓝鼎陆和科技有限公司	2016-11-4
9	壳聚糖护创生物敷料	采用天然海洋生物提取物壳聚糖为主要原料,辅以纯化水制成的液体敷料及医用级高分子材料制成的聚乙烯喷瓶组成	适用于手术切口、真皮浅层及其以上的浅表性创面感染的辅助治疗,具有止血及保护创面的作用	湖南馨航瑞康生物科技有限公司	2016-12-15
10	医用壳聚糖创面修复膜	喷雾型：以壳聚糖盐酸盐为原料,配以适量聚乙烯醇(PVA)、明胶、甘油、注射用水制成	用于真皮浅表层及其以上的浅表性非慢性创面护创,为创面修复提供愈合环境	武汉大正高科生物医药有限公司	2016-12-29
11	壳聚糖生物护伤喷膜功能敷料	以海洋生物多糖-壳聚糖(甲壳胺)为主要原料经CO60灭菌,为淡黄色至淡棕黄色透明液体	适用于烧烫伤（Ⅰ度、Ⅱ度）、褥疮、痔疮、溃疡、皮肤湿疹、手术及外伤创口等皮肤创面感染和口腔、咽喉、牙龈、阴道等黏膜局部感染的辅助治疗	湖南康尔佳生物医药科技有限公司	2017-7-31
12	医用壳聚糖抗菌膜	由壳聚糖盐酸盐、甘油、纯化水及喷膜器组成	适用于中小面积Ⅱ度烧烫伤、皮肤及黏膜创伤患者,对创面愈合起辅助治疗作用并减低创面继发感染的风险	成都超吉科技有限公司	2017-9-5

（3）壳聚糖水溶液用于妇科：国家药品监督管理局网上注册信息查询和市场调研结果显示，截至 2017 年 12 月 31 日，国内有效注册用于妇科的壳聚糖水溶液如表 4-23 所示。

表 4-23　国内批准注册用于妇科的壳聚糖水溶液

序号	产品名称	产品成分	适应证	生产厂家	批准日期
1	壳聚糖阴道填塞泡沫剂	以 0.9% 壳聚糖为主要成分,0.1% 配以吐温 60、丙丁烷、98.36% 纯化水、0.64% 冰醋酸组成	适用于细菌性阴道炎、白色念珠菌性阴道炎等多种阴道炎的治疗。也可用于妇女阴道润滑和修复	南京道大药业有限公司	2014 - 5 - 26
2	妇女外用壳聚糖抗菌液	壳聚糖抗菌液中壳聚糖含量为 0.6%~1.0%(w/w)	适用于妇科细菌性、霉菌性阴道炎的辅助治疗	郑州正和医疗器械有限公司	2014 - 5 - 30
3	壳聚糖护创生物敷料	由壳聚糖、纯化水组成	适用于浅Ⅱ度烧烫伤、褥疮、手术及外伤创口等皮肤创面感染和口腔溃疡、牙龈、阴道等黏膜局部感染,有止血、止痛、抑菌护创、促进创面愈合和减轻瘢痕形成的作用	广西南宁博恩康科技有限公司	2014 - 6 - 23
4	壳聚糖生物护伤喷膜剂	喷膜剂是由壳聚糖、纯化水等成分组成的无色或浅黄色或浅棕黄色液体	用于皮肤擦伤、烫伤、褥疮、痔疮、溃疡、皮肤湿疹等皮肤创面感染和口腔、咽喉、牙龈、阴道等部位黏膜局部感染的预防和治疗,有止痛、抑菌护创、促进创面愈合和抑制瘢痕形成的作用	广西信业生物技术有限公司	2014 - 7 - 31
5	医用壳聚糖妇科洗液	壳聚糖抗菌溶液主要成分为壳聚糖(≥0.75%,质量分数),其余辅料为甘油(≥1.25%,质量分数),对羟基苯甲酸乙酯(≤0.1%,质量分数)及纯化水	适用于细菌性阴道炎的辅助治疗	广州市一杰医药科技有限公司	2014 - 8 - 15
6	壳聚糖妇科抗菌喷洗剂	壳聚糖溶液以壳聚糖为主要成分,加入乳酸及纯化水制成,每 100 mL 中含壳聚糖 1.0 g	适用于阴道炎(细菌性阴道病、念珠菌性阴道炎、混合性阴道炎、外阴炎)的治疗	江西绿源堂药业有限公司	2014 - 9 - 9
7	壳聚糖妇馨洁洗液	壳聚糖妇馨洁洗液是以壳聚糖为主要原料加入纯化水等装入聚乙烯瓶制成的液体敷料	适用于阴道炎、外阴炎的辅助治疗	湖南仁馨生物技术有限公司	2015 - 3 - 25
8	壳聚糖妇科敷料	壳聚糖液体由壳聚糖和纯化水材料制成	适用于阴道和宫颈黏膜损伤的防护	南通华牌医疗器械科技有限公司	2015 - 7 - 17
9	壳聚糖宫颈膜	由壳聚糖水溶液、喷雾容器组成	用于宫颈创面保护,促进愈合	浙江金华星期一生物技术有限公司	2015 - 12 - 18

（4）壳聚糖水溶液用于漱口液：国家药品监督管理局网上注册信息查询和市场调研结果显示，截至 2017 年 12 月 31 日，国内有效注册用于漱口液的壳聚糖水溶液如表 4-24 所示。

表 4-24　国内批准注册用作漱口水的壳聚糖水溶液

序号	产品名称	产品成分	适应证	生产厂家	批准日期
1	壳聚糖漱口液	壳聚糖、ε-聚赖氨酸、纳他霉素、阿斯巴甜、柠檬香精、纯化水组成的溶液	用于抑制口腔内细菌总数,改善口臭、口腔溃疡疾病	浙江康德药业集团有限公司	2014-11-18
2	壳聚糖漱口液	由壳聚糖、甘油、纯化水等组成	用于抑制口腔内有害菌的生长,预防口臭、牙龈炎、口腔溃疡疾病	西安康旺抗菌科技股份有限公司	2015-11-3
3	雾化含漱冲洗抗菌液(功能性敷料)	由聚氨基葡萄糖、十三肽、氯化钠、去离子水混合物组成的液体	抑制金黄色葡萄球菌、大肠埃希菌。预防和消除口腔炎症,抑制口腔致病菌、缩小溃疡面、减轻疼痛,清洁口腔,去除口腔异味	吉林省蓝鼎陆和科技有限公司	2016-11-4
4	壳聚糖口腔生物敷料	采用天然海洋生物提取物壳聚糖为主要原料,辅以纯化水制成的液体敷料及医用级高分子材料制成的聚乙烯喷瓶组成	适用于口腔溃疡的清洁和护理。对溃疡创面形成保护膜,起到阻菌及保护创面的作用	湖南馨航瑞康生物科技有限公司	2016-12-15

（5）壳聚糖水溶液用于鼻腔：国家药品监督管理局网上注册信息查询和市场调研结果显示,截至 2017 年 12 月 31 日,国内有效注册用于鼻腔的壳聚糖水溶液如表 4-25 所示。

表 4-25　国内批准注册用于鼻腔的壳聚糖水溶液

序号	产品名称	产品成分	适应证	生产厂家	批准日期
1	喷雾型鼻腔过敏原阻隔剂	产品由壳聚糖盐酸盐与聚氧乙烯(40)氢化蓖麻油、氨基硅油、芝麻油、丙二醇、丙三醇、纯化水配制的溶液,置喷雾器内	产品喷入鼻腔内,通过吸附作用,减少花粉等过敏原的吸入,用于过敏性鼻炎的预防及辅助治疗	武汉大正高科生物医药有限公司	2014-5-9
2	氨基多糖季铵盐鼻腔冲洗液	由氨基多糖季铵盐溶液和供给器两部分构成	适用于慢性鼻炎引起的鼻塞、鼻涕、头痛、鼻甲肿胀、鼻腔分泌物、鼻黏膜充血的症状	吉林君同行生物科技有限公司	2016-5-6
3	雾化含漱冲洗抗菌液(功能性敷料)	由聚氨基葡萄糖、十三肽、氯化钠、去离子水混合物组成的液体	抑制金黄色葡萄球菌、大肠埃希菌。用于缓解鼻、咽、喉、上呼吸道的局部炎症,以及疼痛、咳嗽、黏膜充血症状,减少分泌物、湿润呼吸道、湿化痰液	吉林省蓝鼎陆和科技有限公司	2016-11-4

2. FDA 注册产品

FDA 网上注册信息查询结果显示,截至 2017 年 12 月 31 日,有效注册的壳聚糖液体与胶状敷料产品如表 4-26 所示。

表 4-26　美国批准上市的壳聚糖液体与胶状敷料产品

产品名称	组成成分	应用领域	生产厂家	批准日期
Chitogel Endoscopic Sinus Surgery Kit	<ul><li>葡聚糖醛粉 300 mg</li><li>磷酸钠缓冲液 10 mL</li><li>琥珀酰壳聚糖溶液 10 mL</li><li>控制注射器 12 mL</li><li>流体分配连接器</li><li>混合管(2)</li><li>可塑套管</li></ul>	鼻窦内镜手术工具包：鼻窦手术后预防粘连,控制轻度出血,提供一定的抗菌效果	Chitogel Ltd	2017 - 10 - 17

表 4-26 列出了美国批准上市的唯一一个壳聚糖液体与胶状敷料产品,主要成分为葡聚糖醛粉、磷酸钠缓冲液、琥珀酰壳聚糖溶液,用于鼻窦手术后预防粘连,控制轻度出血及提供一定的抗菌效果,适用面较国内相关产品更单一。

二、水凝胶敷料

水凝胶在医用敷料领域已经得到了广泛的研究与应用,关于水凝胶医用敷料的研究与开发也已经取得了很大的成功,国外一大批性能优良的水凝胶商品敷料已经在临床使用中取得了很好的疗效,如 DuoDerm、Aquacel、Comfeel、Sobalgon 等品牌。用作医用创伤敷料的水凝胶材料一般具有良好的组织相容性,不但能为创面提供湿润的环境,吸收伤口渗出液,而且不与创面发生粘连。壳聚糖基水凝胶敷料是由壳聚糖及/或其衍生物和其他高分子材料复合组成的三维立体网状吸水性多聚体,是一种溶胀在水或生理液体中的三维高分子网络,具有良好的保水性和生物相容性,能与不平整的创面密切贴合而不会发生粘连,减少了细菌滋生的机会且易于更换,并且可以渗入各种药物成分和生长因子等。壳聚糖基水凝胶为伤口愈合提供一个良好的湿润环境,有效地促进伤口愈合,在创伤敷料领域具广阔的应用前景。

(一)主要成分与作用

壳聚糖是一种天然改性的生物高分子材料,分子结构中存在大量的羟基和氨基活性基团,可以通过多种方法,得到不同的衍生物。单独的壳聚糖制备的水凝胶机械强度较差,所以多采用一些聚合物或单体对其改性制成改性壳聚糖水凝胶,以增强其机械性能和吸水性能。此外,加入其他高分子材料形成壳聚糖复合水凝胶,则可以将壳聚糖和其他高分子材料的优点结合起来,以提高壳聚糖基水凝胶的性能。

壳聚糖水凝胶本身具有抑菌性能,可以吸收渗出物,并且可以在伤口与外界环境之间形成一层阻挡外界微生物入侵的隔离膜,若搭载抑菌剂则可进一步抑制伤口内微生物的生长,加速伤口愈合。通过与其他聚合物或交联剂复合或者交联可改变及提高壳聚糖水凝胶理化性质和机械性能，增强愈合效果，这种复合壳聚糖水凝胶具有增强的黏附和抑菌性能，可增加渗出物的吸收能力，刺激血管生成，促进皮肤组织再生、上皮化和胶原沉积，还具备抑菌剂缓释等作用。壳聚糖基水凝胶透气性好，外观透明，方便查看伤口的愈合状态，保护伤口防止继发感染，清除创面渗出，促进组织再生，并具有良好的生物相容性。对于慢性难愈性感染伤口，搭载抑菌剂的壳聚糖基水凝胶可以提高伤口局部药物有效浓度，减少全身性药物不良反应，抑制微生物生长，在促进伤口愈合方面发挥着特有的优势。

（二）应用领域

壳聚糖Ⅱ类医疗器械水凝胶敷料主要应用于伤口止血和愈创、真皮浅层及其以上浅表性创面的修复，具有促进创面愈合和抑制瘢痕增生的作用，对于手术切口、烧烫伤创面、溃疡创面的治疗和修复具有显著疗效。壳聚糖基水凝胶敷料具有柔软、舒适和创面贴合性好的优点，能够缓解疼痛和抑制出血，部分产品还具有抑菌消炎的功效。

现阶段，我国壳聚糖基水凝胶医用敷料的开发和应用处于基础水平阶段，高端敷料科研与开发的力度仍需进一步加强。

（三）壳聚糖基水凝胶的形成

壳聚糖及其衍生物能与很多化合物复合或交联形成不同性能的水凝胶敷料，交联的方法分为化学交联、物理交联和酶促交联三大类。使用化学交联方法制备壳聚糖水凝胶，一般是使用化学试剂参与壳聚糖或其衍生物的交联反应，常用的化学试剂有碳化二亚胺类脱水剂、二醛类交联剂和京尼平等。化学交联使线性的壳聚糖链通过化学键交联形成网络结构，这其中共价键作用要比非共价键作用强很多，因此共价交联的水凝胶具有更好的机械稳定性。物理交联主要是通过壳聚糖与其他化合物的非共价键相互作用如离子静电作用、氢键、高分子链缠绕和疏水结合等形成三维网络水凝胶。酶催化交联的壳聚糖水凝胶，避免了使用有毒的化学试剂，是一种温和并且生物相容性好的交联方法。目前壳聚糖水凝胶常用的制备方法有：①使用化学试剂交联、光照或辐射交联。②聚电解质通过静电作用或氢键结合、与其他高分子共混形成互穿网络。③酶促交联。

1. 化学交联

化学交联是指壳聚糖分子链自身或通过外加化学试剂发生化学反应形成具有三维网状结构的水凝胶。化学交联制备壳聚糖水凝胶的方法简单，对实验设备要求不高，但是大多数化学试剂具有细胞毒性，这是其应用受限的一个主要原因。交联剂不仅会影响包埋物质的完整性，而且经常是有毒的小分子化合物，因此外加交联剂的化学交联水凝胶，使用之前必须除去未反应的交联剂。常用的化学交联方法包括自由基聚合、互补基团的化学反应、光照和辐射交联等。

（1）常用的化学交联剂：为了保持壳聚糖分子的基本特性，同时又为了获得更理想的机械性能和其他物理特性，Jiang Q 等将羟丙基纤维素接枝琥珀酸化合物与壳聚糖经水溶性的 1-（3-二甲氨基丙基）-3-乙基碳二亚胺盐酸盐/N-羟基丁二酰亚胺（EDC/NHS）共价交联，形成的复合水凝胶膜具有显著的机械力学性能、良好的生物相容性，且具有较高的膨胀率、适当的渗透性和透氧性，可促进组织再生，可用作伤口敷料。

Chen 等将聚乙二醇与壳聚糖通过形成酯和酰胺键的化学交联作用制备增强壳聚糖水凝胶。聚乙二醇/壳聚糖水凝胶以适当的速率控制蒸发水分损失，在创口面保持一个湿润的环境。体外生物学性质显示，$3T_3$ 成纤维细胞与聚乙二醇/壳聚糖水凝胶之间显示出良好的生物相容性。Tsao 等用二羧酸（谷氨酸和琥珀酸）代替乙酸同时用作制备壳聚糖水凝胶的增溶剂和交联剂，通过羧基和氨基之间形成酰胺键制备均匀和透明的壳聚糖水凝胶。体外细胞培养证实酰胺基团有效促进水凝胶与细胞的亲和力，组织学检查显示，用壳聚糖/谷氨酸水凝胶修复伤口，组织的再上皮化和再生程度达到了 50%。

（2）席夫碱自交联：采用席夫碱共价交联的方法可以制备壳聚糖水凝胶敷料，这是一种化学基团间的互补反应，交联反应原理是含活性羰基的醛酮和伯胺类化合物在水溶液中发生亲核加成反应脱水缩合成含碳氮双键的亚胺类化合物，制成的壳聚糖水凝胶后处理简单且生物相容性良好，可用作伤口敷料。

Fan L 等首先用高碘酸钠氧化果胶制备果胶二醛（PD），然后通过 PD 的活性醛和 CMCS 的氨基之间进行席夫碱交联反应来制备复合水凝胶。通过控制 PD 和 CMCS 的比例，PD/CMCS 水凝胶的保水能力可达到 88%～93%，这种壳聚糖复合水凝胶可以维持一个相对湿润的环境，有利于伤口的愈合。溶血实验的测试显示该水凝胶本质上是非溶血性的，具有无毒性和血液相容性。Chen 等将载有盐酸四环素（tetracycline hydrochloride，TH）的明胶微球（GM）混入氧化海藻酸钠和 CMCS 混合溶液中，氧化海藻酸钠分别与 CMCS 和明胶通过席夫碱自交联反应形成复合水凝胶。随着明胶微球含量从 10 mg/mL 增加到 40 mg/mL，复合水凝胶材料的凝胶时间缩短，溶胀率降低，机械强度提高。此复合水凝胶对大肠埃希菌和金黄色葡萄球菌的生长具有强烈的抑制作用，在治疗伤口细菌感染方面具有广阔的前景。

（3）光照和辐射交联：辐射交联是指通过伽马射线（γ 射线）、电子束等高能粒子射线辐射目标高分子，使链状高分子进行化学交联，从而形成水凝胶。辐射交联法制备的水凝胶不用添加交联剂和引发剂等，因此产品纯净，不需要进行纯化处理。光照交联和 γ 射线辐射交联反应条件温和，是合成壳聚糖水凝胶的最常用方法，其中辐射交联法一方面起到交联作用，同时还可以对制备的壳聚糖水凝胶进行消毒杀菌，满足其作为医用敷料卫生条件的要求。壳聚糖水凝胶辐照交联方法有：可见光照射、紫外光照射、γ 射线辐照。

Choi 等将含有甲基丙烯酸缩水甘油酯壳寡糖、二丙烯酸和重组人表皮生长因子

(rhEGF)的混合溶液用可见光照射化学交联制备壳聚糖水凝胶,并用于动物背部受损伤口的愈合实验。结果表明:含有甲基丙烯酸缩水甘油酯壳寡糖和 rhEGF 的水凝胶中在伤口愈合过程中可以明显促进表皮的分化,被认为是一种潜在的伤口护理产品。Yang 等通过 γ 射线辐射的方法制备了用于伤口敷料的壳聚糖/PVA 水凝胶。MTT 分析结果表明水凝胶提取物对 L929 小鼠成纤维细胞无毒性。与纱布敷料相比,水凝胶能够加速大鼠模型中全层创伤的愈合过程,水凝胶处理的创面在术后 11 天时已经愈合,组织学观察显示成熟的表皮结构在表皮愈合过程中已经形成。Khodja 等以 PVA 和壳聚糖为原料,用 γ 射线辐射交联制备水凝胶。PVA/壳聚糖水凝胶治疗的伤口第 9 天即愈合,组织学分析结果表明,水凝胶处理伤口后的新生肉芽组织和上皮化迅速长出和形成,且水凝胶的原发刺激指数和眼刺激指数为 0。Huang 等通过 γ 射线辐射交联制备 CMCS/明胶水凝胶,大鼠植入实验中的结果表明 CMCS 对促进细胞增殖和新生血管形成具有积极的作用,而明胶对于稳定水凝胶结构和延长降解时间是有效的。该 CMCS/明胶水凝胶可诱导肉芽组织形成,促进创面愈合。

2. 物理交联

物理交联水凝胶是通过分子间作用力如疏水作用、静电作用、氢键作用或范德华力等进行分子链间的交叉缠绕形成的。物理交联法制备水凝胶的溶胶-凝胶转变过程是可逆的,可通过改变凝胶所处的物理环境(pH、温度、离子强度等)而使其结构遭到破坏。物理交联法最大的优势是凝胶形成过程不涉及化学反应,不会引入新的有毒化学物质,因而不存在细胞毒性问题,是一种比较安全的交联方法。

(1)复合聚电解质:加入聚电解质形成复合物的壳聚糖水凝胶,主要是通过聚阴离子和聚阳离子的电荷相互作用来制备壳聚糖水凝胶,简单安全,而且对环境刺激具有可感知、可响应的能力,可用于伤口敷料。

与壳聚糖形成水凝胶的聚电解质有:①具有羧基基团的聚多糖类如海藻酸、果胶、高等生物糖胺多糖(硫酸软骨素和透明质酸等)等。②蛋白类物质如胶原。③含有磷酸根或羧基的合成聚合物,如聚乳酸等。Xing 等制备壳聚糖/海藻酸盐电解质水凝胶,研究结果发现海藻酸盐浓度的增加会导致电解质水凝胶的膨胀能力下降,却增加水凝胶的保水能力达 80%以上。MTT 实验结果显示此水凝胶浸出液对细胞无毒,可用作伤口敷料。Kofuji 等利用 β-葡聚糖与壳聚糖形成聚电解质制备一种新型透明水凝胶伤口敷料,生物相容性好,降解性能优异,且对伤口愈合有很好的治疗效果。Schiffman 等制备出壳聚糖/果胶电解质复合水凝胶,研究结果发现干燥后的水凝胶能够快速吸收自身重量 370%的水分,且水凝胶具有良好的生物相容性,可吸附蛋白质并促进细胞增殖;加入盐抑制长时间的静电相互作用后,能吸收慢性创面中累积的组织渗出液,促进伤口的愈合。Tsao 等利用壳聚糖与 γ-聚谷氨酸制备一种易剥离的聚电解质水凝胶伤口敷料,该聚电解质水凝胶保湿和力学性能良好,能够促进新生组织的生长,抑制或减轻发炎现象,且易剥离。Kumar 等采用壳聚糖与明胶、纤维蛋白制备的聚电解质水凝胶用于烧伤治疗,该水凝胶敷料具有良好的生物相容性和生物可降解性,其微孔结构能够吸收伤口中过多的渗出液,促进凝血作用和血小板的活化,体内评价实验结果表明该敷料对于促进创伤愈合非常有效。

(2) 共混形成互穿网络:单纯利用壳聚糖制备的水凝胶大多存在机械强度不足等问题,因此通过共混形成互穿网络的方式与其他聚合物形成的水凝胶有更好的力学强度。共混交联水凝胶是通过壳聚糖与其他聚合物分子间的相互缠绕、疏水相互作用,或离子键结合形成网络互穿、交联缠结的方式而形成的。

Situ 等采用溶液共混法制备了 PVA/季铵化壳聚糖复合水凝胶作为伤口敷料,以 PVA 为底物,季铵化壳聚糖为抑菌剂,以甘油为赋形剂,通过流变试验研究了复合水凝胶的组合性能、抑菌试验、细胞毒性试验和动物实验。结果表明 PVA/季铵化壳聚糖水凝胶具有适宜的黏度($22\sim35$ Pa·s),涂层皮肤时表现出较好的黏附性能,复合水凝胶对大肠埃希菌和金黄色葡萄球菌具有明显的抑制作用。同时该水凝胶对皮肤刺激性小,细胞相容性良好。小鼠深度烧伤修复实验结果表明该复合水凝胶有利于创面愈合,抑制瘢痕形成,缩短伤口愈合时间。Dds 等认为应用藻酸盐、甲壳素/壳聚糖、褐藻糖胶进行共混开发了一种新型的功能性水凝胶伤口敷料,通过对老鼠全层皮肤缺损模型的治疗,组织学检查显示其能促进成纤维细胞和内皮细胞增殖,创建一个潮湿的环境有利于伤口的快速愈合。TranN 等应用芦丁和壳聚糖共混结合制成复合凝胶,注入实验大鼠的背部伤口,14 天后通过组织学检测指标显示,该凝胶能促进上皮细胞再生和增加真皮厚度,使之更接近正常皮肤结构。

3. 酶促交联

蛋白质或含有氨基酸残基的多肽可通过转移酶催化形成肽键交联的蛋白质或多肽网络,键合引入酚羟基的多糖大分子可通过氧化酶和过氧化氢催化酚羟基氧化交联形成多糖大分子网络,其中 HRP 在有 H_2O_2 存在时能催化酚类、胺类及其取代物的聚合。壳聚糖结构类似于细胞外基质中的糖胺聚糖,通过把带有酚羟基结构的小分子接枝到壳聚糖分子链上,可使引入酚羟基的壳聚糖具有能被 HRP 等催化交联的性质。酶促交联法制备壳聚糖水凝胶敷料采用酶催化交联,避免使用有毒的化学交联剂,是一种温和并且生物相容性好的生物交联方法。

Sakai 等通过 HPR 催化制得酚羟基壳聚糖/酚羟基聚乙烯醇互穿水凝胶,哺乳动物细胞实验和大肠埃希菌细菌行为学实验证明该复合水凝胶具有良好的可降解性、生物组织相容性及有效的抑菌性能。张叶敏通过 EDC/NHS 介导的偶联反应,合成了壳聚糖-对羟基苯丙酸(CS-PA)生物大分子前体,运用湿法纺丝工艺,采用双酶交联的方法制备明胶/CS-PA 互穿网络水凝胶。HRP 催化 CS-PA 交联形成一个网络,谷氨酰胺转氨酶(TG)催化明胶交联形成另一个网络,两者组合制备具有互穿网络结构的高强度生物高分子水凝胶,具有良好的吸湿性、生物可降解性和生物相容性。Huber 等用来自 *Myceliophthora thermophila*（MTL）的虫漆酶使 CMCS 与邻苯二酚交联制备酚醛-CMCS 水凝胶，显示出优异的抗氧化性质，具有消炎作用，在慢性伤口愈合过程中可以抑制氧化物酶（MPO）、基质金属蛋白酶-1（MMP-1）和人嗜中性粒细胞弹性蛋白酶（HNE）的过度表达。与此同时，不会影响 NIH3T3 小鼠成纤维细胞系的活性。

（四）负载抗菌剂

根据是否负载外加的抗菌剂，可将壳聚糖基水凝胶敷料分为两类：自身抑菌水凝胶及负载抗菌剂水凝胶，壳聚糖及其衍生物对多种有害菌有一定的抑制作用，但当创面感染严重的时候，一般要负载外加的抗菌剂。通常外加的抗菌剂主要有纳米银、磺胺嘧啶银、环丙沙星以及四环素类药物等，过去一段时期内纳米银型抗菌剂水凝胶敷料市场占有率曾达到 60％上，但随着纳米银抗菌剂机制和副作用的深入研究，国家药品监督管理局已暂时停止此类敷料的注册审批。

Nguyen 等开发了用作伤口敷料的新型可注射 PVA-银纳米颗粒/壳聚糖（PVA-AgNP/CS）水凝胶。实验结果表明 PVA-AgNP/CS 水凝胶有良好柔韧性和抗菌性、适宜的可生物降解率、较高的膨胀率和较好力学性能。徐雄立以明胶和壳聚糖作为主要原料，通过静电纺丝的方法制得了含有纳米银的抗菌型壳聚糖/明胶基纳米纤维水凝胶敷料。研究发现该含银纳米纤维水凝胶膜经紫外光照射后可以缓慢释放银离子，对铜绿假单胞菌和金黄色葡萄球菌均具有较好的抑菌性能。宋羽采用化学反应的方式在壳聚糖以及 CMCS 水凝胶中引入了抗菌剂聚六亚甲基盐酸胍（PHMG），制备了两种使用性能优异的抗菌敷料用水凝胶，PHMG 改性壳聚糖水凝胶的最大拉伸强度为 6.33 MPa，最大吸水率为 2 720％；PHMG 改性 CMCS 水凝胶的最大拉伸强度为 7.77 MPa，最大吸水率为 8 130％。两种水凝胶均表现出优异的抗菌性能。Sung 等利用冻-融技术将壳聚糖、PVA 和二甲基四环素合成水凝胶，通过大鼠背部伤口模型测试，并对比纱布组和其他常规敷料组发现该复合水凝胶具有良好的抗菌作用，并能够促进伤口愈合。Radhakumary 等以聚 *N*-异丙基丙烯酰胺（NIPPA）改性的壳聚糖为载体，混入环丙沙星，制备了具有抗菌性能和药物缓释作用的温敏型水凝胶敷料。YuShu-Huei 等将磺酸嘧啶银加入海藻酸钠与壳聚糖制成的海绵状多孔水凝胶中，应用于伤口护理，抗菌效果良好。

（五）有效注册产品

1. 国家药品监督管理局注册产品

国内有效注册共有 62 个壳聚糖Ⅱ类医疗器械水凝胶敷料产品，主要应用于肛肠痔疮的辅助治疗、妇科炎症的抑菌消炎、防止烧烫伤的感染、减少瘢痕形成和促进创面愈合。为能够进一步开发产品的申报上市,需要及时了解我国法规变化而导致的产品管理变化。

（1）壳聚糖水凝胶产品用于创面修复:国家药品监督管理局网上注册信息查询和市场调研结果显示,截至 2017 年 12 月 31 日,国内有效注册用于创面修复的壳聚糖水凝胶产品如表 4-27 所示。

表 4-27　国内批准上市用于创面修复的壳聚糖水凝胶产品

序号	产品名称	产品结构及组成	适用范围	生产商	批准日期
1	羧氨基葡聚多糖钠水凝胶	由壳聚糖的衍生物羧氨基葡聚多糖和氯化钠及纯化水制成	用于人体皮肤及创面组织的修复,保护组织 t-PA 活性,减少血液与组织液的渗出,保护、润滑、隔离组织创面,促进创面愈合。适用于各种外伤、手术创面	江西昂生生物科技有限公司	2016-10-25

（2）壳聚糖水凝胶产品用于伤口愈合:国家药品监督管理局网上注册信息查询和市场调研结果显示,截至 2017 年 12 月 31 日,国内有效注册用于伤口愈合的壳聚糖水凝胶产品如表 4-28 所示。

表 4-28　国内批准用于伤口愈合的壳聚糖水凝胶

序号	产品名称	产品结构及组成	适用范围	生产商	批准日期
1	壳聚糖功能性敷料凝胶	由壳聚糖、卡波姆、纯化水组成,灌装于铝质软管中	用于浅表创面的保护,具有止血、预防感染和促进修复的作用	东莞市鸿元医药科技有限公司	2014-1-26
2	医用几丁糖液体敷料	壳聚糖、甘油、磷酸氢二钠、纯化水	烧烫伤、褥疮、痔疮、溃疡、皮肤湿疹、手术及外伤创口皮肤创面感染和口腔、咽喉、阴道黏膜的局部感染	长沙海润生物技术有限公司	2014-6-24
3	医用几丁糖凝胶生物敷料	壳聚糖、卡波姆、甘油、冰醋酸、纯化水	妇科炎症、烧烫伤、手术切口创面感染的治疗	长沙海润生物技术有限公司	2014-6-24
4	壳聚糖季铵盐硅凝胶	由壳聚糖季铵盐、聚二甲基硅氧烷、甘油、山梨醇橄榄油酯和纯化水组成	适用于治疗成人由烧伤、烫伤、创伤、感染和手术等各种原因引起的两年以内的增生性瘢痕	天津嘉氏堂科技有限公司	2014-8-6
5	壳聚糖季铵盐生物胶体液	壳聚糖季铵盐、氯化钠和注射用水	各种手术创面和创伤后组织创面、黏膜、皮肤的冲洗	河北汇邦医药科技有限公司	2014-9-3
6	壳聚糖护创敷料	壳聚糖凝胶膜由壳聚糖、聚乙烯醇、甘油、纯水组成	适用于外伤创面、手术创面、烧烫伤创面的隔离覆盖,预防感染、抗菌护创,促进创面愈合	南阳市汇博生物技术有限公司	2015-5-25

序号	产品名称	产品结构及组成	适用范围	生产商	批准日期
7	壳聚糖水凝胶伤口敷料	水凝胶组成成分为6%的明胶、9%的羧甲基壳聚糖、85%的纯化水	用于浅表性创口的防护	南京荣岩医疗器械有限公司	2015-10-19
8	医用壳聚糖凝胶	羧甲基壳聚糖、氯化钠、磷酸盐缓冲液、甘油、注射用水	用于烧烫伤(浅Ⅱ度、深Ⅱ度)、皮肤创伤、手术切口、供皮区创面、慢性皮肤溃疡(压疮)等创面	石家庄亿生堂医用品有限公司	2016-2-29
9	壳聚糖生物外用敷料	以壳聚糖(甲壳胺)为主要原料[化学名为(1,4)-2-乙酰氨基-2脱氧-β-葡聚糖],加入卡波姆制成的无菌生物敷料。成品为无色至浅黄色水凝胶	适用于外伤浅表性创面保护及护理,具有止血作用	湖南馨航瑞康生物科技有限公司	2016-6-15
10	医用壳聚糖凝胶	以壳聚糖,辅以羟丙基甲基纤维素、聚乙二醇、纯净水组成	具有减少创面渗液、促进创面愈合的功效	湖北穆兰同大科技有限公司	2016-8-3
11	皮肤修护敷料	该产品主要由壳聚糖(含量不低于0.2%)、甘油、乙酸、纯化水和非织布、隔离纸组成。SMRDR型(溶液状)、SMRDN型(凝胶状)、SMRDG型(膏状)由壳聚糖复合物和容器两部分组成	适用于浅表皮肤创伤的创面护理及皮肤湿疹等屏障受损皮肤的保护	西安惠普生物科技有限公司	2016-11-22
12	医用壳聚糖创面修复膜	以壳聚糖盐酸盐为原料,配以适量聚乙烯醇(PVA)、明胶、甘油、注射用水制成	用于真皮浅表层及其以上的浅表性非慢性创面护创,为创面修复提供愈合环境	武汉大正高科生物医药有限公司	2016-12-29
13	壳聚糖护创凝胶	由壳聚糖、明胶、甘油、纯化水组成	用于浅表皮肤创伤、手术缝合后创面护理	江苏奇力康皮肤药业有限公司	2017-5-9

　　(3)壳聚糖水凝胶产品用于痔疮:国家药品监督管理局网上注册信息查询和市场调研结果显示,截至2017年12月31日,国内有效注册用于痔疮的壳聚糖水凝胶产品如表4-29所示。

表4-29　国内批准注册用于痔疮的壳聚糖水凝胶

序号	产品名称	产品结构及组成	适用范围	生产商	批准日期
1	医用生物敷料栓	由壳聚糖、卡波姆、聚乙二醇和芳香剂组成	Ⅱ型:适用于内痔、混合痔引起的肛门瘙痒、灼痛;大便疼痛、出血;肛门充血、红肿以及痔核脱垂的缓解和治疗;Ⅲ型:适用于前列腺炎、前列腺肥大、增生引起的尿频、尿急、尿道灼热、疼痛以及排尿困难的辅助治疗	安徽徽科生物工程技术有限公司	2014-1-24

续　表

序号	产品名称	产品结构及组成	适用范围	生产商	批准日期
2	壳聚糖凝胶	水溶性凝胶是由壳聚糖、卡波姆等成分组成的无色或浅黄色凝胶	用于改善内痔、外痔、混合痔及肛裂、肛瘘手术后引起的出血、疼痛、肛门坠胀等症状，促进痔核缩小、防止痔核脱垂和减轻痔黏膜充血水肿症状，亦可用于痔疮等肛门疾病治疗的抑菌护理	广西信业生物技术有限公司	2014-7-31
3	医用壳聚糖水凝胶（肛肠专用）	壳聚糖水凝胶的主要成分为壳聚糖（≥1%，质量分数），辅助成分为甘油（≥4%，质量分数），对羟基苯甲酸乙酯（≤0.1%，质量分数）及纯化水	适用于肛周疾病的辅助治疗	广州市一杰医药科技有限公司	2014-8-15
4	壳聚糖凝胶	由壳聚糖、卡波姆和水制成的水溶性凝胶及医用高分子材料制成的推注器或药用铝管或包装瓶（盒）组成	用于改善内痔及混合痔引起的痔疮出血、肛门坠胀、痔核脱垂、痔黏膜充血水肿症状及缩小痔核	沈阳博大精益生物制药有限公司	2014-12-30
5	壳聚糖痔疮凝胶	以壳聚糖为主要成分，加入聚乙烯醇、明胶、甘油、柠檬酸和纯化水，用铝塑复合管密封制成。每100 g中含壳聚糖1.0 g	适用于外伤创面、痔疮切除术后创面修复及护理，促进创面愈合	江西绿源堂药业有限公司	2015-1-9
6	壳聚糖凝胶	主要由壳聚糖和去离子水组成，包装为药用聚氯乙烯材料制成	本品适用于阴道炎所引起的分泌物异常、瘙痒、疼痛；宫颈糜烂所引起的瘙痒、疼痛、充血、水肿；痔疮所引起的发痒、肿痛、异物感；肛裂引起的便秘、便血、疼痛、肛门瘙痒等症状的缓解	长春呈实健康实业有限公司	2015-2-27
7	壳聚糖消痔软膏	壳聚糖	混合痔引起的瘙痒、胀痛、异物感、大便出血、创面愈合、痔核脱落症状	吉林省盛赛医疗器械有限公司	2015-9-7
8	壳聚糖凝胶	壳聚糖凝胶由羧甲基壳聚糖、卡波姆940、三乙醇胺及纯化水组成	用于内痔、混合痔引起的出血、脱出、肛门部不适等症状的治疗	北京博辉瑞进生物科技有限公司	2015-12-21
9	壳聚糖生物痔疮凝胶敷料	采用天然海洋生物提取物壳聚糖为主要原料，辅以卡波姆、甘油、纯化水制成及医用级高分子材料制成的给药器组成	具有止血作用，用于内痔、外痔、混合痔引起的痔疮出血、肛门坠胀、痔核脱垂、痔黏膜充血水肿的症状及缩小痔核的辅助治疗	湖南馨航瑞康生物科技有限公司	2016-6-15
10	壳聚糖痔疮抗菌凝胶	壳聚糖抗菌凝胶以壳聚糖为主要成分，以甘油、纯化水等为辅料制成	适用于痔疮的辅助治疗，可促进痔疮创面的愈合	内蒙古东银科技有限公司	2016-7-8
11	壳聚糖止血凝胶	由凝胶（壳聚糖、卡波姆、纯化水）和推助器组成	用于改善内痔及混合痔引起的痔疮出血、肛门坠胀、痔核脱垂、痔黏膜充血水肿症状及缩小痔核	浙江金华星期一生物技术有限公司	2016-11-15

（4）壳聚糖水凝胶用于妇科：国家药品监督管理局网上注册信息查询和市场调研结果显示，截至 2017 年 12 月 31 日，国内有效注册用于妇科的壳聚糖水凝胶如表 4-30 所示。

表 4-30　国内批准注册用于妇科的壳聚糖水凝胶

序号	产品名称	产品结构及组成	适应证	生产商	批准日期
1	壳聚糖妇用凝胶	由壳聚糖凝胶、医用推进器（内推进器、外推进器、底端封口垫）组成	对外阴阴道假丝酵母菌病、细菌性阴道病、宫颈糜烂有辅助治疗作用	天津市兴通医疗器械有限公司	2014-1-23
2	医用生物敷料栓	由壳聚糖、卡波姆、聚乙二醇和芳香剂组成	适用于细菌性阴道炎、霉菌性阴道炎、滴虫性阴道炎、混合性阴道炎、宫颈炎和宫颈糜烂的治疗	安徽徽科生物工程技术有限公司	2014-1-24
3	壳聚糖妇女外用抗菌器（凝胶型）	抗菌凝胶由 DD 大于 80% 的高分子材料壳聚糖、卡波姆、氢氧化钾、三氯生（防腐剂）、丙二醇、聚乙二醇、纯化水组成；给药器由前盖、管体、助推杆组成	适用于霉菌性阴道炎和宫颈炎的治疗	深圳市源兴纳米医药科技有限公司	2014-3-14
4	壳聚糖凝胶	由壳聚糖、甘油、凝胶基质、纯化水组成的凝胶及推注器组成	适用于治疗宫颈糜烂，促进宫颈糜烂等创面的愈合	江西豫章药业有限公司	2014-3-19
5	医用几丁糖凝胶生物敷料	壳聚糖、卡波姆、甘油、冰醋酸、纯化水	妇科炎症、烧烫伤、手术切口创面感染的治疗	长沙海润生物技术有限公司	2014-6-24
6	壳聚糖妇科凝胶（商品名：阴道填塞）	由凝胶剂和阴道给药器组成，凝胶剂由壳聚糖（主要成分）、甘油、凝胶基质（羟乙基纤维素）、酸度调节剂（乳酸）及纯化水制成，每 100 g 中含壳聚糖 1.0 g	适用于治疗宫颈糜烂，促进宫颈糜烂等创面的愈合	江西绿源堂药业有限公司	2014-7-15
7	壳聚糖抗菌凝胶	抗菌凝胶是由壳聚糖、卡波姆等成分组成的无色或浅黄色凝胶	适用于阴道炎（细菌性阴道炎、念珠菌性阴道炎、混合性阴道炎、外阴炎、宫颈炎）的治疗	广西信业生物技术有限公司	2014-7-31
8	医用壳聚糖水凝胶（妇科专用）	壳聚糖水凝胶的要成分为壳聚糖（≥1%，质量分数），辅助成分为甘油（≥4%，质量分数），对羟基苯甲酸乙酯（≤0.1%，质量分数）及纯化水	适用于念珠菌阴道炎的辅助治疗	广州市一杰医药科技有限公司	2014-8-15
9	壳聚糖凝胶	壳聚糖、卡波姆、羧甲基纤维素钠、甘油、纯化水	该品适用于细菌性、霉菌性阴道炎和宫颈炎患者	西安巨绅医药科技有限公司	2014-10-22
10	壳聚糖抗菌水凝胶	水凝胶以壳聚糖、明胶、甘油和纯化水制成	适用于细菌性、霉菌性阴道炎的辅助治疗	陕西仁康药业有限公司	2014-11-6

序号	产品名称	产品结构及组成	适应证	生产商	批准日期
11	壳聚糖宫颈填塞凝胶	壳聚糖	适用于宫颈糜烂、外阴阴道假丝酵母菌病(又称为白色念珠菌阴道炎)、细菌性阴道妇科疾病的辅助治疗	武汉娘祺生物科技有限公司	2014-12-18
12	壳聚糖妇科凝胶	由壳聚糖、乳酸、乙醇、甘油、纯化水制成的凝胶与阴道推注器组成	适用于缓解外阴阴道假丝酵母菌病(又称为白色念珠性阴道炎)、细菌性阴道炎的辅助治疗	湖北普爱药业有限公司	2014-12-18
13	壳聚糖妇用抗菌凝胶	由助推器和壳聚糖凝胶组成	适用于念珠菌性阴道炎引起的外阴瘙痒、白带异常症状的辅助治疗	河南省就尔实业股份有限公司	2015-1-5
14	壳聚糖妇科抗菌水凝胶	由壳聚糖、卡波姆、甘油、纯化水组成	适用于白色念珠菌性阴道炎、细菌性阴道炎和宫颈糜烂妇科疾病的辅助治疗	湖南康尔佳福泉医疗科技有限公司	2015-1-24
15	壳聚糖凝胶	壳聚糖、卡波姆、羧甲基纤维素钠、甘油、纯化水	该产品用于对细菌性、霉菌性阴道炎和宫颈炎患者的辅助治疗	西安惠普生物科技有限公司	2015-2-10
16	壳聚糖凝胶	主要由壳聚糖和去离子水组成,包装为药用聚氯乙烯材料制成	本品适用于阴道炎所引起的分泌物异常、瘙痒、疼痛;宫颈糜烂所引起的瘙痒、疼痛、充血、水肿;痔疮所引起的发痒、肿痛、异物感;肛裂引起的便秘、便血、疼痛、肛门瘙痒等症状的缓解	长春呈实健康实业有限公司	2015-2-27
17	壳聚糖妇科温敏凝胶	壳聚糖与热敏性凝胶基质共同配制的混合型敷料	用于调节阴道 PH,改善阴道微环境	武汉迪奥医疗器械有限公司	2015-3-25
18	医用壳聚糖抗菌膜液	采用壳聚糖、卡波姆、丙三醇、薄荷醇、三乙醇胺、乙醇、纯化水制成的凝胶状半流体敷料膜	适用于外阴阴道假丝酵母菌病,细菌性阴道病导致的阴道及宫颈阴道部感染的辅助治疗	上海礼和医疗材料有限公司	2015-4-22
19	壳聚糖保妇康凝胶	壳聚糖保妇康凝胶是由壳聚糖、甘油、三乙醇胺及纯化水组成	适用于宫颈炎、阴道炎引起的阴道充血、水肿、异味、分泌物增多、瘙痒、干涩、烧灼感、疼痛、脓样带下症状	吉林省盛赛医疗器械有限公司	2015-9-7
20	医用功能性敷料	由壳聚糖、卡波姆和水组成	用于促进真皮浅层及其以上创面愈合。用于宫颈炎创面的辅助治疗	广东合纵医药器械有限公司	2015-9-15
21	壳聚糖凝胶	壳聚糖、羧甲基纤维素钠、甘油、纯化水	该产品适用于阴道炎、外阴炎和宫颈炎患者的辅助治疗	西安康旺抗菌科技股份有限公司	2015-11-3
22	一次性使用妇用壳聚糖凝胶	壳聚糖凝胶(壳聚糖5%、聚乙烯醇3%、乳酸1.5%、纯化水90.5%)组成	适用于阴道和宫颈黏膜损伤的防护	常州市新春医疗器械科技有限公司	2015-12-24

续　表

序号	产品名称	产品结构及组成	适应证	生产商	批准日期
23	壳聚糖妇科凝胶	以壳聚糖为主要成分,配以卡波姆、甘油、纯化水等材料制成的乳白色、半透明的水性凝胶	适用于细菌性阴道病、念珠性阴道炎、滴虫阴道炎、混合型阴道炎、外阴炎治疗;以及宫颈糜烂物理治疗后的创面愈合等辅助的治疗	海南一鸿实业发展有限公司	2016-1-6
24	壳聚糖凝胶	由壳聚糖、卡波姆和水制成的水溶性凝胶	用于改善细菌性阴道病和霉菌性阴道炎引起的阴部瘙痒灼痛、阴道分泌物增多、外阴充血肿胀的症状	沈阳博大精益生物制药有限公司	2016-3-28
25	壳聚糖妇科凝胶	以壳聚糖为主要成分、加入乳酸、凝胶基质(甘油、羟乙基纤维素)及纯化水组成	辅助治疗宫颈糜烂、促进宫颈糜烂等创面的愈合	江西药圣堂实业有限公司	2016-4-5
26	壳聚糖阴道填塞敷料	凝胶基质以壳聚糖为主要成分,羟丙基甲基纤维素为辅料制成	用于敷贴在子宫溃疡面,起到抗菌消炎、促进溃疡愈合	哈尔滨乾佰纳生物药业有有限公司	2016-4-14
27	阴道抑菌凝胶	阴道抑菌凝胶是由辅助器、抑菌膏组成,抑菌膏由壳聚糖、明胶、低聚异麦芽糖制成	适用于各种阴道炎症和宫颈炎引起的分泌物异常。该产品洁阴护阴,能使阴道润泽光滑;抑菌止痒,能在阴道内形成一种保护膜,对阴道实行修复与保护。并可作为阴道润滑剂使用	河南省芦氏生物科技有限公司	2016-4-21
28	壳聚糖生物妇科凝胶敷料	采用天然海洋生物提取物壳聚糖为主要原料,辅以卡波姆、甘油、纯化水制成及医用级高分子材料制成的给药器组成	适用于阴道、宫颈黏膜损伤的防护,用于妇科阴道炎、宫颈炎辅助治疗	湖南馨航瑞康生物科技有限公司	2016-6-15
29	壳聚糖妇科外用抗菌器	壳聚糖抗菌凝胶以壳聚糖为主要成分,以甘油、纯化水等为辅料制成	适用于细菌性阴道炎、念珠性阴道炎和宫颈糜烂的辅助治疗	内蒙古东银科技有限公司	2016-7-8
30	水溶性壳聚糖妇科软凝胶	水溶性壳聚糖、卡波姆、甘油、透明质酸钠和纯化水	适用于外阴阴道念珠菌病、细菌性阴道病和宫颈糜烂等妇科病的治疗	海南世宝康医疗科技有限公司	2016-8-29
31	阴道抑菌凝胶	本产品由一次性凝胶推进器、凝胶和壳聚糖成分组成	适用于细菌、霉菌、真菌、滴虫致病菌引起的阴道炎、宫颈炎、白带异常的辅助治疗	郑州迪隆生物技术有限公司	2016-12-19
32	壳聚糖凝胶妇科推注剂	壳聚糖凝胶	对外阴阴道假丝酵母菌病、细菌性阴道病、宫颈糜烂有辅助治疗作用	江苏奇力康皮肤药业有限公司	2017-5-9
33	医用壳聚糖妇科填塞凝胶	壳聚糖抗菌凝胶主要成分为壳聚糖,辅以卡波姆、薄荷脑、甘油、三乙醇胺、纯化水制成	通过在阴道壁形成一层保护性隔离膜,阻止外界病原微生物的定植,用于因外界病原微生物感染所致的阴道病的辅助治疗	武汉耦合医学科技有限责任公司	2017-11-7

（5）壳聚糖水凝胶用于口腔溃疡：国家药品监督管理局网上注册信息查询和市场调研结果显示，截至 2017 年 12 月 31 日，国内有效注册用于口腔溃疡的壳聚糖水凝胶如表 4-31 所示。

表 4-31　国内批准注册用于口腔溃疡的壳聚糖水凝胶

序号	产品名称	产品结构及组成	适用范围	生产商	批准日期
1	口腔溃疡凝胶	由壳聚糖、聚乙烯醇、甘油、薄荷脑制成的水溶性凝胶	通过持续黏附在口腔溃疡创面,阻隔口腔唾液及口腔菌群对溃疡创面的侵蚀,起到修复及促进溃疡创面愈合的作用	哈尔滨乾佰纳生物药业有限公司	2015 - 11 - 3
2	壳聚糖口腔溃疡凝胶	由壳聚糖、聚乙烯醇、甘油、纯化水制成的水溶性凝胶和药用塑管组成	用于治疗口腔溃疡,仅适用于一般的口腔溃疡患者	陕西仁康药业有限公司	2017 - 11 - 15

（6）壳聚糖水凝胶用作护眼贴：国家药品监督管理局网上注册信息查询和市场调研结果显示，截至 2017 年 12 月 31 日，国内有效注册用作护眼贴的壳聚糖水凝胶如表 4-32 所示。

表 4-32　国内批准注册用作护眼贴的壳聚糖水凝胶

序号	产品名称	产品结构及组成	适用范围	生产商	批准日期
1	医用几丁糖水凝胶护眼贴（商品名：麓谷益程）	I 型由医用水凝胶层组成,医用水凝胶层主要成分为医用高分子材料聚乙烯醇、医用壳聚糖、丙三醇。含水量应在 75% 以上,壳聚糖含量不少于 0.5%	适用于非眼部手术的各类全麻手术患者、面神经麻痹和深昏迷患者,预防肌肉松弛作用引起的暴露性角膜炎	长沙海润生物技术有限公司	2014 - 7 - 15
2	医用几丁糖膜	由水凝胶层和隔离膜以及软膜头罩组成。I 型由水凝胶、隔离膜组成。II 型由水凝胶、隔离膜、软膜头罩组成。水凝胶为医用壳聚糖、聚乙烯醇（PVA）、水等材料制成的膜。隔离膜由医用非织布材质制成。软膜头罩为 PE 材质制成	用于非眼部手术患者和深昏迷患者,预防肌肉松弛引起的暴露性角膜炎症	邯郸沃伦多科技开发有限公司	2015 - 8 - 3

2. FDA 注册产品

FDA 网上注册信息查询结果显示，截至 2017 年 12 月 31 日，有效注册的壳聚糖水凝胶敷料产品如表 4-33 所示。

表 4-33　美国批准上市的壳聚糖水凝胶敷料产品

序号	产品名称	成分与结构	适用范围	申请人	批准日期
1	Nocc Hydrophilic Wound Dressing	N，O-羧甲基壳聚糖水凝胶	用于轻度烧伤，撕裂伤和擦伤；皮肤过敏；部分厚度皮肤溃疡（压疮、静脉淤滞性溃疡、糖尿病溃疡），手术切口、供皮区创面，Ⅱ度烧伤	Kytogenics Inc	2008-3-14
2	Novashield Injectable Nasal Packing and Stent	壳聚糖、纤维素；水凝胶	鼻窦手术后预防粘连，控制轻度出血，提供一定的抗菌效果	Medtronic Inc	2014-10-6

表 4-33 列出了美国批准上市的两个壳聚糖水凝胶敷料产品，一个为壳聚糖共混纤维素的水凝胶，用于鼻窦手术后预防粘连，控制轻度出血并提供一定的抑菌效果；另一个为 CMCS 水凝胶，用于轻度烧伤、手术切口、撕裂伤、擦伤及皮肤溃疡等创面。

三、其他类型敷料

为应对不同部位和不同类型创面对敷料的不同要求，壳聚糖基材料可以制成不同形状的敷料产品，主要有纤维、海绵、水凝胶、溶液、粉末和颗粒等。此外，也可以制成薄膜、泡沫和水胶体等形态的壳聚糖基敷料。壳聚糖基薄膜主要由壳聚糖或改性壳聚糖为主要原材料，复合明胶、聚乳酸、聚己内酯等制成。壳聚糖基薄膜吸液后能够与创面紧密贴合，不仅能够阻止细菌与伤口接触，而且还可以为伤口提供愈合所需的湿润环境；壳聚糖为天然改性高分子材料，具有良好的生物相容性，对瘢痕成纤维细胞生长具有抑制作用，因此，壳聚糖基薄膜能够抑制瘢痕增生；产品还具有良好的止血效果。

壳聚糖基材料具有良好生物相容性、成膜性能，因此，采用不用技术工艺可制成不同种类的医用膜状敷料，如口腔溃疡膜、人工皮肤、止血膜、药物载体释放膜等。制成的壳聚糖基膜的性质主要与壳聚糖基材料分子结构（DD、分子量和化学改性等）、含量、复合成分及其性质等有关。董德刚等首先通过专一性壳聚糖内切酶高效降解壳聚糖制备低分子量壳聚糖，然后采用溶剂蒸发-凝胶法，成功制备出具有纳米内孔结构的医用多孔壳聚糖膜。制得的壳聚糖薄膜具有孔隙均匀、安全无毒的特性，多孔结构有利于吸收伤口渗出液、细胞黏附和促进细胞生长，对药物具有吸附、缓释等作用。因此，此薄膜作为伤口敷料和药物载体，具有良好的市场应用前景。

吴清凌以壳聚糖和 TiO_2 为原料，将纳米 TiO_2 均匀分散于壳聚糖中，制成纳米 TiO_2/纯壳聚糖共混膜。纳米 TiO_2 的加入，改变了壳聚糖分子结构排列，提高了复合膜的结晶度。通过对复合膜进行热学、力学性能等研究，表明纳米 TiO_2 改性后壳聚糖膜的热稳定性、断裂伸长率和抗张强度等均有所提高。

赵婧以壳聚糖、聚乳酸（PLA）、聚己内酯（PCL）和明胶为原料，采用共混熔融/浇铸成膜法、冷冻干燥法等，制备 PLA/PCL 复合薄膜、壳聚糖/明胶复合海绵，然后以 PLA/PCL 复合薄膜为外层、壳聚糖/明胶复合海绵为内层制备 PLA/PCL-壳聚糖/明胶复合医用敷料。经研究表明，该复合敷料不仅具有良好的柔韧性、细胞相容性和吸液性，而且还具有优异的抑菌、消炎、止血和镇痛等功效。

为改善壳聚糖敷料性能，常将壳聚糖进行改性，其中季铵盐化接枝改性较为常见。卢亢等首先采用低温等离子技术处理壳聚糖，提高壳聚糖表面活性；然后，将壳聚糖进行季铵盐改性；最后，将壳聚糖季铵盐溶液与凝血因子混合均匀，经浇铸、低温等离子处理，以及接枝细胞亲和性单体等步骤，得到具有良好抑菌性、亲水性和细胞亲和性的壳聚糖医用止血敷料。

王怡红等采用冷冻干燥技术制备带负电的氧化细菌纤维素纳米纤维膜，然后将该膜浸泡一定浓度的壳聚糖溶液中，通过聚电解质间阴阳离子静电作用，制备成抑菌聚电解质的复合多层纳米纤维膜。该膜具有能够均匀负载壳聚糖、多结合位点和厚度可控等特性。

"改性甲壳素生物修复膜"是国内最早上市的壳聚糖Ⅱ类医疗器械敷料产品。该产品一般敷于渗出液较多或形状规则的创面，如与新鲜创面紧密结合，一般无须更换，如敷于慢性创面则可以减少更换次数。该产品透明，便于医生观察创面愈合情况，使用方便和安全。

（一）壳聚糖膜用于伤口护理

国家药品监督管理局网上注册信息查询和市场调研结果显示，截至 2017 年 12 月 31 日，国内有效注册用于伤口护理的壳聚糖膜如表 4-34 所示。

表 4-34　国内批准注册用于伤口护理的壳聚糖膜

序号	产品名称	产品成分	适应证	生产厂家	批准日期
1	壳聚糖敷料	由背衬（非织布或聚氨酯膜含医用压敏胶）、壳聚糖膜（含壳聚糖、明胶）、吸水垫和离型纸组成	适用于各种手术切口及体表创口保护、促进伤口愈合、预防伤口感染	武汉华卫科技有限公司	2014－3－4
2	壳聚糖敷料	由背衬（非织布或聚氨酯膜含医用压敏胶）、壳聚糖膜（含壳聚糖、明胶）、吸水垫和离型纸组成	适用于各种手术切口及体表创口保护、促进伤口愈合、预防伤口感染	武汉华卫科技有限公司	2014－3－4
3	壳聚糖护创膜	由壳聚糖功能层、聚氨酯膜背衬和离型纸（膜）组成，其中壳聚糖功能层由羧甲基壳聚糖、液体石蜡和聚异丁烯混合制成	适用于各类外伤性创面、手术切口	武汉奥绿新生物科技有限公司	2014－9－28

续　表

序号	产品名称	产品成分	适应证	生产厂家	批准日期
4	壳聚糖生物医用膜	壳聚糖功能层由水溶性壳聚糖、甘油、明胶、海藻酸钠、丙二醇、纯化水组成	本产品适用于各类外伤性创面和手术切口	人福医药集团医疗用品有限公司	2016-1-8
5	壳聚糖护创膜	由壳聚糖、明胶、甘油、蒸馏水等组成	用于浅表皮肤创伤、手术缝合后的浅表急性创面护理	湖北中兴生物科技有限公司	2016-1-13
6	医用壳聚糖创面修复膜	以壳聚糖盐酸盐为原料,配以适量PVA、明胶、甘油、注射用水制成	用于真皮浅表层及其以上的浅表性非慢性创面护创,为创面修复提供愈合环境	武汉大正高科生物医药有限公司	2016-12-29
7	改性甲壳素生物修复膜	改性甲壳素	供各种外伤性创面、烧烫伤创面、体表溃疡创面、溃疡的护创、促进伤口愈合、祛瘢痕作用	深圳市阳光之路生物材料科技有限公司	2017-10-13

（二）壳聚糖膜用于口腔溃疡

国家药品监督管理局网上注册信息查询和市场调研结果显示,截至 2017 年 12 月 31 日,国内有效注册用于口腔溃疡的壳聚糖膜如表 4-35 所示。

表 4-35　国内批准注册用于口腔溃疡的壳聚糖膜

序号	产品名称	产品成分	适应证	生产厂家	批准日期
1	壳聚糖口腔溃疡膜	壳聚糖口腔溃疡膜属于外用膜剂,由壳聚糖、聚乙烯醇、甘油、羧甲基纤维素钠组成	通过持续黏附在口腔溃疡创面,阻隔口腔唾液及口腔菌群对溃疡创面的侵蚀,起到阻菌及保护创面的作用	哈尔滨市天地仁医药科技有限公司	2014-11-25
2	口腔溃疡膜	产品属于黏附外用膜,分为Ⅰ型和Ⅱ型,Ⅰ型由壳聚糖、聚乙烯醇、甘油、薄荷脑组成,Ⅱ型由壳聚糖、聚乙烯醇、甘油、薄荷脑、乙基纤维素组成	通过持续黏附在口腔溃疡创面,阻隔口腔唾液及口腔菌群对溃疡创面的侵蚀,起到修复及促进溃疡创面愈合的作用	哈尔滨乾佰纳生物药业有限公司	2015-11-3
3	壳聚糖口腔溃疡贴	壳聚糖口腔溃疡贴由以壳聚糖为主要原料,聚乙烯醇等黏附材料为辅的膜材组成	适用于各种原因引起的口腔溃疡创面的防护	云南白药集团无锡药业有限公司	2015-11-9
4	口腔溃疡膜	壳聚糖、聚乙烯醇等按一定的比例和特定工艺制成的薄膜	适用于各种原因引起的口腔溃疡的保护和治疗	昆明创邦医疗器械有限公司	2017-5-31

（三）壳聚糖膜用于妇科

国家药品监督管理局网上注册信息查询和市场调研结果显示,截至 2017 年 12 月 31 日,国内有效注册用于妇科的壳聚糖膜如表 4-36 所示。

表 4-36 国内批准注册用于妇科的壳聚糖膜

序号	产品名称	产品成分	适应证	生产厂家	批准日期
1	壳聚糖抗菌膜	膜是由壳聚糖、壳碘CMCS-g-(PAANa-CO-PVP)-I2和明胶制成	用于轻度宫颈糜烂的治疗,慢性宫颈炎手术创面的保护、促进愈合	嘉兴市舒福特生物科技有限公司	2014-8-6
2	壳聚糖宫颈抗菌膜	由壳聚糖、明胶、甘油、硝酸银、纯化水组成	用于宫颈创面的辅助治疗	中国药科大学制药有限公司	2016-1-21
3	壳聚糖宫颈膜	由羧甲基壳聚糖、壳碘和明胶制成	产品敷贴或填塞在子宫颈,主要用于慢性子宫颈炎的防治,对创面也有保护和促进愈合的作用	浙江三创生物科技有限公司	2016-7-11

第五节 · 展望

自 1934 年美国首次出现关于制备壳聚糖及其衍生物的专利以来,短短几十年时间,壳聚糖基材料及其在创面修复中的应用研究在各国陆续展开,壳聚糖基敷料在我国的使用也经历了十余年的历史,在创面修复临床应用中发挥了重要的作用。2017 年初,国家发展和改革委员会在第一号文件《战略性新兴产业重点产品和服务指导目录》中,第一次将具有止血、抗炎、修复等功能的壳聚糖基生物活性敷料列入"4.2.4 植介入生物医用材料及服务",壳聚糖基创面修复材料的研究与开发迎来可喜的局面。

尽管如此,仍有许多问题和机遇需要正视:①壳聚糖的很多生物活性与其分子量和 DD 有关,对于这两方面的选择也决定了壳聚糖在敷料中的性能与功效。②壳聚糖不能溶于中性水溶液,仅溶于某些稀酸溶液,这在一定程度上限制了其应用。壳聚糖衍生物在一定程度上克服了壳聚糖难溶于水的缺点,但有可能破坏其某些生物学活性。因此,利用壳聚糖衍生物与某些具有特殊活性的物质复合,制备对皮肤温和无刺激、安全高效且形式多样,可作为喷膜、敷膜等使用的复合敷料可作为今后壳聚糖基创面修复产品开发的主题之一。③在制备壳聚糖基敷料时,需充分考虑各种材料的理化性质,避免对皮肤组织有害副作用的发生,使各种材料适量且不因发生反应而失效,提高性能的同时降低成本。

虽然短短十几年全国就已生产出近 200 种壳聚糖基敷料,但是整体来说产品结构和形态单一,质量和功效参差不齐,科技含量不足,且产品成本和价格相对较高。需进一步提高自主创新能力,增加产品科技含量,研究开发出适合临床不同类型创面需求的各种壳聚糖基创面敷料。例如,运用3D打印新技术订制壳聚糖基创面敷料将为某些特殊形状和类型的创面提供个性化解决方案。

对于壳聚糖智能水凝胶的研究尚处于起步阶段,关于智能水凝胶的形成、智能响应性、溶胀平衡及响应时间等理论和在创面修复中的应用研究均比较缺乏,科研工作者和生产厂家任重而道远。

(吴奕光　吴灿光　王晓玲　白云峰)

参 考 文 献

[1] Chang S H, Lin H T V, Wu G J, et al. PH effects on solubility, zeta potential, and correlation between antibacterial activity and molecular weight of chitosan [J]. Carbohydrate Polymers, 2015,134: 74 - 81.

[2] Li J H, Wu Y G, Zhao L Q. Antibacterial activity and mechanism of chitosan with ultra high molecular weight [J]. Carbohydrate Polymers, 2016,148: 200 - 205.

[3] 李天石,曾文妮,何君君,等.甲壳素及其衍生物抑制瘢痕形成:研究与进展[J].中国组织工程研究,2014,18(52): 8504 - 8508.

[4] 李天石,吴奕光,何君君,等.改性甲壳素对体外培养人成纤维细胞的影响[J].中华生物医学工程杂志,2015,21(4): 341 - 344.

[5] 李玉寒,卞君醒,狄斌,等.壳聚糖复合创面敷料研究进展[J].药物生物技术,2017,24(4): 369 - 372.

[6] 易喻,徐云霞,梅建风,等.壳聚糖流体敷料膜的制备及其促伤口愈合的研究[J].中国医药生物技术,2017,12(3): 232 - 237.

[7] 陈燕培,夏栋林,王雨飞,等.创面复合液体敷料在皮肤创伤中的治疗研究[J].中国生物医学工程学报,2016,35(4): 453 - 459.

[8] 余珍,章志量,尹洪萍,等.壳聚糖天然高分子衍生物促进大鼠皮肤愈合[J].生物医学工程学杂志,2014,31(1): 142 - 145.

[9] Honardar S, Kordestani S S, Daliri M. The effect of chitosan-based gel on second degree burn wounds [J]. Journal of Wound Care, 2016,25(8): 488 - 494.

[10] 王芳.创面修复生物胶治疗开放性创面120例疗效观察[J].检验医学与临床,2015,12(23): 3553 - 3554.

[11] Jiang Q, Zhou W, Wang J, et al. Hypromellose succinate-crosslinked chitosan hydrogel films for potential wound dressing [J]. International Journal of Biological Macromolecules, 2016,91: 85 - 91.

[12] Chen H, Xing X, Tan H, et al. Covalently antibacterial alginate-chitosan hydrogel dressing integrated gelatin microspheres containing tetracycline hydrochloride for wound healing [J]. Materials Science & Engineering C Materials for Biological Applications, 2017,70(Pt1): 287 - 295.

[13] Birch N P, Barney L E, Pandres E, et al. Thermal-responsive behavior of a cell compatible chitosan/pectin hydrogel [J]. Biomacromolecules, 2015,16(6): 1837.

[14] Kumar P T, Praveen G, Raj M, et al. Flexible, micro-porous chitosan-gelatin hydrogel/nanofibrin composite bandages for treating burn wounds [J]. RSC Advances, 2014,4(110): 65081 - 65087.

[15] Nasri-Nasrabadi B, Mehrasa M, Rafienia M, et al. Porous starch/cellulose nanofibers composite prepared by salt leaching technique for tissue engineering [J]. Carbohydrate Polymers, 2014,108(20): 232 - 238.

[16] Situ F, Zhao J, Di X, et al. The preparation of PVA/quaternized chitosan composite hydrogel and its application as artificial dressing for burn wound healing [J]. Journal of Functional Materials, 2015,46(9): 09133 - 09138 and 09143.

[17] Sakai S, Khanmohammadi M, Khoshfetrat A B. Horseradish peroxidase-catalyzed formation of hydrogels from chitosan and poly (vinyl alcohol) derivatives both possessing phenolic hydroxyl groups [J]. Carbohydrate Polymers, 2014,111(1): 404 - 409.

[18] Huber D, Grzelak A, Baumann M, et al. Anti-inflammatory and anti-oxidant properties of laccase-synthesized phenolic-O-carboxymethyl chitosan hydrogels [J]. New Biotechnology, 2017,40(Pt B): 236 - 244.

[19] Nguyen X T, Toi V V, Nguyen T H. Development of a new injectable PVA-Ag NPs/chitosan hydrogel for wound dressing application [M]. 5th International Conference on Biomedical Engineering in Vietnam. New York: Springer International Publishing, 2015: 321 - 324.

[20] 杨欣,杜田.壳聚糖在伤口敷料中的应用研究进展[J].精细与专用化学品,2017,2(3): 42 - 45.

[21] 陈桂钊,蔡洁,于晖."三明治"结构聚乙烯醇/壳聚糖/海藻酸钠纳米纤维医用材料[J].化学与纺织技术,2016,45(4):14-17.

[22] 王丹,单小红,部建锐.壳聚糖静电纺纳米纤维的研究进展[J].纺织导报,2015(1):48-51.

[23] 马贵平,方大为,聂俊.羧甲基纤维素钠和壳聚糖复合纳米纤维及其制备方法:201410837486.4[P].2015-04-29[2017-12-29].

[24] Zhou Z Z, Yan D, Cheng X J, et al. Biomaterials based on N, N, N-trimethyl chitosan fibers in wound dressing applications [J]. International Journal of Biological Macromolecues, 2016,89:471-476.

[25] Xia G X, Lang X Q, Kong M, et al. Surface fluid-swellable chitosan fiber as the wound dressing material [J]. Carbohydrate Polymers, 2016,136:860-866.

[26] Wang M, Roy A K, Webster T J. Development of chitosan/poly (vinyl alcohol) electrospun nanofibers for infection related wound healing [J]. Frontiers in Physiology, 2016,7.

[27] Xu X L, Zhou G Q, Li X J, et al. Solution blowing of chitosan/PLA/PEG hydrogel nanofibers for wound dressing [J]. Fibers and Polymers, 2016,17(2):205-211.

[28] Zarghami A, Irani M, Mostafazadeh A, et al. Fabrication of PEO/Chitosan/PCL/Olive oil nanofibrous scaffolds for wound dressing applications [J]. Fibers and Polymers, 2015,16(6):1201-1212.

[29] 郑允权,何泉景,陈金志,等.影响壳聚糖-胶原蛋白冻干海绵敷料结构、性能的因素[J].材料科学与工程学报,2016,34(4):517-521.

[30] 吴祭明,潘青青,顾菁菁,等.改性复合海绵敷料的研制[J].科技创新导报,2014,(16):198-201.

[31] Song H F, Chen A Z, Wang S B, et al. Preparation of chitosan-based hemostatic sponges by supercritical fluid technology [J]. Materials, 2014,7(4):2459-2473.

[32] 刘志郎,马建亮,徐增政,等.壳聚糖护创海绵在经桡动脉介入后穿刺部位止血效果观察[J].医学理论与实践,2016,29(7):879-881.

[33] 王晓晨,邱秀菊,韩继超,等.氢键自组装的壳聚糖止血海绵的制备及性能研究[J].生物医学工程研究,2015,34(4):248-251.

[34] 沈先荣,宗杰,刘琼,等.一种胶原蛋白/海藻酸钙/壳聚糖复合止血海绵及制备方法:201510573494.7[P].2016-02-17[2017-12-29].

[35] 李继城,李东东,温莎莎,等.季铵化壳聚糖止血海绵制备工艺的研究[J].化学推进剂与高分子材料,2017,15(3):68-80.

[36] 关静,刘璐,韩香,等.十二烷基壳聚糖在制备止血材料中的应用:201610112357.8[P].2016-07-20[2017-12-29].

[37] 宋英.壳聚糖改性PVA膨胀海绵鼻腔填塞止血效果及鼻黏膜形态学观察[D].广州:暨南大学,2017.

[38] 毛珺,周应山,吴庭.高吸型壳聚糖敷料创面止血及促愈合效果[J].中国组织工程研究,2016,20(16):2391-2396.

[39] Cassano R, Gioia M L D, Mellace S, et al. Hemostatic gauze based on chitosan and hydroquinone: preparation, characterization and blood coagulation evaluation [J]. Biomaterials Synthesis and Characterization, 2017,28(12):190.

[40] Gu B K, Park S J, Kim M S, et al. Gelatin blending and sonication of chitosan nanofiber wets produce synergistic effects on hemostatic functions [J]. International Journal of Biological Macromolecules, 2016,82:89-96.

[41] Park J Y, Kyung K H, Tsukada K, et al. Biodegradable polycaprolactone nanofibres with β-chitosan and calcium carbonate produce a hemostatic effect [J]. Polymer, 2017,123:194-202.

[42] Pan M, Tang Z H, Tu J B, et al. Porous chitosan microspheres containing zinc ion for enhanced thrombosis and hemostasis [J]. Materials Science & Engineering C, 2017,85:27-36.

[43] 刘霞,赵桂芝,王昱霁,等.羧化壳聚糖止血及其生物安全性评价[J].中国组织工程研究,2017,21(22):3561-3566.

[44] 黄玉芬,邹励宏,高洁,等.烷基化壳聚糖的制备及止血效果[J].中国组织工程研究,2016,20(52):7878-7884.

[45] Sun X, Tang Z H, Pan M, et al. Chitosan/Kaolin composite porous microspheres with high hemostatic efficacy [J]. Carbohydrate Polymers, 2017,117:135-143.

[46] Carles G, Dabiri C, Mchirgui M, et al. Uses of chitosan for treating different forms of serious obstetrics hemorrhages [J]. Journal of Gynecology Obstetrics and Human Reproduction, 2017,46:693-695.

第五章·壳聚糖第三类医疗器械

壳聚糖是一种天然大分子碱性多糖,由甲壳素脱 N-乙酰基制备而得。壳聚糖不仅具有良好的生物相容性及生物可降解性,还有止血性、抑菌性、防粘连等优异性能。壳聚糖在人体内可降解,是优良的生物医用材料,可制成多种膜状敷料或可吸收手术缝合线;壳聚糖具有止血作用,同时可以促进伤口愈合;壳聚糖具有较强抑菌性,氨基含量和分子量大小对抑菌活性会产生重要影响;壳聚糖还有降血脂和胆固醇、抑制癌细胞的功能。因此壳聚糖诸多的生物医学功能引起了医学界的极大关注和兴趣,尤其是作为止血材料、防粘连材料、软骨材料、创面敷料等。

本章主要从壳聚糖第三类医疗器械的法规要求出发,详细介绍了壳聚糖止血类产品(产品机制、产品分类、产品研究现状)、壳聚糖防粘连产品(产品机制、产品研发情况及国内注册情况)、壳聚糖骨关节润滑液(产品机制、研发情况等),同时对壳聚糖第三类医疗器械新产品的研发及应用情况,包括可吸收缝合线、硬脑膜补片、软骨支架等方面的研究进行了阐述。

第一节 · 法规要求

一、概述

壳聚糖第三类医疗器械包括止血材料、防粘连材料、壳聚糖敷料等。现注册申报要求可参考《国家药品监督管理局关于公布医疗器械注册申报资料要求和批准证明文件格式的公告（2014 年第 43 号）》《可吸收止血产品注册技术审查指导原则》《腹腔、盆腔外科手术用可吸收防粘连产品注册技术审查指导原则》《动物源性医疗器械注册技术审查指导原则》等法规。尚无针对壳聚糖产品的注册申报指导原则。

二、分类

根据国家药品监督管理局于 2017 年 9 月 4 日发布的《医疗器械分类目录》，以及通过国家药品监督管理局网站查询，壳聚糖第三类医疗器械分类如表 5-1 所示。

表 5-1 壳聚糖第三类医疗器械分类

序号	一级产品类别	二级产品类别	产品描述	预期用途	品名举例	管理类别
1	14-08 可吸收外科敷料（材料）	01 可吸收外科止血材料	一般由有止血功能的可降解吸收材料制成，呈海绵状、粉末状或敷贴状等形态。无菌提供，一次性使用	手术中植入体内，用于体内创伤面渗血区止血、急救止血和手术止血，或腔隙和创面的填充	壳聚糖止血海绵	第三类
		02 可吸收外科防粘连敷料	一般由有防粘连功能的可降解吸收材料制成片状或液体。无菌提供，一次性使用	手术中植入体内，施加于易发生粘连的两个组织界面处，用于防术后粘连	壳聚糖防粘连液、壳聚糖防粘连膜	第三类
2	14-10 创面敷料	12 含壳聚糖敷料	含有壳聚糖的固体敷料。无菌提供，一次性使用	主要通过在创面表面形成保护层，起物理屏障作用。用于慢性创面的覆盖和护理	含壳聚糖敷贴、含壳聚糖纤维敷料	第三类
3	18-06 妊娠控制器械	04 避孕凝胶	通常由壳聚糖、卡波姆、甘油、柠檬酸、纯化水等组成，所含成分不具有药理学作用	产品涂布于宫颈外口后穹窿，阻碍精子前进。用于女性避孕	避孕凝胶、壳聚糖避孕凝胶	第三类
4	—	—	由壳聚糖和磷酸盐缓冲液组成。无菌提供，一次性使用	适用于防治外伤性或退变性骨关节炎	医用几丁糖（关节腔内注射用）	第三类

三、法规要求

国家药品监督管理局发布了《可吸收止血产品注册技术审查指导原则》《腹腔、盆腔外科手术用可吸收防粘连产品注册技术审查指导原则》《动物源性医疗器械注册技术审查指导原则》等相关法规。现根据法规要求，介绍壳聚糖第三类医疗器械注册要求。

（一）产品描述

产品描述应全面、详细，至少应包括申报产品名称、产品性状、产品组成成分及比例、结构、尺寸、原材料、适用部位、预期用途、产品作用原理、技术性能指标、规格型号划分的依据以及是否符合相关标准。可吸收止血产品还需说明关键性能指标、体内吸收及降解特性、降解产物等。

（二）产品工作原理

1. 可吸收止血产品作用机制

提交能够有效证明或阐述该申报产品的止血作用原理的技术或证明性资料。申请者应详细阐明申报产品的止血机制，描述产品如何影响止血过程，产品在止血过程中的优势作用，确认该止血机制结合所申报产品应用是否科学合理。对支持该止血原理的国内外研究文献进行综述，并提交具体支持该止血原理的相关科学文献原文及中文翻译件。阐明是否已有应用相同止血原理的产品在境内外上市，并研究所申报产品是否会可能引起血栓形成、凝血障碍等与其使用相关的不良反应。

2. 腹腔、盆腔外科手术用可吸收防粘连产品作用机制

应对产品可以防粘连的作用机制进行阐明，并提供支持性科学文献。应考虑不同组织解剖部位粘连形成的机制可能不同。应考虑产品降解的时间与临床粘连形成关键时间是否匹配。

（三）产品可被人体吸收的作用机制

应提交所申报产品的体外降解试验和体内降解试验研究结果。应进行研究以确定产品在体内的吸收、分布、代谢、排泄的途径和机制及清除时间。可考虑但并不局限于以下内容：产品及其降解产物的吸收途径、体内分布状态、代谢途径、代谢终产物。可吸收止血产品如提交文献资料，需提交合理的桥接性资料。

（四）原材料控制

应明确产品的起始物质，列明产品生产过程中由起始物质至终产品过程中所需全部材料的化学名称、商品名/材料代号、CAS号、MSDS、化学结构式/分子式、分子量、来源和纯度、使用量或组成比例、供应商名称、符合的标准等基本信息，建议以列表的形式提供。产品有效成分的结构、分子量、分子量分布、含量均应用科学有效的方法进行表征。

应说明原材料的选择依据、起始材料及来源和纯度。原材料应具有稳定的供货渠道以保证产品质量，需提供原材料生产厂家的资质证明及外购协议。应明确所用原材料的质量控制标准及生产过程中的检验指标和控制要求，提交原材料符合相应标准的全性能验证报告。

研究资料应包括动物的种类、地理来源、年龄、取材部位及取材部位的组织性质的具体描述。对于常规定点饲养的动物种类，需提供与动物定点饲养单位签订的长期供货协议及饲养单位的资质证明，如果涉及第三方，应提供所有相关方的有关供货协议及资质证明。对于常规定点屠宰的动物种类，需提供制造商与屠宰单位签订的合同及屠宰单位的资格证明；对所执行的检疫标准需进行描述，提交所取材动物的检疫/防疫证明性资料，一般包括动物检疫合格证、动物防疫合格证、对动物进行防疫接种的兽医卫生合格证等。要求申请者保存每一批动物可追溯性文件（该文件中至少应包括：该产品所用动物的地理来源、取材部位、动物的可追溯性标识、动物饲养、检疫、屠宰及加工方面的情况）进行承诺。

对生产过程中灭活和去除病毒和/或传染性因子工艺过程的描述及有效性验证数据或相关资料；对降低动物源性材料免疫原性的方法和/或工艺过程的描述、质量控制指标与验证性实验数据或相关资料。

（五）产品技术要求

应当提供产品性能研究资料以及产品技术要求的研究和编制说明，产品技术要求的编制说明应说明产品性能指标及试验方法制订的依据，主要包括物理性能、化学性能等方面的要求及其制订依据。

可吸收止血产品应明确与止血效能有关的直接技术指标，提交有关研究资料，阐明性能指标制订的必要性和科学性。可吸收止血产品为植入器械，应对热原进行控制，致热反应采用家兔法。若申报企业正常出厂检验时以内毒素水平控制，申报企业应对内毒素检测方法进行验证，并与家兔法测定致热性进行关联性评估，以论证出厂检验项目以内毒素水平替代的科学性和可靠性。申请者应考虑在产品技术要求中增加对生产过程中添加剂的残留、非预期产物等进行控制。应明确规定动物种属、年龄、产地、取材组织部位，还应考虑在成品技术要求中制定杂蛋白质、纯度、残留DNA等控制指标。

腹腔、盆腔外科手术用可吸收防粘连产品的产品技术要求应包括但不限于以下内容：性状（薄膜、凝胶、溶液）、产品尺寸、装量（如适用）、组成成分、物理性能、化学性能、不期望物质残留、重金属残留、热原、无菌、输送装置性能要求（如适用）。

（六）生物相容性评价研究

根据 GB/T 16886.1，按照器械与人体的不同接触时间和接触方式来选择合适的生物学试验方法。符合《关于印发医疗器械生物学评价和审查指南的通知》（国食药监械〔2007〕345号）规定的应提交相关的证明文件。

生物相容性评价研究资料应当包括：①生物相容性评价的依据和方法。②产品所用材料的描述及与人体接触的性质。③实施或豁免生物学试验的理由和论证。④对于现有数据或试验结果的评价。

腹腔、盆腔外科手术用可吸收防粘连产品若与组织接触 24 小时至 30 天，建议进行以下试验：细胞毒性、致敏性、刺激性或皮内反应、急性全身毒性、溶血试验、遗传毒性、热原试验、植入试验、降解试验、亚慢性毒性。此外，腹腔、盆腔外科手术用可吸收防粘连产品还需进行安全剂量范围研究、阻碍或延迟愈合试验、感染试验、生殖/发育毒性研究、致癌作用/转移效应研究等。

（七）生产工艺及控制

提交产品的生产工艺管理控制文件，详细说明产品的生产工艺和步骤，列出工艺图表。提交产品生产工艺确定的依据、生产工艺过程中需要进行控制和测试的环节及相关证明性资料。确认关键工艺点及控制指标并阐明其对产品物理性能、化学性能、机械性能、生物性能的影响；对生产工艺的可控性、稳定性应进行确认。对生产加工过程中所使用的所有助剂（如交联剂等）均应说明起始浓度、去除措施、残留浓度、对残留量的控制标准、毒性信息，以及安全性分析验证报告。

（八）临床

1. 可吸收止血产品临床要求

对需要进行临床试验的产品，应按照国家药品监督管理局关于医疗器械临床试验的有关规定，提交临床试验方案、临床试验报告、分中心小结、统计分析总报告及伦理委员会批件。临床试验时应注意如下几方面：

（1）建议申请者采用对照、前瞻、随机性研究设计，将拟申报器械与已获准上市器械进行对比。对照器械应与拟申报器械采用类似的材料制成且具有相似的预期用途。

（2）比较的类型如优效性检验、非劣效性检验、等效性检验，申请者应说明选择的依据。若以传统纱布按压作为对照，应选择优效性检验。

（3）详细说明试验对象的选择范围、入选标准、排除标准和对照组的设置情况。

（4）若拟申报产品的适应证为普遍应用，建议申请者评估产品在 3～4 个不同外科手术中的使用。若产品选择在妇产科进行临床试验，入组患者时应考虑患者是否有妊娠生育要求。结合入组患者的入组条件，临床试验时应对产品是否影响患者的妊娠生育进行评估，并结合评估情况在说明书中增加相应的警示信息。若拟申报产品标示有专业外科（如眼科、神经外科、泌尿外科）的适应证，建议申请者进行更多的对应研究以评估产品的性能，应选择特定的临床适应证患者进行临床试验。

（5）明确临床性能评价指标，评价的指标应合理并便于临床观察，评价指标应至少包括安全性指标（包括不良反应和禁忌证）和有效性指标（如有效止血时间），对不良反应和禁忌证应有处理和预防措施，以减少患者的风险。

（6）试验例数应具有统计学意义，应足以确保所申报器械将能在临床使用条件下充分发挥作用。

（7）试验样品信息应具体说明临床试验样品的详细信息：产品规格型号、批号、使用方法，对照品的详细信息（生产厂家、产品材料、止血原理、预期用途、使用方法、产品规格型号、批号、医疗器械注册证号等）。

（8）应在方案中明确写出将要采用的统计分析方法。所有统计分析均应在意向性治疗（intention to treat，ITT）分析及进行，对于未能观察到安全性或有效性终点的受试者，必须进行灵敏度分析，并按照失败或者无效计算。

（9）建议具体说明试验中使用器械的具体方法和有效性的判定标准，包括出血创面的选择、压迫时间、去除时间等。

（10）建议申请者对临床试验中纳入的患者进行随访，随访时限为拟申报器械被完全吸收的所需时间。此外，建议在器械的应用前和应用后评估机体血液系统的情况。随访应有客观依据。

2. 腹腔、盆腔外科手术用可吸收防粘连产品临床要求

由于腹腔、盆腔防粘连产品临床评价涉及的因素非常复杂，目前尚无这类医疗器械公认一致的临床研究方案，但生产者仍需在产品上市前提供科学有效的证据来证明器械的安全性和有效性。临床研究需要考量的原则及关键点如下。

（1）临床研究计划

1）临床研究方案应包括：对产品预期用途的明确描述，支持预期用途所需数据的临床研究计划、研究假设、安全性和有效性研究的评价终点，在安全性评价方案中应界定并分析

所有不良事件,建立在意向治疗人群以及可评价人群基础上的安全性和有效性评估计划、评价手段、方法、纳入和排除标准、病例报告表、统计学方法、风险/受益分析、知情同意书、临床终点观察时间点的选择依据。

2) 准确地表述防粘连产品的预期用途。腹腔、盆腔防粘连产品可分为两类。一类是应用于腹腔、盆腔局部,只以改变腹腔、盆腔术后局部粘连为目标适应证,不以(不宜称)改善最终临床结局(肠梗阻、女性不孕症及由粘连引起的术后疼痛)为目标适应证的防粘连产品。另一类是以(宣称)改善最终临床结局(肠梗阻、女性不孕症及由粘连引起的术后疼痛)为目标适应证的防粘连产品。前者在临床上可以在适当条件下选择适当的部位用超声、核磁共振等无创方法评价产品的有效性(仅适用于在适当条件下腹壁切口下),但应进行无创方法对粘连结果判定与实际粘连情况的关联性研究。后者在临床上可行的情况下,推荐使用腹腔镜探查或二次开腹探查评价产品的有效性,也可以直接评价是否最终改善临床结局(肠梗阻、女性不孕症及由粘连引起的术后疼痛),以评价产品的有效性。

3) 预期用途应有明确的临床数据支持。对于防粘连产品,如何使用临床研究中获得的数据来推断出产品的相关用途,取决于临床研究中手术模型的选择以及申请人提供的合理科学证据。

(2) 临床研究

1) 研究终点:提供有效性科学证据的最直接方法是选择恰当的临床结局,设计相关试验研究,评价(试验结果)在统计学上和临床上对粘连的相关发病率有显著性且有临床意义的影响或改变。然而,由于术后粘连导致的临床结局,如妇女不孕、由粘连引起的术后疼痛、总体发病率较低且具有时间关联性的肠梗阻发生率具有多元性,因此由粘连导致的临床结局在产品上市前就完成评价,可能既不现实也较困难,而某些能立即测得且不易混淆的指标(参数),能更合理地评价与粘连相关的临床结局。

2) 评价方法:评价方法有二次探查手术、视频记录、影像学评价、功能性评价、评价临床结局。这些方法中,有些是目前正在使用的,有些还需要进一步测试和完善。不同的方法都有各自的优缺点。申请人应对所选择的评价方法是否适用于此项临床研究进行阐述。

3) 注意事项:临床研究方案中应有以下方面的详细描述:①所评价的解剖部位。②进行粘连评分的时间点。③粘连的特性(发生率、严重程度、广泛程度)、分级方法和计量方法。④每个解剖部位的评价粘连的每个评分项的方法,如:腹腔镜手术、开腹手术、视频记录、超声、核磁共振。⑤如果对于特定患者某些需要评价的解剖部位在解剖学上不存在或无法评价时,对解剖位置的计数。⑥对每个患者或每个治疗组,其每个解剖部位的组合粘连特性评价方法。⑦建立一种有效、可靠的粘连或粘连导致的发病情况的复合评分(适用时)方法。

(3) 临床试验设计

1) 对照:原则上,对于可吸收防粘连产品均需进行随机对照试验,选择同类已上市产品作为平行的对照组。应利用最新的同行评议的文献来证明对照方法的选择是正确的。

2）随机：随机应在患者通过评估满足术前及术中纳入/排除标准之后及产品使用之前立即进行。随机的时间应记录在病例报告表上。建议通过中央随机系统对患者进行随机分组，以确保患者的安全性和数据的完整性。

3）盲法：应该尽可能将来自于研究人员和患者的偏倚降到最低程度。对于使用安慰剂或阳性对照来说，由于测试组和对照组受试者之间的差异通常是比较明显的，且通常情况下，从患者接受治疗的角度来看，患者更愿意由同一名外科医生来进行首次手术和二次探查手术，所以研究者的盲法处理是存在问题的。可以选择一些方案来控制偏倚，包括经盲法处理的独立审查者来记录手术视频，或由不参与粘连评分的助手来取用产品/对照品。第三方盲法评价是一种被推荐的、普遍适用的方法，其概念是：由不参与手术的医生（或研究者），通过影像等检查结果，在不知道患者分组的前提下，在盲态下对粘连程度或其他终点指标进行客观评价的过程。应在可行性研究阶段评价上述或其他可能的方法。

4）患者选择标准：目标人群应由在特定使用情况下预期从产品的使用中受益的患者组成。临床研究的纳入和排除标准，应确定能代表目标群体的相关重要变量。

5）手术操作程序：描述使用防粘连产品的临床操作时应包括以下信息：①何时、何地以及如何使用。②每位患者的最小和最大使用剂量。③手术持续的时间。④分离方法。⑤可能的相关变量，如失血量、手套使用等。

6）随访：应预先确定随访的期限、频率和评价内容。随访内容应适用于产品、手术过程和所要评价的终点。

7）统计学方法：研究方案中，必须包括按照统计学原则确定的样本量计算依据。样本量的确定应该与研究方案中规定的主要终点指标相对应，对于预期疗效的估计要有文献支持。在方案中应该明确写出与试验目的对应的统计学假设检验，应明确给出所有涉及样本量计算的参数，如预期的疗效水平、有临床意义的非劣效（优效）界值、检验的显著性水平和把握度等。同时，提供样本量的计算公式，并对公式中对应的参数进行说明。方案中应提供相应的统计学分析方案。

第二节 · 壳聚糖止血类产品

一、概述

医生在进行手术过程中，普遍会遇到的重要难题是出血和渗血。手术中对于组织和血管的伤害主要来自于切割、分(剥)离等操作,这些操作对于动脉、静脉和毛细血管造成的伤害必然导致渗血甚至重度出血。尤其是在血液供应丰富的脾脏、肝脏、肾脏等脏器上进行手术时,出血、渗血更是很难避免的事情。由于手术部位不同,出血量也不一样。日常生活中的突发性事故的急救治疗,特别是战争中受伤战士的救护,患者局部有效的快速止血非常重要,止血是医院各科室手术中的一个重要环节,如果对止血的处理不当,尤其是出血量较多甚至伴出血性病症时,可诱发各种并发症,导致严重后果,甚至危及患者的生命。

正常的止血机制主要包括三个方面:小血管的收缩、血小板的激活和凝血系统的启动。其中,小血管的收缩是创伤后止血的最早反应,血管受损后血管平滑肌通过轴突反射使血管收缩、血流减慢,有利于血液凝固和止血;血小板具有黏附于伤口和异物表面的生理功能,在止血初期具有重要意义;黏附的血小板被激活则可能引起更多的血小板聚集,并从其内部释放出大量的促凝物,进而在局部形成血小板血栓来止血。

术中止血的基本要求是:有效、方便、快捷、无副损伤和副作用。医学基础理论和外科技术以及设备的快速发展,使手术范围和种类不断扩大。传统的基本的压迫、结扎、缝合、电烙等止血方法,已经远远不能满足越来越复杂、精细的手术,传统方式有时并不能有效止血,这延长了手术时间,且不完善的止血手段还往往需要进行二次手术。此外,多发挫裂伤出血、周围较脆弱结构(如神经)出血、胸腹实质脏器(肝、脾、脑、肾)出血、针孔出血、腹腔镜或机器人手术中出血时、血管脆薄的病变组织如肿瘤等的手术,其他如拔牙等手术,以及凝血功能异常的患者来说,单纯依靠机械性止血的方法,如结扎、缝合、电烙等是远远不够的,必须依赖于辅助止血剂的配合使用。

局部止血剂可用于手术缝合孔、肝脏和脾脏等实质器官横断层面的出血。局部止血剂的优势在于:通过防止失血,提高对血液的保护,避免全身止血药的不良反应,以及节约输血、缩短止血时间和手术时间。间接优势在于:缩短患者在重症监护治疗病房的停留时间和住院时间,不仅减轻患者痛苦,还节省了医疗资源和减轻患者负担,具有可观的经济价值。

当前的止血剂从作用机制上大致可分为三类:第一类是直接或间接提供外来的凝血成分来提高伤口部位凝血成分浓度,进而加速产生凝血(如纤维蛋白类止血材料);第二类是通过材料的物理或化学作用,使伤口部位自身的凝血成分浓缩、聚集,从而加速凝血(如高分子多糖类、无机类沸石等);第三类是利用材料对组织很强的黏着力直接封闭创面,从而实现止血(如氰基丙烯酸酯类材料、牛血清白蛋白戊二醛黏合剂以及聚乙二醇黏合剂)。

可吸收止血材料是指应用于伤口出血部位,通过加速血液凝固过程达到止血目的,在一定时间内能降解被人体吸收的医用材料。可吸收止血材料不仅能实现快速有效的止血,而且由于其可生物降解的特性,避免了止血后取出造成二次伤害,因此可吸收止血材料在外科手术中减少患者出血、缩短手术时间、改善预后等都显示了一定的优势。

目前临床上使用的可吸收止血材料包括胶原和微纤维胶原、医用止血明胶、藻酸盐、氧化纤维素和氧化再生纤维素、外用凝血酶、牛血清白蛋白、纤维蛋白类、淀粉类、聚乙二醇类和壳聚糖类止血材料等。

壳聚糖是一种天然形成的高分子化合物,是一种独特的碱性多糖,自然界中唯一带正电荷的碱性多糖,具有良好的止血效果,在体内经代谢后其产物为葡萄糖胺,而葡萄糖胺是人体内存在的物质,因此,壳聚糖与人体细胞有良好的亲和性,生物相容性好,可以生物降解,壳聚糖还有促进伤口愈合和减少瘢痕以及抗炎作用。

二、壳聚糖止血机制

壳聚糖是自然界中唯一含有氨基的阳离子多糖,能吸引带负电荷的红细胞,使红细胞黏附聚集于伤口处,启动体内的凝血途径,从而使血液凝固。

三、壳聚糖止血材料分类

(一)单一组分壳聚糖止血材料

壳聚糖可以制作成各种形式的止血材料,如粉末、非织造布、海绵等,根据不同的伤口类型和治疗技术,各种止血材料均表现出良好的止血效果。

1. 壳聚糖粉末

壳聚糖粉末是具有一定粒度的干燥颗粒状制剂。具有良好分散性、附着性、聚集性、分离性,性质稳定,运输、携带、贮存方便;生产工艺简单,容易实现规模化生产。壳聚糖粉末能快速吸取血液,变成黏性凝胶状,附着于创面,可用于不规则的凹凸创面,乃至体腔内出血创面,显示出良好的止血性能。

2. 壳聚糖无纺布

壳聚糖类纤维可纺制成长丝或短纤维两大类。长丝经捻制或编织可制成各种纺织品。短纤维经开松、梳理、纺纱、织布可制成各种纺织品。开松的壳聚糖类短纤维经梳理加工成网,再经叠网、上浆、干燥或用针刺可制成非织造布。

壳聚糖无纺布对创面渗出液吸水性好、通气性好,具有止血作用外,它对创面肉芽组织生长,对创面愈合有一定的促进作用。如在家兔割伤模型试验中,发现壳聚糖无纺布敷料包扎组出血量明显少于纱布对照组,伤后第 9 天壳聚糖治疗组的创面肉芽组织层较厚,其中胶原纤维含量亦较多,伤口愈合较快。

国家药品监督管理局网上注册信息查询和市场调研结果显示,截至 2017 年 12 月 31 日,国内有效注册的壳聚糖无纺布用于体内止血如表 5-2 所示。

表 5-2　国内批准注册的壳聚糖非织造布用于体内止血的产品

序号	产品名称	产品成分	适应证	生产厂家	批准日期
1	壳聚糖基可吸收止血非织布(商品名:术益纱)	由改性甲壳素(羧甲基壳聚糖)制成的可吸收性体内止血材料。材料的形态为无纺布	在外科手术中结扎或其他常规方法不适用或无效时,辅助用于控制毛细血管、静脉和小动脉的出血。本品禁止以任何形式在血管内及心脏内使用,以防止血栓形成	青岛博益特生物材料有限公司	2016 - 12 - 07

3. 壳聚糖海绵

壳聚糖止血海绵为海绵样制品,具有吸水膨胀性能,迅速吸收血液中的水分而止血;通过壳聚糖的聚阳离子与血红细胞膜表面的阴离子结合使红细胞凝集,同时促进血小板聚集,活化凝血酶,从而达到快速止血的目的;具有可溶解性,在渗血创面形成均匀的壳聚糖凝胶层,起到保护创面并止血的作用。

(二)壳聚糖复合止血材料

壳聚糖具有良好的生理止血活性,但是单纯的壳聚糖止血效果仍然有限。为提高材料的止血性能,可采用壳聚糖与其他止血剂复合使用的方法,因为复合止血材料更容易充分发挥两种止血剂的优点。复合使用的止血材料多数是凝血因子,也有海藻酸钠、胶原、氯化钙、多聚磷酸盐和矿物质硅。但壳聚糖无论与哪种止血材料复合,均能发挥良好的生物相容性、黏合性和柔韧性等协同作用,弥补其他止血材料的不足,增强材料的止血效果。

1. 壳聚糖与纤维蛋白复合

纤维蛋白原是一种具有凝血功能的蛋白质,与壳聚糖复合使用,有增强止血效果的作用。采用血液中的纤维蛋白原与壳聚糖混合,用于猪脾脏切口和鼠肝脏一叶切除与另一叶切口的止血,均收到很好的效果。通常对鼠动脉切口需要钳夹减压,但是加入上述复合止血剂后维持 2～5 分钟即可以止血。此外,壳聚糖还能降低纤维蛋白的保存要求。

2. 壳聚糖与海藻酸钠复合

海藻酸钠为聚阴离子多糖的钠盐,溶于水,既能吸收创面渗液,维持有效创面生理性愈合的局部湿润环境,同时海藻酸钠具有止血作用,与壳聚糖联用,通过两种分子间强烈的氢键作用及良好的相容性,以达到增强止血功效的作用,既能保护创面,又能通过刺激单核细胞,使细胞产生细胞因子的水平提高而促进伤口愈合,而伤口处的这些细胞因子的产生诱发了前炎症因子的产生,这些前炎症因子对伤口的治疗是有利的。同时,使用出血伤员的自体血,离心制备高浓度血小板和血浆,加入壳聚糖和海藻酸钠作为止血剂,能达到良好效果。也可将壳聚糖与海藻酸盐纺丝共混,制备具有止血、防霉、抑菌性能并可促进伤口愈合的敷料,试验结果证明共混材料可以吸收比海藻酸盐多2～3倍的排出液。刘亚萍等采用乳化交联工艺,以壳聚糖为主料,海藻酸钠为辅料,制备出一种新型粉体止血剂-壳聚糖/海藻酸钠微球,在兔脾脏出血模型中,止血效果明显优于云南白药组。

3. 壳聚糖与透明质酸复合

透明质酸是由两个双糖单位 D -葡萄糖醛酸及 N -乙酰葡糖胺组成的一种酸性黏多糖类,又称玻尿酸、糖醛酸。透明质酸具有高度黏弹性、可塑性、独特的流变学特性以及良好的生物相容性,是一种用途广泛的生物可吸收材料,但天然的透明质酸易溶于水,被机体迅速吸收,在组织中存留时间短,限制了其用于制备对硬度、机械强度和稳定性有一定要求的生物材料,因此常将其进行交联,增长透明质酸分子链,增大平均分子量,以增强其黏弹性、提高其机械强度和吸水性、延长其降解时间等,经过交联改性的透明质酸,可以经过冻干制成止血海绵,其降解周期延长,止血及防粘连效果较凝胶或溶液好。

4. 壳聚糖与纤维素复合

羧甲基纤维素钠具有出色的吸湿性和成胶性,吸水率极强,生物相容性好。羧甲基纤维素(CMC)海绵吸水膨胀后可在创面形成一层凝胶,具有一定的黏合性,能快速止血,并且有助于降低伤口处温度,促进伤口愈合,是一种很好的止血材料。CMC 止血海绵也可与其他材料复合以增加敷料的自黏性或通过嵌合抑菌成分加强敷料的抑菌性能。

采用浇铸/冷冻干燥技术,在单因素实验基础上再进行正交实验,得到羧甲基纤维素钠/壳聚糖复合海绵,孔径均一,表面光滑平整,具有较好的柔韧性和黏弹性,完全符合普通海绵的基本特性,特别是其具有超强的吸水能力。羧甲基纤维素钠和壳聚糖生物相容性好,可以生物降解,并有一定的止血作用。

美国 RevMedx 公司生产的 XSTAT(K130218),FDA 于 2014 年 4 月 3 日批准。XSTAT 是一种不可吸收、膨胀性的处方,用于临时止血,海绵与血液接触后,快速膨胀以填补伤口空腔,提供一个物理屏障和压力,有利于凝块形成。该产品是无菌、不可吸收、辐射不透的压缩海绵,海绵表面有可吸收的动物源性涂层,其主要成分为壳聚糖,有凝固与消毒的功能。XSTAT 快速止血系统每个药棉片 9.8 mm 宽,4～5 mm 高,可以吸收 3 mL 血液或体液。由 3 个无菌的注射器组成。每管注射器中有 92 个海绵片,约可以吸收 300 mL 血液。

一次需要使用多少个药棉片,取决于伤口的面积和深度。注射器便于将海绵快速地放置到伤口部位。黑色、可伸缩的手柄可以拉离注射器的圆筒部分,喷头的尖端被放置到尽可能靠近伤口的源头。XSTAT 能够在 20 秒内闭合伤口,可以在体内停留 4 小时,保持伤口的稳定,便于将伤者运到医院。这种医疗装置尤其适用于腋窝或者腹股沟处的伤口,这些部位无法用止血带或者人工压迫进行处理。

美国 HEMOSTASIS 公司的 PosiSep 止血敷料/鼻腔黏带,2013 年 3 月 27 日美国 FDA 批准上市,其主要成分为壳聚糖与羧甲基纤维素和羟乙基纤维素制成的海绵,通过吸附和保持水分用来止血。适应证包括:用于鼻腔或鼻窦手术后空间填充物用于止血,达到分离组织、降低黏膜表面粘连、控制小的出血、促进愈合的作用。

5. 壳聚糖与淀粉复合

淀粉为植物多糖,具有良好的组织相容性及生物安全性,其不含动物或人的血液成分。由淀粉制成的微球,是一种干燥、无菌多微孔状颗粒,在出血面或渗血面及剥离面应用时,可发挥其超强吸水能力,使血液中的血小板、红细胞、纤维蛋白迅速在微球表面浓集,同时自身迅速凝胶化,此时内源性凝血机制启动,由微球凝胶和血液凝胶组成的凝胶块封堵住出血点,此过程数秒内起效,数分钟内即可达到止血目的。研究表明,微孔多聚糖止血微球对软组织的出血具有良好的即刻止血作用。具有较好的临床使用效果,对机体无不良反应。壳聚糖与淀粉复合制备的微球具有两种材料的优点。

目前国家药品监督管理局审批上市产品为山东赛克赛斯生物科技有限公司生产的复合微孔多聚糖止血粉,主要成分:由淀粉多糖和羧甲基壳聚糖乳化交联而成,是一种具有微孔结构的复合天然多糖,具有三重止血机制,多孔微球起到分子筛的作用,快速吸收血液水分,将血液中的有形成分(如凝血因子、血小板、纤维蛋白原、红细胞等)聚集在颗粒表面,产生"即时凝胶",形成初级止血栓,起到机械性封堵血管破口的作用;颗粒表面血小板、凝血因子和纤维蛋白原的聚集,使凝血因子浓度大大增高,快速启动和加强激活内源性凝血机制,促使纤维蛋白原转化为纤维蛋白固化物凝块,达到牢固可靠的止血;羧甲基壳聚糖带的正电荷与血液中受体带的负电荷发生作用,促进血小板聚集,增强了整体的止血效果。适应证包括:用于各种创伤和手术新鲜组织创面止血。具有止血迅速,明显减少创面失血;使用方便,无须临时配制或其他器械辅助。而且安全性高,材料在体内被降解为单糖吸收利用,代谢产物无毒副作用,生物相容性良好。

6. 壳聚糖与胶原复合

天然胶原聚集体是一种很好的止血剂。胶原蛋白能有效诱导血小板聚集,能启动凝血机制,还直接或间接参与凝血过程中的多个步骤。使用壳聚糖与明胶的复合止血材料,在加速止血的同时,组织相容性,优于胶原类止血材料。有研究表明,壳聚糖-类人胶原蛋白混合物对兔肝脏创面达到完全的止血效果,混合物止血时间(78秒)与类人胶原蛋白的止血时间(81秒)虽无明显差别,但比明胶海绵缩短,而且壳聚糖-类人胶原蛋白组织相容性优于明胶海绵。若将复合物做成膜,其黏附性更好,在动物试验中发现,明胶-PVA-壳聚糖冻干膜与其他材料相比止血迅速,且减少出血量,冻干膜易于从组织表面分离且不影响止血效果。

7. 壳聚糖与氯化钙螯合

Ca^{2+}能激活凝血因子参与凝血过程,参与人纤维蛋白交联聚合等,是凝血的辅助因子。壳聚糖与氯化钙结合的复合物是一种可以达到动脉止血目的且安全有效的止血剂。研究发现,微晶壳聚糖与氯化钙螯合后作为止血剂,用于鼠的腹部动脉和狗的股动脉穿刺止血,与空白对照组对比,机械压迫血管的时间大为缩短,效果显著。

8. 壳聚糖与多聚磷酸盐结合

高浓度无机磷酸盐的线性聚合物能使血小板凝集,与壳聚糖复合可加速凝血,但是其聚合度和在混合物中的含量都会影响到血液凝结的速度。将多聚磷酸盐加入壳聚糖的冰醋酸溶液中,冷冻干燥后得扁平状敷料,进行血液凝结、血小板黏附等一系列体外凝血的试验结果表明,聚合度为45的多聚磷酸盐可加速血液凝结,减缓纤维蛋白的溶解,10%多聚磷酸盐的壳聚糖敷料,能加速血液凝结且比壳聚糖多吸收2倍的血液。

9. 壳聚糖与矿物质硅结合

矿物质硅能有效激发内源性止血系统。壳聚糖与硅复合后,大大增加了止血材料的比表面积,降低了伤口失血量,可以控制大出血。在猪右侧腹股沟创建切口使用壳聚糖-硅-聚乙烯止血敷料TraumaStat,比较其与另外两种敷料(Chitoflex,类似于纱布的壳聚糖敷料;纱布)的止血效果。结果表明,使用TraumaStat的伤口止血效果最好,并能减少伤口渗出液。

美国ORE-MEDIX公司生产的TRAUMASTAT止血伤口敷料,2008年5月7日由美国FDA批准上市。主要成分为聚乙烯非织造基质,含有硅颗粒和壳聚糖涂层。适应证包括:处方临时用于体表,控制中度到严重程度出血,非处方用于浅表伤口、小切口等出血的控制。

(三)壳聚糖衍生物止血材料

壳聚糖还可以通过化学修饰来增强壳聚糖的止血性能。壳聚糖分子结构中含有大量活泼的官能团而易于化学修饰,比如羧甲基化、酯化、醚化、N -酰基化、盐酸化、接枝等反应,这些衍生方法在保留壳聚糖生物相容性的基础上,增强了与血液中各种成分的作用。此外,壳聚糖因外来基团的影响也能够增强其止血特性,拓宽在生物医学领域的应用。

1. 羧甲基壳聚糖

羧化壳聚糖是新型的壳聚糖衍生物,除具有壳聚糖的一般性质外,还具有良好的水溶性,显著拓展了其应用领域。壳聚糖链上引入羧甲基会增强壳聚糖的止血效果。羧甲基壳聚糖是壳聚糖衍生物中研究最多的水溶性壳聚糖衍生物,其具有抑菌活性、可降解、可刺激皮肤纤维母细胞细胞外酶活性、可促进伤口愈合的作用。

羧甲基壳聚糖的氨基上携带正电荷,当分子链上较高密度的正电荷接触到红细胞表面的负电荷时,会发生电荷相互作用,使羧甲基壳聚糖的高分子骨架上聚集了大量的红细胞。同时,血小板表面大量电负性的磷脂酰丝氨酸,也能与带正电荷的羧甲基壳聚糖发生静电吸引,当羧甲基壳聚糖和血液接触时,能快速吸引大量红细胞和血小板吸附在材料表面,形成了止血材料和红细胞、血小板、血浆蛋白的网络结构复合体。羧甲基壳聚糖更容易黏附于创口处,快速吸收血液,吸收血液后形成高黏弹性凝胶的网状结构,封堵在血管断口,不依赖凝血瀑布反应,起到止血作用。羧甲基壳聚糖依靠物理作用止血,对有凝血障碍的动物和人同样适用。

2. N -烷基化壳聚糖

壳聚糖分子中的氨基有一对孤立电子,具有很强的亲核能力,能引入烷基类取代基。烷基化壳聚糖分子属于双亲性分子,溶解性有了部分提高,可以作为表面活性剂。N -烷基化改性壳聚糖分子既保留了壳聚糖分子链的亲水部分(羟基),又在侧链上增加了长链的脂肪烃,这类双亲性分子结构相似于脂质体,在水中能形成囊泡结构,由于材料需要保持最小表面能,它分子中的亲油端聚集在一起,亲水端聚集在一起形成一种环状结构。高分子的疏水组分能和细胞膜磷脂双分子层中的疏水部分由于疏水作用力而吸附。通过这种疏水作用力,高分子成为链接千万细胞的网络上骨架,而细胞成为这个网络上节点,基于这种结构相似于纤维蛋白在凝血中所发挥的作用,即纤维蛋白形成纤维网络将血液中的血小板、血细胞、蛋白质等网罗其内,最终聚合成大的血栓而封堵住创伤部位。除了具有对红细胞的电荷吸附作用以外,还有嵌入细胞膜的疏水组分这种凝血活性成分存在,能使其高效的处理细胞成分以及凝血因子而直接促进凝血过程。

关静等以壳聚糖为原料进行改性制成十二烷基壳聚糖,再由十二烷基壳聚糖经过一系列反应制成止血海绵,经过实验发现十二烷基壳聚糖止血海绵对于急性出血的止血效果显著,适用于紧急救治的情况。

黄玉芬采用还原氨化法在壳聚糖分子上引入烷基,制备不同取代度的烷基化壳聚糖(7％、16％、26％、40％),检测壳聚糖与不同取代度烷基化壳聚糖的结构、黏度、孔隙率、吸水率、接触角及体外凝血性能。取 30 只新西兰白兔,建立左侧股动脉出血模型,随机分 6 组,实验 4 组分别以不同取代度烷基化壳聚糖止血海绵止血,阳性对照组用可吸收止血纱布止血,对照组用壳聚糖止血海绵止血,观察出血量与止血时间。结果表明:①随着取代度的增加,烷基化壳聚糖的黏度呈先增加后减小的趋势,孔隙率、吸水率逐渐下降,接触角逐渐增大。②与壳聚糖相比,不同取代度取代度烷基化壳聚糖均具有较好的体外止血效果,其中以 16％烷基化壳聚糖的体外止血效果最好。③体内实验显示,取代度 16％、26％、40％烷基化壳聚糖组的止血时间与出血量均少于对照组($P<0.05$),40％烷基化壳聚糖组的出血量少于阳性对照组($P<0.05$)。④结果表明,取代度 40％烷基化壳聚糖用于体内止血时,止血效果最佳。壳聚糖的 C2 位上引入一定数量的十八烷基苯基团进行疏水改性后,可显著提高壳聚糖的凝血性能。

3. 接枝乳糖酸的壳聚糖

另一种增强壳聚糖止血效果的方法是接枝乳糖酸。壳聚糖接枝乳糖酸后的细胞培养实验表明其无毒性,一般用紫外光照交联反应制成水凝胶封闭伤口,能控制大量出血,防止感染,促进伤口愈合。将叠氮苯甲酸、乳糖酸与壳聚糖缩合(产物表示为 Az－CH－LA)后制成水凝胶,对兔子的颈动脉和肺部的穿刺孔有很好的密封和止血效果。将质量浓度为 30 mg/mL 的 Az－CH－LA 水溶液涂敷在白鼠的伤口上,在手指的压力下用紫外光照射 30 秒就可达到完全的止血效果;将质量浓度为 20 mg/mL 的 Az－CH－LA 水溶液涂敷在白鼠背部较深的切口处,用紫外光照射 90 秒,该水凝胶即可以加速伤口的密封与治愈,组织试验表明,给药30 天后,在水凝胶周围诱发产生了肉芽组织。

4. 壳聚糖盐酸盐

壳聚糖衍生物壳聚糖盐酸盐较壳聚糖具有更好的水溶性,作为喷膜剂的成膜材料具有巨大的应用潜力。李峻峰等的发明涉及一种电气石/壳聚糖盐酸盐复合喷涂型水剂敷料,其中壳聚糖盐酸盐起到凝血止血、抑菌消炎、成膜的作用,少量辅料 PVP 起到成膜剂、分散剂及黏合剂作用。好的止血剂要具有对血液的高吸收量和保留量性能。对壳聚糖盐酸盐的研究证实,满足这些条件的壳聚糖的脱乙酰度并不是越高越好,脱乙酰度 58％的壳聚糖盐酸盐对血液的吸附量比胶原和医用棉都大许多。

美国 Medtronic 公司生产的 NovaShield™ 可注射鼻腔填充物,2014 年 10 月 6 日美国FDA 批准上市,由 Ethan Sherman 博士研发,成分为壳聚糖盐酸盐和羟丙基纤维素。适应证包括：鼻腔或鼻窦手术作为填充物,通过分离黏膜表面防止粘连、控制少量出血和促进伤口愈合。

5. 壳聚糖季铵盐衍生物

通过对壳聚糖分子中的氨基进行季铵化修饰,增加氨基上的正电荷,从而增强壳聚糖的止血特性。经季铵化改性的壳聚糖,保留了壳聚糖原有的吸湿和保湿性能,且更具有良好的水溶性,能于人体表皮上形成天然的保护屏障。利用季铵化壳聚糖黏合性及成纤成膜性能良好,且无皮肤刺激性和细胞毒性,具有良好透气性和抗拉性能这些性质,研发新型的季铵化壳聚糖止血海绵,提高其止血性能和吸水透氧性。

6. 壳聚糖的 PVA 改性

将壳聚糖或者其衍生物与交酯类单体进行缩合反应,形成壳聚糖的 PVA 改性膨胀海绵,再在兔鼻上进行鼻腔止血实验,观察使用壳聚糖 PVA 改性膨胀海绵止血的效果及鼻黏膜组织形态在海绵作用下的变化情况。实验发现壳聚糖 PVA 改性膨胀海绵对于鼻腔出血情况有显著的止血功效。

7. 异丁基壳聚糖的止血研究

对壳聚糖进行改性研究,通过将溴代异丁烷作为卤化剂,氢氧化钠-异丙醇为反应介质,反应所得产物即为异丁基壳聚糖,具有良好的水溶性、生物相容性,以及比壳聚糖更好的生物降解性。

以自主合成的异丁基壳聚糖为基质材料的多功能创面敷料的局部止血、镇痛、抗感染和促愈合作用进行了观察,采用兔肝叶剪损法制作动物模型,观察该敷料的止血效果;采用热板法检测该敷料对小鼠的镇痛效果;采用家兔伤口污染模型,观察该敷料的局部抑菌消炎效应;并用大鼠背部切割伤模型,观察该敷料对伤口愈合的作用。证实了异丁基壳聚糖多功能创面敷料具有明显的局部止血、镇痛、抑菌消炎和促愈合作用。

四、展望

随着对止血材料止血性能要求的不断提高,开发出止血效果更佳的材料势在必行。①壳聚糖本体止血性能不佳,缺乏提高的有效措施。②目前研究多面向特定结构产物的止血材料的制备,很少涉及复合体系结构的止血活性的研究。③对不规则创面、深、窄、动脉破裂等复杂、严重出血进行快速有效止血材料的开发是目前的重点和难点。

第三节 · 壳聚糖防粘连产品

一、概述

术后组织粘连是临床上常见的一种现象,它是手术愈合过程中结缔组织纤维带与相邻组织或器官结合在一起而形成的异常结构,通常被认为是必然发生的病理、生理过程,其程度可以从一片纤细的薄膜到致密的瘢痕组织。

粘连形成具有普遍性,是矫形外科、妇科、骨科及心胸手术后常见的临床问题。据报道,60%～100%的盆腹腔手术会导致不同程度的粘连。造成粘连的原因有很多,任何的炎症、机械损伤、组织缺血、异物植入、伤口暴露等都有可能打破纤维蛋白的沉积与溶解之间的平衡,进而形成粘连。手术后粘连影响正常组织的功能,影响手术的治疗效果,可能造成严重的并发症,同时增加再次手术的困难,给患者带来较大的痛苦和经济负担,因此术后防粘连是一个亟待解决的问题。

目前临床上通常采用"短期屏障"法来防止术后粘连,即在手术后将防粘连隔离材料植入易发生粘连的部位,以防止组织粘连。理想的防粘连材料应具有良好的生物相容性、适宜的组织黏附性,能完全覆盖创伤表面并且具有足够的体内存留时间;能降解吸收而无须二次手术将其取出;既能有效防止粘连形成,又不影响伤口的正常愈合;材料的最终产物易被人体吸收,不易引起不良反应;无毒、无热原、不致癌、不致畸;还应具有一定的抗张力和柔韧性而便于实施操作等。

壳聚糖作为一种天然高分子材料,经理论研究和临床试验已被证实具有一定的术后防粘连作用,临床上其他被用于术后防粘连的材料还有透明质酸、聚乳酸、聚酯类材料、右旋糖酐等,它们均被广泛研究和应用于外科手术、腹盆部手术和骨科手术等。

透明质酸用于防粘连的报道最早于 30 年前,透明质酸能有效减少粘连的形成而不抑制伤口愈合,最早以透明质酸为主要成分上市的防粘连产品是 Genzyme 公司的 Seprafilm®,腹腔手术粘连的临床研究结果表明,Seprafilm® 治疗组患者粘连的发生率大大降低,显示了透明质酸在术后防粘连方面的临床疗效。

聚乳酸类材料也是为数不多通过美国 FDA 认证的生物材料,其良好的生物相容性,在临床术后防粘连方面备受关注,但是聚乳酸在降解过程中会产生酸性降解产物,可能会对机体组织和器官造成刺激。

壳聚糖是一种天然含氨基的均态直链多糖,含有游离氨基,其最终降解产物葡胺糖为碱性物质,可被机体吸收。同时,壳聚糖能抑制成纤维细胞生长,促进上皮细胞生长,使肌原纤维代替胶原纤维的作用,预防和减轻粘连。

由于天然壳聚糖分子间有较强的氢键作用,只溶于酸性水溶液,从而一度限制了其产业化和临床应用,然而随着研究的深入,通过对壳聚糖进行化学修饰,其衍生物的不断丰富和发展。另外,壳聚糖基复合材料的大量研究,使得壳聚糖作为术后防粘连产品的潜力得到不断挖掘,越来越开始突显出其独特的应用价值。

目前,利用壳聚糖开发出的多种防粘连材料已被应用于临床,在预防各种手术后的组织粘连,如肌腱粘连、关节粘连、肠粘连、硬膜外粘连等方面均取得了良好的效果。因此本节将从壳聚糖的防粘连机制、壳聚糖及其衍生物材料的研发、壳聚糖基复合材料的研发及国内产品注册情况三方面进行介绍。

二、防粘连机制

手术后的粘连本质上是组织愈合修复过程失代偿的结果。粘连的根本原因在于成纤维细胞的异常增殖及对细胞外基质的异常分泌。粘连形成是一系列的过程:组织炎症、纤维蛋白沉积、纤维蛋白机化、胶原形成、粘连的成熟。

从病理、生理的角度看,粘连形成过程有 4 个阶段:炎症阶段、纤维蛋白溶解阶段、纤维化阶段、重塑和吞噬阶段。首先在手术损伤部位 36 小时内局部出现炎症反应,富含纤维蛋白的浆液渗出,中性粒细胞、巨噬细胞等浸润;随后是成纤维细胞的募集;局部产生各种细胞因子和生长因子;在 5 天至 1 周内,修复细胞进入纤维蛋白网,纤维素粘连不断发展,胶原沉积,血管发生,纤维素粘连发生变化。纤维蛋白的沉积和溶解的失调是粘连形成的关键。

壳聚糖基材料防止术后组织粘连的机制,主要有以下几点:

(1)壳聚糖具有黏弹性的高分子屏障作用,可以防止肌腱与周围组织之间形成粘连带,完全隔离创面组织,保护创面内表面,有效防止粘连形成。

(2)壳聚糖可以促进组织生理性愈合,能选择性地促进上皮细胞、内皮细胞生长而抑制成纤维细胞的生长速率,诱导成纤维细胞凋亡,减少胶原蛋白的合成,抑制瘢痕形成,同时壳聚糖及其衍生物还可以下调炎性因子如转化生长因子- β_1(transforming growth factor-β_1,TGF - β_1)的表达量,增强组织纤溶系统和基质金属蛋白酶系统的活性,从而降低粘连的发生率。

(3)无论是溶液还是薄膜,壳聚糖均具有局部止血及抑制胶原蛋白合成的作用,可减少手术早期出血,从而减少了血肿机化所致的粘连。

(4)壳聚糖本身具有类抗生素的特性。具有抑菌作用能降低机体感染机会,特别是对革兰阳性细菌抑制作用效果显著,能预防由细菌引起的炎症所致粘连。

三、壳聚糖防粘连材料研发情况

（一）壳聚糖及其衍生物防粘连材料

壳聚糖是甲壳素脱乙酰的产物，也是自然界中广泛存在的天然多糖类生物大分子，其分子链上有化学性质活泼的羟基和氨基，可以发生很多衍生反应，如接枝与交联、螯合、醚化、O-酰基化和N-酰基化、羧甲基化、烷基化、磺化等；通过引入不同的功能基团，可改善其物化性质，形成各自不同功能，从而拓展了其应用。壳聚糖基衍生物防粘连材料主要有以下几种：羧甲基壳聚糖、羟丙基壳聚糖、硫酸酯化甲壳素/壳聚糖、磷酸酯化甲壳素、季铵盐化壳聚糖等。

经硫酸酯化后的甲壳素及壳聚糖具有抗凝血活性，结构与肝素相似，称为类肝素药物。此种甲壳素衍生物在体外具有肝素活性的15%～45%。其抗凝血效果与分子量、脱乙酰化度、硫酸酯化度等因素有关。据 Muzzarelli 等测定，N-羧丁基甲壳胺-3,6-二硫酸酯在血液中质量浓度为 0.17 mg/mL 时，其抗凝血活性与肝素相当，效果优于 N-羧丁基甲壳胺及三硫酸酯化衍生物。

羧甲基壳聚糖是目前临床上应用最广泛的壳聚糖衍生物，它是壳聚糖羧甲基化后的产物，是一种带正负电荷的两性长链多聚糖。它是由 2 位氨基或 3 位、6 位羟基上的氢原子被羧甲基取代的产物，根据羧基取代位置的不同又分为 O-羧甲基壳聚糖、N-羧甲基壳聚糖和 N,O-羧甲基壳聚糖，如图 5-1 所示。

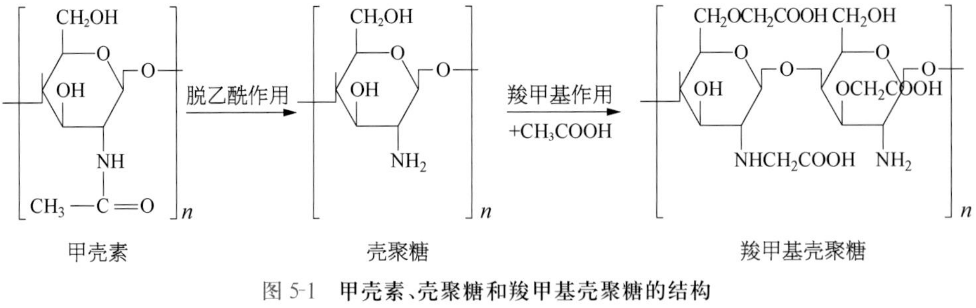

图 5-1　甲壳素、壳聚糖和羧甲基壳聚糖的结构

羧甲基壳聚糖既保留了壳聚糖的优点，又具有优越的水溶性，在防粘连领域得到了广泛的应用。

羧甲基壳聚糖膜既能起物理阻隔的作用，又对营养物质具有通透性，能在局部停留足够长的时间但无副作用。已有大量的动物实验研究证实，羧甲基壳聚糖能够预防粘连的形成，降低术后组织纤维化和粘连的发生率。有研究者对 N,O-羧甲基壳聚糖凝胶和溶液都做了研究,粘连模型包括腹部主动脉缝合、大肠缝合及腹部皮肤切口术后粘连模型。研究结果表明,无论是凝胶还是溶液,N,O-羧甲基壳聚糖都能有效抑制术后粘连的形成,并且没有剂量效应。

孙珍珠等研究了皮下植入羧甲基壳聚糖对大鼠免疫系统的影响,通过对大鼠的免疫器官系数、组织病理学观察、NK 细胞杀伤活性、T 淋巴细胞亚群分析和 T/B 淋巴细胞增殖情况。结果表明羧甲基壳聚糖植入后 1 周、4 周、8 周和 12 周,羧甲基壳聚糖高剂量组及低剂量组大鼠的免疫器官系数、NK 细胞杀伤活性、T 淋巴细胞亚群分析、T/B 淋巴细胞增殖的结果与假手术组和空白对照组比较,差异均无统计学意义。大鼠腹部皮下植入医用壳聚糖后,未对其免疫系统产生明显影响。

陈浩凡等研究了羧甲基壳聚糖的制备和防止术后粘连的动物试验,通过制备不同取代度的羧甲基壳聚糖,研究了他们的生物降解性、吸湿性、对体外凝血功能的影响和抑菌作用等。然后通过大鼠腹腔粘连模型评估各组的防粘连效果,结果表明,O-羧甲基壳聚糖组和壳聚糖组粘连组织的羟脯氨酸含量与生理盐水组、空白对照组比较均具有统计学意义,O-羧甲基壳聚糖具有良好的水溶性、生物相容性和可生物降解性,以及具有与防止术后粘连有关的性质,防粘连效果显著。

苏州大学的朱琳等采用冻融循环的脱乙酰方法制备了蚕蛹羧甲基壳聚糖,并通过与氯乙酸的取代反应制备了一种新型的蚕蛹羧甲基壳聚糖。细胞培养结果表明,它可以抑制成纤维细胞增生,下调细胞中 TGF-β_1 和血管内皮生长因子(vascular endothelial growth factor,VEGF)基因的表达量。此外,通过构建肠粘连模型,探讨蚕蛹羧甲基壳聚糖与市售医用壳聚糖凝胶比较预防腹腔粘连的效果,粘连评分结果显示,空白对照组 10 只大鼠均出现了不同程度的粘连,术后 2 周的肠粘连平均等级为 2,而两种材料组的肠粘连等级平均值分别为 0.3 和 0.4。此外,术后 2 周,两种材料组的大鼠血清中的炎性因子和刺激因子肿瘤坏死因子-α(tumor necrosis factor-α,TNF-α)、IL-1β、IL-2、IL-6 的含量与空白对照组相比显著降低,抗炎因子 IL-4 的含量无明显变化。术后 2 周,阳性对照组和实验组抗炎因子 IL-8 的含量与空白对照组相比稍高,但并无统计学意义,术后 3 周,与空白对照组相比,阳性对照组和实验组大鼠血清 IL-8 含量显著降低。

组织中羟脯氨酸含量的高低已经成为衡量胶原代谢的重要指标,研究表明,组织中羟脯氨酸水平与粘连程度的分级呈现线性正相关。通过对盲肠与腹壁粘连组织进行处理,利用试剂盒对羟脯氨酸含量进行测定,阳性对照组($2.18\pm0.12~\mu g/mg$)和实验组($2.06\pm0.05~\mu g/mg$)的羟脯氨酸水平都比模型组($2.42\pm0.18~\mu g/mg$)要低,并且实验组与模型组相比明显降低($P<0.05$)。处理 3 周后,阳性对照组($1.81\pm0.08~\mu g/mg$)和实验组($2.04\pm0.01~\mu g/mg$)与模型组($2.40\pm0.12~\mu g/mg$)相比显著降低。这种新型的壳聚糖可以降低机体炎性因子的表达量,减少纤维组织增生和机体的炎症反应,从而有效预防术后肠粘连的

发生。

海军军医大学的司婷婷等研究者通过对壳聚糖分子上的 6—OH 和 2—NH$_2$ 进行化学修饰，羟基和氨基改变赋予了壳聚糖温敏性，即在温度达到最低临界温度以上时，该材料可由液态转化为具有一定机械强度的水凝胶，从而更好地发挥其生物屏障作用。通过新西兰大白兔趾深屈肌腱切割断裂损伤模型动物实验研究表明，温敏型壳聚糖预防肌腱粘连的效果显著，且在机体内可以被完全降解吸收，并无明显的过敏反应及毒副作用。

杭州协合医疗用品有限公司开展的一项羧甲基壳聚糖外科手术用防粘连冲洗液预防腹膜粘连的动物实验中，通过建立 Wsitar 大鼠腹腔粘连模型，分别通过粘连症状评分、粘连组织羟脯氨酸测定及组织学研究评价了透明质酸组、医用壳聚糖组及外科手术用防粘连冲洗液组预防腹腔粘连形成的作用。结果表明，术后 2 周内模型组均出现了粘连，而壳聚糖组和冲洗液组粘连程度最轻。外科手术用防粘连冲洗液组、医用壳聚糖组与医用透明质酸组腹腔内粘连的发生率和粘连程度与模型组比较，有显著性差异（$P < 0.05$）。术后 2 周，各组腹膜粘连分级评分如表 5-3 所示。

表 5-3　术后 2 周各组腹腔内粘连情况

组别（2 周）	数量	术后腹膜粘连分级评分					评分
		0	I	II	III	IV	
模型组	6	0	1	1	1	3	3±1.26
医用壳聚糖组	8	6	0	1	0	1	1±1.51*
透明质酸组	6	3	1	1	0	1	1.17±1.60*
冲洗液组	8	5	2	0	0	1	0.75±1.3**

各组羟脯氨酸均值（μg/mg）生理盐水模型组、医用透明质酸组、医用壳聚糖组、腹腔粘连冲洗液组分别为：1.04±0.38、0.63±0.19、0.50±0.06、0.42±0.13。LSD、SNK - q 检验：在 $\alpha = 0.05$ 水平上，腹腔粘连冲洗液组、医用透明质酸组、医用壳聚糖组间差异无统计学意义，但三组与模型对照组比较差异均有统计学意义。

组织学病理分析的结果显示，模型组盲肠壁纤维结缔组织增生明显，纤维细胞密集，炎性细胞较多。而外科手术用防粘连冲洗液及透明质酸组、壳聚糖组可见少量纤维组织，炎性浸润较轻。因此，外科手术用防粘连冲洗液对术后肠粘连有修复作用，且效果与医用透明质酸及壳聚糖一致。

壳聚糖及其衍生物的许多临床研究也证实了其在外科手术、盆腹腔手术中的防粘连效果。医用防粘连改性壳聚糖膜可有效降低患者结核性肠梗阻的发病率，腹痛症状、术后肠道运动功能恢复、进食时间都得到明显改善；患者术后粘连发生率、粘连等级、发现粘连性肠梗阻的例数、羟脯氨酸含量明显低于对照组。

在一项改性壳聚糖防粘连膜预防阑尾切除术后肠粘连的临床试验中,试验组在关闭腹膜前在腹膜下放置改性壳聚糖防粘连膜,而对照组常规关腹,通过术后随访观察患者的肠功能恢复情况,试验组在术后的疼痛程度明显降低,肠功能恢复较快,进食时间较对照组明显提前。随访6个月内肠粘连的发生情况,试验组出现1例肠梗阻,对照组9例,差异有统计学意义,壳聚糖防粘连膜在预防腹腔粘连方面效果明显。

医用防粘连壳聚糖膜对90例胃癌患者术后腹腔粘连的预防效果的一项临床研究,分别在手术完常规清洗腹腔后,在创面上及切口下方分别放置一片壳聚糖膜;对照组不放置任何材料。术后患者的腹痛评分显示,术后第3天两组患者的腹痛感觉有显著性差异,试验组较对照组症状明显减轻。试验组术后肠道排气时间平均为(2.7 ± 0.4)天,对照组为(4.1 ± 0.9)天;试验组开始进食时间平均为(3.4 ± 1.3)天,对照组为(4.5 ± 0.8)天;住院天数试验组为(7.6 ± 0.8)天,对照组为(8.1 ± 1.1)天。两组差异显著,有统计学意义$(P<0.05)$。术后1年随访期内,腹痛症状及肠梗阻的发生情况,试验组与对照组均有显著性差异,从而证实了壳聚糖防粘连膜有预防术后腹腔粘连的作用。

(二)壳聚糖基复合防粘连材料

壳聚糖作为生物相容性优良的生物大分子由于其自己的一些缺点,目前已有大量研究将壳聚糖与其他高分子材料复合,以发挥协同作用,提高材料的综合性能。

浙江大学的赵瑛对各种壳聚糖基术后防粘连膜的制备与表征做了一系列研究,包括壳聚糖/甘油膜、壳聚糖/明胶膜、壳聚糖/D-氨基葡萄糖盐酸盐膜,通过理化性能测试和动物实验结果表明,甘油的加入有利于改善壳聚糖膜的性能,影响复合膜性能的主要因素是凝胶介质、温度、时间和甘油添加量等,随着甘油含量的增加,复合膜的抗张强度下降,断裂伸长率提高。但动物实验的结果表明在复合膜植入后期,甘油作为小分子容易流失,膜变硬收缩,容易造成肠梗阻,不利于组织修复。

壳聚糖和明胶具有较好的相容性,两者结合可提高膜的力学性能和吸湿性,复合膜的最大抗张强度可达到17.3 MPa,断裂伸长率99%,最大吸水率可达到123%。动物实验结果表明壳聚糖/明胶膜具有一定的术后防粘连的作用,其中明胶含量9%的膜效果最好,如明胶含量加入过多,容易引起组织的排异反应。

在壳聚糖中加入D-氨基葡萄糖盐酸盐可得到致密的均质膜,同时加快了壳聚糖基膜的降解速率,但是复合膜的防粘连效果较差。

在一项壳聚糖复合材料的研究中,将壳聚糖中引入了天然蛋白质大分子和生物相容性大分子,通过测试复合膜的各项理化性质和生物性能,发现蛋白质大分子和生物相容性大分子的引入可提高膜的机械强度和溶胀率,同时提高壳聚糖的降解速度和复合膜的亲水性,改善膜材料的表面性能,降低了成纤维细胞在材料表明的贴附,预示材料具有优良的防粘连效果。

Ko JE 等利用高压静电纺丝设备将壳聚糖与 PLGA 和 PEO 复合制备成纳米纤维片,研究其作为术后防粘连膜的可行性,首先通过各种测试方法评价了膜的外观、化学结构组成、机械性能、降解等理化性能,另外还通过细胞活性测试和动物试验评估了复合材料的细胞相容性及防粘连效果,动物实验肠粘连模型的结果显示,与 PLGA 材料相比,壳聚糖- PLGA - PEO 复合材料具有明显的防止组织粘连的作用,同时复合材料具有较强的抑菌活性,能明显降低大鼠创面部位的炎性反应。

四、国内注册概况

通过在国家药品监督管理局的注册信息查询并进行整理,截至 2017 年 12 月 31 日,国内市场上取得注册证的第三类壳聚糖基防粘连产品如表 5-4 所示。

表 5-4　国内取得注册证的第三类壳聚糖基防粘连产品

产品性状	产品组成	产品名称及商品名	产品生产厂家	注册证号
薄膜	壳聚糖	医用防粘连改性壳聚糖(百菲米)	北京百利康生化有限公司	国械注准 20153641845
膜片或液体	壳聚糖溶液	医用可降解防术后粘连壳聚糖膜(粘停宁)	烟台万利医用品有限公司	国械注准 20173643097
液体	羧甲基壳聚糖与生理盐水	手术防粘连液(赛比妥)	山东赛克赛斯药业科技有限公司	国械注准 20153641074
液体	羧甲基壳聚糖、氯化钠、磷酸盐缓冲盐	外科手术用防粘连冲洗液	杭州协合医疗用品有限公司	国械注准 20153640101
液体	几丁糖籍生理平衡液配制	医用几丁糖	上海其胜生物制剂有限公司	国械注准 20143642114
凝胶	羧甲基壳聚糖、氯化钠、磷酸盐、注射用水	医用几丁糖凝胶(术亿宁)	石家庄亿生堂医用品有限公司	国械注准 20173640568

通过上表可以看出,根据伤口类型和手术类型的不同,不同剂型羧甲基壳聚糖防粘连产品,主要有膜状、液体、凝胶等,他们的主要组成均为壳聚糖或者壳聚糖衍生物。

上海其胜生物制剂有限公司生产的医用几丁糖防粘连产品,它是由虾壳提取的甲壳素,经羧甲基化后制备的羧甲基壳聚糖,而后进一步深加工和提纯后制成的一种聚乙酰氨基葡萄糖,主要适用于各种普外科、妇科手术,预防术后肠粘连和盆腔粘连,同时适用于骨科防粘连,包括所有的肌腱、关节及神经手术,可预防肌腱、关节及神经粘连。

杭州协合医疗用品有限公司生产的外科手术防粘连冲洗液,由羧甲基壳聚糖、氯化钠、磷酸缓冲盐等组成,适用于各种外科手术中易发生粘连的部位及手术器具的冲洗。除了通过高分子隔离、促进上皮细胞生长抑制成纤维细胞生长等常规的防粘连机制外,外科手术用防粘连冲洗液还通过冲洗减少腹盆腔脏器表面的暴露的时间,保持脏器表面湿润和润滑,清除手术部位及腹盆腔的异物残留,留存的外科手术用防粘连冲洗液可以继续保持腹盆腔内脏器的湿润和润滑,并能改善腹盆腔内的微环境,从而减少粘连的发生。

壳聚糖防粘连产品操作方便,可被人体组织吸收,无刺激性、无致敏、无细胞毒性,具有良好的组织相容性。

五、展望

近年来,高分子材料应用于术后粘连的预防和治疗成为研究热点。虽然对壳聚糖及其衍生物,以及壳聚糖基复合防粘连材料的研究越来越多,但目前国内上市的产品仍屈指可数,说明壳聚糖材料在产品化方面仍面临着各种问题。此外,目前国内市场上固体薄膜、溶液类、凝胶类壳聚糖基防粘连产品能够在一定程度上防止粘连,各种形式的壳聚糖产品各有其优缺点,但是均不能完全阻止术后粘连的发生,粘连仍然时常发生。因此,需要开发更加有效、灵活、多功能的壳聚糖防粘连产品,充分发挥物理隔离与生化反应的协同作用。

在持续的研究下,将防粘连材料经过基础与临床研究相结合,将会有更多的壳聚糖基防粘连产品用于临床应用,术后粘连完全预防的目标也应可以实现。

第四节 · 骨关节润滑液

一、概述

骨科常见疾病有骨缺损、骨关节炎(osteoarthritis,OA)和骨肿瘤,会给患者带来巨大的疼痛和生活不便。OA是中老年人常见的慢性疾病,临床表现为关节疼痛、肿大、僵硬,严重者出现关节畸形和功能障碍,还常伴有继发性滑膜炎。其主要病理特征为关节软骨进行性退变与破坏;软骨组织中细胞营养物质的进行性流失和继发性骨质增生;中晚期还有软骨细胞的减少和骨赘的形成。全球患病率约为1‰,易反复发作,严重影响老年人的生活质量。OA的治疗方式为非药物治疗和药物治疗,临床上药物治疗主要包括镇痛剂(如乙酰氨基酚)和缓解症状药物[非甾体类抗炎药(NSAID)],还有以糖皮质激素为主的关节局部注射药,但这些药物仅能起到缓解作用,并且长期使用这些药物可能会导致严重的不良反应,特别是消化道出血和肾功能不全。目前没有针对这种疾病的有效治疗方案,必要时以人工关节置换为主要治疗手段。

黏弹性物质补充疗法或关节软骨保护方案,是近年来 OA 治疗领域中的重要突破,也是治疗 OA、减少关节病发机会的崭新途径。所谓黏性物质补充疗法,是指当固体或液体组织腔内的正常黏弹性在病理情况下下降时,这些组织的正常生理功能将受到损害,可通过补充一种黏弹性物质来恢复该腔内的正常流变学状态,使其恢复生理功能。能够保护关节软骨并用于治疗 OA 的黏弹性物质,应该具备以下 4 项基本要求。①组织和血液相容性:无免疫原性,不含趋化因子,不引起外源性体内反应,不与血液中的细胞和蛋白质发生作用。②对代谢物和大分子的渗透性:低聚合物网络浓度和高水合作用使得绝大多数血液蛋白和较小分子扩散通过分子网络区域。③适宜的动力学性质:具备与正常人关节液相似的动力学性质,但从数量上,应明显大于正常关节液。④低排出率:具有很长的体内半减期,以保持长时间的保护作用。

黏弹性物质补充疗法导致了 OA 保守治疗方案的革命,透明质酸钠(sodium hyaluronate, SH)是较早用于关节腔内注射的物质。作用机制是透明质酸可以保持关节滑液黏度,修复损伤的软骨,同时透明质酸钠还可以促进胶原蛋白的合成,促进骨胶原的修复。有研究显示 SH 可抑制致炎因子 MMP 的合成,有效抑制关节的水肿、滑膜炎和关节软骨破坏,造就了以 SH 制剂为代表的巨大潜在市场。

医用级壳聚糖通过对甲壳素的生物化学改性及交联,获得了具有高分子量、pH 为中性的水溶性壳聚糖,除了已证明的良好的生物相容性和确实的临床安全性以外,它同时具备了对代谢物和大分子的渗透性和符合关节液生理状态的黏弹性和动力学性质,此外,壳聚糖较透明质酸在体内分解更加缓慢,在体内存留时间更长。与透明质酸的体内分解代谢不同,壳聚糖主要通过细胞吞噬的方式排出体外,这一过程已被证实并不导致局部的细胞因子介导的明显的炎症反应。壳聚糖最终降解产物是氨基葡萄糖,氨基葡萄糖是软骨组织中的天然组成部分。研究表明,氨基葡萄糖能通过降低细胞外基质酶的失活,抑制软骨组织的降解失衡来达到预防 OA 的目的。大量的动物实验和临床应用结果证明:关节内注射壳聚糖能覆盖关节软骨表面、润滑关节、保护关节软骨、防止关节粘连、改善关节挛缩、增加关节活动度、抑制关节软骨退变、改善病态关节液的性状,并具有抑菌作用。

二、骨关节润滑机制

从摩擦学来说,人类关节特别是下肢承重关节的工作条件是非常恶劣的。其工作条件可概括为低速、重载,且常承受冲击载荷。尽管如此,人类关节的摩擦学特性却表现得异常卓越,可在各种负荷(压力)和滑动速度中提供低摩擦以防止磨损,大多数关节均能正常工作

70 年以上。该情况表明人类天然关节具有极其出色的润滑状态。目前,有关骨关节的润滑机制尚未完全清楚,其可能的润滑理论主要包括:流体力学润滑理论、边界润滑理论、弹性流体动力润滑理论、挤压膜润滑理论、渗出润滑理论以及提升润滑理论。

关节软骨作为一种无血管、淋巴管和神经的特殊结缔组织,为骨与骨之间机械负荷的传导和分布提供了一个光滑、低摩擦的表面,以保证关节间光滑无摩擦的运动。关节软骨主要由细胞外基质与软骨细胞组成,细胞外基质的主要成分包括 II 型胶原和排列成密集的网状氨基聚糖聚集物。根据其独特的组成、结构及功能,一般将关节软骨分为三个区:浅层、中层和深层。中层和浅层的软骨细胞主要合成氨基聚糖聚集体,使软骨能够承受压力负荷;浅层软骨细胞则具有特殊功能,主要合成和分泌润滑素,为软骨表面滑动提供低摩擦的环境,因此关节软骨表层的破坏会显著增加关节的摩擦系数,同时表层细胞作为软骨组织具有有限自我修复能力的细胞,它的损伤与缺失将对软骨产生持续有害的影响。因此 OA 的起始病变位置发生在软骨的表层及附近。相关研究表明,剪切力主要作用于软骨表层,伴随着润滑素减少及其功能减弱,关节表面的剪切力显著增加,高剪切力又可导致基质退变,氨基聚糖逐渐流失,关节软骨持续暴露在高剪切力下使得软骨细胞死亡以及基质的降解蔓延扩散。如此恶性循环,最终导致关节退化和骨关节炎。同时,关节滑膜发生病变,滑膜成纤维细胞增殖,释放 IL-1、一氧化氮、基质金属蛋白酶等炎症因子,加剧软骨细胞和软骨基质的破坏,导致骨关节炎疾病的恶化。

壳聚糖用于关节病的治疗可能有以下原因:①壳聚糖具有高度黏弹性,与正常的关节液相似,可以模拟关节滑液的物理作用改善关节的润滑、黏弹的作用,缓解作用于关节软骨面的压力,且能覆盖在软骨表面或充填到退变的软骨裂隙中,防止 OA 滑液中有害炎性细胞因子与软骨基质及软骨细胞接触,从而保护软骨,并预防关节粘连、缓解关节退变。②氨基多糖是软骨及软骨基质构成与代谢的基础,羧甲基壳聚糖在体内降解为单体氨基葡萄糖,可能提供大量的氨基葡萄糖单体,参与软骨基质重要组成成分蛋白质多糖的合成代谢,补充丢失的蛋白质多糖。③OA 可见不同程度的滑膜炎,它继发于软骨的降解,滑膜炎可能导致使软骨基质降解的蛋白酶合成增加,进一步降解软骨基质,羧甲基壳聚糖具有抗炎作用,可能抑制与炎性反应有关的酶、自由基等的释放,减少炎性介质的合成与释放,减轻滑膜炎症,可能抑制使软骨基质降解的蛋白酶合成。④抑制软骨基质金属蛋白酶(MMP)的表达。⑤骨关节炎发病过程中出现细胞因子分泌异常,如骨关节炎软骨组织中有大量 IL-1 分布,IL-1 能够促进金属基质酶合成,是介导软骨破坏最直接的细胞因子,羧甲基壳聚糖可在软骨滑膜表面集聚而形成屏障,阻止软骨基质降解酶与软骨接触,防止软骨基质进一步降解。同时防止有害的炎性因子(如 IL-1)与软骨直接接触,防止软骨基质进一步破坏。⑥OA 关节软骨能产生大量一氧化氮,一氧化氮有促进 OA 软骨分解代谢的作用,还能抑制软骨基质大分子的合成和增加金属基质酶在软骨细胞中的活性,从而引起软骨的破坏。甲壳素类物质能显著抑制体外培养的巨噬细胞产生一氧化氮,所以羧甲基壳聚糖可能通过抑制 OA 关节软骨一氧化氮的产生,以达到延缓软骨退变的目的。

三、研究进展

医用壳聚糖具有高度黏弹性,能够有效抑菌止血,并且因其大分子结构在体内存留时间长,治疗效果持久。但因其动物源性所面临的安全风险问题,相关市售产品在骨关节润滑方面的应用较少。目前,上海其胜生物制剂有限公司的医用几丁糖"奇特杰"是国内唯一以第三类医疗器械注册的关节软骨保护剂,其于 2013 年 7 月 4 日首次获得国家药品监督管理局批准注册,于 2017 年 1 月 9 日成功延续注册,注册证编号为国械注准 20173640026。

国家药品监督管理局注册信息查询和市场调研结果显示,截至 2017 年 12 月 31 日,国内有效注册的壳聚糖水凝胶用作关节润滑剂见表 5-5 所示。

表 5-5　国内批准注册的壳聚糖水凝胶用作关节润滑剂的产品

序号	产品名称	产品结构及组成	适用范围	生产商	批准日期
1	医用几丁糖(关节腔内注射用)	产品中壳聚糖浓度为 12 mg/mL,氯化钠浓度为 8 mg/mL,磷酸氢二钠浓度为 0.5 mg/mL,磷酸二氢钠浓度为 0.15 mg/mL。壳聚糖是由虾壳提取的甲壳素经羧甲基化后再经提纯制成的聚乙酰氨基葡萄糖	作为骨关节内的润滑剂,适用于防治外伤性或退变性骨关节炎	上海其胜生物制剂有限公司	2017 - 01 - 09

"奇特杰"产品中壳聚糖浓度为 12 mg/mL,氯化钠浓度为 8 mg/mL,磷酸氢二钠浓度为 0.5 mg/mL,磷酸二氢钠浓度为 0.15 mg/mL。"奇特杰"作为骨关节内润滑剂,适用于防治外伤性或退变性 OA,有助于减少关节疼痛和改善关节活动限制。该产品是由虾壳提取的甲壳素经羧甲基化后再经提纯制成的聚乙酰氨基葡萄糖。灭菌方式为过滤除菌加过程无菌。其特点在于采用独特的水溶性技术,大大降低了发生过敏反应的概率,根本解决了产品体内应用的安全性问题。上海其胜生物制剂有限公司通过关节腔注射医用几丁糖与透明质酸钠治疗膝关节骨关节炎患者的临床试验,研究了两者的疗效与安全性。其中医用几丁糖来自于上海其胜生物制剂有限公司的"奇特杰"。该试验结果表明患者膝关节腔注射壳聚糖或透明质酸钠后,膝关节在平地行走时的疼痛程度减轻,壳聚糖注射组疗效相比透明质酸注射组无明显差异,但壳聚糖注射次数得以明显减少,安全性大大提高。所以壳聚糖相比透明质酸钠而言,可能是更好的关节腔注射用药,同时,壳聚糖价格相对较低,可以显著降低医疗费用,减轻患者负担,改善患者生活质量。

目前,在骨关节润滑方面,无论国内还是国外市场均以透明质酸钠类产品为主,壳聚糖类产品十分少，以上海其胜生物制剂有限公司"奇特杰"为主。但由于壳聚糖在骨关节润滑方面优异的性能，市场潜力巨大，国内企业也争相投入研发。如杭州协合医疗用品有限公司目前对医用几丁糖（关节腔内注射用）已完成了基础研发，现已进入临床阶段。该公司产品中壳聚糖浓度为 30 mg/mL，相较"奇特杰"12 mg/mL 浓度要高很多，因此预期每个疗程的注射次数会有所下降，有助于提高产品安全性。杭州协合医疗用品有限公司对在研的医用几丁糖进行了动物实验，并与上市产品"奇特杰"进行了对比。该实验采用兔前交叉韧带切断（anterior cruciate ligament transection，ACLT）的方法建立 OA 模型，通过关节腔注射壳聚糖，观察其对关节软骨退变的影响，及其对软骨的保护作用，确认医用壳聚糖（关节腔内注射用）产品有效性及安全性。其实验方案为：取检疫合格的新西兰兔 40 只（雌雄各半），体重 2.4～2.8 kg，随机分为 4 组，包括阴性对照组、模型对照组、奇特杰组、协合产品组，具体分组如下表 5-6。

表 5-6 试验组别表

组别	数量	性别		手术暴露关节腔（右侧）	韧带切断（右侧）
		♀	♂		
阴性对照组	10	5	5	√	×
模型对照组	10	5	5	√	√
奇特杰组	10	5	5	√	√
协合产品组	10	5	5	√	√

其中，奇特杰组每 2 周注射一次，0.5 mL/次，注射 3 次；协合产品组每 3 周注射一次，0.5 mL/次，注射 2 次，阴性对照组和模型对照组关节腔注射生理盐水。40 天后处死动物，检测关节腔液 NO 含量及观察其关节软骨和组织切片。从表 5-7 可以看出，模型对照组关节液 NO 含量（64.507±28.634 μmol/L）相较阴性对照组（32.707±20.398 μmol/L）显著增高，奇特杰组（55.546±30.022 μmol/L）与协合产品组（51.477±26.095 μmol/L）能在一定程度上回调模型对照组诱发的 NO 含量增高。在正常情况下，NO 起着宿主防御作用，但过量的 NO 可导致各种慢性炎症，损伤滑膜组织。说明关节腔注射奇特杰与协合产品后能在一定程度上改善滑膜炎症。图 5-2 是兔关节实物图与组织切片图，该实验结果表明，未手术关节关节面光滑，组织结构正常，而韧带切断的踝关节则有不同程度的软骨损伤及溃疡，说明 OA 模型确实能明显损伤踝关节软骨。同时，从图 5-2E～图 5-2H 可以看出经奇特杰和协合产品治疗后，软骨损伤得到一定改善，说明协合产品 3 周注射一次（共注射 2 次）与奇特杰 2 周注射一次（共注射 3 次）。均能在一定程度上治疗韧带切断造模的家兔关节炎，两者有效性及安全性相似。

表 5-7　医用几丁糖(关节腔内注射用)对家兔关节炎的治疗作用研究关节液 NO 含量检测

组别	关节液 NO 含量(μmol/L)	组别	关节液 NO 含量(μmol/L)
阴性对照组	32.707±20.398	奇特杰组	55.546±30.022
模型对照组	64.507±28.634	协合产品组	51.477±26.095

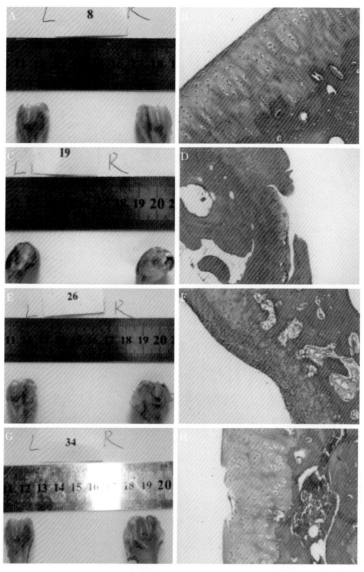

图 5-2　新西兰兔膝关节实物图及苏木精-伊红染色图

A. 阴性对照组：大体观察关节面光滑，色泽与未手术侧(左侧)一致；B. 阴性对照组：关节组织结构正常，透明软骨层结构完整(100×)；C. 模型对照组：软骨增生，多处深处破损及软骨溃疡；D. 模型对照组：关节软骨变薄，镜下见明显软骨层溃疡面(100×)；E. 奇特杰组：关节面少量糜烂,软骨发生浅层片状缺损；F. 奇特杰组：关节软骨变薄，形成凹陷的溃疡面(100×)；G. 供试品组：关节面糜烂,软骨发生浅层片状缺损；H. 供试品组：关节软骨变薄，镜下见较小的软骨层溃疡面(100×)

近年来,对于壳聚糖及其衍生物用于 OA 方面的基础研究也在不断深入,虽然这些研究还没有投入工业生产,但是对于今后市场的产品开发有很大的启发与借鉴作用。如西安交通大学的 Lu Hailin 等通过将 CS 与聚乙二醇(polyethylene glycol,PEG)复合制备得到了 CS/PEG 溶胶,与壳聚糖溶液、去离子水、PBS 溶液、聚乙二醇溶液相比,CS/PEG 溶胶的摩擦系数最小(只有 0.016)。同时,分别用 CS/PEG 溶胶和 PBS 溶液作为润滑剂在 Co - Cr - Mo 盘和超高分子量聚乙烯针表面摩擦 3 小时后,明显可以看到,以 PBS 溶液作为润滑剂时,无论是 Co - Cr - Mo 盘还是超高分子量聚乙烯针表面磨损都较为严重。而以 CS/PEG 溶胶作为润滑剂时,两者表面磨损改善很多,只有少许划痕。在该研究中,研究者将 CS/PEG 溶胶添加到类似人造关节的粗糙表面上,CS/PEG 溶胶的表面可通过 NaOH 固化作用形成凝胶,同时形成的凝胶膜可防止体液稀释 CS/PEG 溶胶,使其在长时间内均具有较低的摩擦系数。

基因治疗是治疗常见关节疾病如骨关节炎的新治疗策略。中山大学的 Lu Huading 等将 HA 与 CS 复合制备得到 HA/CS 质粒作为 DNA 的载体,然后与携带增强型绿色荧光蛋白基因的质粒(pEGFP)以复凝聚法制成纳米粒子。在不同条件下进行原代软骨细胞的转染以研究不同基因载体的性能。实验结果表明在转染 24 小时后,CS - 质粒和 HA/CS 质粒均表达弱 EGFP,而在用裸质粒 DNA(pDNA)转染的细胞中,几乎观察不到 EGFP 的表达。转染 48 小时后,HA/CS 质粒纳米颗粒组中的 EGFP 表达显著增加。为了起到可行的基因载体的功能,纳米颗粒必须首先逃脱内体-溶酶体酶解,然后在 DNA 可以逐渐释放并进入细胞核之前被多糖酶降解掉。这种时间依赖性的细胞间缓释过程使得 CS - 质粒和 HA/CS - 质粒的外源转染基因的表达首先保持较低,转染效率在 5 天后显著增加。HA/CS - 质粒纳米颗粒的这种延迟释放特性可以极大地增强其在体内关节疾病中的应用潜力。

四、展望

OA 是中老年人好发的疾病,诱发的关节疼痛、关节畸形等严重影响中老年人的生活质量。随着老龄化日益加剧,这一问题也越来越突出,因此如何解决这一问题越来越受到人们的关注。壳聚糖及其衍生物生物相容性好、生物可降解且具有特殊的生理活性,其治疗 OA 的机制主要有以下几点:①壳聚糖具有高于正常关节液的黏弹性,覆盖软骨表面,发挥润滑保护作用。②发挥糖胺多糖的作用,直接参与软骨的合成与代谢,促进软骨修复。③抑制滑膜成纤维细胞增殖。④减少 IL - 1、一氧化氮、基质金属蛋白酶对软骨细胞和细胞外基质的破坏。因此相比于透明质酸钠而言,壳聚糖对 OA 的作用是多个途径、多因素的,其在治疗 OA 疾病中的优点显著。随着科技水平的提高和人们认识的不断深入,壳聚糖在治疗 OA 方面将发挥越来越大的作用,为人类健康事业做出更大的贡献。

第五节 · 壳聚糖第三类医疗器械新产品

一、概述

人类发现甲壳素及壳聚糖已有 100 多年的历史,但将其用于生物医用材料领域还是近 30 年的事。从现有研究成果看,甲壳素及壳聚糖有着良好的应用前景,其用于可吸收型植入材料的研究已从一维的线材、二维的膜材发展到三维的棒材,取得了长足的进步。壳聚糖在组织工程领域应用广泛、种类繁多,以下对壳聚糖第三类医疗器械新产品进行介绍,包括可吸收手术缝合线、可吸收硬脑膜补片、真皮组织工程支架和人工血管等,以及骨组织工程支架、神经导管等。目前这些新的应用大部分仍处于研究阶段,对于进一步临床应用仍需对材料性能进行完善。

二、应用领域分类

(一)可吸收手术缝合线

在外科手术中,手术缝合线是最重要的医用材料之一。手术缝合线历史悠久,可分为不可吸收类手术缝合线和可吸收类手术缝合线。不可吸收类手术缝合线最大的缺点是伤口愈合后需要拆线,有不同程度的组织反应,缝合处容易留下瘢痕,在许多外科手术中受到限制,特别不适合体内组织的缝合。因此,开发可吸收类手术缝合线是临床发展的方向,一直是医用材料学的一个重点和热点。随着科学技术的发展,已经有好几种不同类型的可吸收手术缝合线产品问世,但也存在各种各样的问题,目前有必要开展新型高性能可吸收类手术缝合线的研究与开发,以满足临床需求。

20 世纪开始,世界上许多发达国家开始研究开发可吸收类手术缝合线,其中羊肠线、真丝线、胶原线及聚乙交酯(polyglycolide,PGA)线等已经在实际临床中得到应用,这些可吸收手术缝合线在人体内能被降解吸收,避免了拆线或二次手术给患者带来的痛苦。但是目前的可吸收类手术缝合线也存在来源有限、价格昂贵以及其他缺陷,其优缺点如表 5-8 所示。

我国在可吸收类手术缝合线的研究开发方面起步相对较晚,主要研究集中在 PGA 和聚乳酸等材料的合成、纺丝、体外酶解和动物实验。到目前为止,这些研究大都处于实验室阶段,还有很多关键技术有待解决。迄今为止,国内医院绝大部分外科手术所使用的可吸收手

表 5-8　几种可吸收手术缝合线的优缺点

类别	材料来源	优点	缺点
羊肠线	羊的小肠黏膜下层	制备工艺简单	来源有限、组织反应大、柔韧性差、体内抗张强度耗损快、质量不稳定
真丝线	蚕丝	强度高、打结方便、持结性能好	异物反应、成本高
胶原线	哺乳动物皮肤、软骨等组织	抗原性低	体内抗张强度耗损快、力学性能不足
交酯类	聚乙(丙)交酯	柔韧性好、强度高、打结方便	亲水性不足、降解产物偏酸性(不利于细胞和组织生长)
甲壳素类	虾壳、蟹壳	来源丰富、具有抑菌作用	强度低、韧性差、目前无临床应用

术缝合线主要是价格昂贵的进口真丝线、PGA 线及羊肠线。

多年来,科学家一直尝试用海洋生物多糖甲壳素的衍生物制备纤维及可吸收手术缝合线,其中壳聚糖是由甲壳素经脱乙酰反应制备得到的产物,具有较好的生物相容性,在人体内降解吸收过程能满足临床需要,既能保持一定时间不因降解而降低强度,又能在伤口愈合后最终降解吸收。在我国,张勇公开了一种壳聚糖手术缝合线的制备工艺,首先将壳聚糖溶液倒入平板玻璃槽中,在一定温度下干燥成膜,用模具把膜切割成条状,放入 NaOH 溶液或者 NaOH 与乙醇的混合液中加热 5~10 分钟后用纯水清洗晾干得壳聚糖缝合粗线。然后将其放到壳聚糖饱和溶液中浸泡一段时间后取出,在捻丝机上捻成细丝,拉伸干燥后放入 NaOH 溶液中浸泡 5~30 分钟取出,纯水清洗干净即为成品缝合线。叶克难首先将壳聚糖溶液干燥成膜,将膜在模具上切割成条状,然后放入到 NaOH 与乙醇的混合溶液中加热,使混合溶液从 60 ℃升至 80 ℃,再降至 60 ℃,如此循环脉冲式加热 60~120 分钟后,即为壳聚糖手术缝合粗线。然后经过拉丝、涂膜后得到壳聚糖手术缝合线。以上两种工艺均为先制膜后制线,生产工艺复杂,成本高,且缝合线横截面不够圆滑,摩擦阻力大,同时抗拉强度也不够,临床应用价值不高。司忠首先将壳聚糖溶于乙酸溶液中,然后加入尿素和甘油,充分搅拌后,经过滤、脱泡得到纺丝溶液;然后采用湿法纺丝法制备壳聚糖手术缝合粗线,经过清洗干燥、上油干燥等后处理,得到壳聚糖手术缝合线。此工艺过程中添加了甘油及尿素成分,致使缝合线的生物相容性较差,易产生异物反应,且抗张强度难以达到临床应用要求。以上研究均采用虾蟹壳甲壳素经浓碱高温脱乙酰制备的壳聚糖为成丝材料,分子量偏低(一般<300 000),结晶度偏高,制成的缝线力学性能(黏结强度和韧性)达不到临床应用要求,这一主要缺陷导致壳聚糖可吸收手术缝合线至今未能实现产业化。

德国 Medovent GmbH 公司研发的 QiGel 缝合线,通过湿法纺丝制备纳米纤维单丝,纤维未发生化学交联,不存在有毒物质,在洁净环境中生产,包装后进行灭菌,炎症反应低,能够长时间抑菌防止局部感染,相比尼龙线,壳聚糖缝合线组织反应更低、更少的巨噬细胞和成纤维细胞以及更低的胶原沉积。

（二）可吸收硬脑膜补片

人体硬脑膜是一厚而坚韧的双层膜，是用于保护脑和防止脑脊液渗漏的重要屏障。在神经外科领域里，脑外科开颅手术患者有 10%～15%需要人工材料修复硬脑膜缺损，这主要集中于肿瘤切除后，外伤及因其他原因引起的硬脑膜缺损，若不适时或不恰当的修复，常引起脑脊液渗漏、硬膜组织粘连以及脑组织瘢痕的形成，甚至导致癫痫。修补或替代硬脑膜对维持解剖学的完整和保护脑组织，防止发生脑脊液渗漏、癫痫等并发症十分重要，是神经外科手术关键一环。

1924 年，Penfield 首先提出神经外科需要研究一种可吸收组织充当硬脑膜，防止脑脊液渗漏，再生硬脑膜形成后能自体吸收。从 20 世纪初，人们就开始研究使用理想的硬脑膜替代物用于临床。1996 年，Cobb 等报道应用猪的小肠黏膜下层作为硬脑膜代替品，这种硬脑膜替代材料具有良好的有效性和生物适应性，表明小肠黏膜下层是很有前途的硬膜替代材料。理想的新型硬脑膜补片除了能有效防止脑脊液渗漏、颅内感染及脑膜与组织发生粘连形成瘢痕组织，还能促进成纤维细胞长入并引导新的脑膜再生。生物替代材料因其具有良好的生物相容性、可吸收性、来源广泛及价格低廉等优点开始应用于临床，常用的生物替代材料有牛心包、羊心包、牛腹膜、猪腹膜及肠系膜等。目前国内上市的硬脑膜补片大都取自动物（脱细胞、交联）腹膜，如冠昊生物科技股份有限公司制备的生物型硬脑膜补片主要是用牛或猪的心包膜，再经过化学试剂交联处理和生物改造制得，具有类似人体硬脑膜的抗张性、柔韧性和弹性，致密性好，可缝合，临床使用效果良好，但仍具有一定程度的粘连反应、免疫排斥等局限性。

随着生物材料和组织工程技术的发展，利用自体细胞和生物材料补片（支架）完成硬脑膜缺损的修复成为可能。在众多合成与天然（改性）高分子材料的研究开发中，甲壳素改性制得的衍生物具有良好的生物相容性，能促进自体硬脑膜组织生长、抑制微生物生长，合适的化学修饰还能调节甲壳素衍生物在人体内的生物降解性能，使之与自体硬脑膜组织生长相适应，因此，甲壳素衍生物将成为理想的硬脑膜补片生物材料。郭万厚等用两种可吸收生物材料壳聚糖和聚乳酸复合研制成一种脑膜补片，研究表明该脑膜补片在未降解前就有新生膜样组织形成，可避免术后脑脊液渗漏，同时也防止了周围组织炎症的发生。林宏云等采用短碳纤维增强，以甲壳素衍生物为可吸收性成膜材料，经特殊工艺复合制成碳纤维/甲壳素人工硬脑膜，毒理检测和动物实验表明这种人工硬脑膜的生物相容性和修补性好，对机体安全无毒，且临床用于 82 例硬脑膜破损治疗和 3 例腹部手术，发现该人工硬脑膜能防止组织粘连，疗效甚佳。陈汇浩以新型复合壳聚糖硬脑膜补片、温敏型羟丁基壳聚糖材料和对照组牛心包组织的生物脑膜补片对家兔进行硬脑膜修补，病理结果显示复合壳聚糖硬脑膜补片和羟丁基壳聚糖可引导新的胶原纤维层生成，以及可抑制成纤维细胞增生及瘢痕形成，而且未引起机体的免疫排斥反应,说明壳聚糖硬膜补片及羟丁基壳聚糖是安全、有效的硬膜修补材料。郭兴锋等以单一壳聚糖为原料,通过电纺技术制成具有强度大、厚度薄、柔韧性好的壳聚糖电纺膜,经动物试验发现壳聚糖电纺膜与创面黏附良好,能有效地密封创面,从而封堵脑脊液漏。

(三)软组织工程支架

在原位修复和体外培养软组织(如真皮、软骨等)的组织工程技术中,可降解支架、种子细胞以及细胞生长调节因子并称为三大基本要素,其中软组织工程支架的作用至关重要。软组织工程支架为构建软组织提供三维空间结构,为软组织中成纤维、血管内皮和软骨细胞等的黏附、迁移、增殖和分化提供良好生长环境,合格的软组织工程支架除了应该具备合适的孔径大小及分布以外,还必须具备良好的生物安全性(细胞相容性)、良好的生物相容性(组织相容性)、良好的生物力学性能,以及与软组织生长相适应的生物降解与吸收性能。

在众多合成与天然(改性)高分子材料构建软组织工程支架的研究开发中,以低等生物糖胺多糖-甲壳素的衍生物替代高等生物糖胺多糖,人工构建细胞外基质模拟物支架成为软组织工程支架研究方向,而交联与制孔技术以及甲壳素衍生物分子结构是影响软组织工程支架结构与性能的重要因素。到目前为止,研究工作集中在以下几个方面:一是以甲壳素脱乙酰衍生物-壳聚糖为生物材料,制备多孔组织工程支架,无论是否共价交联,均能保证其具备一定的生物力学性能。但从生物材料构效关系角度考虑,壳聚糖分子上氨基含量太高导致其支架材料表面正电荷密度过高,虽对软组织成纤维等细胞有较强的粘连作用,但不利于其迁移、增殖和分化,具一定的细胞毒性。同时较高的正电荷密度也使材料具有凝血特性,不利于血管内皮细胞的生长。壳聚糖体内降解和吸收的时间较长,难以获得与软组织生长相适应的生物降解和吸收性能,极易产生异物反应和炎症。因此,壳聚糖并非理想软组织工程支架材料。为屏蔽壳聚糖支架材料表面过高的正电荷密度,许多研究者开展了以壳聚糖复合胶原等聚阴离子,通过共价交联制备多孔组织工程支架的工作,此为其二。但复合材料难以具备与软组织生长相适应的生物降解和吸收性能,同时由异种蛋白质分子引起的免疫反应问题也不可忽视。三是以磺化羧甲基壳聚糖复合胶原(共价交联)制备多孔组织工程支架,由于两种阴离子官能团引入壳聚糖分子侧链,改变了壳聚糖凝血性能,有利于血管内皮细胞的生长,但仍未解决由异种蛋白质分子引起的免疫反应问题,支架的生物降解和吸收性能等还有待优化。

国内外一些学者已分别开展了壳聚糖、羧甲基甲壳素/壳聚糖部分分子结构因素与其生物安全性的关系研究,这些研究成果对开展甲壳素衍生物分子结构对其交联三维多孔软组织工程支架细胞和组织相容性影响的研究具一定的参考价值。Tokura等在研究羧甲基甲壳素/羟基磷灰石支架对骨组织修复的影响时发现,羧甲基甲壳素的粒细胞毒性随脱乙酰度的增加而增加。Chen 等研究了不同分子量羧甲基壳聚糖对正常和瘢痕成纤维细胞增殖和胶原分泌的影响，结果发现羧甲基壳聚糖显著促进了正常成纤维细胞增殖并抑制了瘢痕成纤维细胞增殖，其中低分子量羧甲基壳聚糖效果更加明显。郑立等和 Mohammad 等均对比研究了壳聚糖和羧甲基壳聚糖对皮肤成纤维细胞的相容性，结果均表明羧甲基壳聚糖膜具有比壳聚糖膜更优越的细胞相容性。肖海军等观察了羧甲基壳聚糖对体外培养的人成纤维细胞形态结构及其分泌生长因子功能的影响，结果发现羧甲基壳聚糖可抑制成纤维细胞自分泌转化生长因子（TGF－β1），且随浓度的增大及作用时间的延长而增强；但对 EGF 的自分泌无明显影响。Janvikul 等的研究表明羧甲基壳聚糖水凝胶无成纤维细胞毒性。Wang 等研究了羧甲基壳聚糖的结构对成纤维细胞生长的影响，结果表明能刺激成纤维细胞增殖的羧甲基壳聚糖（脱乙酰度：70.3%～79.9%，取代度：1.12～1.26）最低浓度为 50 μg/mL，且随脱乙酰度和取代度的增加，作用效果更加明显。王征等研究了不同分子量羧甲基壳聚糖的制备及其对皮肤成纤维细胞和角质形成细胞生长的影响，结果表明其促进生长作用随分子量减小而增加。近年来，在对甲壳素衍生物构效关系丰富的理论与实践工作基础之上，吴奕光等开展了两种 O-羧甲基甲壳素共价交联与致孔制备三维多孔软组织工程支架方法的研究，创造性地提出了共价交联 O-羧甲基甲壳素单组分三维多孔软组织工程支架模型，并开始了相关的转化医学研究工作。

组织工程产品已展示了诱人的市场利润，一些研究机构正利用自身的技术优势与商业性大公司的资本优势及市场营销推广经验，联手研发工程化的组织或器官产品，并且取得了积极进展。2009 年组织工程产品市场销售额已经达到了 3 000 亿美元，2010 年年底销售额达到 5 000 亿美元，增长势头良好。据统计，我国每年烧伤与溃疡患者达 1 500 万人，其中需进行皮肤移植的病例在 350 万人以上，烧伤患者平均植皮用量为 1 500 cm²/人，皮肤（包括自体皮肤及人工皮肤）需求量在 4 亿 cm² 以上，以现有进口产品的价格约 200 元/cm² 计算，仅组织工程皮肤的市场容量就可达 800 亿元。壳聚糖类软组织工程支架的研制成功，将有利于降低产品成本，减轻患者的负担，带动相关产业链，促进我国高端医疗器械产业的发展和制造技术的进步，为社会经济发展和产业升级做出贡献。

（四）软骨修复

关节部位骨软骨复合组织缺损在临床十分常见，可由外伤、手术切除（如肿瘤）、感染、痛风和退变等引起，表现为顽固性疼痛、关节活动受限，已经成为肢体残障的主要原因之一。关节软骨生理结构特殊，无血液、淋巴及神经，仅靠关节滑液提供大部分营养，因此一旦受损，很难启动自身修复机制。目前针对骨软骨损伤具体修复方法主要为自体及异体骨软骨移植及组织工程技术。理想的软骨组织工程支架应具有良好的生物组织相容性、良好的结构相容性、良好的表面活性、生物可降解性、可塑性和一定的机械强度。目前，关节软骨组织工程支架材料研究主要涉及天然材料、人工合成材料、人工和天然复合材料、纳米材料。

多糖材料是软骨细胞的良好载体,能参与细胞信号传递和免疫反应,壳聚糖的结构类似于糖胺聚糖。糖胺聚糖存在于细胞外基质,为低分子量多糖长链,其成员包括硫酸软骨素、透明质酸钠、硫酸角质素,后两者是软骨基质特有成分。它们参与细胞间、细胞基质间的相互作用,调控细胞形态、分化及功能。软骨细胞培养液中加入糖胺聚糖后,细胞外基质合成增加。具有良好的组织相容性。壳聚糖支架植入缺损部位,一般仅会引起很小的异物排斥反应。

壳聚糖支架孔隙率高、孔洞相互连通、可在体内逐步降解,可作为支架供软骨细胞三维生长,还能提供类似软骨基质的环境,维持细胞的表型及功能。Nettles 等将猪软骨细胞接种于冷冻干燥法制备的壳聚糖多孔支架中,于旋转生物反应器中培养,经甲苯胺蓝及免疫组织化学检测,发现软骨细胞保持球形,并有大量蛋白聚糖和 II 型胶原分泌。

壳聚糖还可制成可注射支架材料,利于微创操作,具有广阔的发展前景。Chenite 等将壳聚糖与甘油磷酸二钠混合制备了温度敏感型水凝胶,在常温条件下为液态,能够与间充质干细胞混合形成悬浊液,注入体内后在 37 ℃的环境下支架弹性模量急剧增高,变为凝胶状态。他们将温度敏感型水凝胶与骨形态发生蛋白质结合进行负载蛋白质异位成骨实验,结果表明骨形态发生蛋白质逐步释放并具有良好的活性,注射部位有软骨形成。

许多天然生物支架材料在体内降解速度过快而制约了它们的应用,壳聚糖在体内的降解速度取决于它的乙酰化程度,最长可达 9 个月之久,因此将壳聚糖与其他高分子材料(如明胶)共同构成复合支架,能够延缓支架的降解速度,提高其力学强度。

夏万尧等将猪耳廓软骨细胞接种于壳聚糖明胶多孔复合支架上培养,并将细胞-生物支架复合物种植于猪自体腹外侧壁皮下。10 周时可见软骨组织形成,所形成的软骨组织中软骨细胞均匀分布,包埋在软骨陷窝内,支架材料未降解;16 周时软骨组织完全成熟,软骨细胞包埋在软骨陷窝内,结构与正常软骨组织相似,所形成的软骨组织间质中均有被染成绿色的胶原分布。免疫组织化学证实形成的软骨组织有 II 型胶原分布,生物化学证实所形成的软骨组织的蛋白聚糖含量与正常猪耳软骨的含量接近。

Haaparanta 等比较了分别由胶原、壳聚糖、聚乳酸中的一种或多种构成的复合支架在组织工程软骨中应用的性能,聚乳酸可为三维支架网络提供足够的机械性能,而胶原与壳聚糖可模拟软骨细胞的细胞外基质成分,分成胶原/聚乳酸、壳聚糖/聚乳酸、胶原/壳聚糖/聚乳酸复合支架组与胶原、壳聚糖、胶原/壳聚糖平行支架组,通过扫描电镜与 Micro CT 评价支架的微观结构,PBS 浸泡比较吸水性,Lloyd LR30K 机械测试仪测试机械强度,在支架中植入牛关节软骨细胞进行培养后,通过电镜与免疫组化观察细胞生长状态,结果显示所有复合支架都构成了高度多孔网状结构,孔隙相互连通,为软骨细胞生长提供了合适的环境;在支架吸水性方面,含有胶原支架的吸水性明显优于其他支架,而单纯由胶原构成的支架吸水性最高;在机械强度方面,含有聚乳酸复合支架相比平行支架机械强度显著提高;细胞培养的扫描电镜与免疫组化结果提示,所有类型的支架都表现出了令人满意的促进软骨细胞黏附、增殖的效果。

BST－CarGEL 软骨修复液由 Biosyntech inc 公司开发,现属于 Smith & Nephew 公司,用于修复关节炎以及由运动损伤导致的缺损和关节软骨再生。该产品在室温下为液态,在加热到人体温度时,该产品为凝胶状,已经被用于组织修复和用于治疗药物的输送。该液体多糖混合患者的血液形成凝胶,来刺激软骨的再生。通过微创关节镜技术进行注射,在患者体内再生软骨,该产品应用壳聚糖为基础的支架,在植入前注入非凝固的全血。主要成分:1.6%壳聚糖,2%的磷酸甘油,pH 6.8。由于其阳离子特性能够将自体骨髓凝固在缺损区并且维持软骨修复的环境。在羊软骨缺损模型实验中,6 个月后的组织学检查提示:组织修复容量,糖氨聚糖和胶原含量相对微骨折组均有提高。在加拿大进行的一项临床试验中 33 例患者采用 BST－CarGel 植入微骨折后软骨缺损,12 个月的临床随访提示临床评分及术后功能均有大幅度提高。另一项采用 BST－CarGel 和微骨折对照的临床实验中期 6 个月的 MRI 数据显示软骨修复组织的质和量均有明显提高。

(五) 骨组织工程

由于创伤、肿瘤、感染、病理等因素造成的骨组织缺损是临床面临的难题之一,骨组织重建和修复复杂而具有挑战性,因为它不仅是模拟细胞外基质为细胞的生长、分化提供适宜的环境,还要求重建的骨组织具有一定的机械应力。植骨术主要分为自体骨植骨术、同种异体或异种植骨术。自体骨移植一直被认为是骨移植的金标准。自体植骨存在来源有限,取骨处不适及 8%的并发症;同种异体或异种植骨则存在感染、排斥反应、传播疾病等问题。骨组织工程支架材料是作为暂时的骨替代物,植入骨缺损组织中起支持作用,并且刺激骨组织重生的材料,所以其应具备一定的骨诱导性和骨传导性,具有一定的孔径和孔隙率,为细胞生长提供空间,并且有足够的力学性能与机体组织有良好的生物机械适应性。

壳聚糖作为骨组织工程的支架材料显示出良好的重建能力,除了由于壳聚糖为细胞生长提供细胞外基质、携载促进骨细胞分化的生长因子以外,也部分归因于壳聚糖的抗炎性质。体外移植物和自体总是会产生免疫排斥,进而引发炎症反应,而壳聚糖具有消炎功能,这在某种程度上减弱了免疫排斥反应,促进骨组织愈合。

Costa-Pinto 等在体外研究中发现,壳聚糖支架能促进骨髓间充质干细胞增殖,并向成骨细胞分化。因此,壳聚糖形成多孔结构的能力使其可以成为细胞生长分化的支架与载体。Chung 等将壳聚糖通过冷冻干燥制备多孔海绵后,加入三聚磷酸盐进行交联再次冻干得到孔径为 $100 \sim 200~\mu m$ 的海绵支架,接种成骨细胞 56 天后,每克海绵上的细胞数从 4×10^{6} 增加到 12×10^{6},钙的沉积量从 $9~\mu g$ 增加到 $48~\mu g$,而且组织切片显示有成骨现象发生。Lahiji

等在观察成骨细胞在壳聚糖材料上的活性时发现,壳聚糖不仅具有提高成骨细胞成活率及活性的作用,而且能够促进成骨细胞的表型表达。进一步证明以壳聚糖作为支架材料可支持人成骨细胞生长和功能表达,壳聚糖支架材料具有较好的生物相容性。

虽然壳聚糖有诸多优点,但它独自作为骨组织工程支架材料时,由于强度太差、质地脆弱,不足以起到支撑作用,可通过和钙磷陶瓷如羟基磷灰石和β-磷酸三钙等进行复合,提高壳聚糖支架的机械应力,改善壳聚糖材料的生物活性以及利于骨的矿化。Pangon 等应用甲壳素晶体/壳聚糖/羟基磷灰石来提高重建骨组织的机械性能,甲壳素和羟基磷灰石结合对于成骨细胞的迁移和增殖起关键性作用,同时也显著提高了壳聚糖支架材料的机械性能。以壳聚糖为材料的组织工程支架不仅能够模拟成骨细胞的生存环境,提高重建组织的机械应力。

陈建洪等在牙槽骨缺损处使用壳聚糖羟基磷灰石复合材料。并和单纯羟基磷灰石材料进行比较,结果发现疗效明显提高。羟基磷灰石材料中加入适量壳聚糖。一是增加了羟基磷灰石颗粒的赋形性,二是降低了复合材料的刚性。特别是壳聚糖在机体内被吸收后留下的空隙,可为新生骨组织和纤维组织的生长提供场所。在功能上更符合力学性能的要求。

Yoshihara 研究了将羧甲基壳聚糖/羟基磷灰石(HAp)复合物作为骨修复支架材料。将 $\omega = 0.03$ 的羧甲基壳聚糖与 $\omega = 0.2$ 的羟基磷灰石水溶液混合,放入液氮冷冻并冻干,所获得的复合支架材料的孔径小于 $100\ \mu m$ 支架,将支架植入兔子股骨 4 mm 大小的孔洞中,经过 12 周后,经过羧甲基壳聚糖/羟基磷灰石处理后的骨缺损,在骨厚度和伸长率上有明显的增长。而且羟基磷灰石材料中加入适量壳聚糖,可以增加羟基磷灰石颗粒的赋形性和降低复合材料的刚性。

壳聚糖和 BMP-2 具有相同的等电点,壳聚糖作为 BMP-2 的载体,能够达到长周期的缓释效果。研究表明 BMP-2 经由壳聚糖-透明质酸聚合物包载,在聚合物支架上接种的成骨前体细胞后成骨前体基因表达过量。这就证明了 BMP 和壳聚糖结合确实能够提高骨组织重建能力。

(六) 作为神经导管用于神经修复

在神经损伤修复的过程之中,由于断端神经胶质及结缔组织的增生会形成瘢痕组织,从而阻碍再生神经纤维向前生长,使再生的神经纤维达不到原位而失去功能,因此为了防止过多结缔组织在损伤处生长,必须通过组织工程的方法与手段移植生物材料进行桥连诱导修复,所用的生物材料除了具有良好的生物相容性外,还应具有与神经再生速度相匹配的降解速度、保证神经生长所需的三维空间、能够提供神经生长所需的营养成分等条件。支架材料在受损的两个神经末端之间起到桥梁的作用,为两部分组织之间的愈合生长提供相应依托。由于壳聚糖生物相容性好、容易降解而在神经组织重建中应用成熟。

张黎等应用壳聚糖材料制备神经导引管作为神经再生室桥接大鼠坐骨神经缺损,并观察了对神经再生的作用。她们先手术造成 90 只 Wistar 大鼠右后肢坐骨神经长约 15 mm 的缺损,A 组以含有 NGF 的壳聚糖神经导引管桥接神经缺损;B 组单纯采用壳聚糖导管;C 组则不用导管。以左侧正常坐骨肾神经作为正常对照,分别于术后 4 周、12 周、24 周进行查体及显微解剖观察、组织学检查、电镜观察和神经电生理测定。结果表明 A、B 组在促进神经再生,加快血管化进程,再生神经纤维排列规律化,提高再生神经髓鞘化,加速再生神经功能重建等方面均优于 C 组。所以她们认为壳聚糖是制备神经导引管的理想材料,壳聚糖神经导引管可以为大鼠坐骨肾神经再生提供良好的再生微环境。

Skop 等以壳聚糖为支架、人类脐血干细胞为种子细胞、脑源性神经营养修复因子为生长因子构建了体外神经恢复模型,将脑源性神经营养修复因子携载在多孔壳聚糖支架上,缓释效果良好,有利于人类脐血干细胞向神经细胞分化。但壳聚糖支架仍然存在一些缺陷,例如在支架制备过程中需要使用交联剂,而如今的交联剂多为京尼平、戊二醛,具有一定的细胞毒性、脆性较大,可能对周围神经组织产生压迫等,这些都有可能给接受神经组织移植患者带来不良反应。

为了克服壳聚糖材料本身特性对神经修复的影响,有报道指出采用壳聚糖和明胶两种材料制备神经导管以代替支架,不仅缩短了支架降解速率,而且降低了支架本身的硬度,减少了移植物对自身神经组织的压迫,增强了支架材料的相容性。分析壳聚糖/明胶材料的复合也许可归因于明胶阴离子和壳聚糖阳离子的结合,而明胶含有大量羟基,亲水性极强且易溶胀,因此降低了壳聚糖支架材料的硬度、加快了壳聚糖支架的降解速度同时,克服了明胶形态易变化的缺陷。后续研究表明,这种支架构建的神经修复组织移植取得了可喜的治疗效果。

德国 Medovent GmbH 公司生产 Reaxon plus 神经导管(图 5-3),于 2015 年 12 月 2 日美国 FDA 批准上市,510 k 号为 K143711,成分为壳聚糖,产品为可弯曲的透明的植入物,用于修复外周神经,缺损高达 10 mm,缺损部位可以通过弯曲末端达到封闭。该产品为轴突生长提供一个保护环境。该产品水化后,使用方便、柔软、可弯曲、透明。产品为无菌、无热源、一次性使用。内径为 2.1 mm、3.0 mm、4.0 mm、5.0 mm、6.0 mm,长度为 30 mm;适应证包括:用于长达 10 mm 外周神经的修复,缺损的封闭通过弯曲末端来达到。该产品柔软可适应关节活动并保持其形状,可以抵抗周围组织的闭合力;可以抵抗超过预期周围环境压力的缝合力;生物相容性好,无细胞毒性、无致敏性、无毒、无热源和无遗传毒性。国内目前正在研发厂家:北京益而康生物工程开发中心。

壳聚糖神经修复导管的优点:壳聚糖神经修复导管能够阻止周围纤维组织的侵入,预防瘢痕的形成;由于管壁的半渗透性,小分子代谢产物可以通过管壁,而神经断端分泌的分子量大于 14 000 的营养因子却能够积聚、保存在管内,促进神经组织的再生与修复;与其他生物可降解材料制备的导管相比,壳聚糖导管降解速度可以根据需要,通过选择不同分子量、不同脱乙酰度的壳聚糖进行调控,可保证植入 0.5～2 年时仍能维持对神经再生的支持作用;良好的组织细胞相容性,可生物降解性,无免疫原性,无毒性。

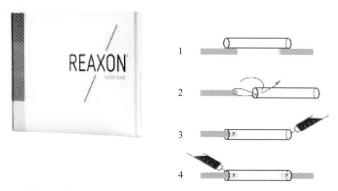

图 5-3 德国 Medovent GmbH 公司的 Reaxon plus 神经导管

(孙伟庆 赵成如 白云峰 王玲爽 王 金)

参 考 文 献

[1] 张玉兰,袁源,常丽,等.可吸收止血膜止血作用的实验研究[J].中国医学物理学杂志,2017,34(08): 841 - 847.

[2] 邓明武,贺德.局部止血材料在普通外科手术中的应用研究进展[J].医学综述,2013,19(19): 3524 - 3526.

[3] Ong S Y, Wu J, Moochhala S M, et al. Development of a chitosan-based wound dressing with improved hemostatic and antimicrobial properties [J]. Biomaterials, 2008,29(32): 4323 - 4432.

[4] Sambasivan C N, Cho S D, Zink K A, et al. A highly porous silica and chitosan-based hemostatic dressing is superior in controlling hemorrhage in a severe groin injury model in swine [J]. American Journal of Surgery, 2009,197(5): 576 - 580.

[5] 赵瑞.壳聚糖改性及壳聚糖止血材料的止血作用和安全性研究[D].中国海洋大学,2015.

[6] 黄彧琛.N-烷基化改性壳聚糖应用于止血及其止血机制研究[D].暨南大学,2015.

[7] 关静,刘璐,韩香,等.十二烷基壳聚糖在制备止血敷料中的应用: ZL201610112357.8[P].2016.

[8] 黄玉芬,邹励宏,高洁,等.烷基化壳聚糖的制备及止血效果[J].中国组织工程研究,2016,20(52): 7878 - 7884.

[9] 李峻峰,肖建刚,余午,等.电气石/壳聚糖盐酸盐复合喷涂型水剂敷料及其制备方法: CN 102671232 B [P].2014.

[10] 李继城,李东东,温莎莎,等.季铵化壳聚糖止血海绵制备工艺的研究[J].化学推进剂与高分子材料,2017,15(3): 68 - 71.

[11] 朱琳,邹德庆.壳聚糖及其衍生物在预防术后粘连方面的研究进展[J].山东农业科学,2017,49(1): 148 - 154.

[12] Zhu L, Zhang Y Q. Postoperative anti-adhesion ability of a novel carboxymethyl chitosan from silkworm pupa in a rat cecal abrasion model [J]. Materials Science and Engineering: C, 2016,61: 387 - 395.

[13] 魏钢.医用防粘连改性壳聚糖膜对胃癌术后腹腔粘连的预防作用[J].实用癌症杂志,2015(2): 239 - 241.

[14] Ko J E, Ko Y G, Kim W I, et al. Nanofiber mats composed of a chitosan-poly(d, l-lactic-co-glycolic acid)-poly(ethylene oxide) blend as a postoperative anti-adhesion agent [J]. Journal of Biomedical Materials Research Part B Applied Biomaterials, 2016,105(7).

[15] 孙珍珠,马玉媛,赵雄,等.皮下植入医用几丁糖对大鼠免疫系统的影响[J].中国生物制品学杂志,2017.

[16] Chen Q, Shao X, Ling P, et al. Recent advances in polysaccharides for osteoarthritis therapy [J]. European journal of medicinal chemistry, 2017,139: 926 - 935.

[17] Le Clanche S, Bonnefont-Rousselot D, Sari-Ali E, et al. Inter-relations between osteoarthritis and metabolic syndrome: A common link? [J]. Biochimie, 2016,121: 238 - 252.

[18] Keeney M, Lai J H, Yang F. Recent progress in cartilage tissue engineering [J]. Current Opinion in Biotechnology, 2011,

22(5)：734－740.

[19] Lu H, Ren S, Guo J, et al. Laser textured Co-Cr-Mo alloy stored chitosan/poly（ethylene glycol）composite applied on artificial joints lubrication［J］. Materials Science and Engineering：C, 2017,78：239－245.

[20] Lu H D, Zhao H Q, Wang K, et al. Novel hyaluronic acid-chitosan nanoparticles as non-viral gene delivery vectors targeting osteoarthritis［J］. International Journal of Pharmaceutics, 2011,420(2)：358－365.

[21] 陈汇浩.壳聚糖硬膜补片及羟丁基壳聚糖修复硬脑膜的实验研究[D].第二军医大学,2011.

[22] 郭兴锋,侯春林,窦源东.几丁糖电纺膜封堵脑脊液漏即刻效果的实验研究[J].生物骨科材料与临床研究,2014,4(11)：1－3.

[23] 段君玲,吴奕光.二环己基碳化二亚胺交联羧甲基甲壳素组织工程软组织工程支架：中国第二届国际和海峡两岸甲壳素研讨会暨第七届甲壳素科学技术会议论文集[C].潜江：中国化学会甲壳素专业委员会,2010.

[24] 邢涛,吴奕光,史小军,等.交联羧甲基甲壳素组织工程软组织工程支架膜小鼠皮下植入实验：第八届全国创伤修复(愈合)与组织再生学术会议资料汇编[C].广州：中华医学会创伤学分会,2012.

[25] Zhao L Q, Wu Y G, Chen S, et al. Preparation and characterization of cross-linked carboxymethyl chitin porous membrane scaffold for biomedical applications［J］. Carbohydrate Polymers, 2015,126：150－155.

[26] 李天石,吴奕光,何君君,等.交联羧甲基甲壳素三维支架用于软骨组织工程的细胞实验[J].中华生物医学工程杂志,2015,21(2)：138－140.

[27] Hayashi Y, Yamada S, Yanagi G K, et al. Chitosan and fish collagen as biomaterials for regenerative medicine［J］. Advances in Food & Nutrition Research, 2012,65(66)：107－120.

[28] Haaparanta A M, Järvinen E, Cengiz I F, et al. Preparation and characterization of collagen/PLA, chitosan/PLA, and collagen/chitosan/PLA hybrid scaffolds for cartilage tissue engineering［J］. Journal of Materials Science Materials in Medicine, 2014,25(4)：1129－1136.

[29] Costapinto A R, Correlo V M, Sol P C, et al. Osteogenic differentiation of human bone marrow mesenchymal stem cells seeded on melt based chitosan scaffolds for bone tissue engineering applications［J］. Biomacromolecules, 2009,10(8)：2067－2073.

[30] Pangon A, Saesoo S, Saengkrit N, et al. Hydroxyapatite-hybridized chitosan/chitin whisker bio nanocomposite fibers for bone tissue engineering applications［J］. Carbohydrate Polymers, 2016,144：419－427.

[31] Nath S D, Abueva C, Kim B, et al. Chitosan-hyaluronic acid polyelectrolyte complex scaffold crosslinked with genipin for immobilization and controlled release of BMP－2[J]. Carbohydr Polym, 2015,115：160－169.

[32] Skop N B, Calderon F, Levison S W, et al. Heparin crosslinked chitosan microspheres for the delivery of neural stem cells and growth factors for central nervous system repair［J］. Acta Biomaterialia, 2013,9(6)：834－843.

[33] Pulieri E, Chiono V, Ciardelli G, et al. Chitosan/gelatin blends for biomedical applications［J］. Journal of Biomedical Materials Research Part A, 2008,86A(2)：311－322.

第六章·壳聚糖基智能水凝胶新材料与应用

　　集自检测、自判断和自结论功能于一体的材料被称为智能材料。这类材料受到温度、pH、电场、磁场、光等外部信号的刺激时，其结构、能量状态将发生一定的变化，从而表现出智能性响应行为。高分子凝胶智能材料的结构、物理或化学性质可以随外界环境改变而变化，其中水凝胶是最常见也是最重要的一种。水凝胶是由高分子的聚合物网络与其内部封锁的液体组成的多元体系，是自然界中广泛存在的一种物质形态。众多的天然和合成高分子水凝胶中，壳聚糖基水凝胶由于其优良的性质而受到广泛关注。壳聚糖基水凝胶由壳聚糖或其衍生物通过共价交联或离子交联形成，根据凝胶对外界刺激的响应情况，分为环境敏感型和环境不敏感型。壳聚糖基智能水凝胶属环境敏感型，依环境变化类型的不同，又可分为温度敏感型、pH 敏感型、光敏感型、磁敏感型、电场敏感型水凝胶等。壳聚糖基智能水凝胶由于能够对外界条件的刺激产生相应的响应而广泛应用于医药领域的研究，其中报道最多、应用研究也最为广泛的是温度敏感型水凝胶。

第一节 · 壳聚糖基温度敏感型水凝胶概述

温度敏感型水凝胶又简称为温敏水凝胶，是指形态或体积能随着温度的改变而变化的水凝胶。该类水凝胶一般具有一定比例的亲水和疏水基团，当温度发生变化时，基团的疏水作用和分子链间的氢键发生变化，从而改变水凝胶的结构，使水凝胶的体积或形态发生变化。

一、壳聚糖基温度敏感型水凝胶的类型

温敏水凝胶可以分为三种类型，高温收缩型温敏水凝胶、低温收缩型温敏水凝胶、温度可逆性水凝胶。温敏水凝胶的形态或体积随周围环境温度的变化而变化，体积或形态发生变化的临界转变温度称为 LCST。在温度高于 LCST 时凝胶呈收缩状态，而温度低于 LCST 时凝胶呈膨胀状态，称为高温收缩型温敏水凝胶；在温度低于 LCST 时凝胶呈收缩状态，而温度高于 LCST 时呈膨胀状态，被称为低温收缩型温敏水凝胶。

（一）高温收缩型温敏水凝胶

目前研究最多的聚 N-异丙基丙烯酰胺、N-异丙基丙烯酰胺-甲基丙烯酸正丁酯共聚物、聚四亚甲基醚二醇等水凝胶均属于高温收缩型水凝胶，凝胶分子链中既含有疏水基团又含有亲水基团。在外界温度低于 LCST 时，亲水基团与水分子之间的氢键占主导作用，凝胶吸水溶胀；而随着温度的升高，氢键作用减弱，疏水作用增强，水凝胶脱水，发生收缩。当温度升高到 LCST 以上时，疏水作用占主导作用，高分子链间通过疏水作用相互聚集，凝胶发生相变，网络结构收缩，溶胀率下降。

（二）低温收缩型温敏水凝胶

丙烯酸、甲基丙烯酸以及聚丙烯酰胺水凝胶经共价交联聚合后均能形成热胀温度敏感型水凝胶。该类水凝胶具有高温时溶胀、低温时收缩的温度响应性行为。如聚丙烯酸与聚（N,N-二甲基丙烯酰胺-co-丙烯酰胺-co-甲基丙烯酸丁酯）的互穿网络水凝胶。低温条件下凝胶网络内部形成氢键，凝胶体积收缩；高温条件下氢键解离，凝胶溶胀。

（三）温敏可逆型水凝胶

该类水凝胶高聚物并非通过共价键交联，而是通过氢键、极性作用、范德华力等物理作

用交联,当温度发生变化时,体积并不发生变化,而是发生溶胶-凝胶(sol-gel)相转变。在低温时呈可流动的溶胶状态,温度升高到一定值时转变为不可流动的且具有一定形状的凝胶状态,当温度再降低到一定值时又可转变为可流动的溶胶状态,即其溶胶-凝胶状态的转变具备温敏可逆性能。

二、壳聚糖基温度敏感型水凝胶的构建技术

壳聚糖是一种天然的阳离子生物高分子聚合物。壳聚糖及其多种衍生物都能在一定条件下制备得到在低温下呈可流动的液体状态,温度升高时交联形成不可流动的半固体状态的温敏水凝胶。这种温敏水凝胶的制备条件温和,相变温度接近或者低于人体温度,具有良好的生物可降解性和生物相容性,在药物缓释和组织工程等领域有着极大的发展前景。但采用不同的构建体系和方法,其成交机制和对温度的敏感性也是不同的。

(一)壳聚糖-磷酸甘油酯温敏体系

在弱酸溶液中,壳聚糖上的—NH₂基团质子化,生成—NH₃⁺,分子的立体规整性和内部的氢键被破坏,—OH与水分子水合,使得壳聚糖分子膨胀溶解。当壳聚糖溶液的pH接近中性或碱性时,壳聚糖分子就会絮凝沉淀。GP是一种多羟基弱碱盐,低温下弱碱性的GP以静电结合的方式与壳聚糖上的氨基结合,使壳聚糖分子上的静电斥力降低,同时多羟基化合物能保护大分子物质的水合状态,这两种作用使得,即使在中性条件下,壳聚糖也不会发生沉淀。当温度逐渐升高,体系中的氢键减弱,壳聚糖分子间的疏水作用增强,壳聚糖分子链相互缠绕交联,体系由可流动的溶胶状态转变为凝胶状态。自从2000年壳聚糖-磷酸甘油酯温敏水凝胶被首次报道以来,即日益受到关注。其制备方法大致如下:首先,用0.1 mol/L乙酸溶液溶解壳聚糖,再将制备的GP溶液与壳聚糖溶液分别冰浴。然后,将冷的GP溶液逐滴加入冷的壳聚糖溶液中,不断搅拌制备得到pH为中性的壳聚糖-磷酸甘油酯溶液。壳聚糖-磷酸甘油酯溶液的稳定性及黏度由壳聚糖的脱乙酰度决定,所用壳聚糖脱乙酰度越低,所制备得到的溶液越稳定,黏度也可以在更长时间内保持不变。

Chenite等在壳聚糖溶液中加入生物相容性较好的多元醇甘油磷酸,制得壳聚糖-磷酸甘油酯复合物。这种复合物具有温敏特性,在室温或低于体温的生理环境中可长期保持液态,当温度升高至生理温度时则形成凝胶。由于甘油磷酸中磷酸根基团的中和作用,复合物溶液的pH为6.8~7.2,可用于注射原位形成凝胶。提高壳聚糖的脱乙酰度和增加甘油磷酸的浓度,可以降低复合物溶液的成胶温度。Hoemann等以壳聚糖、GP、葡糖胺为原料,通过调节溶液的温度及pH制备出了壳聚糖温敏性水凝胶。将这种水凝胶的溶胶与羟乙基纤维素混悬的原代小牛软骨细胞一起注射到裸鼠背部皮肤下,构建出组织工程软骨,同时将没有

携带细胞的壳聚糖水凝胶直接注射到兔的关节缺损部位进行缺损修复实验,结果证明这种水凝胶具有良好的生物相容性和一定的机械强度,可用于组织工程的研究中。

(二) 壳聚糖接枝共聚物温敏体系

接枝共聚物是将一种均聚物大分子接枝到另一种均聚物大分子链上,接枝共聚物不仅保留了原分子的一些物理、化学性质,还被赋予了一些新的性能。

聚丙烯酰胺类物质和壳聚糖接枝共聚能得到温度敏感型水凝胶体系,Cho 等首先合成带有羧基末端的聚-N-异丙基丙烯酰胺,再以壳聚糖为骨架,利用—COOH 和壳聚糖的 C_2—NH_2 分子间的反应生成酰胺键,将带有羧基末端的聚-N-异丙基丙烯酰胺接枝到壳聚糖分子上。接枝后的聚合物为梳状大分子结构,与壳聚糖相比,该聚合物温敏可逆性更好,成胶温度也更低。Cao 等也制备了这种接枝共聚物,这种水凝胶体系的成胶温度为 32 ℃,与人眼表面的温度接近,因此将壳聚糖-丙烯酰胺水凝胶体系作为原位成胶材料用于眼疾治疗药物释放载体具有很大的可行性。而壳聚糖的衍生物羧甲基壳聚糖与 N-异丙基丙烯酰胺接枝可制备半互穿网络水凝胶,所得水凝胶不仅具有温度敏感性,还具有一定的 pH 敏感特性。

PVA 是一种水溶性的多羟基聚合物,因其具有良好的机械性能、生物相容性及无毒性,已经被广泛地应用为植入材料、药物输送载体及外科手术修复材料等。Minoura 等制备了壳聚糖与 PVA 的混合物,研究了材料的表面性能并阐述了这些性能与细胞黏附、细胞生长的关系。多项研究表明,随着外部刺激如 pH 和电荷的改变,壳聚糖/PVA 的性质也会随之发生改变。Tang 等将壳聚糖与 PVA 混合得到可注射的、温敏性的凝胶,水凝胶在 4 ℃下为液体,在生理温度下迅速成胶,且聚乙烯醇浓度越高,成胶温度越高。此混合凝胶具有较好的生物相容性,可被广泛应用于体内生物医学材料,如药物释放载体、组织修复和再生等。

壳聚糖还可以与 PEG 及 PEG 的衍生物包括 PEG 酯、PEG 磺酸酯、PEG 酸等反应生成接枝共聚物,PEG 及 PEG 类衍生物的加入不仅能够改善壳聚糖的水溶性和生物相容性,也会影响壳聚糖的温敏特性。Bhattarai 等将甲氧基聚乙二醇(methoxy polyethylene glycol,mPEG)接枝到壳聚糖的 C_2—NH_2 上制备接枝共聚物,该共聚物可溶于水,10 ℃左右以溶液状态存在,当温度升高到 25 ℃时发生溶胶-凝胶相转变,体系的黏度迅速增大,形成了透明的凝胶,并具有可逆的温敏性。共聚物的成胶性能和 mPEG 的接枝率相关,接枝率大于 40% 时接枝共聚物可溶于水,接枝率 45%~55% 时能成胶,而更高的接枝率会抑制分子内的疏水作用,阻碍成胶。能够发生溶胶-凝胶相转变,主要是由于低温时共聚物分子中的亲水基团同水分子形成氢键,共聚物溶于水中,分子链呈伸展状态,黏度较低,具有流动性;随着温度的升高,壳聚糖分子链间的疏水相互作用力逐渐加强,当这种作用力增强到一定程度时,凝胶现象即发生。

（三）改性壳聚糖温敏体系

壳聚糖分子上的氨基和羟基较为活泼,可以发生一系列的反应,生成壳聚糖衍生物,可用于制备温敏水凝胶。

Wu 等利用失水甘油基三甲基氯化铵和壳聚糖反应,制备了水溶性的季铵化衍生物 N-(2-羟基)丙基-3-甲基氯化铵壳聚糖。研究发现,该溶液与甘油磷酸溶液共混后的体系同样具有与壳聚糖-甘油磷酸共混体系相似的温敏特性,即在低温或室温下保持溶液状态,而在 37 ℃ 或更高温度条件下发生凝胶化转变。与壳聚糖-磷酸甘油酯水凝胶相比,这种水凝胶体系无论溶胶状态还是凝胶状态都澄清透明,且对外界环境 pH 变化的反应也更加敏感。吉秋霞等将壳聚糖、壳聚糖季铵盐、甘油磷酸三者混合制备了温敏性更好的水凝胶,且可以通过调节壳聚糖与壳聚糖季铵盐的比例来调节成胶温度。

Dang 等发现在壳聚糖的 C_2—NH_2 和 C_6—OH 上引入羟丁基可制备出 HBC,其水溶液同样具有温敏特性,HBC 水凝胶体系的成胶温度低于人体正常生理温度,羟丁基的取代度越高,成胶温度越低。并且这种体系的成胶速度非常快,37 ℃ 下成胶时间小于 60 秒。HBC 水凝胶体系还具有温度可逆性,在低温条件(4 ℃)下,水凝胶又可重新转变为溶胶状态。

赵育等用氯乙醇对甲壳素进行醚化改性,制备得到水溶性羟乙基甲壳素。用丙三醇三缩水甘油醚对羟乙基甲壳素进行交联,得到了羟乙基甲壳素-丙三醇三缩水甘油醚水凝胶。实验表明,该合成水凝胶为 pH 敏感型和"热胀型"凝胶。在 pH<6.98 的缓冲溶液中,凝胶的溶胀度随着 pH 的降低而迅速增大,是由于羟乙基甲壳素凝胶中存在一定量的游离氨基,酸性条件下游离氨基以阳离子形式存在,pH 越低,阳离子间的排斥作用越强烈,凝胶的溶胀度越大。在 pH 中性条件下,随着温度的提高,凝胶的溶胀率随之增大,温度超过 30 ℃,不同交联度的凝胶的溶胀率急速上升,是典型的"热胀型凝胶"。

（四）壳聚糖与其他物质共混制备温敏体系

由壳聚糖或壳聚糖的衍生物与其他的大分子聚合物共混而制备得到的温敏水凝胶称为壳聚糖共混水凝胶。常见的共混水凝胶有壳聚糖/聚乙烯醇/碳酸氢钠温敏水凝胶和壳聚糖季铵盐/聚乙二醇/甘油磷酸盐温敏水凝胶。

Tang 等在低温下将碳酸氢钠和聚乙烯醇的混合液滴加到壳聚糖的盐溶液中,得到均匀透明的 CS/PVA/NaHCO₃ 共混液,将该共混液置于 37 ℃ 条件下 30 分钟,便可转变为半固态的水凝胶。Wu 等用壳聚糖季铵盐、聚乙二醇及少量 α,β-甘油磷酸钠制备共混水凝胶,该水凝胶具有良好的温敏性能,在室温下呈可流动的溶胶状态,当温度升高到 37 ℃,几分钟便可转变为不流动的凝胶状态。以亲水大分子胰岛素作为模型药物,将包埋药物的水凝胶滴加到小鼠鼻腔中,在小鼠体温下成胶,不仅能促进药物的吸收,保证药物的稳定释放,还能长久吸附在鼻黏膜上,抵抗鼻腔内黏膜纤毛的清除作用。

三、壳聚糖基温度敏感型医用水凝胶的特性

水凝胶是由高分子聚合物组成的三维网络体系,由于其物理性质类似于天然组织。以壳聚糖或其衍生物为主要原料制备的温敏水凝胶因其特有的温度敏感性、良好的生物相容性、生物可降解性以及多方面的生物学活性而广泛应用于创伤敷料、药物释放和组织工程等生物医学领域研究。

(一) 生理温度下的成胶性能

水凝胶材料要应用于人体,首先其成胶温度需控制在生理温度下,目前报道的大多壳聚糖基温敏水凝胶的成胶温度都在 37 ℃ 以内。壳聚糖季铵盐甘油磷酸水凝胶体系的温度升高到 37 ℃ 后即可转变为凝胶状态,带有羧基末端的聚-N-异丙基丙烯酰胺接枝壳聚糖水凝胶体系的成胶温度为与人眼表面温度接近的 32 ℃,甲氧基聚乙二醇接枝壳聚糖体系从 10 ℃ 升温至 25 ℃ 即可发生溶胶-凝胶相转变,而羟丁基壳聚糖温敏水凝胶的成胶温度可根据需要调控(范围为 13~37 ℃)。

不同材料的成胶时间也存在明显差异,如快速响应型的羟丁基壳聚糖温敏水凝胶 60 秒内即可完成溶胶-凝胶相转变,壳聚糖季铵盐甘油磷酸水凝胶体系 37 ℃ 保持几分钟可成胶,羟乙基纤维素交联的氯化壳聚糖/β-甘油磷酸钠体系常温下为液态,37 ℃ 保持 10 分钟后可以转变为固态凝胶;透明的 CS/PVA/NaHCO$_3$ 共混液置于 37 ℃ 条件下 30 分钟,可转变为半固态的水凝胶。不同材料体系的成胶时间也可进行一定的调控,为满足不同部位应用提供选择。

(二) 良好的生物相容性

生物相容性是指某种物质或材料在体内外环境下,与生命体之间相互作用产生的各种复杂的生物、物理、化学反应,能够让生命体接受或容纳的能力。壳聚糖基温敏水凝胶要作为一种细胞培养基质或生物医用材料,必须保证该水凝胶植入宿主体内后引起的反应处于可接受水平,或者作为细胞培养基质不会对细胞的生长产生大的不良的影响。

李晶晶等依据国家卫生健康委员会《生物材料和医疗器材生物学评价技术要求》,对 HBC 水凝胶的细胞相容性、血液相容性、急性全身毒性和组织相容性进行了评价。该水凝胶浸提液对胎鼠成纤维细胞生长没有显示出毒性作用,毒性评级为 I 级,满足生物材料对细胞相容性的要求;体外溶血实验证明 HBC 本身不会导致急性溶血,它还可以起到改善 CS 溶血

性能的作用,浓度为 1 mg/mL 的 HBC 溶液溶血率<5%,满足生物材料对血液相容性的要求;HBC 水凝胶浸提液急性全身毒试验中,观察期 72 小时内未观察到小鼠有急性中毒表现,无一例小鼠死亡,解剖观察小鼠主要脏器未见异常,证明 HBC 水凝胶浸提液对小鼠无急性毒性作用;皮下注射和肌内植入后,水凝胶在 7～8 周降解完全,且不引起明显的炎症反应,HBC 水凝胶还有促进新生血管形成的作用,证明 HBC 具有良好组织相容性,可用于体内医用材料的开发。党奇峰等对制备的壳聚糖磷酸甘油酯温敏水凝胶进行了较为系统的评价。将该水凝胶原位注射到小鼠背部皮下,生活状态指标与对照组相比没有明显的变化,血液各项指标检测结果都在正常值范围之内,组织学检测表明其具有良好的组织相容性。扫描电子显微镜(scanning electron microscope,SEM)结果显示,植入水凝胶周围的细胞紧密贴附在凝胶表面,且随着时间的延长,注射部位的白细胞,纤维细胞能浸润到凝胶的内部;急性毒性实验表明水凝胶对小鼠并无明显的毒副作用;红细胞溶血实验表明水凝胶在浓度为 1% 的条件下溶血率均低于 5%,蛋白质吸附实验说明水凝胶与蛋白质的结合属于物理结合,且处在一个较低的吸附水平,血液相容性良好。MTT 检测结果显示,水凝胶浸提液对小鼠胚胎成纤维细胞(mouse embryonic fibroblast,MEF)的相对增殖率在 80% 以上,没有表现出明显的细胞毒性。用 DMEM 培养基(dulbecco modified eagle medium,DMEM)浸泡处理 3 次(10 min/次)后,MEF 细胞的相对增殖率达到 100%。

(三) 药物缓释控释性能

壳聚糖基水凝胶是高分子多聚物交联形成的三维多孔网络结构,宏观上水凝胶呈固态,微观观察水凝胶内部包含大量的水分,小分子药物可以在其内部以溶液的状态存在。在低的 pH 介质下壳聚糖水凝胶容易被生物体吸收,且容易吸水膨胀,这些特点使壳聚糖水凝胶成为理想的药物缓释材料。温度敏感型水凝胶可用于药物在人体中的控释体系,可流动的溶胶体系经原位注射后,在人体温度 37 ℃下,能迅速转变为不流动的凝胶,水凝胶发生溶胀,结构由紧密变为疏松,药物即从凝胶内部释放出来。

Han 等将阿霉素和牛痘疫苗包埋在壳聚糖水凝胶中,同时对肿瘤进行化学疗法和免疫疗法。结果表明,牛痘疫苗和水凝胶中的阿霉素具有协同作用,可以有效抑制肿瘤的生长。吉秋霞等制备了壳聚糖/壳聚糖季铵盐/甘油磷酸共混水凝胶,用于氯己定的体外释放研究,结果表明该凝胶具有明显的缓释效果;用该凝胶对大鼠股部肌内进行原位注射后,发现该水凝胶具有良好的组织相容性和临床安全性;通过对犬牙周组织缺损病理模型的建立,证明该水凝胶可以作为生长因子的载体,促进牙周组织再生。

(四) 生物可降解性能

壳聚糖具有良好的生物可降解性和生物相容性,作为生物医用材料逐渐被应用于组织工程领域中的人工骨骼、人工皮肤、人工血管等,还被广泛地应用于肿瘤治疗、药物缓释、基因转导等领域。壳聚糖基温敏水凝胶虽然以壳聚糖为主要原料制备所得,但其体系中有些是对壳聚糖进行改性的衍生物、接枝共聚物,有些加入了交联剂或其他组分,其生物可降解性需要通过评价以判断是否满足医用生物材料的要求。

党奇峰等对壳聚糖磷酸甘油酯温敏水凝胶进行了较为系统的体外降解行为研究。在37 ℃下,生理 pH 范围内,水凝胶经胃蛋白酶降解 6 小时后,会产生还原糖,失重率在 5% 以下;胰蛋白酶对水凝胶的降解也会产生还原糖,失重率较高,最高达到 66.14%;溶菌酶对水凝胶的降解虽然不能产生还原糖,但是失重率比较高,最高达到 64.26%;纤维素酶在该条件下对水凝胶的降解产生极少量的还原糖,失重率低于 10%;脂肪酶对水凝胶的降解不产生还原糖,失重率最高达到 33.56%。水凝胶的胰蛋白酶解动力学和扫描电镜观察表明其酶解过程主要是主体溶蚀的过程。将壳聚糖磷酸甘油酯温敏水凝胶注射到小鼠体内,水凝胶会随着时间的延长在体内逐渐降解。注入 20 天时,就能明显地观察到凝胶边缘降解的痕迹;到45 天时,凝胶被降解成许多小块;60 天时,凝胶被完全降解。李晶晶等将 HBC 温敏水凝胶注射到小鼠肌内,手术后 63 天,未见水凝胶材料存留,材料降解完全,并见有新生血管的生成;与肌内植入相比,皮下注射的 HBC 温敏水凝胶在大鼠体内的降解稍快,表明植入部位的不同也是影响水凝胶在体内降解速率的原因;水凝胶材料在体内的降解率随着时间的延长逐渐增高,提示其在体内具有良好的可吸收性。

(五) 抑菌性能

壳聚糖是一种广谱抑菌剂,对几十种革兰阳性菌、革兰阴性菌和真菌的生长都有明显的抑制作用。与一般抑菌剂相比它具有抑菌活性高、抑菌范围广、灭菌率高等优点。针对壳聚糖医用材料的抑菌性研究多集中于壳聚糖及其壳聚糖衍生物,有关壳聚糖基温敏水凝胶抑菌性能的研究报道不多。

吉秋霞等对壳聚糖/壳聚糖季铵盐/甘油磷酸体系制备的温敏水凝胶抑菌性能进行了研究,发现该水凝胶对牙周常见致病菌-牙龈卟啉单胞菌(*Porphyromonas gingivalis*)、中间普氏菌(*Prevotella intermedia*)和伴放线放线杆菌(*Actinobacillus antinomycetemcomitans*)有较强的抑菌活性。奥硝唑(Ornidazole)对牙龈卟啉单胞菌、中间普氏菌和伴放线放线杆菌的 MIC 为 2~256 μg/mL,氯己定(Chlorhexidine)对牙龈卟啉单胞菌、中间普氏菌和伴放线放线杆菌的 MIC 为 4 μg/mL。奥硝唑对牙龈卟啉单胞菌的抑制作用较强,MIC 为 2 μg/mL。而氯己定对中间普氏菌和伴放线放线杆菌的抑制活性较奥硝唑高。当壳聚糖基温敏水凝胶与奥硝唑和氯己定两种抗生素联合后,无论是水凝胶基质还是抗生素的 MIC 值均可显著减小,抑菌活性明显增强。与抗生素联合后,两者可起到协同抑菌的效果。

（六）细胞培养支架性能

水凝胶独特的多孔连通的网络结构使其成为优良的细胞支架材料。水凝胶能够通过溶胀吸收大量水，这些水能够通过自由水或结合水的形式存在于凝胶内部，这种水环境能够对细胞或药物起到很好的保护作用；多孔结构相互连通，便于同凝胶外界进行物质交换，从而能够为细胞生长提供必需的营养物质和氧气。同时，能够及时将细胞代谢废物运出凝胶环境；水凝胶的多孔结构增加了材料的比表面积，能够为细胞提供更大的生长空间，并且有利于细胞的迁移，降低了细胞的接触抑制，使细胞能够达到更大的生长密度；水凝胶的三维立体结构与机体本身的细胞外基质相似，可以模拟体内环境，为细胞提供良好的附着基质。

可注射原位形成水凝胶作为组织工程的支架材料与预成形材料相比具有以下优势：能在植入前与各种药物混合，植入后根据缺损的形状任意填充，降低植入对机体组织的侵入性。Kast 等制备了壳聚糖-二硫基乙醇酸水凝胶(chitosan-dithioglycolic acid，CS-TGA)，将其作为组织工程支架材料，发现小鼠成纤维细胞(L929)包埋在 CS-TGA 凝胶中能维持其活性并生长。Cho 等制备的壳聚糖/聚(N-异丙基丙烯酰胺)温敏水凝胶，能在 32 ℃成胶，将间充质干细胞与溶胶混合，体内、体外分别成胶后培养，发现在培养的最初 3 个月，间充质干细胞能在体内分化为软骨细胞，并逐渐长成软骨组织块，温敏材料支架缓慢降解并被机体吸收。魏雅楠等实现了 HBC 温敏水凝胶对人脐静脉内皮细胞的三维立体培养，并利用该水凝胶可逆的溶胶-凝胶相转变特性，进行了细胞的无酶消化传代，避免了胰酶对细胞活性的破坏。Asuka 等参考了利用聚 N-异丙基丙烯酰胺在热敏感培养皿上培养细胞，通过温度改变其疏水性，使得组织可以在 37 ℃以上附着并且可以在 20 ℃以下分离的方法，使用旋涂法在两种不同浓度的 HBC 溶液的培养皿上进行薄层包衣，接种细胞，通过降低不经酶处理的悬浮盘的温度，细胞只需要 5～20 分钟即可分离。研究中使用的悬浮盘上的组织比在聚 N-异丙基丙烯酰胺接枝盘上分离得更快，这种新型的羟丁基壳聚糖组织脱附系统有在再生医学中应用的潜能。

第二节 · 壳聚糖基温度敏感型水凝胶的结构与性能

水凝胶是由无规交联网络及网络中的溶剂(水)所组成的一个多元体系。这种三维网络结构极其复杂，加之网络中包含水分，使得传统的表征物质结构及形态的手段难以实施。因此，水凝胶网络与水的相互作用方式，以及在 pH、温度、电场等刺激下产生的体积相变的原理，还难以通过仪器直接表征。

目前常见的用于水凝胶结构表征的方法有傅立叶变换红外光谱（Fourier transform infrared spectrum，FT–IR）、NMR、紫外可见吸收光谱（UV-visible absorption spectrum，UV–VIS）等。对水凝胶的内部形态结构及表面形貌表征则采用电子显微技术，包括透射电子显微术（transmission electron microscopy，TEM）、SEM 及原子力显微镜（atomic force microscopy，AFM）等。另外，多角度激光光散射法（multiangle laser light scattering，MALLS）也可以用来表征水凝胶的微观结构。热重分析（thermogravimetric analysis，TGA）用来表征水凝胶的分解温度及热稳定性。示差扫描量热法（differential scanning calorimetry，DSC）常用来表征水凝胶的结晶行为及分析计算水凝胶中水的状态和含量，根据 DSC 图谱上的吸热峰，可以研究水凝胶中存在的自由水、冻结的键合水及非冻结的键合水，并能了解三种状态的水的相互作用方式；力学拉伸实验可测试水凝胶的拉伸强度、断裂伸长率和储能模量等力学性能。动态流变学分析可以测试水凝胶的储能模量（G'）、耗能模量（G''）及复合黏度（η^*），确定水凝胶的相转变温度和时间以及溶胶-凝胶转变过程。

医用壳聚糖基温度敏感型水凝胶实验研究中，壳聚糖-磷酸甘油酯温度敏感型水凝胶和羟丁基壳聚糖温度敏感型水凝胶研究报道最多，也最具代表性。在结构与性能方面主要关注其成胶性能、凝胶结构、溶胀性能、生物相容性等。

一、壳聚糖-磷酸甘油酯温度敏感型水凝胶

用多羟基弱碱盐 GP 来中和 CS 溶液到中性时，CS–GP 溶液在室温下仍然保持在溶液状态，只有当温度达到体温 37 ℃时，才会形成不流动的凝胶状态。CS–GP 作为可原位注射的药物载体，可以维持高分子药物释放几个小时到几天。Kim 等报道了用 CS–β–GP 作为脑癌的治疗药物鞣花酸的载体，取得了显著效果。Su 等用 CS–GP 体系培养人类椎间盘髓核细胞达 6 周之久。Roughley 等证实 CSGP 体系可以作为一个合适的基质在椎间盘退化早期通过细胞增生的方法帮助恢复髓核的功能。Wang 等证实 CS–β–GP 可作为细胞载体和培养基质，在组织修复中具有作为原位注射材料的潜能。

（一）成胶性能

成胶性能常见的检测方法有试管倒置法和流变学分析法。

1. 试管倒置法

一般参考 Masanobu 等报道的方法，主要检测成胶温度和成胶时间，此法简单、直观、操作方便。材料体系在液体状态时被定义为溶胶状态，随温度的增加转变为不流动的固体状态时被定义为凝胶状态，此时的温度为该样品的成胶温度（T_{gel}）。吉秋霞等采用试管倒置法

分析了其制备的壳聚糖-壳聚糖季铵盐-磷酸甘油酯温度敏感型水凝胶(CS/HTCC-GP)成胶性能及影响因素,在温度低于25 ℃时保持液体流动状态(图6-1A),当温度高于25 ℃时则转变成凝胶状态(图6-1B)。

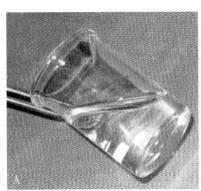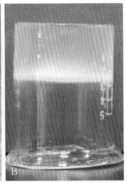

图 6-1　不同温度下 CS/HTCC-GP 的状态

A. 温度低于 25 ℃时,CS/HTCC-GP 水凝胶为溶胶状态;
B. 37 ℃时,CS/HTCC-GP 水凝胶为凝胶状态

以 CS 及 HTCC 配合 GP 制备原位可注射 CS 基温敏水凝胶,其溶胶-凝胶的转变时间可控。当 CS 与 HTCC 的重量比为 5∶1,GP 的终浓度为 8.33%,37 ℃时的溶胶-凝胶转变时间为 3 分钟。

2. 流变学分析法

流变学是关于物质流动和形变的科学。对水凝胶进行动态流变学分析可以同时得到储能模量(G')和耗能模量(G''),储能模量(G')体现了再循环变形压力下一种材料的承载能力,表明聚合物的弹性性质;耗能模量与周期形变中以热的形式消耗的能量有关,表明聚合物的黏度。当储能模量(G')和耗能模量(G'')急剧增加几个数量级时,即发生了溶胶-凝胶转变。党奇峰等利用流变学分析研究了壳聚糖-磷酸甘油酯温敏水凝胶的成胶性能。

(1) 成胶温度:所制备的 CS-α,β-GP 温敏水凝胶流变学性质的检测结果见图 6-2,线性黏弹区为 0.1%～100%,在这个区域内样品的模量不依赖于对样品施加的应变。因此,在测定 CS-α,β-GP 温敏水凝胶成胶过程中的模量和相位角(δ)随时间的变化时,固定振荡应变在 2%。CS-α,β-GP 温敏水凝胶的 G'、G''、δ 随时间的变化曲线见图 6-2B。通过流变学测定的该温敏水凝胶的 T_{gel} 是 24.8 ℃。δ 在温度低于 24.8 ℃时,值比较大,表明样品的黏性很强,当温度达到 24.8 ℃时,δ 迅速降低,样品弹性迅速增强。

(2) 成胶时间:所制备的 CS-α,β-GP 温敏水凝胶在 25 ℃的成胶时间为 90 秒,在 37 ℃下成胶时间为 30 秒。对该凝胶进行体内注射时有足够的时间在溶胶状态下进行注射

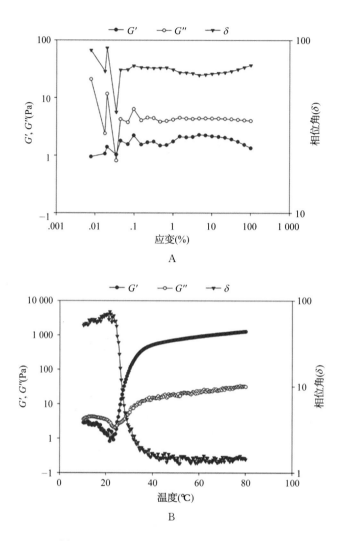

图 6-2　CS-α,β-GP温敏水凝胶的流变学性质

A：线性黏弹区；B：G′、G″和δ随温度的变化(G′：储能模量；G″：耗能模量)

且能及时形成原位凝胶,用该凝胶包埋细胞也可在室温下短时间内成胶。

（二）凝胶结构

CS-α,β-GP温敏水凝胶扫描电镜观察如图 6-3 所示,具有相互连通的网络结构,有利于水分和营养物质的运输,通过水分对流的方式,使得凝胶具有较快的溶胀和去溶胀速度。

（三）溶胀性能

CS-α,β-GP温敏水凝胶在 25 ℃和 37 ℃条件下分别在水中和 PBS 中的溶胀率见表

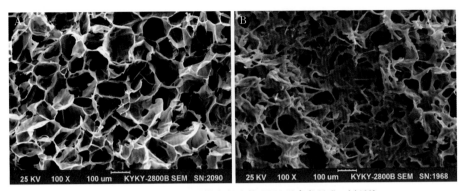

图 6-3 CS-α,β-GP 温敏水凝胶的 SEM 观察(MAG=×100)

A：切面；B：表面

6-1。从结果中可以看出，温度对溶胀率的影响不大；湿态凝胶的溶胀率要远大于干态凝胶的溶胀率；凝胶在水中的溶胀率大于凝胶在 PBS 中的溶胀率。

表 6-1 CS-α,β-GP 温敏水凝胶在 25 ℃和 37 ℃条件下分别在水中和 PBS 中的溶胀率

状态	25 ℃		37 ℃	
	H_2O	PBS	H_2O	PBS
干凝胶	5.33±0.25	4.96±0.15	5.42±0.37	5.21±0.29
湿凝胶	33.17±1.34	31.57±1.01	34.18±1.77	33.42±1.53

（四）生物相容性

1. 血液相容性

（1）红细胞溶血性：溶血实验主要检测血液中血红细胞膜被生物材料的损伤程度，该方法较为敏感、可靠、数字量化直观，是血液相容性的国家标准评定方法。CS、α,β-GP、CS-α,β-GP 溶胶和 CS-α,β-GP 凝胶在浓度为 1%的条件下的溶血率均低于 5%，符合生物医用材料的评定标准。

（2）蛋白质吸附性：体外蛋白质吸附体系中，蛋白质的吸附是一个动态过程。材料表面对蛋白质的吸附包括两个连续的过程。首先是蛋白质分子由于扩散效应向材料表面贴近，接着是蛋白质结合在材料表面的吸附位点，紧密结合，构象随之改变。先结合的蛋白质会对后续蛋白质的种类和吸附量造成影响。在生理条件下，CS-α,β-GP 温敏水凝胶材料溶胶和凝胶均产生迅速的吸附。在震荡孵育条件下，CS-α,β-GP 的溶胶和凝胶会对 BSA 产生一个波动性的吸附。BSA 的蛋白质吸附量随时间形成一个先增后减的趋势，最后达到吸附的平衡。通过震荡就可以使吸附在水凝胶表面的蛋白质解吸附，表明了被吸附的 BSA 与

CS-α,β-GP 水凝胶材料表面结合的可逆转性,从而说明了 CS-α,β-GP 水凝胶材料与蛋白质的结合是物理结合,而物理结合一般不会改变黏附的蛋白质的构象,说明 CS-α,β-GP 水凝胶材料无论在溶胶状态下还是在凝胶状态下都具有较好生物相容性。

2. 细胞毒性

具有化学毒性的物质对细胞的毒副作用可以通过检测细胞的损伤程度来判断,且其毒性一般来说对所有细胞都是一致的。MTT 检验法对 CS-α,β-GP 水凝胶的细胞毒性检测结果表明 CS-α,β-GP 水凝胶浸提母液对 MEF 细胞的相对增殖率都在 80% 以上,具有好的细胞相容性。与 CS-α,β-GP 水凝胶样品相比,α,β-GP 溶液对 MEF 细胞的相对增殖率在 75% 以下,说明 α,β-GP 具有一定的细胞毒性。当 CS 与 α,β-GP 反应生成 CS-α,β-GP 水凝胶后,细胞毒性减弱,细胞相容性好。CS-α,β-GP 水凝胶经 DMEM 浸泡 3 次,便可以完全去除 α,β-GP 对细胞增殖的抑制影响。

3. 组织相容性

无菌的 CS-α,β-GP 溶胶对小鼠的背部进行皮下注射后,在小鼠的背部形成两个突起的皮丘。实验组和对照组的小鼠饮食、活动正常,皮丘部位的颜色也与对照组小鼠的皮肤颜色没有可视差别,没有明显的炎症反应,实验组体重和外周血常规与对照组没有明显的差异,证明了该水凝胶具有良好的生物相容性。

水凝胶注射到小鼠体内后,会形成椭圆形的凝胶块(图 6-4),周围被组织包裹。注射 1 天时,水凝胶周围被一层薄薄的膜包裹着;注射 5 天时,可见水凝胶周围有大量的新生毛细血管;注射 10 天时,毛细血管生成减少,新生的毛细血管逐渐退化;注射 20 天时,可见凝胶块的周围基本上没有毛细血管围绕。

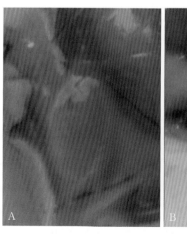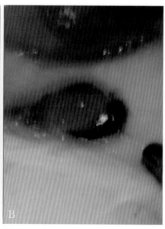

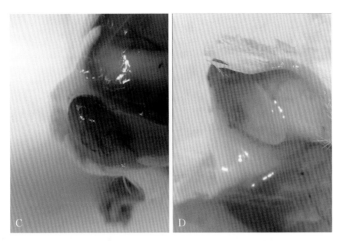

图 6-4　CS-α,β-GP 温敏水凝胶小鼠皮下注射后的解剖学观察

A. 注射 1 天时；B. 注射 5 天时；C. 注射 10 天时；D. 注射 20 天时

　　不同时间点的炎症反应组织切片观察显示,CS-α,β-GP 温敏水凝胶原位注射到小鼠体内后,会形成椭圆形的凝胶块,被小鼠皮下组织包围着(图 6-5)。植入凝胶周围可见中性粒细胞聚集,淋巴细胞较少,个别区域可见有吞噬异物的多核巨细胞,说明虽然肉眼观察不到小鼠组织的任何炎症反应,凝胶注射到小鼠体内后还是有炎症细胞出现的。第 5 天可见凝胶块周围的组织有毛细血管和肉芽组织生成;10 天时,肉芽组织和血管消退,中性粒细胞也逐渐减少(图 6-6);15 天时,炎症细胞尤其是淋巴细胞和巨噬细胞减少,由巨噬细胞吞噬凝胶而形成的巨细胞此时增多;20 天时,巨噬细胞浸润凝胶,凝胶边缘逐渐降解(图 6-7);45 天时可见凝胶已经被降解成很多小块,周围有巨细胞浸润;50 天时,只剩极少的凝胶小块没有降解(图 6-8);60 天时,凝胶会被完全降解。表明 CS-α,β-GP 温敏水凝胶与机体组织具有良好的相容性,并能在体内降解。

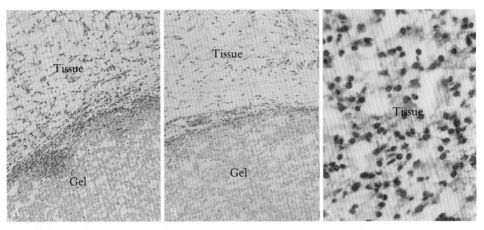

图 6-5　CS-α,β-GP 温敏水凝胶小鼠皮下注射 1 天后炎症反应组织学观察

A. MAG＝×100;B. MAG＝×100;C. MAG＝×400(Tissue：组织；Gel：水凝胶)

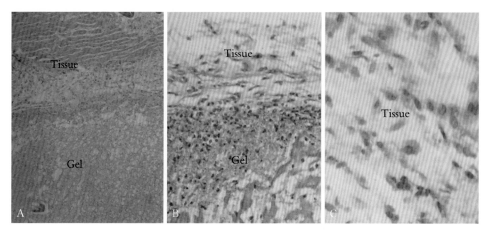

图 6-6　CS-α,β-GP 温敏水凝胶小鼠皮下注射 10 天后炎症反应组织学观察

A. MAG＝×100；B. MAG＝×100；C. MAG＝×400（Tissue：组织；Gel：水凝胶）

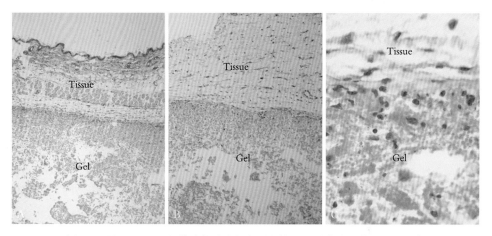

图 6-7　CS-α,β-GP 温敏水凝胶小鼠皮下注射 20 天后炎症反应组织学观察

A. MAG＝×100；B. MAG＝×100；C. MAG＝×400（Tissue：组织；Gel：水凝胶）

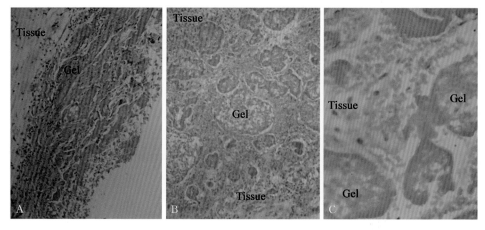

图 6-8　CS-α,β-GP 温敏水凝胶小鼠皮下注射 50 天后炎症反应组织学观察

A. MAG＝×100；B. MAG＝×100；C. MAG＝×400（Tissue：组织；Gel：水凝胶）

将 CS-α,β-GP 温敏水凝胶注射到小鼠皮下后,分别在 5 天和 20 天杀死小鼠,取出凝胶,冷冻干燥后喷金,进行 SEM 观察。凝胶注射后 5 天和 20 天的 SEM 图像如图 6-9 所示。凝胶注射到小鼠体内后,由于空间的原因,会使凝胶外层的孔变得扁平、细长,凝胶内部的孔的形状变化不大。第 5 天时凝胶的结构还很完整,但是到了第 20 天,注射部位的白细胞、纤维细胞已经浸润到凝胶的内部,且凝胶已经开始降解。

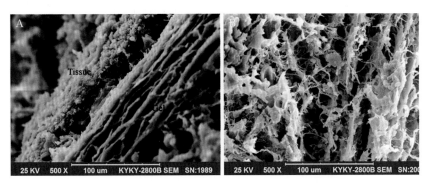

图 6-9 CS-α,β-GP 温敏水凝胶小鼠皮下注射后扫描电镜观察

A. 注射 5 天后;B. 注射 20 天后(Tissue:组织;Gel:水凝胶)

4. 急性全身毒性

注射最大给药量 CS-α,β-GP 后,24 小时内实验组的小鼠有轻微的活动减少状况;48 小时后观察所有的小鼠均未有异常的不良反应,其他未发现明显的中毒现象,按标准评估结果为轻微;在 72 小时观察期内,全部实验小鼠的体重都不同程度地平稳增加,可见 CS-α,β-GP 温敏水凝胶对小鼠并无明显的毒副作用。

壳聚糖基水凝胶所特有的温敏性质,及其所具有良好的生物相容性和亲水性,使得壳聚糖基水凝胶在生物医学领域有着广泛的应用。壳聚糖温敏水凝胶常被用来包载某些敏感的蛋白质类药物,或者口服不稳定、生物半衰期短、毒副作用较大的药物。在初期的药物释放过程中,封锁在水凝胶三维网络中的药物以扩散的方式释放,释放后期,结合在网状结构上的药物通过水凝胶的降解作用而被释放出来。壳聚糖基温敏水凝胶为三维多孔结构,具有无毒性、生物相容性、体内可降解性、成胶速度快等优点。可注射原位形成水凝胶作为组织工程的支架材料与预成形材料相比具有以下优势:能在植入前与各种药物混合,植入后根据缺损的形状任意填充,降低植入对机体组织的侵入性。

二、羟丁基壳聚糖温度敏感型水凝胶

通过对壳聚糖分子上的—OH 和—NH₂ 进行羟丁基化改性,制备得到羟丁基壳聚糖

（HBC）。一定浓度的 HBC 溶液在低温条件下为液体状态，当温度升高至室温或体温时，可自发地由流动液态变为有一定机械性能的固态。因其特殊的温敏性能，羟丁基壳聚糖作为一种新型的生物材料具有非常广泛的应用前景。

（一）成胶性能

1. 试管倒置法

HBC 水凝胶在 4 ℃下为澄清透明液体，从冰箱取出后由于温度的升高转变成半透明的凝胶（图 6-10）。HBC 水凝胶溶胶态具有流动性，流动性随着质量分数的提高而减弱，半透明，无特殊气味。成胶后质地均匀，成形性好，有一定的强度，无黏手感，有光泽，随着质量分数的提高从浅白色至乳白色不等（图 6-11），无气味。HBC 水凝胶有一定的强度，可用镊子夹起。

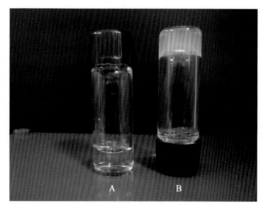

图 6-10　HBC 成胶前后的形态
A. 4 ℃；B. 37 ℃

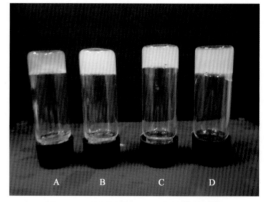

图 6-11　不同浓度 HBC 成胶后的形态
A. 2.5 wt％；B. 5 wt％；C. 7.5 wt％；D. 10 wt％

HBC 水溶液体系在冰浴中为澄清透明的溶液，升高温度则变浑浊，发生凝胶化。随着温度的升高水溶液中先产生肉眼可见的纤维状结构，然后纤维结构逐渐增多并相互缠结，直至体系成为不透明的凝胶。重复加热-冷却过程，体系可在溶胶-凝胶-溶胶之间多次转换。

2. 流变学分析

（1）HBC 浓度对成胶时间的影响：测定时间为 0～600 秒，振荡频率 1 rad/s，温度 25 ℃条件下研究 HBC 溶液的成胶时间。HBC 浓度对成胶温度的影响见图 6-12，2.5 wt％的 HBC 溶液在 90 秒内成胶；5 wt％的 HBC 溶液成胶速度更快，在 60 秒内已完成溶胶向凝胶的转变过程。随着 HBC 浓度的升高，凝胶时间变短，产生这种现象是因为凝胶化是由聚合

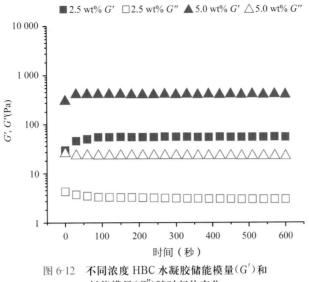

图 6-12 不同浓度 HBC 水凝胶储能模量(G')和
耗能模量(G'')随时间的变化

物大分子链互相缠结形成三维网络,因此聚合物浓度越大、分子链越密集,越容易发生缠结而凝胶。

　　(2)温度对成胶时间的影响:2.5 wt％的 HBC 溶液在 25 ℃时,成胶时间在 90 秒内,37 ℃时则在 60 秒内成胶(图 6-13);5 wt％ HBC 溶液成胶所用时间更短,在 25 ℃时成胶时间在 60 秒内,37 ℃时则在 30 秒内已基本成胶(图 6-14)。不同浓度的 HBC 溶液的凝胶时间都随着温度升高明显缩短。产生这种现象的原因与 HBC 体系的凝胶机制有关,体系在升高

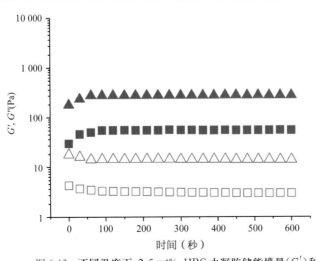

图 6-13 不同温度下,2.5 wt% HBC 水凝胶储能模量(G')和
耗能模量(G'')随时间的变化

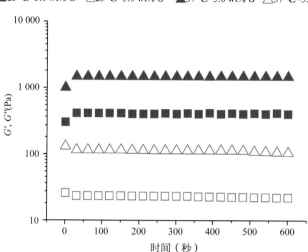

图 6-14　不同温度下,5 wt% HBC 水凝胶储能模量(G')和
耗能模量(G'')随时间的变化

温度时,水分子活动性增强,使得水分子从 HBC 分子间撤出,而 HBC 分子的疏水作用相对增强,活动能力增强,使得 HBC 分子链互相缠结,形成三维网络结构的凝胶。因此温度是体系凝胶化的推动力,温度越高凝胶越快,这也是体系具有温敏性的原因。

（3）羟丁基壳聚糖浓度对成胶温度的影响：图 6-15 和表 6-2 是不同浓度 HBC 溶液的储

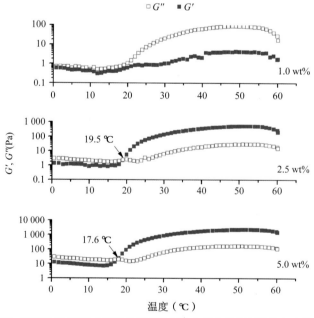

图 6-15　不同浓度 HBC 水凝胶储能模量(G')和耗能模量(G'')随温度的变化

T_{gel} 为储能模量(G')和耗能模量(G'')迅速上升时交叉点对应的温度

表 6-2　HBC 浓度与储能模量的关系

质量分数	$G'_{最低}$ (Pa)	$T_{最低}$ (℃)	$G'_{最高}$ (Pa)	$T_{最高}$ (℃)	G'_{60} (Pa)
1.0 wt%	0.307	12	86.3	50	1.71
2.5 wt%	0.806	13	516	51	1.97
5 wt%	6.95	14	2 240	52	1 440

注：G'：储能模量；T：温度。

能模量、耗能模量与温度的关系。实验发现 HBC 浓度是影响水凝胶成胶温度的因素之一，HBC 浓度对凝胶化过程产生重要影响。

HBC 浓度在 1.0 wt% 时不能成胶，2.5 wt% 成胶温度为 19.5 ℃，5 wt% 成胶温度为 17.6 ℃，由此可见，HBC 在一定浓度范围内才能成胶，且成胶温度随着质量分数的提高而降低。这是因为随着 HBC 浓度的增大，体系内 HBC 分子内和分子间的氢键作用增强，体系的静电相互作用增强，从而导致体系的凝胶化温度降低，这说明氢键作用是导致 HBC 水溶液体系具有温敏性能的主要作用力。

HBC 浓度的增加能够显著提高水凝胶体系的储能模量，这是因为随着 HBC 含量越高，在升温过程中分子缠绕的越剧烈，网络结构的强度也就越大。

HBC 水凝胶表现出固体网状材料的典型弹性行为，储能模量远大于耗能模量。动态储能模量是耗能模量的数倍，证明所形成的凝胶具有较好的机械性能，在较小的外力作用下可以保持稳定。动态流变学性质结果表明，在加热过程中 HBC 的凝胶化过程可归结为三个阶段。

第一阶段：0～15 ℃储能模量和耗能模量都随着温度的升高而缓慢降低，并且在该时期储能模量小于耗能模量。此阶段叫做凝胶的诱导期。HBC 水凝胶形成过程中诱导期的形成主要原因是 HBC 分子链的舒展引起的分子流动性的增强。

第二阶段：15～20 ℃时储能模量和耗能模量都随着温度的升高而迅速增加，储能模量的增长幅度较大，远远超过耗能模量的增长。表明水凝胶逐渐由黏性状态向弹性状态变化。在某一时刻，储能模量和耗能模量相等，出现储能模量和耗能模量的交点，此交联点对应的温度即为准确的溶胶-凝胶转变点。这一段时间储能模量的增加是由于 HBC 分子间相互缠绕形成凝胶网络的形成。

第三阶段：在经过模量的快速增长阶段后，储能模量和耗能模量的增幅变缓并最终达到各自的平衡值。凝胶网络完全形成。

由图 6-15 可见，不同浓度的 HBC 溶液在 50～60 ℃都出现了储能模量和耗能模量的减少，这是一种超常行为。室温下我们验证了这一过程，发现 HBC 在低于 50 ℃时都可成胶，并且胶块有良好的机械性能。但是当温度高于 50 ℃，并不能成胶，且溶解在水中的壳聚糖随着时间的延长而呈絮状析出。这可能是由于随着体系温度的升高，HBC 分子链遭到破坏而致。

（4）pH 对成胶温度的影响：5 wt% HBC 溶液在不同 pH 溶剂中的流变学行为，呈现了一种特异的 pH-成胶温度的关系。5 wt% HBC 以蒸馏水为溶剂时的成胶温度为 16.5 ℃，pH 7.4 的 PBS 缓冲液中为 15.5 ℃，pH 4.0 的 HCl 溶液中为 17.5 ℃，pH 10.0 的 NaOH 溶液中则不成胶。HBC 的成胶温度受到溶剂 pH 的影响，酸性溶剂对其成胶温度的影响不大，碱性溶剂使其不能成胶。由此得出结论，HBC 是 pH 敏感型水凝胶，在不同的 pH 下表现出不同的溶胶-凝胶行为。

HBC 在酸性和中性环境可成胶，中性环境的成胶温度低于酸性环境，这可能是因为在酸性环境下，HBC 会发生降解，分子间的缠结程度变小；碱性环境下，不成胶，HBC 成絮状析出，则可能是由于 HBC 分子中部分羟基质子离去，以钠盐的形式存在，分子内和分子间不能形成氢键而失去了交联的动力；与蒸馏水溶剂相比，pH 7.4 的 PBS 缓冲液为溶剂的 HBC 溶液的成胶温度降低，这可能是由于缓冲液中离子的刺激所致。

HBC 水凝胶的储能模量与体系 pH 的关系见表 6-3，HBC 水凝胶的储能模量随着体系 pH 的升高而增大，证明 HBC 溶剂的 pH 也是影响成胶的因素之一，HBC 水凝胶具有 pH 敏感性。

表 6-3　溶剂 pH 与 HBC 水凝胶储能模量的关系

质量分数	$G'_{最低}$ (Pa)	$T_{最低}$ (℃)	$G'_{最高}$ (Pa)	$T_{最高}$ (℃)	G'_{60} (Pa)
pH=4.0	19.1	12	3 280	60	3 280
pH=7.4	14.4	11	3 630	60	3 630
pH=10.0	648	18	4 220	60	4 220

注：G'：储能模量；T：温度。

（5）离子种类对流变行为的影响：随着各种离子的加入，HBC 溶液表现出储能模量的增加，在溶液状态时已经是固体性质（表 6-4）。加入的几种阳离子对 HBC 水凝胶的储能模量增加的能力从大到小依次为 $Na^+ > K^+ > Ca^{2+} > Mg^{2+}$。HBC 分子主链带有大量的侧链羟基，羟基在水溶液中电离形成阴离子，阴离子之间的电荷排斥作用使分子链趋于舒展，黏度相对较大，加入的各种盐都属于强电解质，在水溶液中会电离出许多阳离子，阳离子有促凝胶化作用，屏蔽 HBC 分子上的羟基，由于屏蔽效应，HBC 侧链羟基之间的斥力减小，使分子链趋于收缩，凝胶网络难以形成，储能模量增加。储能模量的增加程度不同则由于 HBC 分子中的游侧链羟基对不同价态阳离子的结合能力不同。

表 6-4　溶剂中离子种类与 HBC 水凝胶储能模量的关系

质量分数	$G'_{最低}$ (Pa)	$T_{最低}$ (℃)	$G'_{最高}$ (Pa)	$T_{最高}$ (℃)	G'_{60} (Pa)
Mg^{2+}	146	1.83	5 990	60	5 990
Ca^{2+}	59	2.91	8 080	60	8 080
K^+	49	2.88	15 400	60	15 400
Na^+	45.5	1.82	20 000	58.9	18 500

注：G'：储能模量；T：温度。

（6）热可逆转化特性：流变学测量有助于了解在受到外力作用下凝胶性能的变化,体系中储能模量（G'）和耗能模量（G''）可反映凝胶回复到原来形状的能力。图 6-16 是温度从 0 升高至 40 ℃过程中 5 wt% HBC 体系储能模量与耗能模量随温度变化的曲线。升温过程是体系快速有序化的过程,由图可见,随着体系温度的升高,体系的储能模量也逐步增大,HBC 形成的凝胶网络结构随着温度的升高不断增强。这主要是因为在升温过程中 HBC 分子间氢键结合更紧密,使得相互缠绕形成的凝胶网络结构逐步形成。

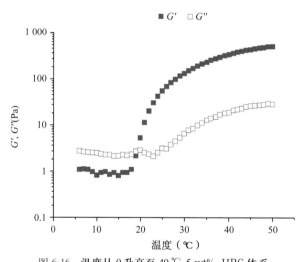

图 6-16　温度从 0 升高至 40 ℃ 5 wt% HBC 体系
G' 与 G'' 随温度变化的过程

T_{gel} 为储能模量（G'）和耗能模量（G''）迅速上升时交叉点对应的温度

降温过程是体系重新快速有序化的过程,由图 6-17 可见,随着体系温度的降低,体系的储能模量也逐步下降,HBC 形成的凝胶网络结构随着温度的降低而不断减弱。在降温过程中 HBC 分子间氢键分散开,使得相互缠绕形成的凝胶网络结构逐步瓦解,体系恢复到溶液状态。

热可逆凝胶属于温敏型凝胶,当体系的温度发生变化时,可以发生溶胶-凝胶-溶胶相转

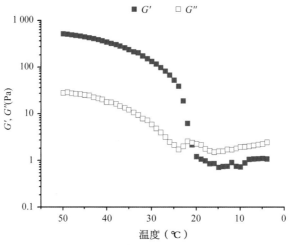

图 6-17　温度从 40 ℃降至 0 5 wt% HBC 体系
G' 和 G'' 随温度变化的过程

T_{gel} 为储能模量(G')和耗能模量(G'')迅速上升时交叉点对应的温度

变。热可逆凝胶可以通过配位反应或物理交联(氢键、结晶、分子链的缠绕等)而形成,在凝胶中聚合物分子链形成三维网络结构。从升温到降温过程中,HBC 溶胶-凝胶、凝胶-溶胶转化曲线,可以看出 HBC 水凝胶体系也属于热可逆凝胶。

(二)凝胶结构

对于同一水凝胶样品,冷冻干燥前处理方式上的不同会引起微观结构发生很大变化。当 HBC 水溶液未成胶而直接冷冻干燥后,其微观呈片层多孔状结构(图 6-18A);当 HBC 水溶液成胶后缓慢降温并冷冻干燥后,微观呈大孔蜂窝状结构,孔径范围在 80～110 μm(图 6-18B);当 HBC 水溶液成胶后迅速置于液氮中冷却并冷冻干燥后,微观呈现小孔蜂窝状结构,孔径范围在 20～50 μm(图 6-18C)。凝胶化过程使水凝胶内部形成了规则的网状结构,不同取代度的样品之间微观结构没有明显的差异,同一样品横截面和纵截面的微观结构也没有明显差异。

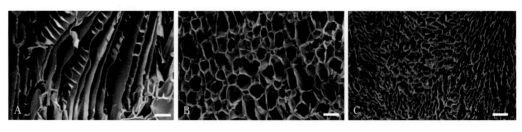

图 6-18　HBC 水凝胶不同冷冻干燥方式处理后的微观结构

A. 未成胶冷冻干燥;B. 成胶后缓慢降温后冷冻干燥;C. 成胶后迅速置于液氮后冷冻干燥

采用液氮淬冷后冷冻干燥的方法，可以使水凝胶中的孔洞得到较好的保持。图 6-19 为不同浓度 HBC 水凝胶冷冻干燥后的扫描电镜图，所有的水凝胶内部为多孔网络状结构，孔壁光滑致密。水凝胶的孔径随着 HBC 含量的增大而缩小。当 HBC 浓度较低时，样品的网络结构较为松散，孔洞大而且不均匀。随着 HBC 浓度的提高，样品形成了致密、均匀、有序的凝胶网络结构，孔洞大小、性状和分布都比较均匀。HBC 水凝胶良好的多孔及通透性能够为细胞提供稳定的生长环境，有利于营养物质、信号分子及代谢物质的传递，可作为细胞黏附和分化的载体而应用于组织工程中。

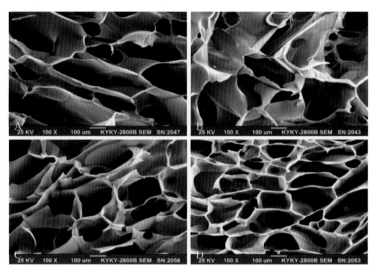

图 6-19　不同浓度 HBC 水凝胶扫描电镜观察

A. 2.5 wt%；B. 5.0 wt%；C. 7.5 wt%；D. 10 wt%

（三）溶胀性能

HBC 水凝胶在水中的溶胀动力学曲线如图 6-20 所示，在试验的初始阶段，HBC 水凝胶迅速吸水溶胀，而后趋于平缓，60 分钟时溶胀达到平衡。5 wt% HBC 在 37 ℃时快速溶胀，60 分钟内就达到了最大溶胀平衡，属于快速溶胀型水凝胶。HBC 水凝胶干胶放入水中后，分子链上的羟丁基基团和未取代的游离氨基具有亲水性，水分子的进入使凝胶内部的网络变得疏松，凝胶体积膨大发生溶胀，这个过程比较迅速（60 分钟内）。凝胶吸水到一定程度后，水分子向凝胶内部扩散的速度变慢，凝胶溶胀变慢，直至整个凝胶达到最大溶胀度，溶胀达到平衡。

（四）载药释药性能

可注射水凝胶已被广泛应用于局部靶向位点药物输送。HBC 溶液在注射前为溶液状

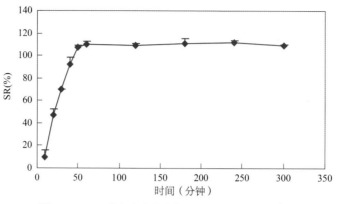

图 6-20   HBC 水凝胶在水中的溶胀动力学曲线（37 ℃）

SR：溶胀率

态，注射到体内后，最初具流动性，利于其全面覆盖靶向位点，随后在体温条件下，可迅速转变为富有弹性的、维持一定形态的水凝胶，此过程不需要添加任何交联剂，体内毒性小，安全性高。此外，HBC 水凝胶具有良好的生物相容性及生物可降解性，体内作为药物输送载体安全性高，且一定时间后，可逐渐地降解为无毒性的小块直至被完全降解吸收。以 HBC 水凝胶为骨架材料，以 BSA 为模型药物，制备 BSA 的 HBC 水凝胶控释体系，并对 BSA 的释放行为进行了研究。实验结果显示 HBC 水凝胶对 BSA 的释放速度和释放量受到 HBC 浓度、释药环境温度以及释药环境 pH 的影响。HBC 水凝胶在 37 ℃，pH 7.4 缓冲液中，药物的释药量与凝胶中 HBC 浓度有关，HBC 浓度越大，释放率越小；HBC 水凝胶具有温度敏感性，其对 BSA 的释放行为也具有温敏性，HBC 浓度为 5 wt%，pH 7.4 缓冲液中，BSA 在 37 ℃条件下的释放比 25 ℃快；HBC 水凝胶具有 pH 敏感性，37 ℃条件，HBC 浓度为 5 wt%，HBC 在 pH 6.0 的释放缓冲液中发生溶蚀。释放缓冲液 pH 7.4 比 pH 8.0 时，药物释放速度快；HBC 水凝胶对 BSA 的释放具有"突释"作用，在最初的 4 小时，累计释放量可达 56.2%。

（五）生物相容性

1. 血液相容性

根据国家标准，溶血率小于 5% 表明生物材料不引起急性溶血，可安全使用。有文献报道，壳聚糖为聚阳离子电解质，作为医用载体，易与带负电荷的红细胞、血小板等结合形成血栓或造成细胞破裂。壳聚糖分子上接枝血液相容性高分子、引入亲水基团或负电基团、改性等均能提高壳聚糖的血液相容性。为了比较壳聚糖和 HBC 的血液相容性，对壳聚糖原料和 HBC 进行了有关血液相容性的测试实验，以评价壳聚糖化学改性后分子组成和结构变化对其血液相容性的影响。

（1）壳聚糖和羟丁基壳聚糖混合溶液的溶血性：1 mg/mL 壳聚糖的溶血率极高（15.33％），溶血现象明显（表 6-5）。随着体系 HBC 含量的增加，溶血率逐渐降低。m(CS)：m(HBC)≤1：1，浓度为 1 mg/mL 时，在 1 小时观察时间内无溶血和凝聚发生，溶血率＜5％，满足生物材料对血液相容性的要求。

表 6-5　壳聚糖、羟丁基壳聚糖及其共混溶液的溶血率

m(CS)：m(HBC)	1：0	4：1	1：1	1：4	0：1
HR %	15.33％	8.25％	4.21％	3.64％	2.62％

注：m：质量；HR：溶血率。

CS 的溶血率较高是因为溶于酸性介质中时，其分子链上带有大量的正电基团（—NH$_3^+$），而正常人体血液中的红细胞、白细胞及血小板等均带负电荷，当这样的携带正电的大分子与带负电荷的血细胞接触时，高分子链与细胞膜间的静电作用会使双方扭曲变形直至细胞膜破裂而溶血。

HBC 能够降低 CS 的溶血率，则是因为与 CS 相比，HBC 具有更好的水溶性，新制得的 HBC 易溶于水，材料表面亲水性的提高，有利于降低表面的自由能。材料表面的亲水性及自由能对血液成分的吸附、变性等有着密切关系，自由能降低。另外 HBC 在中性环境中即可溶，这避免了氨基的质子化作用，使得分子链上正电荷数量急剧减少，同时也降低或避免了高分子链与细胞膜之间的静电作用，避免了溶血现象的发生。

（2）不同溶剂对羟丁基壳聚糖溶血性的影响：为了证明 HBC 是否具有改善壳聚糖溶血性能的作用，采用 2％乙酸溶液为溶剂，这是因为 CS 只能溶于酸或酸性溶剂中。HBC 也采用 2％乙酸为溶剂，则是为了去除溶剂对实验结果的影响。比较不同溶剂对 HBC 溶血率的影响，HBC 浓度为 1 mg/mL。结果如表 6-6。由表可知，不同溶剂对 HBC 溶血率是有影响的，0.9％生理盐水为溶剂组比 2％乙酸溶剂组溶血率低。

表 6-6　不同溶剂对 HBC 溶血率的影响

项目	溶剂	
	2％乙酸	0.9％生理盐水
溶血率	2.67％	2.24％

2. 细胞相容性

采用细胞增殖度法检测 HBC 水凝胶浸提液对 MEF 生长的影响，以此评价材料的细胞相容性。结果如表 6-7 所示，可见不同稀释倍数的 HBC 水凝胶浸提液刺激 MEF 不同时间

(24 小时、48 小时、72 小时)都没有表现出细胞毒作用,毒性评级为 I 级。不同稀释倍数的浸提液对 MEF 细胞的生长是有影响的,表现为较高浓度的浸提液培养细胞后,细胞的相对增殖率的降低,但这种情况还不构成对 MEF 的毒性作用。

表 6-7 不同浓度的 HBC 水凝胶浸提液毒性

项目	24 小时			48 小时			72 小时		
	OD 值 ($\overline{X}\pm SD$)	RGR (%)	毒级	OD 值 ($\overline{X}\pm SD$)	RGR (%)	毒级	OD 值 ($\overline{X}\pm SD$)	RGR (%)	毒级
nc	0.335 ± 0.013			0.421 ± 0.002			0.596 ± 0.015		
pc	0.113 ± 0.003	34	III	0.087 ± 0.014	21	IV	0.048 ± 0.024	8	IV
C_0	0.301 ± 0.031	90	I	0.369 ± 0.019	88	I	0.457 ± 0.024	77	I
C_1	0.307 ± 0.025	92	I	0.92 ± 0.025	93	I	0.493 ± 0.011	83	I
C_5	0.312 ± 0.011	93	I	0.411 ± 0.032	97	I	0.566 ± 0.005	95	I
C_{10}	0.325 ± 0.002	97	I	0.423 ± 0.017	100	I	0.59 ± 0.038	97	I
C_{50}	0.332 ± 0.028	99	I	0.414 ± 0.009	98	I	0.592 ± 0.013	99	I

注:OD:吸光度;RGR:相对增殖率;C:浓度。

阳性对照组与阴性对照组有统计学差异($P<0.01$)。各实验组细胞的相对生长速率(relative growth rate,RGR)均在 75% 以上,毒性等级为 I 级,而且与阳性对照组有统计学差异($P<0.01$),与阴性对照组没有统计学差异($P>0.05$),表明 HBC 水凝胶浸提液没有明显细胞毒性,具有良好的细胞相容性,符合生物材料的安全评价标准,HBC 具有体内应用的潜能。细胞毒性反应不是 0 级,除了与 HBC 本身的结构有关外,还与改性过程中用到的原料的性质有密切关系。HBC 是 CS 与 1,2-环氧丁烷醚化改性的反应产物,实验中用到的醚化剂环氧丁烷是毒性物质,加热解聚时产生的开环产物也可能存在潜在的毒性。

3. 组织相容性

将 HBC 水凝胶植入大鼠背部肌内及皮下注射,术后在规定时间内分组处死动物取材,苏木精-伊红染色,光学显微镜下观察炎症反应、水凝胶降解及组织学变化,以此来评价 HBC 水凝胶的组织相容性。

(1) 肌内植入实验

1) 伤口愈合情况:术后实验组大鼠全部存活,动物对植入的 HBC 水凝胶无明显排异反应,食欲、日常活动正常。在 72 天的观察期内未发现胸腺和脾脏的异常反应。术后 3 天,手术区组织局部充血,有红肿,无化脓感染;14 天时,手术区仅有轻微的红肿,可见手术部位有轻微凸起;35 天时红肿消失,手术缝合线大部分降解,伤口愈合良好;56 天时手术缝合线降解完全,伤口完全愈合(图 6-21)。

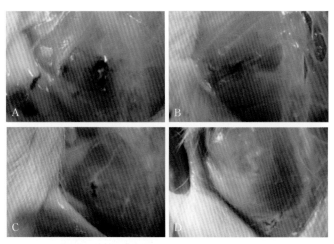

图 6-21　HBC 肌内植入后不同时期伤口愈合情况

A. 3 天后;B. 14 天后;C. 35 天后;D. 56 天后

2) 降解情况:手术后 3 天,水凝胶植入部位的肌肉组织有轻微的炎症反应(图 6-22),是手术刺激的结果,水凝胶为独立的一整块胶体,与周围组织连接不紧密,水凝胶表面没有包膜包被;手术后 28 天,手术刺激引起的炎症反应已完全消失,水凝胶周围有包膜包被,水凝胶与周围肌肉组织界限清晰;手术后 35 天,包绕水凝胶的纤维包膜消失;手术后 63 天,水凝胶

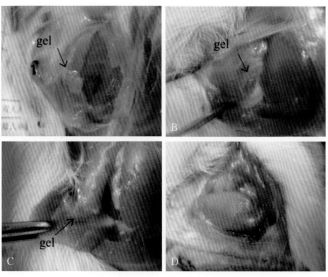

图 6-22　HBC 肌内植入后不同时期水凝胶形态观察

A. 3 天后;B. 28 天后;C. 35 天后;D. 63 天后

已降解完全。

3）组织学观察：手术后 3 天，HBC 水凝胶与周围组织界限十分清晰，水凝胶形状完整，无包膜的形成，显微镜下可见水凝胶周围被少量炎症细胞包围（图 6-23）；手术后 14 天，整体形态上，水凝胶还比较完整，边缘较多的炎症细胞浸润，水凝胶从边缘开始有轻微降解，水凝胶组织之间有成纤维细胞存在，但由于数量较少还不足以形成包膜；手术后 21 天，水凝胶的完整性遭到破坏，碎裂为若干凝胶块，凝胶块之间有炎症细胞浸润，水凝胶和组织之间生成 2～3 层纤维细胞包绕形成疏松纤维包膜，包膜主要由成纤维细胞和新生纤维微组织组成，邻近肌肉组织轻度肿胀，表明组织处于慢性炎症反应期；手术后 28 天，凝胶进一步降解，水凝胶出现大的裂隙，纤维包膜变薄；手术后 35 天，水凝胶碎裂为更小块的凝胶块，空隙间有大量炎症细胞的存在，纤维包膜消失；手术后 42 天，水凝胶已大部分降解，周围肌肉组织结构正常；手术后 56 天，偶见极少量壳聚糖材料存留，周围可见炎性细胞浸润及新生毛细血管形成，提

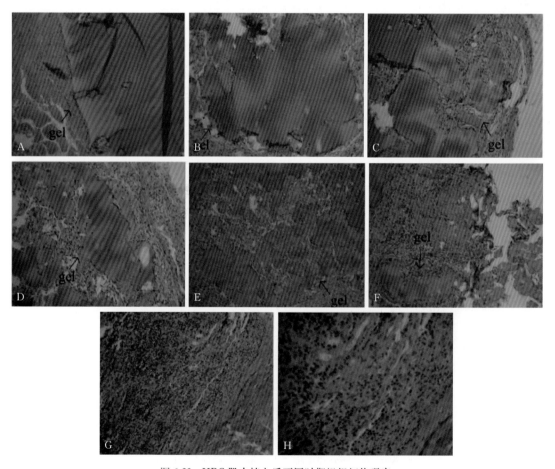

图 6-23　HBC 肌内植入后不同时期组织切片观察

A. 3 天后（20×）；B. 14 天后（20×）；C. 21 天后（20×）；D. 28 天后（20×）；E. 35 天后（20×）；
F. 42 天后（20×）；G. 56 天后（20×）；H. 56 天后（40×）

示有血液供应,伴有血管的生成,原植入部位尚见散在的慢性炎症细胞浸润;手术后 63 天,未见水凝胶材料存留,材料降解完全,并见有新生血管的生成。

虽然 HBC 引起的炎性反应程度较重,但是还是属于异物引起的局限性炎症,无明显的全身不良反应,并且随着时间的延长,这一反应逐渐减轻至消失,提示 HBC 水凝胶没有毒性,具有良好的组织相容性。

(2)皮下注射实验

1)伤口愈合情况:大鼠皮下组织注射水凝胶,注射后 1 天、3 天、5 天观察植入点皮肤无出血、红肿和样品排除等异常现象发生。

2)降解情况:皮下注射后 3 天时,水凝胶与周围组织发生非特异性的炎症反应(图 6-24);随着时间的延长,这种炎症作用呈现出逐步减轻的趋势,28 天时仅有轻微的炎症现象存在。35 天时,炎症作用基本消失。皮下注射引起的炎症反应比肌内埋植的明显,这可能是因为皮下组织中体液较多,HBC 水凝胶降解较快,而周围组织清除降解物的能力较低,引起局部渗透压过高,形成局部积液。

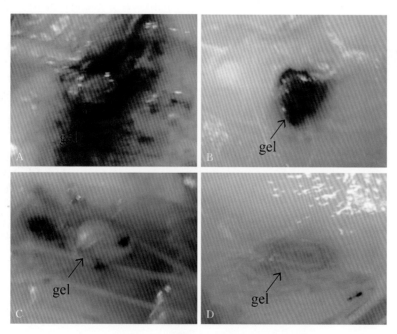

图 6-24 HBC 皮下注射后不同时期水凝胶形态观察

A. 3 天后;B. 14 天后;C. 28 天后;D. 35 天后(gel:水凝胶)

3)组织学观察:皮下植入组水凝胶在大鼠体内的降解情况与肌内植入组情况基本一致。皮下植入后不同时期组织学观察见图 6-25,手术后 3 天,HBC 水凝胶与周围组织界限十分清晰,水凝胶与周围组织交界处可见炎症细胞的存在,以淋巴细胞为主,无组织坏死和变性现象发生；手术后 21 天，水凝胶已逐步开始降解，原有的完整胶块碎裂为若干小块，有大量的炎症细胞浸润，进入急性炎症反应期；手术后 42 天，大部分的水凝胶已降解，水凝胶与肌肉组织界面无包膜，炎症细胞明显变少，炎症反应逐步消失；手术后 49 天，水凝胶已基本降解，原植入部位尚见散的慢性炎症细胞浸润；手术后 56 天，水凝胶降解完全，有新生血管的生成。观察期内，HBC 水凝胶可以与周围的组织很好的融合，虽然在植入初期会有炎症反应存在，但这种反应会随着水凝胶的降解而逐步消失，且周围组织结构正常，没有因为水凝胶的植入而遭到破坏，这些都证明了 HBC 水凝胶具有良好的组织相容性。与肌内植入相比，皮下注射的 HBC 水凝胶在大鼠体内的降解稍快。这说明，植入部位的不同也是影响 HBC 在体内降解速率的原因。HBC 在体内随着时间的延长降解率逐渐增高，这提示其在体内具有良好的可吸收性。

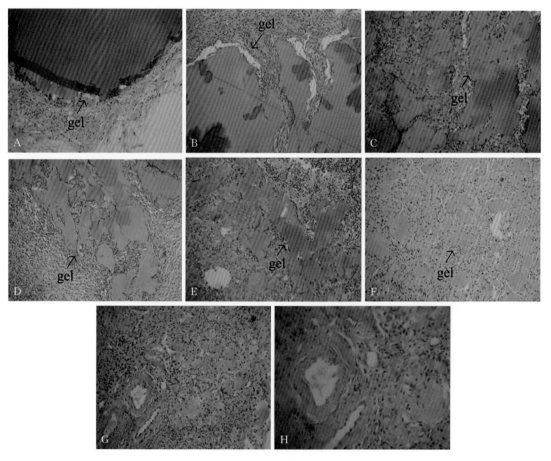

图 6-25　HBC 皮下植入后不同时期组织切片观察

A. 3 天后 (20×)；B. 14 天后 (20×)；C. 21 天后 (20×)；D. 28 天后 (20×)；
E. 35 天后 (20×)；F. 42 天后 (20×)；G. 49 天后 (20×)；H. 49 天后 (40×)

4. 急性全身毒性

不同稀释倍数的 HBC 水凝胶浸提液,0.5 mL/10 g 灌胃给药,分别于 24 小时、48 小时、72 小时检测小鼠体重变化,在灌胃后规定的 72 小时内,观察小鼠有无不良反应,按标准评定。72 小时内观察期内没有发现 1 例小鼠死亡,各实验组动物未见中毒症状或不良反应,体重均不同程度地平稳增加(图 6-26)。处死小鼠解剖进行病理检查心、肝、脾、肺、肾,未见异常。实验组体重变化与对照组经 T 检验比较,无显著差异($P>0.05$),表明各组不同稀释倍数的 HBC 水凝胶浸提液对小鼠无急性毒性作用。

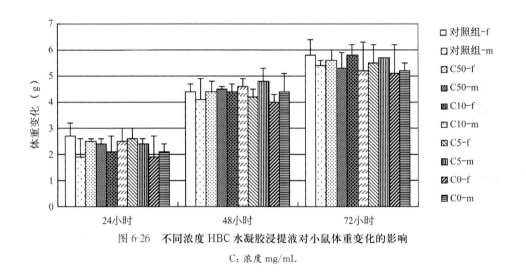

图 6-26 不同浓度 HBC 水凝胶浸提液对小鼠体重变化的影响

C：浓度 mg/mL

第三节 · 羟丁基壳聚糖温度敏感型水凝胶产品生产

由于具有独特的温敏性和良好的生物学活性,近年来新型壳聚糖衍生物——羟丁基壳聚糖日益受到关注。目前对于羟丁基壳聚糖水凝胶的研究主要集中在皮肤组织修复、干细胞培养、术后防粘连、药物缓释、血管栓塞等方面。

一、羟丁基壳聚糖温度敏感型水凝胶成胶机制

HBC 是通过在 CS 分子链上引入羟丁基的一种衍生物。改性后的产物易溶于水,其水溶液不经交联剂的交联作用即可成胶。HBC 水凝胶是一种温度触发型超分子自组装型水凝

胶。当温度升高后,HBC 分子间的疏水作用力驱动着分子之间相互靠近而逐渐形成网络状水凝胶结构。HBC 水凝胶透明,可任意塑形,有一定强度,对温度及 pH 具有敏感性,并且温度敏感具有可逆性,升高温度由溶胶转变为凝胶,降低温度又可由凝胶转变为溶胶,一定温度范围内,多次反复对其成胶性能无明显影响。

(一)壳聚糖羟丁基化的反应机制

纯化后的壳聚糖原料经过碱化处理,使得壳聚糖分子链中 C_6 上的羟基基团—OH 形成—ONa,另有氨基基团也会被碱化,这样可以有效地破坏壳聚糖分子链之间的相互作用力,增加分子链之间的相对间距;随后,对碱化后的壳聚糖材料进行分散处理,异丙醇和水的混合物可以使壳聚糖分子链之间的间距进一步增大,这有利于化学修饰反应对分子链的改性;最后,在强碱的催化反应体系中,1,2-环氧丁烷开环,与壳聚糖分子发生醚化反应,使得羟丁基基团连接到壳聚糖分子链上。由于空间位阻的限制,制备的 HBC 分子链上的羟丁基基团主要连接到 C_6 的羟基基团上,过度反应也将使部分 C_2 的氨基发生部分羟丁基化修饰,如图 6-27 所示。与壳聚糖原料相比,HBC 分子链上增加了羟丁基基团,导致分子链之间的相互作用力降低,不能再发生紧密的缠绕,并且与水分子之间的亲和力增加,使得制备的HBC 成为易溶于水的材料。

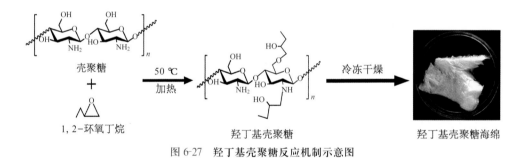

图 6-27　羟丁基壳聚糖反应机制示意图

(二)羟丁基壳聚糖自聚集成胶机制

羟丁基壳聚糖水溶液体系在冰浴中为澄清透明的溶液,升高温度则变浑浊,发生凝胶化,其成胶过程主要由 HBC 分子之间的疏水作用驱动。壳聚糖分子链上引入了羟丁基后,由于羟丁基良好的亲水性,使得在温度低时,羟丁基的羟基(—OH)会与壳聚糖分子链上羟基(—OH)和氨基(—NH$_2$)形成氢键(图 6-28),同时在羟丁基基团和水分子之间也会形成氢键,使得 HBC 溶液很难形成 3D 网络结构。而当温度升高时,分子间氢键作用会减弱,在HBC 分子周围获得能量的水分子会被移除。此时,脱水的 HBC 分子上的疏水作用区域会受疏水作用影响而聚在一起,从而形成了 3D 网络结构,最终导致凝胶的形成。

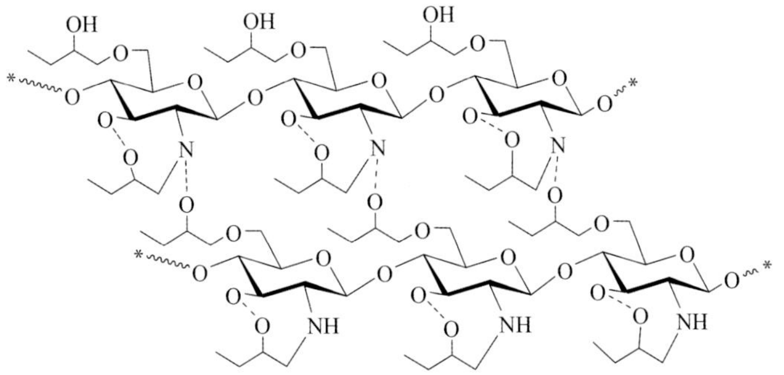

图 6-28 羟丁基壳聚糖水凝胶的成胶机制示意图

二、羟丁基壳聚糖制备技术

羟丁基壳聚糖作为壳聚糖家族的一种新型衍生物,最早的制备方法见于日本大日精细化工公司专利。2008 年 2 月魏长征等申报了"一种温敏性壳聚糖衍生物-羟丁基壳聚糖的制备方法"发明专利并于 2013 年 12 月获得了授权(专利号 ZL200810033699.6)。2011 年 7 月陈西广等申报了"一种壳聚糖羟丁基衍生物的制备方法"发明专利,2012 年 9 月获得授权(专利号 Zl201110214776.X),并于 2016 年 4 月完成专利技术转让,开始产业化。几个授权专利制备的原料类似,制备方法和流程存在一定差异。以下制备技术为陈西广研究室报道的方法。

(一) 壳聚糖的精制

称取 10.0 g 壳聚糖原料放入 1 000 mL 烧杯中,向烧杯中加入 1.0 mol/L 的盐酸溶液500 mL,搅拌至壳聚糖原料完全溶解,将溶液进行过滤去除不溶物,之后用 1 mol/L 的 NaOH 溶液滴定至出现絮状沉淀。将获得沉淀物用蒸馏水洗涤至 pH 7.0,用70％和95％的乙醇溶液洗涤脱盐,之后冷冻干燥获得精制壳聚糖材料。

(二) 羟丁基壳聚糖合成

称量 4.0 g 壳聚糖置于 250 mL 烧杯中,室温下搅拌(60～100 g),滴加 50％ NaOH 溶液26 mL,使壳聚糖完全被 NaOH 溶液浸没,之后慢慢提高转速至 100～400 g,在室温下继续搅拌 24 小时后,用纱绢将碱液挤出;将经过碱化处理的壳聚糖放到 250 mL 的烧杯中,加入80.0 mL 异丙醇和水的混合液(1∶1 至 3∶1,v/v),用保鲜膜封住烧杯口防止液体挥发,在室温下搅拌(400～700 g)24 小时;将分散了 24 小时的 Na 型壳聚糖整个体系全部转移到三口烧瓶中,在 50～60 ℃水浴加热,使用蛇形冷凝管(30～50 cm)冷凝回流,利用分液漏斗向三口烧瓶中滴加 80.0 mL 1,2-环氧丁烷,10～20 分钟滴加完成,之后继续搅拌反应 24 小时;

将反应 24 小时的混合物全部取出置于 500 mL 的烧杯中,用 1.0 mol/L 的盐酸调 pH 至 7.0 左右后将其转移到透析袋中(截留分子量 8 000～14 000),之后放在流动的自来水中透析 3 天,取出后再用去离子水透析 3 天,透析完毕后将透析产物放在烧杯中于 4 ℃过夜,1 000～3 000 g 离心 15～20 分钟,收集上清液,进行浓缩,冷冻干燥即可获得羟丁基壳聚糖。制备过程如图 6-29 所示。

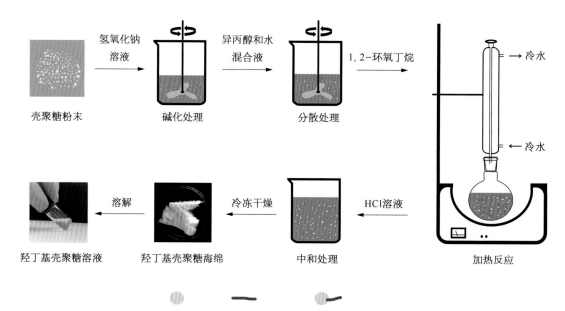

图 6-29　羟丁基壳聚糖制备过程示意图

三、羟丁基壳聚糖的性质

以下为陈西广研究室对所研制 HBC 的一些主要的理化性质、生物学活性及生物相容性的研究结果。由于医用 HBC 产品生产指标尚在报批阶段,其他指标和测试方法可暂且参照《中国药典(2015 年版)》《四部)《YY 0953－2015 医用羧甲基壳聚糖》及《GB 16886 医疗器械生物学评价》相关标准。

（一）理化性质

1. 外观

以正常视力或矫正视力在自然光线下观察,HBC 为白色或浅黄色,依干燥方法不同呈粉末状或海绵状。

2. 红外光谱

对 HBC 样品采用 KBr 压片的方法进行傅里叶变换红外光谱（FT - IR）检测，在 500～4 000 cm^{-1} 范围内进行扫描（图 6-30）。HBC 的红外光谱保留原料 CS 在 3 440 cm^{-1} 处的强峰，为—OH 的伸缩振动吸收峰和 N—H 的伸缩振动吸收峰的叠加；在 2 876～2 963 cm^{-1} 和 1 460 cm^{-1} 处出现新的吸收峰，分别为 HBC 分子上 C—H 拉伸和—CH$_3$ 基团不对称拉伸的代表吸收峰；发生在 C$_6$ 位上的羟丁基基团取代导致壳聚糖分子在 1 031 cm^{-1} 处的 C—O 特征吸收峰转移到 1 064 cm^{-1} 处；在 HBC 分子 C$_2$ 的氨基位上也可能连接羟丁基基团，导致原有壳聚糖分子上 1 379 cm^{-1} 处的 C—N 伸展吸收峰消失。

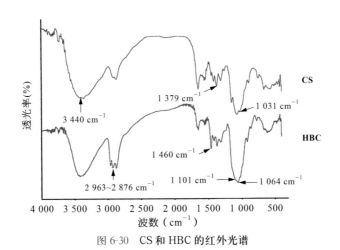

图 6-30　CS 和 HBC 的红外光谱

3. ^{1}H 核磁共振光谱

使用重酸溶液溶解 HBC 材料，以壳聚糖原料作为对照，用 ^{1}H 核磁共振仪（400 MHz）对壳聚糖原料和 HBC 进行结构检测和组成分析（图 6-31）。在 1.98 ppm 处的吸收峰是由乙酰氨基葡萄糖上 3 个 H 形成，壳聚糖分子上 C$_2$ 的 H 质子的吸收峰在 3.1 ppm 处；3.5～4.0 ppm 的吸收带是由非异头质子 H - 3、H - 4、H - 5 和 H - 6 的吸收引起的，4.5～4.8 ppm 的吸收峰是壳聚糖分子异头质子 H - 1 的吸收峰；与壳聚糖分子的核磁图谱相比，HBC 分子在 0.8 ppm 处出现一个强烈的吸收峰，主要是增加的羟丁基基团上甲基的吸收峰。

4. 取代度

HBC 的取代度以平均每个氨基葡萄糖或 N -乙酰氨基葡萄糖单元上被羟丁基化的基团

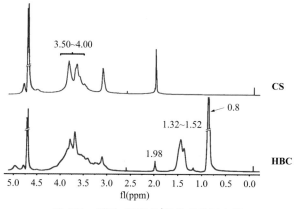

图 6-31　CS 和 HBC 的 ^{1}H 核磁共振光谱

数目来表示。采用元素分析仪分别测定壳聚糖原料和 HBC 中总 C 和 N 元素的百分含量,根据已知的分子结构计算 HBC 的取代度(DS%)。计算公式如下:

$$DS\% = \frac{(C/N)_{HBC} - (C/N)_{CS}}{n} \times 100\%　　　　（式 6-1）$$

式中:

　　$(C/N)_{HBC}$ 是用 HBC 总 C 和总 N 的百分比;

　　$(C/N)_{CS}$ 是壳聚糖原料总 C 和总 N 的百分比;

　　羟丁基基团连接到壳聚糖分子链上使其增加了 4 个 C 原子,故 $n=4$。

　　包子娴、孙国辉等制备的总取代度分别为 113%、126%、163%、191% 的 HBC(取代发生在不止一个位点上)在生理温度下均具有良好的成胶性能,且温敏可逆。

5. 水溶性

HBC 可完全溶于水(质量分数小于 10%,温度为 0~10 ℃)。溶于水后为黏稠、澄清透明、可流动的液体,溶液黏度随着浓度的增加而增大。

6. 溶解温度

HBC 质量分数小于 10%,在水溶液中的溶解温度为 0~10 ℃。

7. pH

HBC 水溶解 pH 呈中性(6.0~8.0)。

8. pH 敏感性

当 pH 小于 11 时,HBC 均为溶解状态,随着 pH 的增加,其溶液的吸光值无明显变化;当

pH 达到 11 时，溶液的吸光值发生突跃；当 pH＞13 时产生沉淀。

9. 热稳定性

采用非等温（动态）热重法，利用 TGA/SDTA851e 型热重分析仪（Perkin-Elmer, America）分析原料 CS 及 HBC 的热分解动力学。真空干燥样品 5 mg，升温速率 10 ℃/min，N_2 环境流量 100 sccm（10 Pa·m^3/s，1 Pa·m^3/s＝10 sccm），测试范围 25～600 ℃。实验系统自动采样，由计算机绘出失重曲线和微分曲线。与原料 CS 相比，本研究室制备的 HBC 在第三阶段的热分解温度有所提高，CS 的热分解温度为 301.1 ℃，HBC 的热分解温度则为 314.9 ℃，表明 HBC 分子间形成了新的作用力，使分子骨架的抗分解能力更强。

10. 重均分子量及分子量分布

凝胶渗透色谱可用于测定聚合物的分子量及多分散性。重均分子量的测定采用右旋糖酐作为标准，测量时温度为 40 ℃，洗脱剂为 0.1 M $NaNO_3$，流动速率 1.0 mL/min。本研究室以分子量 1 650 000、脱乙酰度 90％ 的壳聚糖为原料制备的 HBC 的重均分子量为 1 200 000，分子量分布系数为 1.141。

11. 吸湿性

样品磨成细粉于 60 ℃烘箱烘干 48 小时，室温下将样品置于含有 P_2O_5 的真空干燥器内干燥至恒重。室温下精确称取 0.5 g 样品两份，放入事先准备好的称量瓶中，将其分别放入含硫酸铵饱和溶液（20±1 ℃，RH＝81％）和饱和碳酸钾溶液（20±1 ℃，RH＝43％）的玻璃干燥器中，在 2 小时、4 小时、6 小时、8 小时、12 小时、24 小时、48 小时、72 小时和 120 小时不同的时间点取出样品，快速称重。实验重复 3 次，样品在不同时间点的质量取 3 次实验的平均值。壳聚糖原料及甘油作为对照。根据下式计算吸湿率。

$$吸湿率(\%)=\frac{(W_n-W_0)}{W_0}\times100\% \qquad (式 6-2)$$

式中：

W_0：样品吸水前质量即初始干燥后的质量；

W_n：样品吸水后的质量。

在实验所测得的 2～120 小时范围内，吸湿性顺序为：甘油＞HBC＞CS。

12. 保湿性测定

样品磨成细粉于 60 ℃烘箱中烘干 48 小时，室温下将样品置于含有 P_2O_5 的真空干燥器内干燥至恒重。室温下称取 0.5 g 样品(含去离子水 10%)两份,放入称量瓶中,再将称量瓶放入装有变性干硅胶的玻璃干燥器内。在 2 小时、4 小时、6 小时、8 小时、12 小时、24 小时、48 小时、72 小时和 120 小时不同的时间点取出样品,快速称重。实验重复 3 次,样品在不同时间点的质量取 3 次实验的平均值。根据下式计算样品的保水率。

$$保水率(\%) = \frac{H_n}{H_0} \times 100\% \qquad (式 6-3)$$

式中:

H_0 为样品放置前的质量;

H_n 为各样品放置一定时间后的质量。

在实验所测得的 2～120 小时范围内,保湿性顺序为:甘油＞HBC＞CS。

13. 成胶性能

流变仪测定成胶温度及成胶所需时间,测定过程中应变 y 为 0.02,频率 f 为 1 rad/s,扫描温度范围为 4～50 ℃,升温速度为 1 ℃/min。加入 3 mL 的 HBC 溶胶,表面用二甲基硅油覆盖防止蒸发。记录储能模量 G'、耗能模量 G'' 随时间的变化曲线,当 G' 值、G'' 值相同时定义为成胶温度,即两者相交时对应的温度。测试温度首先从 0 升高至 40 ℃,在 40 ℃停留数分钟后再缓慢降至 0,以检测热可逆转化特性。

HBC 水凝胶成胶温度随着 HBC 浓度的增大而降低。本研究室制备的 HBC 水凝胶成胶温度可控制在 10～37 ℃内。且具有温敏可逆性,随着体系温度的升降可以反复实现溶胶-凝胶-溶胶(sol-gel-sol)的相转换。

HBC 水凝胶成胶时间受 HBC 浓度和体系温度影响,随着 HBC 浓度的增大和体系温度的升高,成胶时间变短,HBC 水凝胶属于快速响应性温度敏感水凝胶,成胶时间在几分钟之内。

14. 水凝胶形貌观察

HBC 溶液成胶后静止 1 小时,于−20 ℃冰箱内冻结后转移到液氮中急速冷却至完全冰冻,冷冻干燥。真空干燥,样品切片,真空条件下喷金,扫描电子显微镜观察水凝胶表面及内部形貌。

HBC 水凝胶内部为多孔网络结构,随着 HBC 浓度的增加,孔径逐渐变小,网孔逐渐变得致密、均匀,更加有序。

15. 水凝胶溶胀性能

称重法测定水凝胶的溶胀率(swelling rate,SR)。HBC 水凝胶冷冻干燥后,取干凝胶称

重记为 W_0,将此干凝胶浸入一定量 37 ℃蒸馏水中,在不同时间间隔内取出样品,用滤纸轻轻吸去表面多余的水分,连续称量至溶胀凝胶的重量不变为止,记为 W_t,根据下列公式计算溶胀率：

$$SR = \frac{(W_t - W_0)}{W_0} \times 100\% \qquad\qquad (式6-4)$$

式中：

W_t 为达到最大溶胀时凝胶重量；

W_0 为初始干凝胶的重量。

HBC 水凝胶 37 ℃下在蒸馏水内发生快速溶胀,在 60 分钟内即可达到最大溶胀平衡,属于快速溶胀型水凝胶。

（二）生物学活性

1. 细胞的体外迁移能力

划痕法实验表明 HBC 能够显著降低 L929 细胞的体外迁移能力。$0.025 \sim 0.25$ mg/mL浓度下,HBC 对 L929 细胞生长的抑制作用呈现出浓度依赖性;浓度为 0.25 mg/mL 时,对细胞迁移的抑制率可达到 48%。

2. 免疫活性

HBC 对小鼠单核巨噬细胞和腹腔巨噬细胞的吞噬功能有增强作用,并且随着剂量的提高,吞噬功能增强加大。HBC 还能够刺激小鼠脾淋巴细胞的增殖,促进刀豆蛋白 A（concanavalin A, Con A）、脂多糖(lipopolysaccharie, LPS)诱导的 T 淋巴细胞、B 淋巴细胞的增殖。

（三）生物相容性

1. 细胞相容性

以胎鼠成纤维细胞为靶细胞,HBC 水溶液（低于 1 mg/mL）及水凝胶浸提液对胎鼠成纤维细胞生长没有显示出毒性作用,毒性评级为 I 级。

2. 血液相容性

HBC 本身不会导致急性溶血。

3. 急性全身毒性

HBC 水凝胶浸提液急性全身毒试验中,72 小时内未观察到小鼠有急性中毒表现,无一例小鼠死亡,解剖观察小鼠主要脏器未见异常,表明 HBC 水凝胶浸提液对小鼠无急性毒作用。

4. 组织相容性

HBC 水凝胶皮下注射和肌内植入实验中,水凝胶在 7～8 周内降解完全,未引起明显的炎症反应,且有促进新生血管形成的作用。

第四节 · 壳聚糖基温度敏感型水凝胶在医药领域的应用

壳聚糖基温度敏感型水凝胶由非共价交联而成,能够感受外界环境温度的变化而发生溶胶-凝胶可逆相变,许多材料的临界相变温度都低于人体生理温度,并且具有良好的生物相容性。其在医药领域具有巨大的应用潜能,如皮肤组织修复、牙周组织修复、细胞 3D 培养等组织工程领域,在术后防粘连、动脉栓塞领域都有研究报道。

一、在皮肤组织修复领域的应用

包子娴等开展了羟丁基壳聚糖水凝胶作为药物载体应用于瘢痕修复的研究。制备的 HBC 水凝胶具有良好的温度敏感性和可注射性,在低温时以可流动的溶液形式存在,便于注射;而在高温时则会转化为凝胶,以凝胶形式存在。通过低温下将 HBC 溶解于药物溶液,而后升温使药物包埋进水凝胶中的方法制备了载药水凝胶。使用流变仪测定的载药 HBC 水凝胶与未载药 HBC 水凝胶的流变学性质没有明显差异。载药 HBC 水凝胶的释药行为与体外质量损失行为相似,均是在第 1 天快速释药,从第 2 天开始释药逐渐变慢,到第 5 天趋于稳定。对于地塞米松磷酸钠(dexamethasone sodium phosphate injection,DEXSP),高浓度载药 HBC 水凝胶组(药物浓度 5 mg/mL)释药速率比低浓度载药 HBC 水凝胶组(药物浓度 3 mg/mL)快。但是对于 5 -氟尿嘧啶(5-fluorouracil,5 - FU),药物释放速度与环境 pH 有关,低 pH 环境中,释药速率随包载药物浓度的提高而增大;而 pH 接近 5 - FU 的 pKa 时,5 - FU 的溶解度比较低,成为影响药物释放的限制性因素,释药速率与载药浓度不相关。此外,取代度也影响 HBC 水凝胶的释药行为,取代度越高,药物释放越慢。

单一药物对瘢痕成纤维细胞增殖的抑制作用表现出了时间依赖性和浓度依赖性。当两种药物混合后,混合药物(5-FU/DEXSP)对瘢痕细胞的抑制作用比单一药物更明显。5-FU/DEXSP混合液对瘢痕成纤维细胞的抑制作用随着培养时间的推移和包载药物浓度的增加而逐渐增大,说明药物混合液对瘢痕成纤维细胞的抑制作用也有时间和浓度依赖性。载药HBC水凝胶(5-FU/DEXSP/HBC)对瘢痕成纤维细胞的增殖有明显的抑制作用(图6-32)。与5-FU/DEXSP药物溶液仅能维持3天的抑制作用相比,5-FU/DEXSP/HBC水凝胶可以

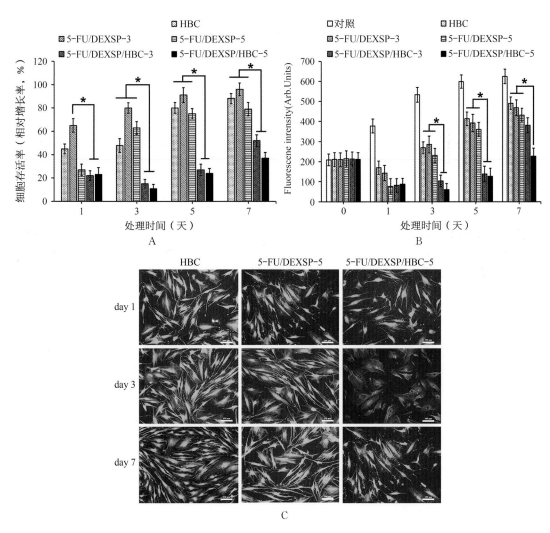

图 6-32　载药 HBC 水凝胶对瘢痕成纤维细胞生长的影响

A、B. 药物混合液(5-FU/DEXSP-3、5-FU/DEXSP-5)、HBC 水凝胶及载药水凝胶(5-FU/DEXSP/HBC-3、5-FU/DEXSP/HBC-5)处理瘢痕成纤维细胞后的细胞存活率(A)和绝对生长(B);C. 药物混合液(5-FU/DEXSP-5)、HBC 水凝胶及载药水凝胶(5-FU/DEXSP/HBC-5)处理瘢痕成纤维细胞1天,3天,7天后的荧光显微镜观察 5-FU/DEXSP-3 和 5-FU/DEXSP/HBC-3:两种药物的浓度均为 3 mg/mL;5-FU/DEXSP-5 和 5-FU/DEXSP/HBC-5:两种药物的浓度均为 5 mg/mL

在7天内一直对瘢痕成纤维细胞有很好的抑制作用;同时,5-FU/DEXSP/HBC水凝胶处理的瘢痕成纤维细胞出现了明显的形态变化,而5-FU/DEXSP溶液处理的细胞从第3天开始形态恢复了正常。从两种处理方式中瘢痕成纤维细胞数量和形态上的变化可以说明HBC水凝胶可以缓慢释放药物,比单纯给药方式可以维持更长的药物滞留时间,从而达到延长给药间期的目的。此外,采用Western blot方法测定了5-FU/DEXSP溶液和5-FU/DEXSP/HBC水凝胶两种处理方式中瘢痕成纤维细胞在7天内VEGF、TGF-β1和COL1A1的表达情况(图6-33)。在最初处理的1~3天内,两种处理方式下3种蛋白质的表达量均有显著下降;而在随后的4天,5-FU/DEXSP溶液处理组中3种蛋白质的表达量均有上升,而5-FU/DEXSP/HBC水凝胶处理组中3种蛋白质的表达量仍然在减少,说明载药HBC水凝胶对瘢痕成纤维细胞的抑制作用可以维持到7天。

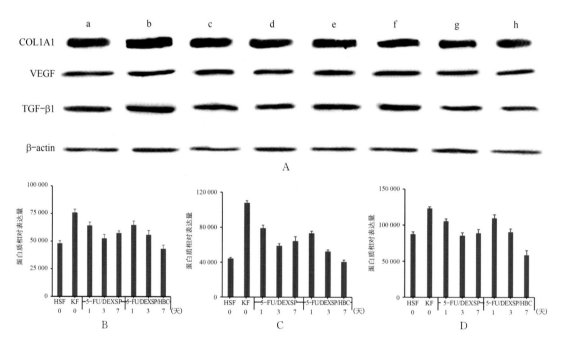

图6-33　Western blot方法测定的5-FU/DEXSP-5溶液和5-FU/DEXSP/HBC-5水凝胶处理的瘢痕成纤维细胞中VEGF、TGF-β1和COL1A1蛋白质7天内表达量的变化情况

A.电泳图谱(其中a表示人皮肤成纤维细胞,b表示未经处理瘢痕成纤维细胞,c~e表示5-FU/DEXSP-5溶液处理瘢痕成纤维细胞1天、3天、7天,f~h表示5-FU/DEXSP/HBC-5水凝胶处理瘢痕成纤维细胞1天、3天、7天);B.TGF-β1蛋白质表达量;C.VEGF蛋白质表达量;D.COL1A1蛋白质表达量5-FU/DEXSP-5和5-FU/DEXSP/HBC-5:两种药物的浓度均为5 mg/mL

　　包子娴等还采用了离体组织培养方法建立的人瘢痕组织模型来研究载药HBC水凝胶和药物混合液两种处理方式对瘢痕组织的修复情况(图6-34)。从7天内瘢痕组织重量的变化情况可以看出,5-FU/DEXSP溶液处理的瘢痕组织重量变化不明显,而经过5-FU/

DEXSP/HBC 水凝胶处理的瘢痕组织重量逐渐减少,说明载药 HBC 水凝胶可以一直起到修复瘢痕组织的作用。苏木精-伊红染色和 Masson 三色染色可以看出,瘢痕组织中特征性的结节状胶原束经过 5-FU/DEXSP/HBC 水凝胶处理后逐渐变细变松散,而经过 5-FU/DEXSP 溶液处理后仅在最初的 3 天内有变细的趋势,随后又逐渐恢复成致密的结节状态。Western blot 和免疫组化方法对两种处理方式下离体瘢痕组织中 VEGF、TGF-β1 和 COL1A1 3 种蛋白质进行的定量和定位分析结果表明,离体瘢痕组织在两种处理方式下 3 种蛋白质在最初的 3 天内表达量均有明显下降,而在随后的 4 天,5-FU/DEXSP 溶液处理组中蛋白质表达量逐渐升高,而 5-FU/DEXSP/HBC 水凝胶处理组中 3 种蛋白质的表达量仍然逐渐降低。结合瘢痕成纤维细胞中这 3 种蛋白质表达水平的变化情况,说明 5-FU/DEXSP 可能主要是通过下调 VEGF 和 TGF-β1 来阻遏 TGF-β/SMAD 通路,导致 COL1A1 蛋白质表达量的下调,从而抑制瘢痕成纤维细胞的增殖和活性,以达到治疗瘢痕的目的。载药 HBC 水凝胶处理方式相比于药物混合液处理方式还具有更长的治疗和修复时间,可以达到延长给药间期的目的。HBC 水凝胶可以作为一种良好的药物缓释载体应用于瘢痕修复。

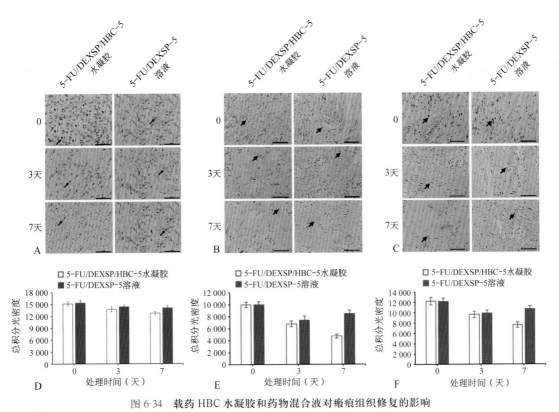

图 6-34 载药 HBC 水凝胶和药物混合液对瘢痕组织修复的影响

(A~C)经过 5-FU/DEXSP/HBC-5 水凝胶和 5-FU/DEXSP-5 溶液处理后在第 0、3 天、7 天时瘢痕组织块中 VEGF(A)、TGF-β1(B)和 COL1A1(C)的免疫组化染色情况;(D~F)处理后瘢痕组织块中 VEGF(D)、TGF-β1(E)和 COL1A1(F)的表达量情况
5-FU/DEXSP-5 和 5-FU/DEXSP/HBC-5:两种药物的浓度均为 5 mg/mL

此外,Tran 等还报道了一种原位成胶体系,包含芸香甙-对羟基苯乙胺交联壳聚糖衍生物、辣根过氧化物酶和过氧化氢用于皮肤创伤修复,该芸香甙-水凝胶比对照的 PBS、无芸香甙的水凝胶和 Duoderm 伤口敷料表现出更强的促进伤口愈合的能力。Li 等构建了包载纳米姜黄素 N,O-羧甲基壳聚糖-氧化海藻酸钠原位可注射水凝胶,作为伤口辅料用于皮肤创伤修复研究,组织学分析显示该水凝胶能够显著促进创伤组织中表皮的再上皮化和胶原沉积。

二、在牙周组织修复领域的应用

牙周病是最常见的口腔疾病之一,其发病率高且危害大。随着生物技术和生物材料的日新月异,生物可降解温度敏感型水凝胶作为牙周局部缓控释给药载体受到广泛的关注。吉秋霞等采用 CS 及其水溶性衍生物壳聚糖季铵盐(HTCC)配合甘油磷酸(α,β-GP)制备了物理交联可原位注射的温度敏感型水凝胶(CS/HTCC-GP),并进行了其在牙周病治疗领域的应用研究。

以 CS 及 HTCC 配合 GP 制备原位可注射的 CS 基温敏水凝胶,其溶胶-凝胶的转变时间可控。当 CS 与 HTCC 的重量比为 5∶1、GP 的终浓度为 8.33%,37 ℃时的溶胶-凝胶转变时间为 3 分钟。CS/HTCC-GP 水凝胶超微结构疏松、多孔,利于水分子的自由通过。奥硝唑和氯己定的体外释放表明,CS/HTCC-GP 较 CS-GP 温敏水凝胶能够更有效地延缓模型药物的体外释放,其中对氯己定的缓释效果好于奥硝唑。

吉秋霞等选用牙龈卟啉单胞菌(A. *actinomycetemcomitans*)、中间普氏菌(P. *intermedia*)和伴放线放线杆菌(P. *gingivalis*),这 3 种牙周常见革兰阴性厌氧致病菌为实验菌种,采用我国卫生健康委员会和美国国家标准化组织推荐厌氧菌药敏培养方法琼脂稀释法测量 CS、HTCC 及 CS/HTCC-GP 温敏水凝胶对 3 种牙周常见菌的 MIC 和抑菌环直径(图 6-35)。结果表明,三者对 3 种致病菌有较强的抑制活性;HTCC 的抑菌活性较 CS 略强,CS∶HTCC 为 5∶1(w/w)时具有最强的抑菌活性。奥硝唑对牙龈卟啉单胞菌的抑菌活性较氯己定强;而氯己定具有较奥硝唑更强的对中间普氏菌和伴放线放线杆菌的抑菌活性。载药温敏水凝胶较水凝胶基质或抗生素单纯应用时对牙周常见致病菌的 MIC 显著降低。两者联合有协同抑菌作用。

生物相容性评价 CS/HTCC-GP 温敏水凝胶临床使用安全可靠。HTCC 较 CS 更能够促进人牙周膜成纤维细胞(human periodontal ligament cell,HPDLC)分泌炎性细胞因子。碱性 FGF 对 LPS 介导的 HPDLC 分泌 IL-1β 和 TNF-α 有显著的抑制作用。而 CS/HTCC-GP 温敏水凝胶的浸提液能够不同程度地减少对细胞炎性因子的分泌量。犬牙周组织缺损病理模型检测结果表明 CS/HTCC-GP 温敏水凝胶是良好的生长因子载体,具有较

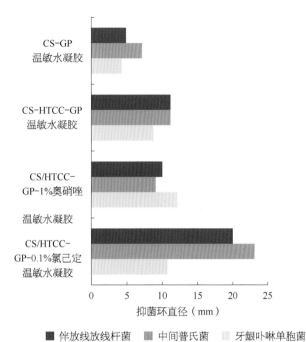

图 6-35　壳聚糖基温敏水凝胶对牙龈卟啉单胞菌、中间普氏菌
和伴放线放线杆菌的抑菌环直径(mm,n=8)

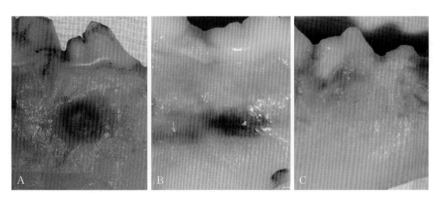

图 6-36　不同水凝胶材料植入 8 周时犬牙周组织再生情况

A. 对照组;B. CS/HTCC－GP 组;C. CS/HTCC－GP－bFGF 组

强的促进组织再生的作用(图 6-36)。CS/HTCC－GP 温敏水凝胶参与了牙周病的治疗的三个不同层次,它不仅作为药物载体参与局部缓释系统的组成,同时作为活性因子参与杀菌抑菌,还在细胞因子水平抑制炎症因子的产生,减少宿主对免疫反应的损伤,最终可作为良好的组织工程支架和细胞因子载体促进牙周组织的再生。

Needleman 等报道了 CS 制备凝胶应用于牙周病局部药物治疗,荧光释放法测定表明CS 凝胶比黄胶原和聚环氧乙烷凝胶在牙周袋内的存留时间显著延长。随后通过 r－荧光图测定 CS 载药缓释剂在牙周袋内的清除情况,发现 CS 凝胶融胀后高分子链松弛,药物得以释放,药物释放速率与材料的融胀呈正比。

三、在细胞三维培养中的应用

传统的细胞培养是将细胞培养在培养瓶等容器的底部,使其贴壁生长,然后通过胰酶消化,使细胞与容器底部的黏附松动并分离,达到细胞传代目的。魏雅楠等利用 HBC 水凝胶的多孔内部三维结构及可逆的温度响应相转变特性,对其作为一种细胞三维培养支架及无酶传代方法进行了探索。

利用 HBC 在成胶温度以下的环境中呈溶胶状态,将人脐静脉内皮细胞(human umbilical vein endothelial cell,HUVEC)混入,再将混悬液置于高于成胶温度环境,使其自然成胶,从而进行细胞的三维培养。在凝胶内部生长的细胞不像培养瓶底部细胞那样呈卵圆形或多边形,而是呈规则的圆形(图 6-37),这是由凝胶内部的结构所决定的。凝胶内部为多孔网状三维结构,孔壁致密光滑,孔径为 $50 \sim 250 \ \mu m$,这样的孔状结构为细胞生长提供了三维立体支架结构,使得细胞能够自由地向各个方向自由生长、迁移,且细胞呈现不同的大小和荧光亮度,其虚实度也不同,表明细胞不是处于同一平面,而是分布于整个凝胶内部。

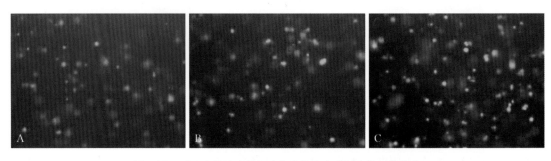

图 6-37 HBC 水凝胶内部细胞人脐静脉内皮细胞的三维培养

A.1 天后;B.7 天后;C.14 天后

将三维培养 14 天的人脐静脉内皮细胞进行传代,传至培养瓶底部细胞形态正常,细胞增殖活性良好(图 6-38A),表明三维培养的细胞各方面性质未出现损伤。在无酶消化条件下传代继续进行水凝胶内部三维培养的细胞同样生长良好,具有很好的增殖活力(图 6-38B)。

该三维培养和传代方法中,并未使用胰酶消化细胞,而是利用了 HBC 温敏水凝胶在相转变温度时可逆的溶胶-凝胶的转变过程,将凝胶进行稀释,从而达到细胞的稀释传代目的。当温度低于成胶温度(T_{gel})时,将离心得到的细胞混合到溶胶状态的 HBC 中,然后,置于高于 T_{gel} 的环境中,使其发生由溶胶到凝胶的转变;传代时,只需将含有细胞的凝胶置于低于

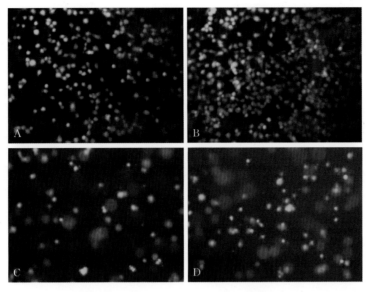

图 6-38　HBC 水凝胶三维培养 14 天后的人脐静脉内皮细胞分别
传代于培养板底部(A、B)和水凝胶内部(C、D)

T_{gel} 的环境中,使其由凝胶转变为溶胶,然后利用稀释的原理,加入新鲜的 HBC 溶胶,将原溶胶-细胞混合悬液中的细胞进行稀释,分装,再次置于高于 T_{gel} 的环境中使其转化为凝胶,再次进行细胞的三维培养。该传代方法避免了传统传代方法中胰酶的使用,即避免了胰酶对细胞活性可能的损伤作用。

四、在术后防粘连领域的应用

手术后粘连是腹部手术或盆腔手术常见的严重并发症。对于固体片材或预先形成的水凝胶,完全覆盖受损伤组织非常困难。而聚合物溶液完全覆盖性好,但又存在滞留时间短的缺陷,难以达到较好的防粘连效果。由于 HBC 在使用前是液体,因此可覆盖多种受影响的部位。当温度升高时立即形成水凝胶。愈合过程中,水凝胶可以在受影响的部位形成持久的物理膜,最终在愈合过程结束后降解。

魏长征等研究了可注射 HBC 水凝胶对手术后粘连的影响。通过盲肠磨损和切除邻近腹壁的一部分组织诱导制备大鼠的粘连模型。2 周后,在未处理的大鼠中,受伤的盲肠和腹壁之间可见粘连(图 6-39A),HBC 处理的大鼠中未观察到粘连(图 6-39B)。盲肠内温度升高引起 HBC 在受伤的盲肠上形成保护膜,在盲肠和邻近组织之间提供了屏障。4 周后,在未处理的大鼠中,盲肠和腹壁之间的粘连仍然存在(图 6-39C);HBC 处理的大鼠中未观察到粘连,受损的盲肠和腹壁明显相互分离(图 6-39D)。

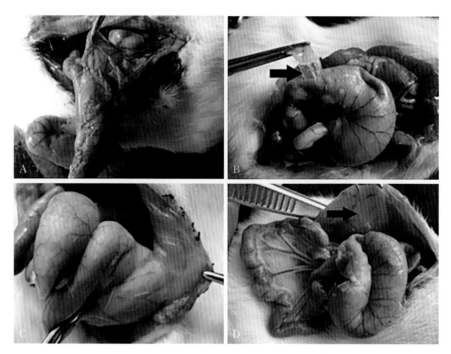

图 6-39　大鼠粘连模型经 HBC 处理的组织学观察

A. 术后第 2 周未处理显示粘连；B. 术后第 2 周 HBC 处理显示无粘连；C. 术后第 4 周未处理的粘连，
盲肠平滑肌融合于腹壁横纹肌；D. 术后第 4 周 HBC 处理盲肠和腹壁相互分离

五、在可注射栓塞剂领域的应用

可注射型水凝胶（injectable hydrogels）由于表现出良好的亲水性、交联可控性和载药量大等特性而吸引了人们极大的兴趣。孙国辉等以壳聚糖为原料，制备了温敏型 HBC 水凝胶。通过体内和体外实验评估了该材料的流变学性能、机械强度以及生物安全性，在体外栓塞模型研究的基础上，利用大鼠肾脏动脉模型进行了体内栓塞实验研究。

经过 HBC 水凝胶栓塞后，在腹腔中没有观察到血液溢出；与右侧对照肾脏相比，注入水凝胶的左侧肾脏在 6 小时内尺寸处于正常范围，器官的皮质部分没有表现出明显的异常。不同浓度 HBC 水凝胶处理后，于不同时间点将其左右两个肾脏取出，组织切片结果显示，注射后的大鼠肾脏动脉血管中充满 HBC 水凝胶（图 6-40A），未经过处理的肾脏动脉血管中均匀分散着血红细胞（图 6-40B）。

组织切片图 6-40B 显示，在实验后 1 小时，注入的 5.0 wt% HBC 水凝胶已经完全栓塞血管，栓塞材料替代血红细胞充满血管腔，至 6 小时 HBC 水凝胶仍然充满整个血管腔，并且与血管腔的内壁紧密地黏附在一起。这是由于最初注射的 5.0 wt% HBC 溶液凝集血红细胞，形成完整的原位凝胶块，可以避免凝胶随血液流动直至将血管栓塞；与之相比，注射 3.0 wt%

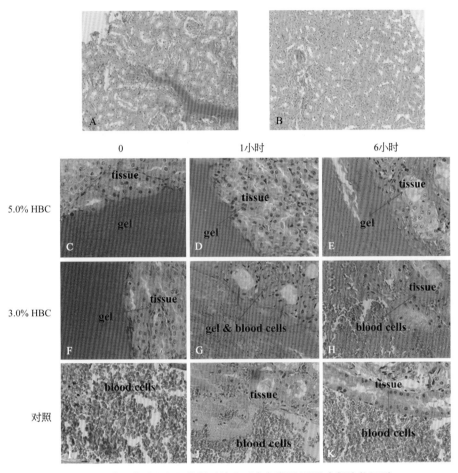

图 6-40 大鼠肾脏组织切片肾动脉主干中充满了 HBC 水凝胶(×100)

A. 注射水凝胶之后;B. 对照不做任何处理;C~K. 在 0、1 小时、6 小时由 HBC 水凝胶栓塞的血管(×400)

(tissue:组织;gel:水凝胶;blood cells:血细胞)

HBC 溶液之后 1 小时,与血红细胞形成的凝胶块充满整个血管腔,到 6 小时后,血管腔中只有部分 HBC 水凝胶黏附在血管内壁,其大部分的凝胶已经跟随血液流走(图 6-40F~H 所示)。上述实验结果表明,注入的 5.0 wt% HBC 溶液能在目标位置形成原位凝胶,表现出较强的机械性能并堵塞大鼠肾脏动脉血管,有效阻止血管中的血液流动,起到止血的作用。

第五节·其他壳聚糖基智能水凝胶医用新材料

壳聚糖基水凝胶种类繁多,除了对温度的敏感性之外,对其他环境因素的智能响应性也有不少报道,如 pH 敏感型、电场敏感型、光敏感型、磁场敏感型等单一环境敏感型壳聚糖基水凝胶以及多重环境敏感型壳聚糖基水凝胶,大大扩展了壳聚糖基智能水凝胶的应用范围。

一、壳聚糖基 pH 敏感型水凝胶

pH 敏感型水凝胶是其体积随环境 pH 变化而发生溶胀和消溶胀的高分子系统。这类水凝胶大部分都属于高分子电解质,网络中具有离子解离基团如羟基、氨基、磺酸基、羧酸基等。当外界 pH 变化时,这些易水解和质子化的基团的解离程度相应改变,通过夺取或释放质子,导致凝胶内外离子浓度的变化,使网络结构和电荷密度也随介质 pH 变化而变化。壳聚糖是阳离子聚合物,由壳聚糖制备的水凝胶则是阳离子型 pH 敏感水凝胶,其 pH 敏感性与壳聚糖分子 C_2—NH_2 的质子化与去质子化过程有密切关系。如水溶性 N -(2 -羧基苯甲酰基)化壳聚糖水凝胶即表现出 pH 敏感性,在碱性介质中的溶胀比大于酸性介质中的溶胀比,在 pH 1.0 和 pH 7.4 溶胀介质中凝胶显示出可逆的溶胀行为,模型药物氟尿嘧啶在模拟肠液中的释放速率比在模拟胃液中快,因 pH 敏感性表现出定点药物释放的潜力。

二、壳聚糖基电场敏感型水凝胶

电场敏感型水凝胶由交联聚电解质高分子网络构成。无论是合成高分子还是天然高分子,只要水凝胶网络上带有电荷,电解质水凝胶就会对电场作用产生反应。在直流电场作用下,自由离子发生定向的移动,使得水凝胶内外离子的浓度分布不均匀,渗透压发生变化,凝胶发生变形。此外,自由离子的定向移动还会使得凝胶的 pH 在不同的部位发生变化,影响到水凝胶中聚电解质的电离状态,使水凝胶的结构发生改变,宏观表现为形变。Chen 等合成的新型壳聚糖- g -聚丙烯酸水凝胶弹性体在外加电场作用下的结构更加有序和致密,且弹性体具有显著的正电响应,可用于传感器、执行器、开关和药物输送系统。管娟等通过将大豆蛋白和羧甲基壳聚糖溶液共混,并加入环氧氯丙烷作为交联剂,成功制备了一种天然高分子两性荷电水凝胶,在电场作用下可以快速弯向一侧电极,表现出很好的电场敏感性。

三、壳聚糖基光敏感型水凝胶

在温敏水凝胶中引入对光敏感的基团而制成的水凝胶称为光敏感型水凝胶。当凝胶受到紫外辐射时,水凝胶发生体积变化。壳聚糖光固化体系的研究自 2000 年起逐渐深入。壳聚糖本身不具有光敏性,也无法直接发生聚合反应,不能独立完成光固化,需引入聚合的相关基团(叠氮苯甲酸、甲基丙烯酸、聚乙二醇、羧甲基、乙酰羧基等),且聚合需要添加光引发剂,常用的为 α-羟烷基苯酮类的 D2959,在紫外光的诱导下完成聚合过程。也有可见光诱导聚合的报道,使用核黄素、樟脑醌和荧光素作为光引发剂,诱导光是波长 400~500 nm 的蓝光,这一光源和口腔临床治疗中使用的发光二极管光固化灯波长范围相似。向壳聚糖链上引入光敏的叠氮基可制备光交联的乳糖-壳聚糖水凝胶,在紫外线辐射下,叠氮化物基团与氨基集团发生交联反应,在溶胶状态下加入紫杉醇,通过紫外照射可制备壳聚糖紫杉醇复合凝胶,在作为肿瘤抑制剂时表现出良好的光敏控缓释作用。接枝光敏性叠氮羟乙基的壳聚糖水溶液在 254 nm 紫外线照射下转变为不溶性水凝胶,且具有良好的生物安全性,水凝胶包载肝素后显示出对 L929 的抑制作用,对血管内皮生长因子表达具有正面影响。

四、壳聚糖基磁场敏感型水凝胶

磁敏感型水凝胶是指对磁场敏感的水凝胶。外加交变磁场可以使磁材料的局部温度上升,使得凝胶发生膨胀或者收缩。磁场被撤掉后,水凝胶温度降低,恢复至原来的体积。磁敏感型水凝胶不断地发生溶胀和收缩,能够起到类似开关的作用。基于四氧化三铁的磁性纳米材料在医药领域更是引起了广泛关注。在磁场作用下可制备壳聚糖中 Fe_3O_4 有序排列的磁性凝胶棒,还可制造出同心层状磁性壳聚糖水凝胶,层数和层厚度可以控制,磁铁矿纳米粒子分散在水凝胶中,低频率交变磁场循环期间,磁性纳米粒子的磁化引起药物释放,在植入式局部给药系统中具有智能的药物释放特性。

五、壳聚糖基多重敏感型水凝胶

丁艳等以羧甲基壳聚糖和 N-异丙基丙烯酰胺为原料,以 N,N'-亚甲基双丙烯酰胺为交联剂,制备出温度和 pH 双敏感半互穿网络水凝胶,具有良好的成胶可逆性。37 ℃下,pH 7.4 介质中模型药物释放量明显高于 pH 2.1 释放介质。pH 7.4 释放介质中,37 ℃的释放速度快于 25 ℃。具有用于对 pH 敏感的口服药物载体的潜能。将 BSA 氧化石墨烯纳米粒子引入阳离子壳聚糖水凝胶,BSA 插入到氧化石墨烯层中,与单纯的载 BSA 阳离子壳聚糖水凝胶相比,前者表现出更明显的 pH/葡萄糖双重敏感性和更低的初始突释释放率。氧化葡聚糖交联壳聚糖-接枝-聚苯胺共聚物制备的水凝胶,在 pH 7.4、pH 5.5 的 PBS 溶液中,模型药物释放表现出 pH 响应行为,当施加电压升高时,水凝胶内模型药物释放速率也显著增加,显示其作为药物递送载体的 pH 及电场双敏感性。

第六节 · 壳聚糖基智能医用水凝胶新材料的发展趋势

近年来,有关壳聚糖基智能医用水凝胶的报道日益增多,材料种类从单一响应类型到多重响应类型,水凝胶体系的组成也由简单到复杂,在生物医药领域表现出巨大的应用潜能。但这一类水凝胶的基本材料为壳聚糖,凝胶化过程与壳聚糖的分子量、脱乙酰度、衍生物的取代度、修饰成分的极性和体系的酸碱度等因素有关,这些因素影响着体系的成胶时间、成胶温度以及成胶后的水凝胶特性,进而影响其生物功能及应用。

壳聚糖本身的分子量并不均一,不同分子链受环境影响的程度也各不相同,导致水凝胶的成胶性能和机械性能不够稳定,不同批次制备的材料性能也难以一致。尽管可通过改变各类影响因子来调控体系的成胶行为,但目前仍无法实现精确控制,这对于需要响应温度细微变化的应用情况,如在正常组织中流动而在温度稍高的肿瘤组织部位定向成胶的需求,目前的壳聚糖成胶性能尚无法满足。应用于人体内精确的成胶时间控制也还无法实现。

此外,壳聚糖基水凝胶在溶胶状态下一般透明度较好,但在发生相转变成为固体凝胶过程中,透明度逐渐减弱,并且材料浓度越高,透明度越低,这在某些透明度需要较高的领域,如眼科领域中的应用受到了限制。并且已有实验证实,采用传统的高压湿热灭菌方法会对壳聚糖基温度敏感型水凝胶的成胶性能及某些其他理化性质造成一定的影响。

总之,在保证智能响应特性的基础上,加强材料在专业领域的性能,如提高壳聚糖材料的纯度、实现成胶温度与成胶时间的精确调控、满足不同需要的机械强度、提高成胶后透明度、筛选方便有效的灭菌方法等,将是今后壳聚糖基智能医用水凝胶研究中亟待解决的重要问题。

(程晓杰　孔　明　顾其胜　陈西广)

参 考 文 献

[1] Kato A, Kan K, Ajiro H, et al. Development of a rapid in vitro tissue deadhesion system using the thermoresponsive sol-gel transition of hydroxybutyl chitosan [J]. Journal of Biomaterials Science Polymer Edition, 2017,28(10 - 12): 958 - 973.

[2] Bhattarai N, Ramay H R, Gunn J, et al. PEG-grafted chitosan as an injectable thermosensitive hydrogel for sustained protein release [J]. Journal of Controlled Release, 2005,103(3): 609 - 624.

[3] Wei C Z, Hou C L, Gu Q S, et al. A thermosensitive chitosan-based hydrogel barrier for post-operative adhesions' prevention [J]. Biomaterials, 2009,30(29): 5534 - 5540.

[4] Chenite A, Buschmann M D, Wang D, et al. Rheological characterization of thermogelling chitosan/glycerol-phosphate solutions [J]. Carbohydrate Polymers, 2001,46(1): 39 - 47.

[5] Chenite A, Chaput C J, Wang D, et al. Novel injectable neutral solutions of chitosan form biodegradable gels in situ [J]. Biomaterials, 2000,21(21): 2155 - 2216.

[6] Cho J, Kim S, Park K, et al. Chondrogenic differentiation of human mesenchymal stem cells using a thermosensitive poly (N-isopropyl acrylamide) and water-soluble chitosan copolymer [J]. Biomaterials, 2004,25(26): 5743 - 5751.

[7] Crompton K E, Prankerd R J, Paganin D M, et al. Morphology and gelation of thermosensitive chitosan hydrogels [J]. Biophysical Chemistry, 2005,117(1): 47 - 53.

[8] Dang J Y, Leong K W. Myogenic induction of aligned mesenchymal stem cell sheets by culture on thermally responsive electrospun Nanofibers [J]. Advanced Materials, 2010,19(19): 2775 - 2779.

[9] Zhang D, Sun P, Li P, et al. A magnetic chitosan hydrogel for sustained and prolonged delivery of Bacillus Calmettee-Guérin in the treatment of bladder cancer [J]. Biomaterials, 2013,34(38): 10258 - 10266.

[10] Dong H, Song C K, Park Y S, et al. A chitosan hydrogel-based cancer drug delivery system exhibits synergistic antitumor effects by combining with a vaccinia viral vaccine [J]. International Journal of Pharmaceutics, 2008,350(1 - 2): 27 - 34.

[11] Hoemann C D, Sun J, Legare A, et al. Tissue engineering of cartilage using an injectable and adhesive chitosan-based cell-delivery vehicle [J]. Osteoarthritis Cartilage, 2005,13(4): 318 - 329.

[12] Ji Q X, Chen X G, Zhao Q S, et al. Injectable thermosensitive hydrogel based on chitosan and quaternized chitosan and the biomedical properties [J]. Journal of Materials Science Materials in Medicine, 2009,20(8): 1603 - 1610.

[13] Kast C E, Frick W, Losert U, et al. Chitosan-thioglycolic acid conjugate: a new scaffold material for tissue engineering? [J]. International Journal of Pharmaceutics (Kidlington), 2003,256(1 - 2): 183 - 189.

[14] Kim S, Nishimoto SKBumgardner J D, Haggard W O, et al. A chitosan/beta-glycerophosphate thermo-sensitive gel for the delivery of ellagic acid for the treatment of brain cancer [J]. Biomaterials, 2010,31(14): 4157 - 4166.

[15] Li L, Wang N, Jin X, et al. Biodegradable and injectable in situ cross-linking chitosan-hyaluronic acid based hydrogels for postoperative adhesion prevention [J]. Biomaterials, 2014,35(12): 3903 - 3917.

[16] Lin Y, Chen Q, Luo H. Preparation and characterization of N - (2 - carboxybenzyl) chitosan as a potential pH-sensitive hydrogel for drug delivery [J]. Carbohydr Res, 2007,342(1): 87 - 95.

[17] Li X, Chen S, Zhang B, et al. In situ injectable nano-composite hydrogel composed of curcumin, N, O - carboxymethyl chitosan and oxidized alginate for wound healing application [J]. International Journal of Pharmaceutics (Kidlington), 2012,437(1 - 2): 110 - 119.

[18] Marsano E, Bianchi E, Vicini S, et al. Stimuli responsive gels based on interpenetrating network of chitosan and poly (vinylpyrrolidone) [J]. Polymer, 2005,46(5): 1595 - 1600.

[19] Bakas L S, Chazalet S P, Bernik D L, et al. Preparation, properties, and cell attachment/growth behavior of PVA/ chitosan-blended hydrogels [J]. Materials Science and Engineering C, 1998,6(4): 275 - 280.

[20] He M, Han B, Jiang Z, et al. Synthesis of a chitosan-based photo-sensitive hydrogel and its biocompatibility and biodegradability [J]. Carbohydrate Polymers, 2017,166: 228 - 235.

[21] Needleman I G, Smales F C. In vitro assessment of bioadhesion for periodontal and buccal drug delivery [J]. Biomaterials, 1995,16(8): 617 - 624.

[22] Needleman I, Mather S J, Martin G P, et al. Periodontal pocket clearance by gamma scintigraphy in human volunteers [J]. Journal Of Clinical Periodontology, 2001,27(12): 904 - 909.

[23] Qiu X Y, Yang Y H, Wang L P, et al. Synergistic interactions during thermosensitive chitosan-β-glycerophosphate hydrogel formation [J]. RSC Advances, 2011,1(2): 282 - 289.

[24] Roughley P, Hoemann C, Desrosiers E, et al. The potential of chitosan-based gels containing intervertebral disc cells for nucleus pulposus supplementation [J]. Biomaterials, 2006,27(3): 388 - 396.

[25] Singh D K, Ray A R. Biomedical Applications of Chitin, Chitosan, and Their Derivatives [J]. Journal of Macromolecular Science, Part C: Polymer Reviews, 2000,40(1): 69 - 83.

[26] Tang Y F, Du Y M, Hu X W, et al. Rheological characterisation of a novel thermosensitive chitosan/poly(vinyl alcohol) blend hydrogel [J]. Carbohydrate Polymers, 2007,67(4): 491 - 499.

[27] Tran N Q, Joung Y K, Lih E, et al. In Situ Forming and Rutin-Releasing Chitosan Hydrogels As Injectable Dressings for Dermal Wound Healing [J]. Biomacromolecules, 2011,12(8): 2872 - 2880.

[28] Wang L, Stegemann J P. Thermogelling chitosan and collagen composite hydrogels initiated with β-glycerophosphate for bone tissue engineering [J]. Biomaterials, 2010,31(14): 3976 - 3985.

[29] Wu J, Su Z G, Ma G H. A thermo- and pH-sensitive hydrogel composed of quaternized chitosan/glycerophosphate [J]. International Journal of Pharmaceutics, 2006,315(1 - 2): 1 - 11.

[30] Zhao X W, Zou X, Ye L, et al. Controlled pH- and glucose-responsive drug release behavior of cationic chitosan based nano-composite hydrogels by using graphene oxide as drug nanocarrier [J]. Journal of Industrial and Engineering Chemistry, 2017,49: 36 - 45.

[31] Jing X, Mi H Y, Napiwocki B N, et al. Mussel-inspired electroactive chitosan/graphene oxide composite hydrogel with

rapid self-healing and recovery behavior for tissue engineering [J]. Carbon, 2017,125: 557 - 570.

[32] Wang Y, Li B, Zhou Y, et al. A facile concentric-layered magnetic chitosan hydrogel with magnetic field remote stimulated drug release [J]. Journal of Controlled Release, 2013,172(1): e90.

[33] Cho Y I, Park S, Jeong S Y, et al. In vivo and in vitro anti-cancer activity of thermo-sensitive and photo-crosslinkable doxorubicin hydrogels composed of chitosan-doxorubicin conjugates [J]. European Journal of Pharmaceutics & Biopharmaceutics, 2009,73(1): 0 - 65.

[34] Man Z, Hu X, Liu Z, et al. Transplantation of allogenic chondrocytes with chitosan hydrogel-demineralized bone matrix hybrid scaffold to repair rabbit? cartilage injury [J]. Biomaterials, 2016,108: 157 - 167.

[35] 包子娴.羟丁基壳聚糖温敏性水凝胶载药用于瘢痕修复及其作为细胞载体用于细胞疗法的研究[D].中国海洋大学,2017.

[36] 党奇峰.低温超大孔温敏水凝胶的制备、生物相容性及其作为对虾类淋巴细胞 3D 培养体系的可行性研究[D].中国海洋大学,2011.

[37] 丁艳,戚张扬,刘醒醒.羧甲基壳聚糖/聚(N-异丙基丙烯酰胺)水凝胶性能研究[J].考试周刊,2018(23): 147 - 149.

[38] 管娟,许惠心,黄郁芳,等.天然高分子电场敏感水凝胶-大豆蛋白/羧甲基壳聚糖体系[J].化学学报,2010,68(1): 89 - 94.

[39] 吉秋霞.原位可注射壳聚糖基温敏水凝胶缓释体系的构建及其在牙周病治疗领域的应用研究[D].中国海洋大学,2009.

[40] 李晶晶.羟丁基壳聚糖的制备及其水凝胶敏感性(温度/pH)与生物相容性研究[D].中国海洋大学,2011.

[41] 孙国辉.温敏型羟丁基壳聚糖水凝胶作为可注射栓塞剂的研究[D].中国海洋大学,2018.

[42] 魏雅楠.羟丁基壳聚糖用于心血管支架涂层的研究[M].中国海洋大学,2013.

[43] 赵育,陈国华,陆小兰,等.温度及 pH 敏感性羟乙基甲壳素水凝胶的合成及其性能研究[J].中国海洋大学学报(自然科学版),2005,35(2): 309 - 312.

第七章 · 壳聚糖纺织新技术

近年来，随着科学技术迅速发展，对医用纤维的大量需求使得壳聚糖纤维的应用成为目前研究和开发的热点。壳聚糖纤维具有优异的生物相容性、广谱抑菌性、生物安全性，且与人体亲和，产品可广泛应用于医疗、卫生用纺织品、服装，以及航天、军工、防护等，应用领域十分广阔。

非织布是一种不需要纺织而形成的织物，是将纺织短纤维进行定向或随机排列形成纤网结构，然后采用机械方法加固而成。目前壳聚糖纤维的非织布制造可以采用湿法/干法和干-湿混纺等技术大规模生产。

静电纺丝是制备壳聚糖纳米纤维最实用的一种方法。将壳聚糖纺丝液在强电场作用下，使壳聚糖大分子突破液体表面张力的束缚，以纺丝细流的方式喷射出去，在接收器上形成纳米纤维。静电纺丝制得的壳聚糖纳米纤维具有高吸湿性、较大的表面积与体积比、优异的高渗透性等，有利于创面组织在愈合过程中细胞的附着和增殖，并促进组织生长。

本章系统地阐述了作者以壳聚糖纤维的非织布大规模生产到规模化多功能静电纺技术应用的实践经验汇总总结，有实操指南的作用。

第一节 · 壳聚糖纤维的制备技术与性能表征

壳聚糖纤维具有良好的生物相容性。对于受损的机体能诱导细胞生长，从而加速伤口愈合。对血清蛋白等血液成分具有很大吸附力，对血清中的小分子物质具有高透过性。同时还显示出具有消炎、镇痛、止血、促进伤口愈合等生物医学功能。此外，壳聚糖纤维酶解后可以被人体吸收，具有很好的生物降解性。壳聚糖纤维是自然界唯一带正电荷的动物多糖类纤维，其含有的—NH_3^+抑菌基团可以与表面带负电荷的细菌发生电中和反应，破坏其细胞壁的完整性，改变微生物细胞膜的流动性和通透性，起到抑制微生物生长的效果。因此，壳聚糖纤维广泛应用于制备医用手术缝合线、医用敷料、组织工程材料载体、功能面膜等医疗卫生用品。

一、壳聚糖纤维

（一）壳聚糖和壳聚糖纤维

壳聚糖纤维(chitosan fiber)是由壳聚糖聚合物制备而成的纤维，是以壳聚糖为主要原料，在适当的溶剂中将其溶解，配制成一定浓度的胶体纺丝原液，经挤出喷丝、降温凝固、拉伸成形等工艺，制备成具有一定机械强度的高分子功能性纤维材料。早在1942年，美国就首先研制成功壳聚糖纤维，由于当时对壳聚糖纤维的特性研究不太深入，尤其是壳聚糖纤维的抗菌性未被发现，因而未被人们接受。20世纪80年代，日本开展壳聚糖和甲壳素及其衍生物纤维的研究，到20世纪90年代初期，日本的富士纺织株式会社实现了壳聚糖纤维的工业化生产。我国在20世纪80年代，东华大学开始对甲壳素纤维研究，并取得了中国第一个甲壳素纤维的发明专利，20世纪90年代中期才真正开始对壳聚糖纤维制备及其功能性进行广泛研究。2007年开始研发纯壳聚糖纤维，现已拥有纯壳聚糖纤维生产的全套关键技术。山东海斯摩尔生物科技有限公司成为国内海洋生物再生纤维(壳聚糖纤维)综合研发基地，纯壳聚糖纤维产业化项目被列入中国化纤"十二五"规划。

壳聚糖纤维具有优异的生物相容性、广谱抑菌性、生物安全性、可降解性等特点，天然生态，与人体亲和。产品可广泛应用于医疗、卫生用纺织品及服装、航天、航空、军工、过滤、防护等，应用领域十分广阔。近年来，随着科学技术迅速发展，对医用纤维的大量需求使壳聚糖纤维的应用和制备成为目前研究和开发的热点。

（二）纤维理化性能

壳聚糖纤维是一种线性高分子多糖化合物，分子组成的基本单元是氨基葡萄糖，分子式：$(C_6H_{11}NO_4)_n$，单体的分子量为 161.2。分子结构式如图 7-1 所示。

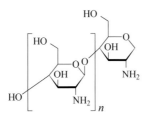

图 7-1　壳聚糖分子结构式

1. 物理性能

壳聚糖纤维为白色有珍珠光泽的纤维，无毒无味，不溶于水和碱溶液，可溶于稀盐酸、硝酸溶液和大多数有机酸溶液，具有良好的通透性和保湿性。

纤维吸湿性的强弱与纤维分子中亲水性基团的数量、纤维结构的微孔性及纤维之间的抱合性有关。壳聚糖纤维因其大分子结构中含有大量的亲水性基团，同时又是通过湿法纺丝而成，分子间形成了许多微孔结构，致使纤维具有很好的透气性和保水率，一般保水率在130％以上。壳聚糖纤维的物理性能指标见表 7-1。

表 7-1　壳聚糖纤维物理性能指标

序号	项目	棉型			中长型			毛型		
		优等品	一等品	合格品	优等品	一等品	合格品	优等品	一等品	合格品
1	干断裂强度/(cN/dtex)　≥	1.50	1.40	1.20	1.45	1.35	1.20	1.40	1.30	1.15
2	干断裂伸长率/%	$M_1\pm2.0$	$M_1\pm3.0$	$M_1\pm6.0$	$M_1\pm2.0$	$M_1\pm3.0$	$M_1\pm6.0$	$M_1\pm2.0$	$M_1\pm3.0$	$M_1\pm6.0$
3	线密度偏差率/%　±	5.0	10.0	13.0	5.0	10.0	13.0	5.0	10.0	13.0
4	长度偏差率/%　±	6.0	7.0	11.0	6.0	7.0	11.0	—	—	—
5	超长纤维率/%　≤	0.5	1.0	2.0	0.5	1.0	2.0	—	—	—
6	倍长纤维含量/(mg/100 g)　≤	4.0	20.0	60.0	4.0	30.0	80.0	6.0	50	120
7	疵点含量/(mg/100 g)　≤	4.0	12.0	30.0	4.0	12.0	30.0	6.0	15.0	40.0
8	油污黄纤维含量/(mg/100 g)　≤	0	2.0	10.0	0	2.0	10.0	0	2.0	10.0
9	干断裂强力变异系数(CV)%　≤	18.0	—		17.0	—		16.0	—	

2. 化学性能

壳聚糖的化学名为(1,4)-2-氨基-2-脱氧-β-D-葡聚糖,分子中同时含有羟基和自由氨基,使其化学性质较为活泼,易和多种物质发生不同种类的化学反应。

(三)广谱抑菌性

研究证实,壳聚糖纤维对金黄色葡萄球菌、大肠埃希菌、白色念珠菌、霉菌等多种细菌具有长效性抑菌功能,并且抑菌效果理想。

(四)生物相容性

生物相容性是指生命体组织对活性及非活性材料产生反应的一种性能,包括组织相容性和血液相容性。研究表明,脱乙酰度越高越有利于细胞在纤维膜的贴附和生长,对细胞的损伤程度就越轻,与细胞的相容性越好。高脱乙酰度的壳聚糖具有优异的生物相容性,在止血、伤口缝合等高端医疗领域壳聚糖纤维必须选用脱乙酰度达到97%以上的壳聚糖原料。

(五)促进伤口愈合性能

在炎症早期,壳聚糖可使炎症细胞浸润到伤口部位,促进伤口清洁;能诱导局部巨噬细胞增生,并使其活性增强,可刺激巨噬细胞移行,利于伤口愈合或抗感染;能刺激纤维母细胞增生并激活纤维母细胞移行到伤口区,增强纤维母细胞产生胶原,促使肉芽组织形成,从而促进伤口愈合。

壳聚糖脱乙酰度越高越有利于细胞在纤维膜的贴附和生长,与细胞的相容性越好,壳聚糖纤维的脱乙酰度达到97%以上,在壳聚糖膜上的细胞生长贴附率高达227%,能诱导伤口部位巨噬细胞成倍增生,使其活性增强,短时间内能刺激纤维母细胞增生,增强纤维母细胞产生胶原,促进肉芽组织的快速形成,从而加速伤口愈合。

(六)调节人体皮肤微环境

壳聚糖纤维脱乙酰度达到97%,具有优异的生物相容性、无免疫原性、天然生态、与人体亲和等生物活性。它与人体皮肤接触时能活化皮肤的有用菌,能使皮肤上的溶菌酵素成倍增加,有效抑制有害菌的生长,增强人体的免疫力;壳聚糖纤维还具有良好的亲肤性、吸汗祛臭、吸附螯合色素及有害物质的作用,与皮肤接触,可保持皮肤的清洁、湿润,从而可以改善皮肤的干燥、龟裂等;同时又具有良好的透气性、吸湿性,可以改善局部皮肤的潮湿条件,使皮肤环境得到改善,起到调节人体皮肤微环境平衡的作用。

（七）可生物降解性

由于制造壳聚糖纤维的原料一般采用虾、蟹类水产品的废弃物，一方面这可减少这类废弃物对环境的污染，另一方面壳聚糖纤维的废弃物又可生物降解，不会污染周边环境，所以壳聚糖纤维又被称为绿色纤维。

（八）临床安全性

壳聚糖纤维材料经急性毒性、亚急性毒性、慢性毒性、Am 菌试验、染色体畸形试验、胚胎毒性和致畸胎试验、骨髓细胞微核试验等一系列毒理学试验，研究表明壳聚糖对人体无毒。文献报道，对壳聚糖敷料进行生物安全性评价方法；进行皮肤刺激、皮肤致敏、细胞毒性和溶血实验，并按照统一标准判定。结论是无皮肤刺激，不引起皮肤过敏反应，无溶血反应，生物安全性保证，其可望用于临床。

二、壳聚糖纤维分类

根据纺织加工技术及工艺要求，纤维按长度与细度分类有棉型、中长型、毛型（64～114 mm）等。常以纤维线密度和切断长度表示，线密度单位为分特（dtex），切断长度单位为毫米（mm）。壳聚糖纤维的分类及规格见表 7-2。

表 7-2　壳聚糖纤维的分类及规格

纤维类型	纤维规格	纤维类型	纤维规格
棉型壳聚糖纤维	38～51 mm；1.20～2.19 dtex	毛型壳聚糖纤维	64～114 mm；3.30～6.00 dtex
中长型壳聚糖纤维	51～76 mm；2.20～3.29 dtex		

三、壳聚糖纤维制备技术

壳聚糖的分子是线性结构，分子链上存在着大量羟基、氨基，热解温度为 280～300 ℃，可溶于各种稀的无机或有机酸溶液，如甲酸、乙酸、水杨酸、酒石酸、乳酸等有机酸和弱酸的稀溶液中，也溶于一些无机酸如硝酸、盐酸、高氯酸、磷酸中，具有良好的成纤性。因此，可采用现有的化学纤维纺丝技术制备成纺织用纤维。目前公开发表的壳聚糖纤维制备方法包括：干法纺丝、湿法纺丝、干-湿法纺丝、静电纺丝和液晶纺丝等工艺。除湿法纺丝外，其他几种纺丝方法均限于试验室验证阶段，由于生产条件、成本、技术瓶颈等制约因素，没有形成产业化生产。有学者尝试替代方案,采用交联法(通过交联剂的作用使纤维与壳聚糖结合)、混入法(在一般纤维中混入微细粉末化的壳聚糖)、涂层法(将壳聚糖溶液作为一般纤维的浸渍液然后脱水干燥)、克莱比昂法(利用溶解酶按照一定比例将壳聚糖与人造纤维混合)。这几种方法均不可能生产出纯壳聚糖纤维,其优良性能不能最大化体现,制约了其性能发挥。

目前工业化普遍采用湿法纺丝工艺,经过相关企业多年的技术攻关和持续科研投入,现已拥有纯壳聚糖纤维生产的成熟的关键技术,突破了纺丝工艺中活化工艺技术,实现了壳聚糖纤维规模化生产;研究超高脱乙酰度壳聚糖溶解与纺丝动力学,提升了纺丝液制备、原液输送、大流量计量泵高压挤出、高温凝固技术,显著提高纤维强度与均匀性,强度达到1.85 cN/dtex,不匀率降低到 3% 以内。图 7-2 为工业化湿法壳聚糖纤维纺丝制备工艺流程。

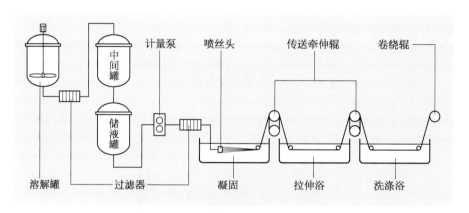

图 7-2　壳聚糖纤维纺丝制备工艺流程

壳聚糖原料→溶解原液→溶体过滤→溶体脱泡→纺丝溶液→挤出喷丝→
碱凝固→拉伸成纤→洗涤→干燥整理→成品纤维→包装

纺丝前准备,首先将壳聚糖溶解在合适的溶剂中,配制成具有一定浓度和黏度的纺丝液。目前,多采用稀乙酸溶解壳聚糖,乙酸的浓度一般控制在 1%～5%。乙酸浓度的增加,可利于壳聚糖的溶解,但同时会造成凝固浴中 NaOH 溶液浓度的不足,且导致壳聚糖部分降解而影响其可纺性能,因此乙酸的浓度必需严格控制。

为促进壳聚糖的溶解,纺丝原液配制过程中需要搅拌,溶解后的壳聚糖溶液经滤网过滤、真空脱泡,除去溶液中的大量气泡。采用计量泵将脱泡后的纺丝液输送至纺丝帽,当纺丝原液经喷头进入凝固浴后,纺丝液中的溶剂和凝固浴中的凝固剂之间进行双向扩散,固化形成初生纤维。

一般采用 2%～6% NaOH 水溶液作为壳聚糖纤维的凝固液,主要是因为壳聚糖在碱性条件下溶解度小,NaOH 与乙酸的传质通量比小,固化速率缓慢,有利于纤维固化成形,易形成圆形截面的初生纤维。另外，NaOH 具有很强的渗透纤维芯层的能力，可使纤维内外层结构趋于一致，不易形成皮、芯层结构。

凝固浴中形成的初生纤维是一种初生膨润态冻胶，由于剪切力的作用大分子间已产生一定的取向。但由于溶剂与凝固剂的存在，这种取向是不稳定的，而且是很低的。可通过拉伸浴中的拉伸作用提高其取向度，初生纤维经一定程度的拉伸后，不仅能减少甚至消除纤维中存在的微孔、缝隙等缺陷，使纤维趋向致密化，而且能有效地提高纤维中大分子间排列的规整程度，使已固化的纤维中大分子的取向度进一步提高，从而使纤维的抗张强度等性能有所提高。

在拉伸浴中，丝条结构的重建已基本完成，但仍未稳定，同时丝条内部还残留有一定量的溶剂凝固剂等，必须经水洗拉伸在张力下把残留液挤出，并进一步提高取向度，把已获得的结构及取向效果固定下来，使纤维性能进一步改善。目前主要全程采用无毒化纺丝工艺技术，除乙酸溶液和氢氧化钠溶液外，不使用硼酸、尿素、甘油、苯硫酚、硼氢化钠等之类的任何一种溶剂和促进剂。在纺丝液制备的各工序里，采用真空溶解、离心脱泡等先进工艺，在纺丝和后处理过程中采用超声波、活化处理等工艺，改善了纤维的性能，提高了生产效率，真正实现了纯壳聚糖纤维的工业化生产。

当壳聚糖纤维采用湿法纺丝时，从喷丝孔喷出的纺丝细流表层首先接触凝固浴中的液体，分解并凝固再生成一层结构细密的纤维外层（皮层）；随后纺丝细流芯层通过溶剂与凝固浴液体的双向扩散而逐渐凝固，这个凝固的过程是缓慢进行的。壳聚糖聚合物拉伸成纤维时，皮层因已凝固再生而处于塑性态，可承受较强的拉伸力，形成取向度高，晶粒小，而且数量也较多晶体结构；而尚未固化的芯层基本处于黏流态，可承受的拉伸力较弱，不仅取向度低，而且结晶的时间长，形成的晶粒尺寸比较大。当壳聚糖纤维芯层最后凝固，溶剂析出，体积收缩。最终形成纤维时，由于皮层已充分凝固，无法同步收缩，因此，皮层便会随芯层的收缩而形成纤维不规则的截面形态（图 7-3）。

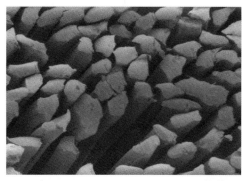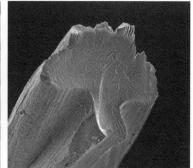

图 7-3　壳聚糖纤维表面形态

四、壳聚糖纤维非织造材料制备技术

壳聚糖纤维通常采用热风法、水刺法、针刺法加工而成三种不同风格、不同用途的壳聚糖纤维非织造布。壳聚糖纤维非织造布具有多种生物活性及柔软、舒适、透气、高吸水等性能,可广泛应用于外科植入物、止血海绵、伤口敷料、面膜、卫生巾等医药卫生领域。由于壳聚糖纤维的力学性能欠佳、卷曲少、可纺性较差,因此其纤维制品主要以非织造制备技术为主。

壳聚糖纤维低强度、无卷曲、高吸湿。非织造生产过程中难以实现均匀混合开松,梳理过程中纤维间抱和作用差,针布的锯齿抓取纤维困难,分梳、转移作用弱化。铺网过程中容易飘网断网。后道加固过程中容易破网,常规非织造装备及工艺技术难以满足其加工高质量的生物医用制品。

目前,壳聚糖纤维医用非织造布生产技术主要有针刺工艺制备技术、水刺工艺制备技术和热固工艺制备技术。水刺非织造材料,由于其柔软、亲肤和抗菌性能,常用于面膜、医用敷料等医卫产品的制备。热加固非织造材料制备的婴儿纸尿裤面层材料,具有透气、亲肤、轻薄等优良性能。

（一）壳聚糖纤维混合开松技术

混合与开松处理是将各种成分的纤维原料进行松解,使大的纤维团块离解,同时使原料中的各种纤维成分获得均匀的混合。工艺要求是混合均匀、开松充分,并尽量避免过多地损伤纤维。混合与开松处理,必须结合纤维特性、纤维密度、纤维长度、含湿量、纤维表面形状等因素来综合考虑。混合、开松良好的纤维原料是后道高速、优质生产的重要前提。

通过对壳聚糖纤维基本性能的研究,其存在抗剪切性差、抱合力差等缺点,给非织造制备过程混合开松工序带来很大难度,壳聚糖纤维无卷曲容易出现过度开松现象,进而导致梳理过程产生飞花、飘网。

传统的解决办法是通过增加纤维卷曲来提高可纺性,但这不可避免使抗剪切性差的壳聚糖纤维在强度方面受到更大损伤,从而会影响制成率和非织造布质量。研究表明,在壳聚糖纤维无卷曲的条件下梳理成网,可通过对壳聚纤维湿度调控,减少静电,增加纤维之间的抱合力;注意纤维混合均匀、开松充分,实现筵棉层致密规整,为后道梳理成网工艺奠定基础。其次,梳理设备的针布选择,加大对壳聚糖纤维的握持力;保持柔性梳理,解决纤维铺网过程中的飞花、飘网。

（二）壳聚糖纤维高速梳理技术

梳理是成网的关键工序,壳聚糖纤维缺点包括：刚性大,在高速气流和机械摩擦工艺过程中易产生静电效应,其梳理与成网质量控制困难主要体现在以下2个方面：①壳聚糖纤维刚性大,卷曲低,采用高速梳理机梳理对纤维产生损伤。②纤维间纤维表面平直,抱合力差,梳理过程中产生破网,落纤(绒)较多。

传统的解决办法是降低梳理速度、增加纤维卷曲来提高成网率,但这不可避免地会损伤纤维并严重影响产生效率。通过纤维抱合力、摩擦力及纤维吸放湿和保湿机制的分析,采用优化环境温、湿度参数,改造关键设备和工艺等措施,可有效解决壳聚糖纤维梳理成网难的问题。

（1）梳理前调整纤维含湿量,能有效消除静电影响。保证纤维的湿度平衡时间,达到梳理时对纤维表面含湿量,以及纤维间的含湿稳定性和一致性的要求,充分保证纤维的开松混合、纤维箱纤维密度控制的技术要求。

（2）选用双锡林双道夫及凝聚结构的梳理机时,要求全机设计单元变频调速、同步技术,各传动电机速度可以单独设定,并根据出网速度分别按比例同步升降速,使改变车速时纤维网定量不变。梳理机整机内部为密封式设计,由负压吸风集尘装置抽吸。

（3）针对壳聚糖纤维抗剪切性能差的特点,缩短非织造工序流程,优化梳理的速度、隔距、前角等重要参数,采用"高角度低密度"配置方式,可有效地缓和梳理对壳聚糖纤维的损伤程度,并实现高速梳理成网的要求。

（三）壳聚糖纤维网成形前切边技术

交叉铺网机以往复运动铺网,在铺网宽度两端换向时,铺网小车经历了速度减至零、换向和重新加速的变化过程,由于梳理机输出纤网是恒速的,因而铺网小车在两端减速停顿时,薄纤网还在继续输入,造成铺叠纤网两端变厚。另外,由于后道加固处理时纤网受牵伸力作用,即使原先纤网很均匀,在牵伸力作用下,其纵向伸长,横向收缩,也会导致两边厚中间薄的现象,解决方法包括以下几种。

（1）在线纤网切边技术,在交叉铺网,加固成形(水刺、针刺、热黏合)后进行在线切边,将两端较厚部切除,保证宽度方向纤维网厚度均匀性。

（2）采用铺网机储网装置与整形技术系统,解决传统交叉铺网机造成铺叠纤网两端变厚的问题,其原理是：当铺网小车在两端减速停顿时,储网装置中垂直帘子向下运动,将梳理机输入的薄纤网储存起来,当铺网小车完成换向加速时,垂直帘子向上运动,恢复薄纤网的供给,以保证整个铺叠纤网在宽度方向上重量一致。

（3）纤网横截面整形系统,解决传统交叉铺网机由于后道加固处理时纤网受牵伸力作用,导致两边厚中间薄的问题。该系统采用计算机和伺服电机来控制铺网过程中薄纤网的牵伸和运动,按要求的最终纤网横截面形状来铺叠,例如中间厚,两边薄,来补偿壳聚糖医用敷料后道加固处理时的牵伸影响。

另外要注意加固成形前切边控制,在交叉铺网与牵伸后,设计添加切边装置,保证加固成形的制品厚度均匀。必须采用回收输送装置,使得切边料通过回收装置在线输送至前端工序回用。边料经开松后重新并入梳理、成网工序,实现物料循环利用。

(四) 针刺非织造加固工艺

壳聚糖纤维开松、混合、梳理后,经针刺加固形成符合使用要求的非织造卷材。针刺加固最早应用于制毡生产中,针刺加固是一种典型的机械加固方法。

1. 针刺加固原理

如图 7-4 所示,当截面为三角形(或其他形状)且棱边带有钩刺的针刺入蓬松的纤网时,刺针上的钩刺就带住纤网表面和里层的部分纤维穿过纤网层,纤维相互缠结,同时纤维间的摩擦力作用和上下位移对纤网产生一定的挤压,使纤网受到压缩。刺针刺入一定深度后回升,此时因钩刺是顺向,纤维脱离钩刺以近乎垂直的状态留在纤网内,犹如许多的纤维束"销钉"钉入了纤网,使纤网保持压缩状态,成千上万的刺针反复穿刺后,纤网被加固制成具有一定厚度和力学性能的针刺非织造材料。

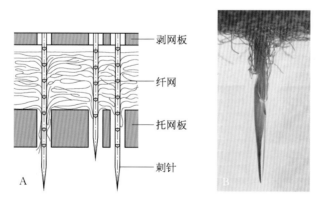

图 7-4　针刺加固原理及带沟刺针

A. 针刺加固原理;B. 刺针穿刺纤网照片

针刺加固纤维网是由针刺机来完成的,纤网由压网罗拉和送网帘握持喂入由剥网板、托网板和针板等组成的针刺区。镶嵌在针板上的刺针随主轴和偏心轮的回转做上下运动,穿刺纤网。托网板起托持纤网作用,承受针刺过程中的针刺力;剥网板起剥离纤网的作用,刺针完成穿刺加工做回程运动时，由于摩擦力会带着纤网一起运动，利用剥网板挡住纤网，使刺针顺利地从纤网中退出，以便纤网做进给运动。托网板和剥网板上均有与刺针位置相对应的孔眼以便刺针通过。在针刺过程中，纤网的运动由牵拉辊传送。

2. 针刺加固非织造材料结构

针刺加固生产的非织造材料具有通透性好、机械性能优良等特点，广泛用于制备医用敷料、创可贴材料、医用口罩等产品。图 7-5A、B 所示为针刺加固前后的纤网，针刺加固前的纤网其纤维间的抱合作用较小，纤网比较蓬松，强度差。经针刺加固后纤维间缠结增加，纤网体积密度与强度明显增加（图 7-5C、D）。

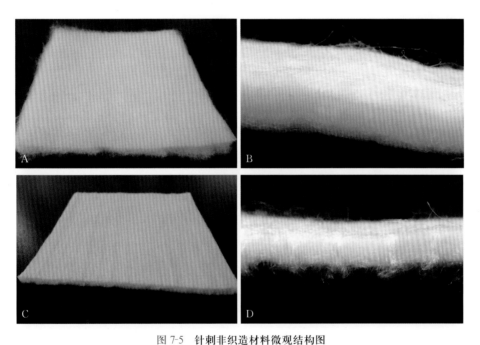

图 7-5　针刺非织造材料微观结构图

A. 针刺加固前纤网表面；B. 针刺加固前纤网截面；C. 针刺加固后纤网表面；D. 针刺加固后纤网截面

从针刺非织造材料的扫描电镜照片观察到内部纤维之间的缠结作用及垂直分布的纤维束"销钉"结构。非织造布为多孔材料，且孔径尺寸大小不一，通道弯曲。针刺非织造材料敷料表面与截面扫描电镜参见图 7-6。从电镜照片的敷料表层结构，及其孔隙分布中，可以看到纤维之间孔隙形状多样性。图 7-7 细胞在具有多孔结构的敷料中生长时，细胞可通过孔隙进入材料内部，沿孔隙延伸方向生长。可以通过改变加固工艺、工艺参数、纤网结构等方式改变纤维之间的孔隙，以控制细胞在多孔针刺非织造敷料表面和内部的生长及增殖。研究表明当针刺非织造材料用于伤口敷料时，需要细胞沿皮肤表层水平生长，而不进入纤维间孔隙生长,避免在去除敷料时对伤口造成二次创伤,因此针刺加固的材料需具有紧密的结构。当针刺非织造材料作为组织工程支架时,细胞需要沿三维立体方向增殖,而随着壳聚糖纤维的生物降解,细胞可以增殖分化并形成具有 3D 结构的再生组织结构,因此其结构应相对疏松。

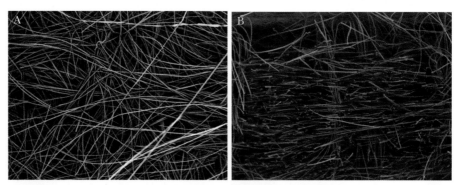

图 7-6 针刺非织造材料表面与截面扫描电镜图

A.针刺非织造材料表面 SEM 图;B.针刺非织造材料截面 SEM 图

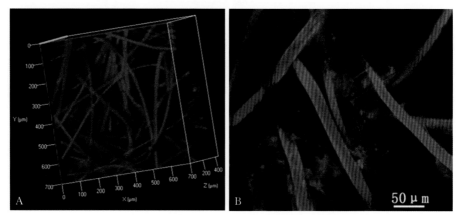

图 7-7 针刺非织造敷料孔径分布及细胞生长

A.针刺非织造敷料孔径分布;B.细胞在非织造敷料上的生长

3. 针刺敷料工艺流程设计

针刺工艺流程灵活多变,便于柔性设计,其工艺流程的基本模式大致有两种:一种模式是将预针刺机与数台主针刺机连成一条流水线,经过预针刺的纤网可以直接喂入主针刺机。该模式有利于连续化生产,可以提高生产效率,减轻劳动强度。另一种模式是间断式,将预针刺机和主针刺机分开安装,经预针刺的纤网先进行卷绕,然后再运至主针刺机前退卷,喂入主针刺机。间断式模式适合制备复合产品,翻改品种类型,所以在工艺设计时,应针对具体产品性能要求制订工艺流程。

配比好的壳聚糖纤维经开松混合、梳理铺网、预针刺、主针刺加固后形成符合使用要求的海藻纤维非织造卷材,其典型的工艺流程如图 7-8 所示。

目前国际市场上,针刺壳聚糖纤维医用敷料规格一般为 10 cm×10 cm、10 cm×5 cm、5 cm×5 cm、10 cm×1 cm。壳聚糖纤维非织造卷材经过分切,包装制成一定规格系列的敷料产品,其包装工序及包装后工序见图 7-9 所示。工厂生产的敷料在到达临床使用前,需要包装运输。敷料包装虽然经过了灭菌消毒且其包装为真空包装,但无法保证每一块产品都是无菌符合使用标准的,因此在壳聚糖纤维敷料应用于患者伤处之前要进行灭菌处理。

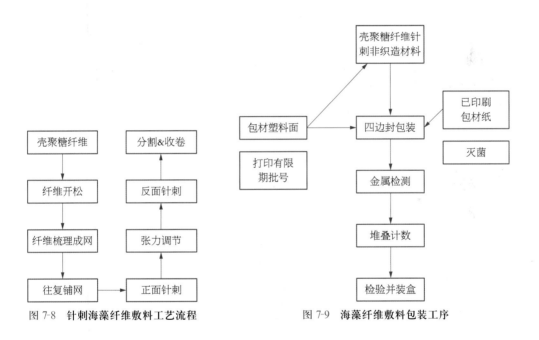

图 7-8　针刺海藻纤维敷料工艺流程　　　图 7-9　海藻纤维敷料包装工序

(五) 水刺加固非织造工艺

水刺加固非织造工艺是通过高压水流对纤网进行连续喷射,纤维在水力作用下在纤网中运动位移后重新排列和相互缠结,使纤网得以加固而获得一定的机械性能。与针刺工艺一样,水刺加固工艺为机械加固。

1. 水刺加固原理

水刺加固工艺是依靠高压水,经过喷水板,形成微细的高压水针对托网帘(转鼓)上运动的纤网进行连续喷射,在水针直接冲击力、反射作用力和真空抽吸力多重作用下,纤维发生位移、穿插、抱合、缠结,形成无数的机械结合,从而加固纤网。因垂直喷射可最大限度地利用水喷射能量,同时不破坏纤网外观结构,因此水针通常垂直于纤网方向进行喷射,部分表层纤维发生位移,相对垂直朝网底运动,当水针穿透纤网后,受到托网帘(转鼓)对高压水流的反弹,以不同的方位散射到纤网的反面。图 7-10 所示为水刺加固原理图和水刺装置设备。水刺头下方配置真空抽吸水装置(箱),利用负压作用,将托网帘下或转鼓上的水经孔眼迅速吸入水箱内腔,然后被抽至水气分离器处理,进入水处理系统。

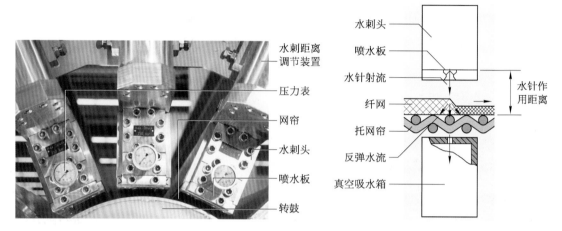

图 7-10　水刺加固原理图和水刺装置设备

在选择水刺加固技术路线时,根据所设计的产量和加工纤网面密度范围,合理配置水泵压力和流量参数是工艺要求的保证。在水刺加固工艺距离内喷水孔流出的水针是以自由流线为界的射流形式流出的,由于水压在数百万 Pa 以上,沿此流线速度是恒定的(忽略空气阻力),有利于水针的能量利用。从工艺角度上如要提高水刺工艺中水针的速度,必须增大水泵的工艺压力和减少管路中的阻力损失。

水刺加固工艺利用高压高速的微细水针连续不断地冲击纤网,水针呈圆柱状,单位面积内冲带的纤维量很高,而且不受纤维的排列方向和纤网运动方向的影响。水刺加固工艺由水刺头、喷水板、高压水泵、输送网帘(托网帘)或水刺转鼓、真空脱水器、水处理及过滤装置、水循环装置等组成的水刺系统完成。水刺机主要由预湿器、水刺头、输送网帘(托网帘)或转鼓、脱水箱、水气分离器等组成。经成形后的纤网被送入水刺区进行预加湿处理,预湿使蓬松纤网压实,排除纤网中的空气,使得纤网能更有效地吸收水针能量,加强水刺过程中纤维的缠结效果。图 7-11 所示为不同形式的预湿装置示意图。

预湿后的纤网由输送网帘喂入水刺机组进行水刺加固。水刺头是水刺机组中产生高压集束水流的关键部件,它由进水管腔、高压密封装置、喷水板和水刺头外壳等构成。

喷水板是一条长方形金属薄片,其上分布的喷水孔的结构对水针紧密区长度有很大影

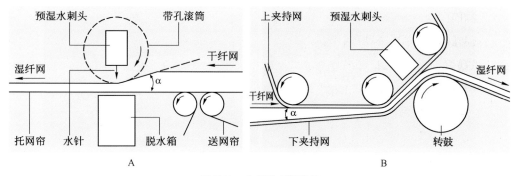

图 7-11　水刺法预湿装置

A. 带孔转鼓式；B. 双网夹持式

响，因此选择良好的喷水孔结构，可降低能耗，使水针喷射能量集中。根据水针射流从喷水孔喷出的形状，喷水孔可分为圆柱型、圆锥收缩型和流线收缩型三类。

　　根据水刺头排列方式的不同，水刺机组可分为平网式水刺加固机、转鼓式水刺加固机和转鼓与平网相结合的水刺加固机几种形式。平网式水刺装置中输网帘的组织结构可根据产品外观等要求进行更换，机械结构简练，但占地面积大。转鼓式水刺装置中输送网帘金属套在真空脱水器的外面并随着转鼓而转，纤网接受呈圆周式排列的水刺头的水喷射能量。因转鼓呈圆周运动，有利于高速生产，同时纤网呈圆弧状弯曲，形成外周体积密度较小，内周体积密度较大的结构，有利于水针在纤网中的穿透，致使纤维有效缠结。但因在转鼓式水刺工艺上加工多种花纹或开孔非织造材料需要更换转鼓套，成本昂贵，灵活性差，因此，转鼓与平网组合水刺加固机可综合不同装置的优势，在降低成本的同时，获得更好的产品。

2. 水刺加固非织造材料结构

　　水刺加固生产的非织造材料具有强度高、手感柔软、悬垂性好、无化学黏合剂以及透气性好等特点，广泛应用于制备卫生医疗卫生、洁净抹布等产品（图 7-12）。

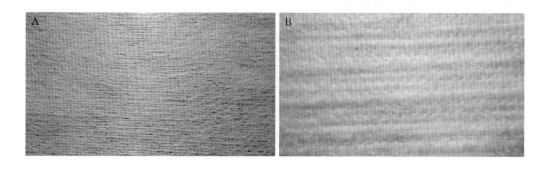

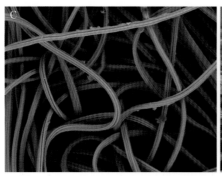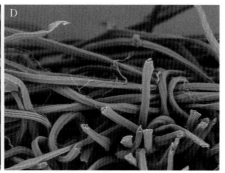

图 7-12　水刺加固与针刺加固非织造材料结构

A、B. 分别为同等距离下拍摄的水刺加固非织造材料和针刺加固非织造材料实物图。可以清楚看出两种加固方式所形成的非织造材料的表面结构上的区别。前者较为轻薄疏松,水刺痕迹细密;而后者则较为紧密厚实,针刺痕迹明显且针孔较大。C、D. 分别为水刺非织造材料表面及截面电镜照片。与针刺非织造材料相同,水刺非织造材料结构也为多孔结构,但其纤维之间的缠结为柔性缠结,这也是水刺非织造材料较针刺非织造材料柔软的原因之一

3. 水刺加固工艺

水刺加工工艺对非织造材料性能的影响主要有工艺参数:水刺道(级)数、水刺头数量、水压力、水刺距离、喷水孔的直径与流量、水针排列密度、生产速度、网帘结构、产品重量、脱水器的真空度等,这些工艺参数相互关联,影响着水刺生产和非织造产品的结构和性能。

(1)输网帘结构和水刺距离对非织造材料性能的影响:纤网输送至水刺头下方时,高压水针在穿透纤网后,根据输网帘(筒)的结构和规格,遇到输网帘聚酯丝相交的交叉接点时,

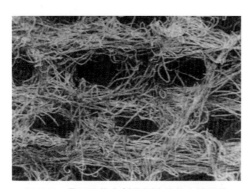

图 7-13　带网孔的水刺非织造结构电镜照片

水针受到了阻碍,水流向上和四周无规则分溅,迫使交织点上的纤维向四周运动并互相集结缠绕,造成纤网对应聚酯丝交织点的凸出部位处无纤维分布而产生网孔结构,如图 7-13 所示为带网孔的水刺非织造结构电镜照片。相反在输网帘的有孔部位由于水针直接穿透,纤网中的纤维主要是向下运动,同时接受输网帘上聚酯丝交织点处纤维挤压,而形成纵横向纤维集合区域,从电镜照片上可清晰地观察到水刺非织造材料呈网状结构。

在水针冲击过程中,纤维向输网帘聚酯丝交织凹处运动聚集,造成经纬编织丝凸处无纤维而形成网眼,其主要影响因素是水针射流的流量和速度,适当提高水流量可使水刺非织造材料的网眼变得清晰。采用不同粗细的聚酯丝相间排列编织或采用特别的编织结构可使输

网帘凹凸尺寸差异变大,凹处容积变大,容纳纤维的能力加大,则水刺非织造材料的网眼加大,接触输网帘表面产生凹凸起伏的立体效果。采用目数很大的输网帘(较平整)以及纤网面密度很大时,水刺法非织造材料不易形成清晰的网眼结构。

在实际生产中,合理控制喷水板与托网帘的水刺工艺距离,是非常重要的。根据相关实验,如果把水刺头压力由原来的 6.5~7.0 Mpa 提高到 7.5~8.5 Mpa 范围,同时又使喷水板作用距离增大一倍,则水刺非织造材料纵向强力变化不大,但横向强力有所降低。

(2)水针能量与产品性能:水压力是水刺法中的重要工艺参数,在纤网速度、喷水板规格、纤网面密度、水刺距离等相关工艺不变的条件下,水的压力提高,单位面积内纤网吸收的水针能量就越多,发生位移的纤维量(冲带量)增加,造成更多的纤维参与缠结。纤网的缠结效果与非织造材料的结构稳定性、表面质量、机械物理性能密切相关。根据成网工艺条件,初始喂入水刺区阶段时的纤网结构比较疏松且抱合力极低的情况下,过高的水刺能量纤网无法完全吸收,严重时造成纤网结构破坏,故宜采用低水压工艺;随着纤网中纤维的不断缠结,纤网结构越来越紧密,非织造材料强力不断提高,可逐渐加大水刺压力,但各个水刺头的压力不一定是连续的递增。

(3)水刺加固非织造材料的力学性能:非织造材料受到张力时纤维伸直,而纤维的伸直又受到周围纤维的阻碍,形成径向压力。如果纤维间的聚合程度能产生足够的压力,以握持这根纤维,则产生非织造材料的自锁现象。在自锁现象情况下,受到的张力越大,握持纤维的力也越大。水刺非织造材料与针刺非织造材料存在相同现象,产生自锁现象前,纤维之间有一定的滑动,反映在拉伸曲线的斜率大,针刺非织造材料中纤维呈三维空间排列,纤网结构中纤维位移空间大,自锁现象前纤维之间滑动较大,拉伸曲线的初始阶段斜率小,伸长大。而水刺非织造材料由于纤维的缠结紧密,纤维间相互包缠,拉伸时比针刺法非织造材料早出现自锁现象,反映在拉伸曲线上,初始斜率也较大,伸长较小。

纤网中纤维排列的杂乱状况影响水刺非织造材料各向拉伸性能,图 7-14 所示为水刺非织造材料取样角 0°(横向)至 90°(纵向)与强度的关系,水刺非织造材料的拉伸强度随着取样角度变化而变化。纤网中纤维与纤维按不同取向排列并相互缠结,抱合而成的结构网络,使得非织造材料表现出各向异性的力学性能。同时,平行网与凝聚网结构影响水刺非织造材料的力学性能。

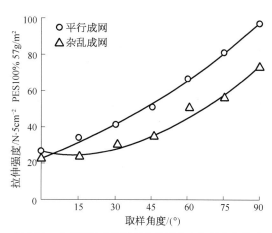

图 7-14　水刺聚酯非织造材料取样角度与强度的关系

水刺加固非织造材料随纤网面密度的增加,非织造材料的强度呈线性增加,纵向伸长减小,纤维的缠结紧密,横向伸长增大(图 7-15)。同时要注意,纤维原料性能的差异对水刺非织造材料的力学性能反应敏感。

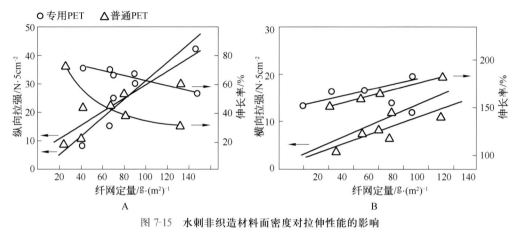

图 7-15 水刺非织造材料面密度对拉伸性能的影响

A. 纤网面密度对纵向拉伸性能的影响;B. 纤网面密度对横向拉伸性能的影响

通过电镜观察水刺法非织造材料的结构,由于纤网加固全依赖于纤维的缠结和钩接,包缠螺旋结构比纱线松散,纤维是在缺乏积极的握持条件下进行水刺加固的。另外纤网内纤维的滑动和转动自由度大,受力变形时纤维和钩接区的伸长及压缩变形能力强,反映在水刺非织造材料的性能上,弯曲性和悬垂性好。水刺非织造材料的拉伸弹性模量 E 均比较小,受拉伸力很小时抵抗变形的能力小。

(六) 热黏合加固非织造工艺

热黏合加固纤网是非织造工艺中的一种重要方法,随着合成纤维工艺的技术进步而获得迅速发展。热黏合加固工艺利用高分子聚合物原料的熔融特性黏合纤网,取代了化学黏合剂,其制造的材料更符合卫生要求。热黏合加固非织造工艺可分为热轧黏合、热熔黏合和超声波黏合。在热轧黏合工艺中,纤网受到热和机械作用,纤维的微观结构会发生变化,超声波黏合工艺适合于蓬松、柔软的非织造产品的后道复合深加工,因此热熔黏合工艺更适合于壳聚糖纤维热黏合加固非织造材料的制备。

1. 热熔黏合加固非织造工艺原理

在热熔黏合加固非织造工艺中,纤网中一般由主体纤维(如壳聚糖纤维)和热熔介质(如聚乙烯、聚丙烯等)组成。在烘箱加热作用下,纤网中的热熔纤维或者热熔粉末受热熔融,熔融的聚合物流动并凝聚在纤维交叉点上,冷却后纤网得到黏合加固而成为非织造材料。热熔黏合工艺过程包括热传递过程、流动过程、扩散过程、加压和冷却过程。按照热风穿透形式,热熔黏合工艺分为热风穿透式黏合和热风喷射式黏合两种方式。

热风穿透式加固工艺:热风穿透式根据热风烘箱结构的不同,一般分为单层平网热风穿透式、双网夹持热风穿透式和滚筒圆网热风穿透式。图7-16所示为平网热风穿透式黏合工艺,经热交换器加热的热风气流从烘箱的上部吹入,穿过纤网后由下部旁侧的循环风机抽出,然后经加热器加热后再进入烘箱。纤网在没有加压作用下熔融黏合,其产品蓬松、弹性好。

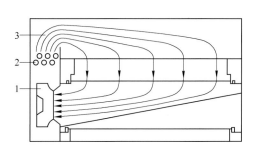

图 7-16　平网热风穿透式原理图
1-循环风机,2-散热器,3-热气流

图7-17双网夹持热风穿透式工艺过程是纤网进入烘箱时,由上下两层网帘夹持。双网帘夹持方式可使产品不受热风喷射的影响而变形,同时可调节纤网密度并形成稳定的纤网结构。在制备较大面密度的厚型产品时,可控制产品的厚度和密度。热风穿透黏合后,纤网可经过一对双轧辊表面轧光处理,以进一步精确控制产品厚度。热黏合处理后,纤网必须经过冷却棍或风冷却后成卷。

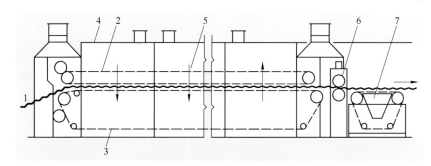

图 7-17　双网夹持热风穿透式示意图
1-纤维网,2-上夹持网帘,3-下夹持网帘,4-烘箱,5-热风,6-轧辊,7-冷却装置

图7-18所示为滚筒圆网热风穿透式黏合工艺。纤网送入圆网热风穿透烘箱后,热风从圆网的四周向滚筒内径方向喷入,对纤网进行加热。而进入滚筒内部的热风被滚筒一侧的风机抽出,所以在滚筒的内部形成负压,面密度较小的纤网在负压的作用下被吸附在金属圆网上。当纤网热黏合后,在离开滚筒的区域内,滚筒内部要设气流密封挡板,使该区域滚筒表面无热空气吸入,因此热黏合的非织造材料能顺利离开加热区。

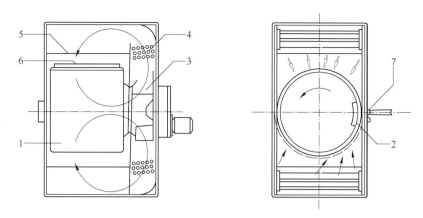

图 7-18　滚筒圆网热风穿透式原理图

1-圆网；2-支撑板；3-循环风机；4-散热器；5-均流板；6-转鼓；7-导布辊

2. 热黏合加固非织造材料结构

热熔黏合在纤网中纤维与纤维交叉点上产生黏合，综合黏合效果提高，使非织造材料具有更佳的强度、弹性、蓬松性以及通透性。熔融纤维粘连的区域可称为紧密区。其他区域又交叉排列的纤维构成，且纤维间有小的间隙或缝隙，纤维间基本无黏合，当非织造材料发生小变形时，该部分纤维间仅有作用程度很小的摩擦力，因此会发生相互移动，该区可称为疏松区。紧密区是由于纤网内部分纤维受热熔融流动形成的，非织造材料变形时纤维间相互作用力大，该区不会发生变形。热熔黏合加固非织造材料的结构与其中热熔纤维或热熔粉末的成分有很大关系。一般采用单组分热熔纤维或热熔粉末作为热熔介质制成的热熔非织造材料，由于热收缩较大，一般在纤维交叉处形成团块状黏合纤网结构（图 7-19A）。对于使用双组分热熔纤维或热熔粉末作为热熔介质制成的热熔非织造材料，热熔介质会在纤维交

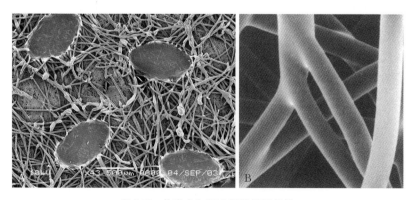

图 7-19　热黏合加固非织造材料结构

A. 轧点热熔黏合纤网结构；B. 交叉点热熔黏合纤网结构

叉处形成点黏合结构(图7-19B)。团块状黏合结构,黏合组分利用率不高,并不能完全发挥作用,由于低熔点高聚物的分子量一般都较低,所以黏结区的强度也较低,影响了热熔非织造材料的强度。点状黏合结构中热熔组分利用率高,主体纤维性能受影响小,热收缩也较小,非织造材料的性能显著提高,是较理想的热熔黏合结构。

3. 热黏合加固非织造工艺

(1)热熔纤维特性:对于单组分热熔纤维,要获得产品最大的强度,必须使热熔工艺黏合温度接近纤维的熔点温度。低密度聚乙烯熔点为85~115 ℃,聚乙烯/聚丙烯(ES)双组分纤维熔点为120~150 ℃,低熔点聚酯纤维熔点为110~200 ℃。但热熔温度稍高于纤维熔点温度时,纤维的热收缩就会增大,因此,热熔烘箱的温度控制精度要求很高。同时,选择热熔黏合温度范围较大的纤维,可有效降低纤网热收缩率,有利于烘箱工艺温度的控制和生产操作。对于双组分热熔纤维,其热收缩较小,热熔黏合后非织造材料的尺寸变化小,强度高,并有利于高速生产。

(2)热熔纤维配比:图7-20所示为热熔纤维混合比和黏合温度与热熔非织造材料强力的关系,Tm表示热熔纤维的熔点。热熔黏合温度接近纤维熔点时,非织造材料可以获得最大强度,当热熔黏合温度超过纤维熔点时,纤维结构遭破坏,非织造材料的强度下降。相同黏合温度下,纤网中热熔纤维含量增加会使非织造材料的强力增加,因此在制备热黏合非织造材料时要考虑多种因素以确定纤维的配比。

(3)热风温度、速度和加热时间:当热风温度 t 较高时,可适当减少纤网的加热时间,即提高纤网输送速度,只要热熔纤维发生熔融或软化即可。图7-21所示为两种热风温度下($t_1 > t_2$),加热时间与热熔非织造材料强力的关系。在相同加热时间的条件下,热风温度高时,可改善纤网中热熔黏结效果,热熔非织造材料强力上升。但是,热风温度超出纤维熔点时,非织造材料强力下降。

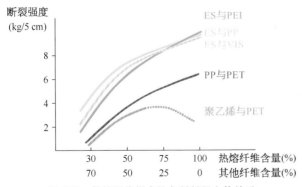

图 7-20　热熔纤维混合比与材料强力的关系

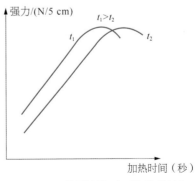

图 7-21　不同热风温度下加热时间与热熔材料强力的关系

在热熔黏合生产中,热风穿透速度高,则单位时间内赋予纤网的热量多,热熔非织造材料的强力也高。在相同加热时间的条件下,热风穿透速度提高,非织造材料强力提高,但过高的热风穿透速度会破坏纤网结构。

五、壳聚糖微流纺丝非织造制造技术及结构

(一) 微流纺丝技术构建壳聚糖纤维

目前用于制备壳聚糖纤维的技术主要包括静电纺丝、干法纺丝和湿法纺丝等,对于微流纺丝技术制备壳聚糖纤维的研究报道则鲜少。本章节主要介绍采用新型微流纺丝技术制备壳聚糖纤维,纺丝原理如图7-22所示,壳聚糖的乙酸溶液为微流纺芯层流,氢氧化钠溶液为皮层流,两溶液在推进泵驱动作用下,经由聚四氟乙烯管被挤入氢氧化钠的凝固浴中,析出纤维。皮层NaOH溶液与芯层壳聚糖纺丝液中的乙酸溶剂在微流通道输出端发生中和反应,从而析出纤维。当纤维被挤入NaOH凝固浴溶液,进一步发生中和反应,纤维结构与性能因充分凝固而被加强。若纤维被卷绕在涂覆NaOH的接收板表面,调节接收板的水平移动速度,并改变卷绕方向,即纤维在接收板表面分别以X和Y轴方向卷绕的同时,纤维中多余的乙酸溶液和接收板表面的NaOH溶液继续发生中和反应,纤维间相互黏结,进而制得壳聚糖纤维敷料。

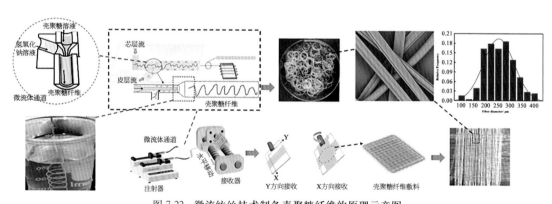

图7-22 微流纺丝技术制备壳聚糖纤维的原理示意图

(二) 微流纺丝工艺参数的影响

影响微流纺壳聚糖纤维理化性能的工艺参数包括:纺丝液浓度、纺丝液温度、凝固浴浓度。

(1) 纺丝液浓度:一定浓度范围内,壳聚糖溶液的浓度越高,纤维的力学性能越强。溶

液质量分数越高,大分子链间的缠结点越多,纤维空洞减少,提高了纤维的结构均匀性。但浓度高于 4.5% 时,纺丝液的黏度增大,呈冻胶状,不利于纺丝,一般壳聚糖纺丝液浓度控制在 3%～4%。

（2）纺丝液温度：温度的改变对纺丝液的黏流态产生很大影响。温度降低,纺丝液黏度增大,易在微流纺丝微通道的针尖末端形成挤出膨胀效应,温度越低,膨胀效应越强,最终在挤出口形成液滴从而堵塞针孔,并终止纺丝。温度过高则加快纺丝液与凝固浴的扩散速度,引起初生纤维丝的凝固速度不均匀,导致纤维的力学性能下降。理想的纺丝成形温度控制在 30～50 ℃。

（3）凝固浴浓度：凝固浴浓度过低,加快纤维双扩散速度,纤维间孔隙较大,导致纤维机械性能下降。凝固浴浓度过高时,双扩散速度减慢而不利于纤维的成形。理想纺丝条件下,凝固浴质量分数应控制在 5%～8%。

（三）微流纺壳聚糖纤维的结构与性能

微流纺丝技术操作性及灵活性极强,常用于构建异形结构的纤维。如图 7-23 所示,基于微流纺丝技术制备的壳聚糖纤维其结构形态多样化,主要包括：圆形结构、皮-芯结构、扁平

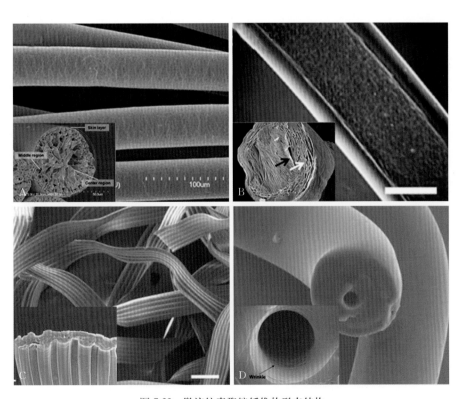

图 7-23 微流纺壳聚糖纤维的形态结构

A. 圆形结构；B. 皮-芯结构；C. 扁平结构；D. 空心结构

结构和空心结构。特别地,皮-芯结构的纤维常用作药物载体,通过皮、芯层的材料选取及皮-芯结构比的设计,可用于制备药物胶囊等缓释材料;表面具有沟槽结构的纤维则可用于引导细胞的迁移与黏附等,如组织工程支架;而圆形结构的纤维则主要做医用敷料,如创可贴、溃疡填充类敷料等。

微流纺丝技术制备的壳聚糖纤维力学性能一般,初生丝未得到牵伸,直径较大(约 200 μm),其结晶度和取向度较低,纤维大分子中的无定形区所占比例远大于结晶区。另外,纤维在横截面方向容易形成"外紧内松"的皮-芯结构,这主要因中和反应不均匀所致。即壳聚糖纺丝液与 NaOH 溶液接触时,纺丝液中的乙酸溶液和 NaOH 溶液迅速发生中和反应而析出纤维,但纤维内部的乙酸溶剂未完全反应完,最终导致纤维的结构呈现皮-芯分层现象。

六、壳聚糖短纤维的医用标准

对于壳聚糖短纤维的医用质量标准,目前尚缺少可普遍接受的国家或国际通用要求,现行的行业标准 YY/T 0606.7《组织工程医疗产品 第 7 部分:壳聚糖》给出了用于制备组织工程医疗产品的壳聚糖及其盐类的标准要求和试验方法,没有明确壳聚糖纤维的医用标准。国家工业和信息化部曾在 2011 年发布了《壳聚糖短纤维 FZ/T 52012－2011》标准。标准规定了壳聚糖短纤维的术语和定义、分类和标识、技术要求、试验方法、检验规则、标志、包装、运输、贮存的要求,以及适用于以壳聚糖为原料生产的线密度范围在 1.20～6.00 dtex 的本色常规纺织用壳聚糖短纤维品质的鉴定和验收。有关壳聚糖纤维物理性能指标参见表 7-1,需要注意的是抑菌性检测所用菌种,金黄色葡萄球菌、大肠埃希菌、白色念珠菌,另外,标准中的 M1 为干断裂伸长率中心值,不得低于 10%。

公定质量复验时按 GB/T 14334 规定称取和计算批产品包装件的净质量,并按式 7－1计算公定质量。

$$m = m_1 \times \frac{1+R_0}{1+R} \qquad (式 7-1)$$

式中:

  m 为批产品包装件公定质量(kg);

  m_1 为批产品包装件净质量(kg);

  R_0 为壳聚糖糖纤维的公定回潮率(其值暂定为 18%);

  R 为实测回潮率(%)。

其他用途的壳聚糖短纤维可参照使用。壳聚糖短纤维的产品等级分为优等品、一等品、合格品,低于合格品的为等外品。

最近有关企业和国家医疗器械检测单位开始讨论制定"医用壳聚糖短纤维"国家标准，要求医用壳聚糖短纤维满足医疗产品用途，提出医用级壳聚糖短纤维几个主要技术指标需满足以下标准 6 方面的要求。

（1）干燥失重：医用级壳聚糖短纤维通常干燥失重在 13.8% 以内，除潮湿度和形态不同有所差异。若干燥失重过高则纤维不宜贮存且稳定性降低。

（2）pH：医用壳聚糖短纤维与稀酸易溶解，试验分析 pH 6.5 以上医用壳聚糖短纤维安全，并结合医用壳聚糖短纤维生产医疗器械单位的要求 pH≤8.0，故医用壳聚糖短纤维的 pH 标准为 6.5～8.0。

（3）灰分和蛋白质含量：灰分和蛋白质含量是两个极其重要的指标，直接影响产品的安全性。灰分过高表明无机盐含量高，易导致皮肤刺激性或渗透压超标。蛋白质含量过高是原材料加工过程中除蛋白质不彻底所致，有导致免疫反应的风险。医用级壳聚糖短纤维灰分应控制≤0.5%，蛋白质含量应控制在≤0.2%的范围内。

（4）酸不溶物：若不溶物含量过高，用于人体后可能导致异物反应，医用级壳聚糖短纤维的酸不溶物应控制≤0.5%。

（5）微生物限度：用于医疗器械的原料应无致热源、无致病菌污染，因此在生产医用壳聚糖短纤维过程中控制微生物限度，以避免可能存在的交叉污染。医用级壳聚糖短纤维的微生物限度标准应控制需氧菌总数小于 100 菌落形成单位（colony forming unit，CFU），霉菌和酵母菌总数应小于 20 CFU，不得检出金黄色葡萄球菌、铜绿假单胞菌和大肠埃希菌。

（6）动物源性材料要求：医用壳聚糖短纤维是一种动物源纤维，应按照动物源医疗器械系列行业标准（YY/T 0771.2、YY/T 0771.3）的要求进行安全性评价和质量控制，特别是外源因子污染和不期望的异源性免疫反应的控制。

七、壳聚糖纤维的应用与展望

壳聚糖纤维与纤维素在结构上的类似性，使其不但具有类似纤维素的用途，而且从氨基多糖的特点出发，具有比纤维素更为广泛的用途。壳聚糖纤维具有生物活性及生物亲和性、生物降解性、生物相容性、无毒、无免疫抗原性等特殊性能，被制成的吸收性手术缝合线，应用于消化系统外科和整形外科等体内手术中，既能满足手术操作时对强度、打结性能以及柔软性的要求，同时还具有消炎止痛促进伤口愈合的功效，又能被体内溶菌酶分解成糖蛋白为人体吸收。此外，壳聚糖具有抑菌、消炎、止血、镇痛、促进伤口愈合等优良的生物医学功能，而被广泛用于制造特殊的医用产品，国外尤其日本、美国已用它制造人造皮肤、止血棉、纱布、血液透析膜及各种医用敷料等。

（一）纤维应用领域

壳聚糖纤维具抗菌、防霉、祛臭、吸湿、保湿、柔软、染色性好等优点，作为新型功能性天然绿色纺织材料应用于保健内衣、内裤、面膜基材、卫生巾、纸尿裤等。壳聚糖纤维优异的生物相容性和生物安全性，完全达到医用材料的标准，制成的医疗类产品已被广泛应用于欧美、国内市场和中国台湾地区。

1. 医用敷料

壳聚糖纤维具有快速止血、舒缓疼痛、促进伤口愈合、天然抑菌等功效，是重要的功能性敷料原材料。目前壳聚糖纤维制作的伤口敷料与止血海绵产品已经投放市场。同传统敷料相比，该生物敷料具有较好的止血和护创功能，为提升火线伤员的自救互救能力做出了应有的贡献；将壳聚糖纤维制作成无纺布，最终成品应用在战场和手术后使用，市场反馈良好。

2. 体内植入产品

壳聚糖纤维的功能性在高端医疗产品方面的应用已引起高度重视，目前有实力的企业联合高校和科研机构合作开发体内可降解的手术缝合线；开发防粘连抗感染的疝修补片等体内植入类产品，已进入临床试验阶段。

3. 卫生领域

（1）面膜：面膜基材用壳聚糖纤维制作面膜基布与普通面膜基布相比，对金黄色葡萄球菌的抑菌率高达90%以上，防螨效果可达86%以上，有效防螨祛痘；还具有深层净化肌肤、锁水保湿、活化嫩肤等功能。

（2）妇婴用品：用壳聚糖纤维制备的热风非织造布，透气舒适是卫生巾、纸尿裤等理想的面层材料，具有广谱抑菌性、良好的吸附功能，可以有效祛除异味，防止妇科炎症疾病的发生。

4. 其他应用

壳聚糖是唯一的天然碱性多糖，具有优良的理化性能和环境友好性等，已被广泛用于医学材料和民用服饰等领域。壳聚糖纤维材料可降解，具有优异的组织相容性、免疫性等，可用作植入性组织工程支架。该材料对机体无排异和过敏等不良反应，无副毒性作用，可被机体组织吸收、降解，并随代谢产物排出体外。分子链中含有大量的羟基和氨基导致其呈现优异的吸湿性能，已成为非常重要的医用敷料。用于治疗和护理创面时，可维持创面一定湿润的微环境，加快上皮细胞的迁移速度，促进伤口快速愈合，还能止血促愈、减少瘢痕的形成并减轻患者疼痛。此外，壳聚糖大分子链上的氨基，导致其自身具有广谱抗菌性能，可抑制细菌的生长繁殖,常被用于开发各类贴身内衣等。壳聚糖纤维对许多物质具有螯合吸附作用,其分子中的氨基和与氨基相邻的羟基与许多金属离子(如 Hg^{2+}、Ni^{2+}、Cu^{2+}、Pb^{2+}、Ca^{2+}、Ag^+ 等)能形成稳定的螯合物,用于治理重金属废水、净化自来水及在湿法冶金中分离金属离子等。此外,壳聚糖纤维能通过络合及离子交换的作用,对染料、蛋白质、氨基酸、核酸、酶、卤素等进行吸附,用于染料废水、印染废水、食品工业废水的处理,从而净化环境,保护人类健康。

(二)发展与展望

自然界中,每年有近 1 000 亿吨的甲壳素在进行着生成和分解,再加上甲壳素和壳聚糖加工技术的成熟,壳聚糖的供应量将不断增加。同时,壳聚糖纤维的生产技术也在日益成熟,一些具有实力的生产厂家将会脱颖而出,进行技术创新,提高壳聚糖纤维的质量,降低壳聚糖纤维的生产成本。多糖类物质是维持机体正常代谢及活动必不可缺的一部分,其对细胞活性和细胞分裂分化、增长、繁殖以及细胞衰老等具有很大作用。天然多糖来源丰富,作为一种极其重要的高分子化合物,其发展较晚。壳聚糖具有优异的理化性能、生物活性及相容性等,已逐渐成为国内外研究的热点。现代社会中人们正在寻求着一种安全、健康、舒适的生活环境,加强了对致病微生物传染源的防护和隔离,使得医用纺织品和保健纺织品的需求量不断增加。作为一种天然的抗菌材料,壳聚糖纤维在保健领域和医疗领域将会得到广泛的应用;随着进一步的推广,壳聚糖纤维将逐渐得到消费者的认可。可以预见,在未来几年,壳聚糖纤维的需求量将会呈现一个明显的上升趋势,从而带动壳聚糖纤维的生产,最终形成"研发→生产→应用→生产"的良性循环经济。

第二节 · 壳聚糖静电纺技术及其结构与性能

一、静电纺丝技术简介

近些年来纳米技术的飞速发展引起了研究人员对纳米材料的广泛关注。纳米纤维是指直径分布在 1~1 000 nm 的纤维材料,现阶段有许多纳米纤维的制备方法,包括拉伸法、模板合成法、微相分离法、自主装法、静电纺丝法等。静电纺丝法是目前唯一能直接连续制备纳米纤维的有效方法,并且成本低廉、操作简单、工艺可控、可纺的物质种类繁多、制备出来的纳米纤维具有比表面积大、力学性能优异、孔隙率高、长径比大等优点。

(一)静电纺丝技术和方法

静电纺丝技术的历史最早可以追溯到 400 年前 Gilbert(电磁科学之父)的发现,他通过摩擦静电首次展示了液体在电场中受力变形的物理现象。200多年后,有人在对高压静电场作用下的研究中发现,液体可被极化生成射流,这一过程被称为静电雾化(electrostatic atomization)或电喷(eletrospray)。基于对静电雾化现象的研究,1929年日本科学家Hagiwara公开了一种通过高压静电使人造蚕丝胶体溶液带电来制备蚕丝纤维的专利。1934年,美国的Formhals提出一种利用表面电荷的静电排斥来制备聚合物纤维的装置并申请了专利,其专利公布了聚合物溶液是如何在电极间形成射流。这是首次详细描述利用高压静电来制备纤维装置的专利,标志着以静电纺丝技术制备纤维的开端,如图7-24所示,随后1938~1944年,Formhals就该技术进一步申请了一系列专利,描述了静电场力作用下制备聚合物纤维的装置和方法。但遗憾的是,由于当时时代背景问题,生产方式和生产设备限制了静电纺丝法的生产,除了部分应用于过滤器的静电纺丝法有报道之外,几乎没有其他报道。直到1971年,美国杜邦公司的Baumgarten利用静电纺丝技术,将丙烯酸树脂溶于N,N-二甲基甲酰胺(dimethylformamide,DMF),制备出了直径小于$1\,\mu m$的亚微米纤维,并且他发现当施加在聚合物溶液上的电压超过某个临界值后,毛细管末端喷头的液滴会喷射变成聚合物溶液射流,溶液浓度进一步增加后,射流运动的稳定区域增加,而且随着溶液浓度和黏度的增加,临界喷射的带电液滴由半球型变为圆锥形,这一研究首次证明了泰勒的发现。

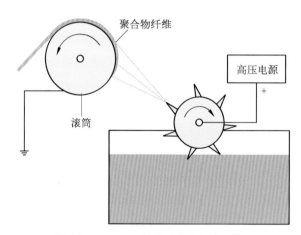

图7-24 Formhals等设计的静电纺丝装置

现在,世界上共有200个以上不同地区的大学和研究机构都在从事静电纺丝技术制备纳米纤维的研究,并且其最终用途已经涉及生物、医学、过滤、传感器、自清洁、催化载体、能源与光电磁等领域。

1. 静电纺丝的分类

静电纺丝根据是否有溶剂分为溶液静电纺丝和熔体静电纺丝,目前静电纺丝研究大多集中在溶液静电纺丝。溶液静电纺丝由于操作过程简单、易于控制工艺参数且制备的纤维直径较小等特点而备受关注。其研究热点主要集中在纺丝材料、纺丝工艺、纺丝纳米纤维表征及应用方面。但溶液静电纺丝过程中溶剂的挥发会导致环境污染，而且存在溶剂残留、纺丝效率低等一系列问题，尤其是在组织工程领域，残留的有机溶剂往往对细胞有一定的毒害，另外对于有些聚合物目前在室温条件下尚未找到适当的溶剂将其配成纺丝液。因此，熔体静电纺丝被认为是一种更经济、环保、安全的静电纺丝方法。

虽然熔融静电纺丝技术很好地弥补了溶液静电纺丝中的不足，但是它的发展还需要一些基础性的研究工作，如建立纺丝模型、深入理解纤维的形成过程、探索其工艺参数对纤维成形的影响、设计出能够精确控制温度和聚合物熔体流速的装置。

2. 不同结构静电纺纳米纤维的制备方法

通过改变调整静电纺丝的装置设备，我们可以得到不同结构以及不同性质的静电纺丝纳米纤维，大幅度提高纤维材料在电子、环境、能源、生物医学等领域的应用性能。

（1）多孔纳米纤维：静电纺环境的湿度可能对静电纺过程中的聚合物溶液有影响。其他条件正常而湿度高时，可能在静电纺进行时，水会浓缩在纤维表面，从而影响纤维形态，特别是溶于易挥发溶剂中的聚合物进行静电纺时，纤维容易受此影响。Bognitzki 等指出，可以通过静电纺纳米纤维在聚合物薄片上形成多孔表面。当聚合物溶液被喷射在基底上时，就会发生溶剂挥发，在溶剂挥发的过程中，溶液产生热力学不稳定性，导致原本的一相分成两相：聚合物富集相和聚合物缺乏相。相分离后，浓缩聚合物的富集相快速固化形成支架，而聚合物的缺乏相会形成孔。这样的话，溶剂蒸气压对孔的形成就有很大影响。

（2）扁平或带状纳米纤维：静电纺丝的过程中，射流表面会因为溶剂挥发而形成一层表皮，在大气压的作用下这层表皮随着溶剂的继续挥发，发生固化或向里塌陷形成椭圆，当两侧管壁趋近时，会团聚成扁平状和其他形状，对于聚乙烯醇纳米纤维来说，其材料本身的分子量和黏度较高时才能制得扁平纳米纤维。聚乙烯醇的黏度越大，其水溶液中溶剂水就挥发的很慢，并已覆盖在收集器上的潮湿纤维会被纤维落下时的冲击力压平。Koski 等用高分子量、高黏度的聚乙烯醇静电纺丝时，就得到了扁平状纤维（图 7-25）。

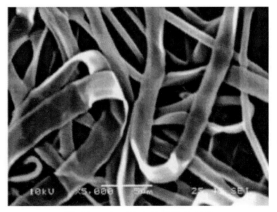

图 7-25　扁平聚乙烯醇纳米纤维

（3）分支纳米纤维：分支状纳米纤维（图 7-26）是通过主喷丝表面分离出去的较小喷丝形成的，而主喷丝就相当于从带电液滴中分离的喷丝。通过将主喷丝分离成两股小喷丝，也可以得到分支喷丝。喷丝的拉伸和溶剂的挥发改变纤维形状和喷丝上单位面积带有的电荷。电应力和表面张力之间平衡的改变，可导致喷丝不稳定。从主喷丝表面上分离小喷丝或者是主喷丝分裂成两股小喷丝导致的形状不稳定性，会降低喷丝单位面积上的原有电荷量。

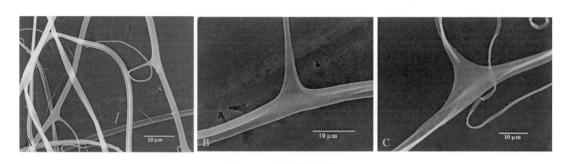

图 7-26　分支纳米纤维

A.溶于乙醇的 16 wt％聚甲基丙烯酸羟乙酯；B.溶于二甲基甲酰胺的 30 wt％聚苯乙烯；
C.溶于六氟异丙醇的 10 wt％聚醚酰亚胺

（4）皮-芯结构纤维：Sun 等于 2003 年首次利用同轴电纺技术制备出皮-芯结构的纳米纤维，图 7-27A 是他们设计的同轴电纺装置，其主要特点在于存储在该装置内外管的溶液是通过导入的电极带电，溶液流速的动力来源主要是气压，并用橡胶垫进行密封，喷头直径固定且不能随意调节。他们成功使用该装置制备出了多种皮-芯结构的超细纤维，首先将两种相同的聚环氧乙烷溶液（浓度不同）作为皮层和芯层原料，分别在其中加入不同浓度的溴苯酚作为染色剂对比。光学显微镜观察能明显观察到皮层和芯层之间的分层，两种材料没有出现混合现象。朱同贺等也制备了皮层为聚乳酸-羟基乙酸（PLGA）、芯层为聚乙烯吡咯烷酮（PVP）的皮-芯结构纳米纤维，图 7-27 是通过透射电镜观察到的纳米纤维皮-芯结构。

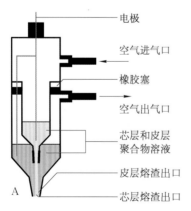
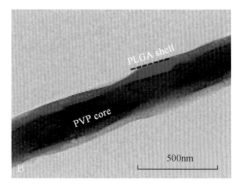

图 7-27　同轴电纺技术制备皮-芯结构纳米纤维

A.同轴静电纺丝装置示意图；B.聚乳酸-羟基乙酸/聚乙烯吡咯烷酮皮-芯结构纤维的透射电镜照片

（5）无规纤维：通常来说，无规纤维构成的静电纺纤维集合体是以非织造布形式存在的（图7-28）。它的制备技术非常简单，带电的聚合物液滴受到电场力的作用在喷头处形成泰勒锥。当聚合物液滴所带的电荷密度足够高时，同种电荷间相互排斥将克服聚合物溶液或熔体的表面张力使聚合物液滴分裂成若干射流。这些射流在高压电场力的作用下呈螺旋状不断被拉伸伴随着溶剂的快速挥发，最终形成直径为纳米级或亚微米级的超细纤维，并以无序状排列于收集装置上，形成类似非织造布的纤维膜。遗憾的是，这种纳米纤维非织造布的应用范围相对较小。

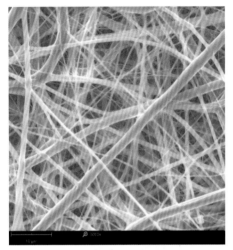

图 7-28　典型的静电纺可降解聚氨酯无规纳米纤维 SEM 图

（6）取向排列纤维：静电纺纳米纤维的一些应用领域，如微电子、光电和生物医用等，需要纤维具有很好的取向性和高度的规则排列。为了制备取向纤维，科研人员采用可以高速旋转的接收装置，添加辅助电极等方式来控制电场分布，可改变射流在针头和收集装置之间所存在电场中的运行轨迹，从而抑制了射流的不稳定性，在一定区域内获得定向排列的纳米纤维，而且通过对静电纺有序排列纤维进行集束、加捻等方法，还可以获得纳米纤维纱线，这将有利于进一步扩宽静电纺纳米纤维的应用领域。

Doshi 等率先提出，以高速旋转的滚筒装置作为纤维收集器可以很好地得到平行排列的纤维，这种方法在获取取向排列的聚乙醇酸（转速 1 000 r/min）和Ⅰ型胶原（转速 4 500 r/min）纤维时非常成功。图 7-29 是一类滚筒收集装置示意图。

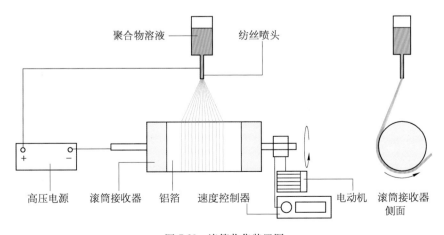

聚合物溶液　纺丝喷头

高压电源　滚筒接收器　铝箔　速度控制器　电动机　滚筒接收器侧面

图 7-29　滚筒收集装置图

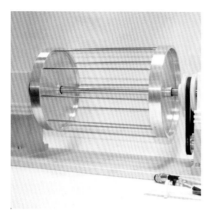

图 7-30 铜线框旋转轮收集装置图

Katta 等受到平行电极的启发,巧妙地将滚筒收集法和平行电极收集法结合,设计得到铜线框转轮收集装置,此收集装置由滚筒和平行电极组成,滚筒负责将静电纺丝纤维绕在转轴上收集起来,而由数根平行导线组成的电极能诱导纤维的有序排列(图 7-30)。但是他们随后发现,随着缠绕在滚筒上的纤维数量增加,纤维携带的剩余电荷就越难消除,这些电荷会对后续沉积的纳米纤维产生一种排斥作用,致使纤维的运动轨迹发生一定程度的紊乱,最终导致纤维的定向排列效果变差。

Teo 等改进制备了一个动态水浴的接收装置(图 7-31),这个装置由上下两个水池组成,上部水池底部正中心有一个直径约为 5 mm 的小孔,当水流过孔流入下一个水池时,上水池底部出水口会形成漩涡,下水池的水由泵输送回到上水池,这样就构成了一个水循环系统。上水池形成的漩涡能够带动沉积于水表面的纤维一同旋转,在离心力和水流牵引的作用下,可以在不拉断纤维的前提下对纤维进行很好的拉伸牵引,然后在漩涡底部汇集形成一条纤维束,并用转轴接受,这种方法的优点在于能够自动对纤维进行拉伸取向,制得连续的取向纤维,是比较理想的制备纳米纤维束的方法。

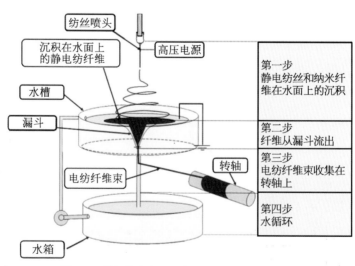

图 7-31 基于静电纺丝技术改进的水纺纳米纱装置

（二）静电纺丝材料与应用

静电纺丝纳米纤维其独特的结构使其表现出许多全新的功能特性，就尺寸而言，纳米纤维的直径小于细胞，可以模拟天然细胞外基质的结构和生物学功能，为细胞提供黏附、增殖及生长用的理想模板；从仿生学的角度来说，人的大多数组织、器官在形式结构上与纳米纤维相似，这为纳米纤维用于组织和器官修复提供了可能。加之静电纺丝纳米纤维具有高的比表面积、孔隙率等优良特性，因此静电纺丝纳米纤维材料相比于其他新材料有着无可比拟的优势。目前纳米纤维在生物医学领域中的应用主要包括组织工程和药物缓释。

1. 组织工程

组织工程学又称为再生医学，是涉及工程学、生物学、医学的交叉学科，细胞、支架以及生长因子构成了组织工程学的三要素。支架可为因疾病、损伤、先天性缺陷而破坏的细胞提供生长所需的载体，该支架必须具备生物相容性、生物可降解性、可消毒性、高孔隙率、力学适应性等多项性能以及药物释放的能力。研究发现人体内的组织实际上都是呈纳米纤维形式存在的，并且在一定条件下，静电纺丝技术制备出的纳米纤维具有与天然细胞外基质结构完全相同的三维多孔纤维结构，这种纳米纤维可作为理想的组织工程支架材料。因此，静电纺纳米纤维在修复人体组织（骨、软骨、神经、血管）等方面具有非常大的应用潜力。

例如，骨是一种连接组织，是由胶原、糖胺、羟基磷灰石等成分复合而成的材料，具有支撑肌肉、产生血细胞和免疫细胞、保持体内电解液平衡等重要作用。Fujihara 以共混静电纺丝的方式将聚己内酯（PCL）/$CaCO_3$ 分别以 3：1、1：3 的比例进行复合，随后将骨细胞种植在该支架上，结果表明细胞在 PCL：$CaCO_3$ 为 3：1 的支架上具有更好的增殖与吸附性能（图 7-32）。

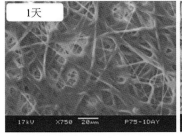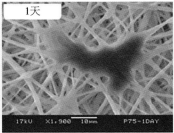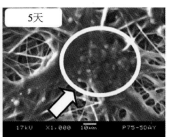

图 7-32　骨细胞在 PCL/碳酸钙复合纳米纤维支架上的电镜图

　　用以模仿天然细胞外基质的纳米纤维支架,如果纤维取向良好,就可以使平滑肌细胞(smooth muscle cell,SMC)沿着显微走向进行定向爬迁移(图7-33)。

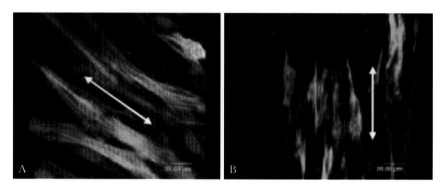

图7-33　SMC在取向排列纳米纤维支架上培养1天后

A.α-肌动蛋白免疫染色的激光共聚焦显微照片;B.肌球蛋白免疫染色的激光共聚焦显微照片

2. 药物缓释

　　所谓的药物控制释放就是选择特定的生物医用材料当作药物的载体,将其加工成为特定的剂型,使药物按照人们设计的释放速度和作用时间在人体内缓慢地释放,这种技术适用于对人类某些疾病的治疗。目前,同轴静电纺丝制备的皮-芯纳米纤维用于药物控释的技术日趋成熟。Li等用乳液静电纺丝法将BSA包覆与P(LLA‐CL)纳米纤维中,研究其体外释放过程,并与共混静电纺丝法制备的P(LLA‐CL)纤维进行了对比,结果表明后者在第一天就会产生对BSA的突施,而前者则避免了此问题。此外,通过嗜铬细胞瘤(PC12)细胞神经突的生长实验表明,由P(LLA‐CL)纤维释放出来的神经生长因子(NGF)仍然具有良好的生物活性。

二、壳聚糖静电纺纳米纤维

壳聚糖静电纳米纤维的制备和表征

　　采用天然多糖作为原材料制备纳米纤维是现阶段研究的热点领域之一。壳聚糖因其生物可降解性和生物相容性较好的缘故,是理想的制备纳米纤维的原材料。近些年来,静电纺丝的迅猛发展赋予了其成本低廉、可纺物质种类多的优点,用静电纺丝制备纳米级的甲壳素/壳聚糖纤维引起了研究人员极大的兴趣。Min等将经过伽马射线照射后的解聚合甲壳素粉末溶解在六氟异丙醇(HFIP)中,设置纺丝电压为15 kV和接收距离为7 cm,采用静电纺丝法电纺不同质量浓度的甲壳素,发现浓度低于3%的甲壳素纺丝液得到的纤维呈不规则珠状或串珠状,从浓度4%开始出现连续纳米纤维。到5%浓度,能得到均一光滑的甲壳素纳米纤维,而浓度到了6%,不规则小珠再次出现(图7-34)。图像分析所得纳米纤维其直径范围为40~640 nm,平均直径约为100 nm。甲壳素纤维的理化性质与其脱乙酰程度有着密切的关系,因此Min将所得的甲壳素静电纺纳米纤维膜放置在浓度为40%的NaOH溶液中,比较了100 ℃下回流30~150分钟与60 ℃下回流1~3天脱乙酰基效果,系统地研究了甲壳素纤维的脱乙酰基工艺。研究发现,高温下甲壳素纤维脱乙酰基化有着更快的速率,100 ℃下完成85%的去乙酰基化只需2小时,而在60 ℃则需要1天,并且去乙酰基化后得到的壳聚糖纳米纤维与甲壳素纤维相比,除了平均直径略微增大以外,纤维形貌并无明显变化。FTIR图像表明随着脱乙酰化程度的增加,甲壳素电纺纳米纤维内部 $C_2NH—O=C_7$ 和 $C_6OH—HOC_6$ 位置的氢键发生了降解。同时X射线衍射结果说明,甲壳素纤维材料的晶体化程度表现为随脱乙酰基化程度而快速下降,最终当脱乙酰度达89%时,材料为无定形状态。

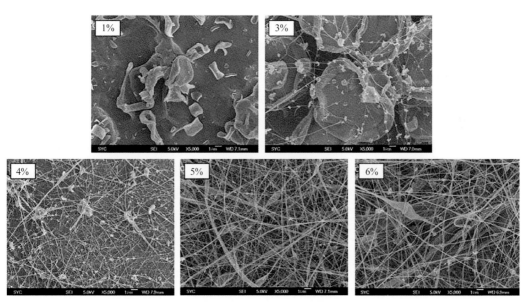

图7-34 不同浓度下电纺的甲壳素纳米纤维SEM图

实际上,壳聚糖是一种可电纺性很差的材料,因为壳聚糖含有大量的氨基,在酸性溶液中,它会发生质子化反应形成聚电解质,在静电纺丝过程中高压电场的作用下,聚合物骨架内离子基团的排斥力增加,分子链的刚性使得壳聚糖不能产生足够的链缠结,连续纤维的形成被阻碍,时常会产生珠状颗粒物。同时由于分子内和分子间大量氢键的存在,壳聚糖溶液的黏度很大,因此利用静电纺丝的方法制备纯壳聚糖纳米纤维的难度很大。2004年,

Ohkawa 等首次报道了纯壳聚糖的静电纺丝法,他们筛选了包括盐酸、乙酸、甲酸、二氯乙酸、三氟乙酸(trifluoroacetic acid,TFA)在内的多种酸性溶剂及其常用溶剂的复配体系,发现以 TFA 为溶剂时能成功静电纺出纯壳聚糖纳米纤维,因为 TFA 能与壳聚糖上的氨基形成铵盐,有效地降低了壳聚糖分子间的相互作用,有利于它们进行静电纺丝。而 TFA 的高挥发性也使得纺丝细流容易脱除溶剂,使其能迅速固化下来。利用 TFA 做溶剂的静电纺丝方式,壳聚糖的浓度对纤维形态也有影响,当壳聚糖的质量分数为 6% 或更低时,珠状物与纤维共存,当质量分数上升为 7% 时,珠状物的含量明显减少,当浓度超过 8% 时纺丝效果最好,纤维的直径分布范围为 390~610 nm,平均直径为 490 nm,但仍然可以看到小的珠状物和相互连接的纤维。此外,他们还发现往壳聚糖的三氟乙酸溶液中加入二氯甲烷(dichloromethane,DCM),体积比为 7:3,含有此复配体系的壳聚糖溶剂通过静电纺丝得到的纤维,其形貌更加均一,避免了珠状物和相互连接纤维的出现,在最佳条件下可以得到平均直径为 330 nm 的均匀壳聚糖纤维。随后,Ohkawa 等优化了壳聚糖溶液的黏度,减小了纤维的平均直径。壳聚糖纳米纤维会与残留的 TFA 形成盐,纤维在与中性或者弱碱性水溶液接触时将溶解,导致纤维结构消失。用饱和的 Na_2CO_3 溶液处理,除去形成盐的 TFA,壳聚糖纳米纤维就可以很好地保持其纤维结构。此外,TFA 本身具有腐蚀性和毒性,纤维中可能残留的溶剂则会影响其的后续使用。Haider 等研制出了用于金属离子吸附的壳聚糖静电纺丝纳米纤维,该纤维的直径约为 235 nm,用碳酸钾溶液处理后在水中表现出良好的稳定性和对金属离子的高吸附性,对 Cu 离子和 Pb 离子的平衡吸附量分别为 485.44 mg/g 和 265.15 mg/g,纤维在吸附金属离子时不会影响壳聚糖原有的生物相容性、亲水性、生物活性和无毒性等特性。2011 年,葡萄牙米尼奥大学的 Sencadas 系统地探讨了纺丝溶剂组分,纺丝电压、毛细喷管内径、纺丝喷头与接收盘之间距离对静电纺壳聚糖纳米纤维的影响。他们发现 TFA/DCM 共混溶剂中 TFA 比例过高(含量高于 80%)会导致纺丝过程无法顺利进行,同时 TFA 的加入会增加纺丝液中游离胺三氟乙酸盐阴离子含量,继而增加溶液的导电率,最终导致静电纺丝所需的临界电压降低。TFA 含量过低则会导致纺丝液黏度过低,导致纺丝困难以及纤维质地不均一。图 7-35 是以不同比例 TFA/DCM 混合液为溶剂静电纺丝得到的纳米纤维扫描电镜图。分别固定其他纺丝变量,发现毛细管内径以及流速的改变对纤维直径分布无明显影响。设置接收距离为 15 cm,毛细管内径为 1.7 mm,流速 2 mL/h,以 TFA/DCM 比例为 70/30 的共混液作为纺丝溶剂,增加纺丝电压,发现纤维直径从 20 kV 下的 525 nm 逐渐降低到 30 kV 下的 350 nm。

除了可以使用 TFA 做溶剂之外,另一种有效溶剂就是浓乙酸。2005 年 Geng 等研究了浓度为 90% 的乙酸作为溶剂时的壳聚糖静电纺丝,他们成功得到了质地均匀的纤维,并且研究发现,影响纤维形貌的参数包括壳聚糖分子量、纺丝液浓度、乙酸浓度和施加电压等。其中乙酸浓度是最重要的参数,以 30% 浓度的乙酸溶解壳聚糖只能电纺出平均直径 40 nm 的

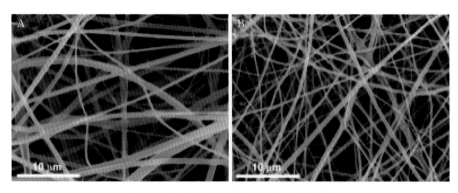

图 7-35　7% 浓度下壳聚糖电纺纳米纤维 SEM

A. 80∶20＝TFA/DCM；B. 60∶40＝TFA/DCM(电压：25 kV,接受距 150 mm,流速 2 mL/h,毛细管内径 0.5 mm)

伴随大串珠的纤维,90％含量的浓乙酸则能制备出直径为 130 nm 光滑纤维。高浓度的乙酸能显著降低壳聚糖的表面张力,当乙酸浓度从 10％增加至 90％时,纺丝液表面张力从 54.6 dyn/cm 降低至 31.5 dyn/cm,而且不影响溶液的黏度,同时在相同电场条件下射流的电荷密度也增加。随着乙酸浓度的增加,纤维由珠粒状转变为均匀的圆形截面纤维形态。然而该纺丝体系存在一个巨大的局限性,那便是只有分子量为 106 000(黏度变化范围为 485～590 cP)的壳聚糖才能得到质地均一的无珠粒纤维,壳聚糖分子量过低(分子量为 30 000,浓度 9.5％～10.5％)通常导致纤维中含有大量珠状物且易断裂,而分子量过高(398 000,壳聚糖溶液含量为 2.5％～3％)会导致纤维更细,但是内部不规整且包含有小串珠。壳聚糖分子质量越大,相同浓度溶液的黏度就越大,越不容易纺丝。Homayoni 改进了 Geng 等制备纯壳聚糖的方法,利用碱性溶液水解壳聚糖降低其黏度和分子量,以 70％和 80％浓度的浓乙酸为溶剂成功电纺出较为光滑、均一的纯壳聚糖纳米纤维,平均直径分别为 284 nm 和 250 nm,如图 7-36 所示,并且比较了纺丝参数对纤维形貌的影响,发现水解时间和壳聚糖固有黏度以及分子量变化并非线性关系,因为碱性溶液除了会降解壳聚糖之外,其脱乙酰作用会增加壳聚糖分子链上的正电荷,部分抵消了分子量降解所带来的黏度变化。研究还发现纺丝电压为 17 kV,针头内径 0.7 mm,接收距离 16 cm,纺丝液流速 1.6 mL/h 时,浓度为 1 mol/L 的 NaOH 水解 48 小时的壳聚糖能电纺丝出最理想的纤维形貌。傅里叶红外光谱图的结果说明,尽管碱处理并不影响壳聚糖的化学结构,但是 N—H 伸缩带的轻微移动表明,壳聚糖的二级结构如氢键等发生了一定变化。

　　壳聚糖/甲壳素静电纺丝过程中时常会得到夹杂珠状物的纤维,因此可以通过加入助纺剂等来改善壳聚糖/甲壳素的可纺性,PVA 无毒,生物相容性好,其分子中含有大量羟基能与壳聚糖相互作用而降低骨架内离子基团的斥力,提升壳聚糖的成纤性,并且已有文献报道静电纺 PVA 纳米纤维的可行性。Junkasem 等制备了 PVA/甲壳素的复合静电纺纳米纤维薄

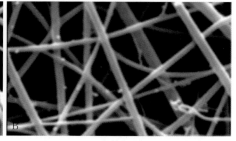

图 7-36　碱水解 48 小时的壳聚糖静电纺纳米纤维 SEM 图
A 和 B 分别是浓度为 70% 和 80% 的壳聚糖/浓乙酸溶液电纺的纳米纤维

膜,发现人工高分子材料 PVA 的加入提高 α-甲壳素晶须的最大拉升强度至 5.7 ± 0.6 MPa。Li 将脱乙酰度 82.5% 的壳聚糖和 PVA 共混在体积分数为 2% 的乙酸溶剂中,先静电纺丝得到平均直径为 $20\sim100$ nm 的纳米纤维,随后将纳米纤维放入浓度为 1 mol/L 的 NaOH 溶液中浸泡除去 PVA/壳聚糖共混纤维中的 PVA,得到多孔的壳聚糖纳米纤维。PVA/壳聚糖共混液浓度同样对成丝效果有着不同的影响,有研究表明,当 PVA/壳聚糖浓度低于 3 wt% 时,纤维大多呈不规则的珠状物,而当浓度过高时(重量百分比浓度大于 10 wt%),常会因纺丝液黏度太高导致喷口堵塞,纺丝无法进行。因此,重量百分比浓度为 7 wt%～9 wt% 是理想的 PVA/壳聚糖混合液浓度。Ojha 等通过同轴静电纺丝技术,制备了内层为壳聚糖,外壳为 PEO 的核壳结构纳米纤维,再通过水洗除去 PEO 后得到纯壳聚糖纳米纤维。

壳聚糖转化为衍生物后,溶解性能有了很大的提高,其成丝性能也得到很大的提高。2014 年 Nada 等制备了一种名为 2-硝基苄基壳聚糖(2-nitrobenzyl-chitosan, NB)的新型壳聚糖衍生物,该衍生物根据其摩尔组成不同分为 NB-1(壳聚糖/2-硝基苯甲醛:1/1)、NB-2(壳聚糖/2-硝基苯甲醛:1/0.5)、NB-3(壳聚糖/2-硝基苯甲醛:1/0.25)。2-硝基苯甲醛能保护壳聚糖中的胺官能团并提高壳聚糖在 TFA 中的溶解度,研究发现,分别调节 12 wt/v 的 NB-1,NB-2 和浓度为 15 wt/v 的 NB-3 的纺丝参数,能得到质地均匀的无珠状物纳米纤维,直径为 100 nm～600 nm。

三、壳聚糖纳米纤维结构和性能

(一)壳聚糖纳米纤维的力学性能

作为应用于组织工程中的支架材料,除了满足具有三维仿生结构三维空间结构、大孔隙率外,还需要有足够的机械强度。因此,机械强度是评价纤维材料的一个重要指标。壳聚糖纳米纤维的力学性能与分子量、壳聚糖的含量、纤维直径以及与之共混的高分子息息相关。与人造高分子材料相比,天然原材料普遍存在力学性能不足的问题,壳聚糖纳米纤维也是如此。因此研究人员采用了许多方法来试图改善壳聚糖纤维的力学强度,如与 PCL、PLGA、PLA 等合成高分子聚合物共混。除此之外,化学交联是一种增强材料力学性能的常用方法。戊二醛由于其特殊的化学结构被广为用作交联剂,主要利用的是壳聚糖的氨基和戊二醛的醛基发生的 Schiff 反应,从而使得壳聚糖分子之间通过化学键相连成网状结构。Schiffman 等改进了两步戊二醛交联法,在纺丝前直接往壳聚糖纺丝液中加入戊二醛进行交联,并比较了戊二醛交联前后壳聚糖纳米纤维的性能变化。实验结果显示,交联前壳聚糖纳米纤维杨氏模量为 154.9±40.0 MPa。交联后,壳聚糖纳米纤维膜脆性增加,弹性模量略有降低(150.8±43.6 MPa)。图 7-37 是 Schiffman 等研究中涉及的中等分子量的壳聚糖电纺纳米纤维交联前后的应力-应变曲线图。

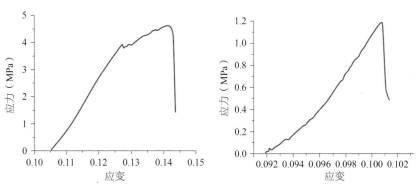

图 7-37　中等分子量壳聚糖电纺纤维应力-应变曲线(左:交联前;右:交联后)

吴非凡等尝试以 PEO 为助熔剂,探讨了最佳纺丝参数下壳聚糖电纺纳米纤维的性能。发现交联 24 小时后,PEO/壳聚糖纳米纤维其拉伸强度为 34.5±6.2 MPa,比交联前提高了近 3 倍。图 7-38 为 PEO/壳聚糖静电纺纳米纤维经戊二醛交联不同时间后的拉伸曲线图,可以明显观察到交联前纤维膜的拉伸曲线大致可分为两个阶段,第一阶段拉伸曲线有较高的斜率,第二阶段拉伸曲线斜率开始下降,此时无规堆叠的纳米纤维沿着应力方向发生了取向和滑移,拉伸强度缓慢增大。纳米纤维膜交联后其纤维表面壳聚糖交联密度随交联时间增长而持续增大,互相堆叠的纤维间黏力增大,限制了纤维间的滑移,从而拉伸强度逐渐提高,断裂伸长率逐渐下降,表现为纤维膜的力学性能增强。表 7-3 汇总了分别交联处理 4 小时、8 小时、12 小时和 24 小时后纳米纤维膜的力学性能。

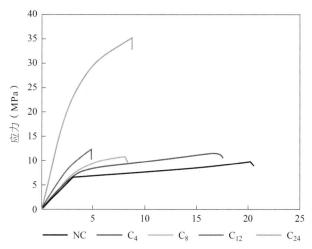

图 7-38　不同交联时间处理的纳米纤维膜的拉伸曲线

未交联(NC)：0，C_4：4 小时，C_8：8 小时，C_{12}：12 小时，C_{24}：24 小时

表 7-3　不同交联时间处理的纳米纤维膜的力学性能

力学性能	NC	C_4	C_8	C_{12}	C_{24}
拉伸强度(MPa)	10.2±0.8	11.7±1.5	12.4±2.4	14.9±2.5	34.5±6.2
杨氏模量(MPa)	9.2±3.0	12.0±3.7	12.1±1.3	14.6±1.5	58.6±2.9
断裂伸长率(%)	20.6±0.9	13.5±3.2	11.9±0.5	6.1±1.9	7.9±1.3

（二）交联后壳聚糖纳米纤维膜的溶胀、吸水和降解性

溶胀率是间接评价材料的机械性能的重要手段，同时也是评价材料生物医用可行性的重要指标。

Schiffman 等比较了壳聚糖电纺纳米纤维在戊二醛蒸气中交联 24 小时后在超纯水，以及酸碱溶液中的降解性。发现把未交联的中等分子量(约 10 000)壳聚糖纳米纤维放置入 1 mol 的乙酸溶液中后，纤维会立即开始溶解，直至最后一根纤维完全消失在酸溶液中。未交联的中等分子量(约 10 000)壳聚糖纳米纤维在纯水中的溶解情况与在酸溶液中类似，不同点在于当未交联的中等分子量(约 10 000)壳聚糖纳米纤维完全溶解在水中后，能肉眼观察到水中分散着大大小小的白色微粒。而未交联的中等分子量(约 10 000)壳聚糖纳米纤维膜在 1 mol NaOH 的耐溶解性高于酸和水，浸泡 72 小时后仍然能保留着原有的纤维膜形态，并未完全溶解。交联后的壳聚糖纳米纤维膜则表现出极强的抗降解能力，无论是在纯水，还是酸性溶液或者碱性溶液中，浸泡 72 小时都能保持其完整的淡黄色矩形纤维膜结构。

Lau 等用京尼平交联纤维有序排列的壳聚糖纳米纤维膜,得到了与戊二醛交联类似的结果(图 7-39)。

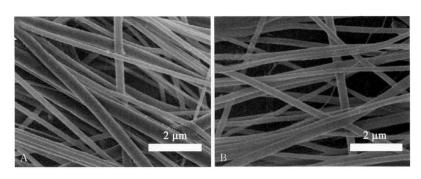

图 7-39 0.25% GP 交联 24 小时的壳聚糖纤维膜在 PBS 溶液中浸泡 2 周前后的 SEM 图

图中标尺为 10 μm。A. 浸泡前;B. 浸泡后

PEO 具有与天然多糖相似的理化性质,易溶于水并且易电纺成纤维,图 7-40 是不同交联时间下的核壳 PEO/壳聚糖纳米纤维吸水率柱状图,可以直观看到吸水率分别为 404%±46%、324%±9%、383%±24%、426%±12%、465%±23%。其吸水率随着交联时间增多而逐渐增加,主要是由于交联后提高了纤维膜的稳定性,纤维膜孔隙率提高,并且交联使得纤维膜内部 3 天纤维空间扩大,给与了吸入水分更多的空间。至于未交联纳米纤维高于部分样品,因为未交联 PEO/壳聚糖纤维膜在水中浸泡 24 天后,基本所有 PEO 都溶解了,此时复合纤维变为纯壳聚糖纤维,纯壳聚糖纤维膜具有更高的溶胀性,这可能是其较高吸水率的保证。

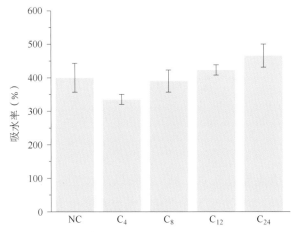

图 7-40 不同交联时间处理的纳米纤维膜的吸水率

交联时间(NC:0;C_4:4 小时;C_8:8 小时;C_12 和 C_24:24 小时)

利用戊二醛交联存在膜的脆性增加和发生黄变的缺点，紫外光交联技术具有交联快，节能方便等特点。靳钰等选择水溶性的聚乙二醇二甲基丙烯酸酯（PEGDMA）和 2-羟基-2-甲基-1-对羟乙基醚基苯基丙酮（HEPK）作为光交联剂，发现交联后的壳聚糖/PVA 纳米纤维膜的溶胀程度受交联剂使用量影响较大，交联剂使用量增多会导致纤维膜的溶解率减小。当交联剂使用量为 20% 时，溶胀率降低到交联前壳聚糖纳米纤维膜的一半。未经光交联的纤维膜浸水 36 小时之后发生了溶解，而经光交联的电纺丝膜仍然能保持完好。因为交联后的壳聚糖/PVA 分子被束缚在 PEGDMA 交联网络结构中，水分子难以渗入聚合物网络结构内，从而降低壳聚糖/PVA 纤维膜的溶胀程度，耐水性增加（图 7-41）。

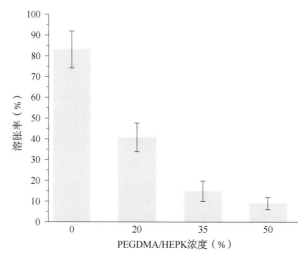

图 7-41　不同交联剂含量的纳米纤维膜交联后水中溶胀率图

四、壳聚糖纳米纤维的应用

（一）伤口敷料

研究表明壳聚糖在含量超过 0.025 wt% 时可以抑制细菌、真菌、藻类的生长繁殖。针对壳聚糖的这一特性，已有许多研究致力于探索开发壳聚糖作为天然杀菌剂用于果蔬、植物储存以及抵抗水源性病原体。壳聚糖的这种抗微生物活性得益于其是阳离子聚电解质聚合物。有研究表明将季胺基团引入壳聚糖分子能使得壳聚糖在大 pH 范围内对真菌具有广泛的高度抑制，包括大肠埃希菌、鼠伤寒沙门菌、痢疾志贺菌等在内的多种细菌都被壳聚糖有效抑制。

基于壳聚糖上述优异抗菌性的考虑,静电纺壳聚糖纳米纤维是一种潜在的治疗创伤和深度烧伤的理想材料。伤口愈合的机制十分复杂,它涉及各类细胞外基质成分与细胞、生长因子以及信号分子之间繁杂的交互作用。由静电纺壳聚糖纳米纤维相互堆叠而成的抗菌性纤维膜具有比表面积大以及高孔隙率的优点,一方面能方便伤口处内外部的气体交换,吸收额外的渗出液,为表皮层和真皮层细胞的增殖和生长提供一个亲水的潮湿性环境,另一方面其抗菌性能阻止外部细菌进入内部进而感染伤口。Sun 等研究发现,胶原/壳聚糖复合纳米纤维膜可以诱导细胞迁移和增殖,加速了伤口的愈合速度,之后的动物临床实验显示,这种复合膜比市场上的明胶纱布和海绵有着更好的恢复能力。除了上述优势之外,Mahoney 等称壳聚糖复合纳米纤维膜还有优异的保湿性,并且相比于其他材料更加柔软,这意味着纤维膜能尽可能地减少对伤口的摩擦损伤。

(二)组织工程支架

支架是组织工程技术中的三要素之一,高聚物纳米纤维制备的支架能模拟天然细胞外基质的结构,引导细胞的分化增殖,壳聚糖作为天然高分子材料,基于壳聚糖的电纺纳米纤维在骨组织工程、皮肤组织工程、肌腱组织工程、神经组织工程、肝脏组织工程中的再生应用已有大量文献报道。

Shalumon 报道了一种水溶性的羧甲基甲壳素/PVA 共混静电纺纳米纤维在组织工程上的应用,该纺丝液由 7% 浓度的羧甲基壳聚糖和 8% 浓度的 PVA 混合而成,利用戊二醛蒸气交联。细胞毒性和细胞黏附实验证明该纳米纤维具有良好的生物活性以及生物相容性。甲壳素和壳聚糖在力学性能上有着天然的劣势,Mahoney 等发现壳聚糖/PCL 纳米纤维构建的导管在生理条件下具有优异的机械强度和结构稳定性,能成功缝合到神经末端,而且能增强附着神经细胞的轴突延伸的方向性。肝组织工程需要完善的 ECM 用于原代肝细胞培养,以维持高水平的肝特异性功能和理想的机械稳定性。Feng 等制备了表面携带半乳糖配体的半乳糖基化壳聚糖(GC)纳米纤维以增强培养物中原代干细胞的生物活性机械稳定性。根据降解实验评估和杨氏模量测试,发现 GC 纳米纤维降解缓慢并且具有与 ECM 匹配的机械性能。不同于聚乙烯薄膜诱导肝细胞形成分散的三维球状聚合物,基于 GC 的纳米纤维支架诱导肝细胞聚集密集地平铺在支架表面,这些肝细胞聚合物与纳米纤维紧密结合,在白蛋白分泌、尿素合成、细胞色素酶 P-450 表达方面更优异,更有利于肝细胞特异功能的表达(图 7-42)。说明该支架在生物人工肝辅助装置和肝的组织工程学上有潜在的应用价值。

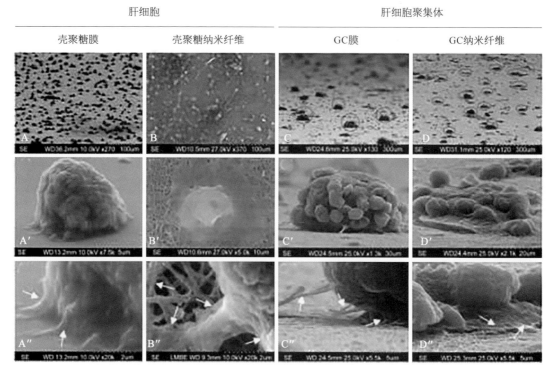

图 7-42　肝细胞(A～A″，B～B″)和肝细胞聚集体(C～C″，D～D″)在壳聚糖膜、壳聚糖纳米纤维、
GC 膜和 GC 纳米纤维上培养 7 天后的 SEM 图

红圈：肝细胞聚集体；黄色箭头：肝细胞伪足

第三节·壳聚糖复合纳米纤维

一、壳聚糖-明胶复合纳米纤维

　　明胶是胶原部分水解而得到的一类蛋白质，与胶原具有同源性。明胶是由胶原的棒状三股螺旋结构解体为单链分子而形成的，按照制备方法的不同，明胶可分为两类，即 A 型明胶和 B 型明胶。前者(等电点 6～8)通常是由酸水解猪皮得到的，可塑性和弹性较好，后者(等电点 4.5～5.3)是碱水解骨头或动物皮肤得到的，硬度较好。明胶的理化性质与胶原蛋白的来源、制备方法、提取和浓缩条件、受热历程、pH 以及杂质或添加剂的化学性质等有关，其理化性质主要包括能实现凝胶化，可作为胶体以及乳化剂，并且明胶同时含有酸性的羧基(—COOH)和碱性的氨基(—NH$_2$)，是一个既带正电荷又带负电荷的两性聚电解质。明胶作为一种天然高分子材料，其结构与生物体组织结构相近，因此具有良好的生物相容性。明胶同时也是一种天然可降解的高分子材料，具有降解产物易被机体吸收并且无炎症反应的

优点,并且可通过对明胶进行化学修饰,来得到调控其降解速度的目的。

基于明胶制备的生物医用材料具有以下几个特点:①物理方面:抗张强度高,延展性低,易干裂,具有类似真皮的形态结构,透水透气性好。②化学方面:可进行适度交联,可调节溶解性,可被组织吸收,可与药物相互作用。③生物学方面:生物相容性好,有生理活性(如有凝血作用)。

由于明胶强度低、韧性大、极易吸收溶胀且溶胀后强度和弹性模量极低等原因,明胶很少单独作为结构材料特别是植入材料使用。壳聚糖的性质在前文中已有了解,将壳聚糖和明胶共混,充分利用两者的优势制备出的复合材料具有很大的优势,现已证明共混的壳聚糖和明胶可以互相形成氢键,并且此共混物的生物活性大大提高,这是由于:①明胶具有与 Arg‑Gly‑Asp(RGD)类似的结构,能够促进细胞黏附和迁移。②形成聚合电解质。明胶在诱导细胞分散、黏附以及表面响应方面比壳聚糖更有效,因此明胶和壳聚糖的复合膜具有更好的细胞黏附性。现阶段关于明胶-壳聚糖的共混材料已有大量的报道,Zheng 在 20 ℃下将明胶和壳聚糖在乙醇与 NaOH 的混合水溶液中凝固纺丝,研究结果表明这种新型复合纤维能作为可控降解材料。

天然细胞外基质是由结构和功能蛋白、糖蛋白和蛋白聚糖以独特的、组织特有的三维结构组成的复合物。胶原蛋白和 GAG 是天然细胞外基质的主要成分。明胶的生物可降解性和生物相容性类似于细胞外基质的胶原蛋白,甲壳素作为唯一的天然碱性多糖,结构类似于细胞外基质的 GAG,因此明胶和壳聚糖共混静电纺丝纤维能够从结构和功能上仿生天然细胞外基质。用静电纺丝制备的壳聚糖-明胶复合纳米纤维支架,一方面可以充分发挥壳聚糖抗菌和防黏结的特性,另一方面也保留了明胶吸水以及防渗出的特性,能很好地满足组织工程材料的要求。

(一)壳聚糖-明胶静电纺丝液的制备

关于纳米纤维支架的制备,因为明胶是一种极性很强的生物高分子,所以明胶极易溶于热水,溶剂通常选择六氟异丙醇(HFIP)、三氟乙醇(TFE)和甲酸。有研究人员将壳聚糖溶于 HFIP 和 TFA 的混合溶剂中,HFIP 和 TFA 的体积比为 8∶2,微热搅拌至透明,得到不同浓度的壳聚糖溶液;明胶溶于 HFIP 中,微热搅拌至完全溶解,得到不同浓度的明胶溶液;再将壳聚糖溶液和明胶溶液以等体积混合,得到明胶和壳聚糖的共混溶液。Dhandayuthapani 等分别将壳聚糖和明胶溶解在三氟乙酸(TFA)∶二氯甲烷(DCM)为 7∶3 的共混溶液中,制备出 7%(w/v)的壳聚糖溶液和 20%(w/v)的明胶溶液,各自搅拌 24 小时后混合。然而静电纺丝过程中 HFIP、TFA 等有机溶剂残留,对机体会产生毒害是生物医学应用中不得不考虑的问题,可采用水为溶剂来溶解明胶,不仅能够避免残留溶剂的毒性,还能负载水溶性药物来制备生物医用功能纤维。

(二)纺丝参数以及共混聚合物对纳米纤维的影响

静电纺丝得到的纳米纤维其形态结构以及性质一方面受被纺丝的聚合物溶液性质(如

浓度、表面张力、黏度、导电性等)影响,另一方面也受到纺丝工艺参数(如电压、流速、针头的内径等)影响。

Reneker 等研究了纺丝参数特别是纺丝液浓度对复合纳米纤维形态结构的影响,他们分别将明胶-壳聚糖共混溶液以质量体积比为(g/mL)6%、8%、10%和12%配置,纺丝参数固定,电压 24 kV;接收距离 13 cm;给液速率 0.6 mL/h,溶剂为 HFIP∶TFA 为 9∶1 的混合液,壳聚糖和明胶的重量比为 50∶50。研究发现,当溶液的质量体积比为 4% 时,透过光镜能发现接受的铝盘上存在少量的纤维,同时周围有大量液滴存在,原因在于溶液浓度过低,导致黏度不够,不足以成丝;而当溶液的质量体积比为 12% 时,溶液的黏度太大,喷丝口易被溶液堵塞,成丝性亦不好。溶液质量体积比为 6%~8% 时,纺丝过程比较稳定。采用 Image-J 随机选取 60 根纤维进行直径测量,得到纤维的平均直径和分布范围,如图 7-43 所示。质量

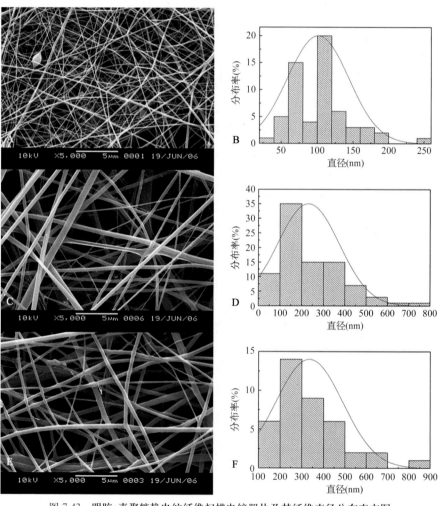

图 7-43　明胶-壳聚糖静电纺纤维扫描电镜照片及其纤维直径分布直方图

明胶-壳聚糖的质量比为 50∶50,纺丝溶液浓度(w/v)为:6%(B);8%(D);10%(E)

体积比为 6％的溶液,纤维直径分布范围为 28～251 nm;溶液的质量体积比为 8％时,直径的
分布范围是 63～707 nm;而当溶液质量体积比为 10％时,直径分布范围为 113～825 nm;可
见,随着溶液浓度的增加,纤维的平均直径逐步变大。

(三) 壳聚糖-明胶纳米纤维的表征和性能

Dhandayuthapani 等通过静电纺丝的方法制备了不同重量比的壳聚糖-明胶纳米纤维,
比例分别为 100∶0、70∶30、60∶40、50∶50,其中纺丝电压为 25 kV,溶液推进速度为
0.005 mL/min,针尖和接收盘的距离为 10 cm。如图 7-44 所示的不同重量比壳聚糖-明胶纳
米纤维 SEM 图,纳米纤维平均直径为 120～220 nm,而且当明胶浓度高于 20％w/v,壳聚糖
溶于浓度高于 7％w/v 时,壳聚糖-明胶混合溶液会因黏度太高无法正常成丝。并且透过

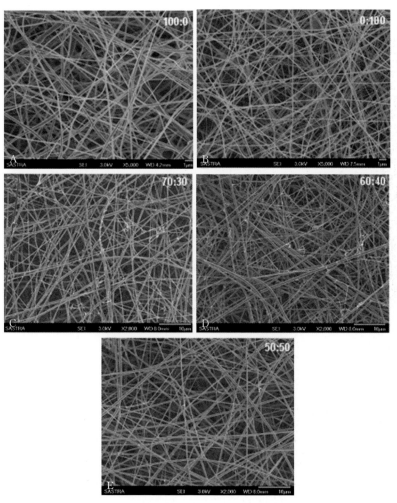

图 7-44　不同重量比的壳聚糖-明胶静电纺丝纳米纤维扫描电镜图

重量比分别:A. 100∶0;B. 0∶100;C. 70∶30;D. 60∶40;E. 50∶50

SEM 电镜图片我们可以看到复合纳米纤维并没有出现相分离的现象,说明壳聚糖-明胶纳米纤维的共混均匀。随后的 DSC 也证实了这一点(图 7-45),从 DSC 分析图我们可以看出,纯壳聚糖和明胶重量比为 50∶50 的壳聚糖-明胶纳米纤维的吸热转变温度分别是 85.48 ℃、62.73 ℃以及 74.08 ℃。从理论上来说,一个完全互溶的混合物其相转变温度应该位于两种共混材料的相转变温度之间,而此复合纳米纤维的相转变温度在壳聚糖和明胶的相转变温度之间,从另一方面证明了此壳聚糖-明胶纳米纤维的共混性好,并且其相转变温度是纯壳聚糖和纯明胶相转变温度的平均值,说明两者是以 1∶1 的比例共混的。

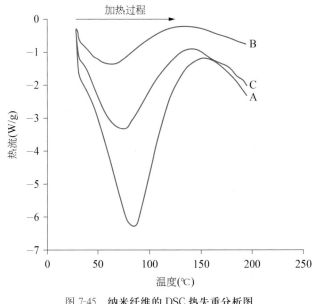

图 7-45　纳米纤维的 DSC 热失重分析图

A. 壳聚糖;B. 明胶;C. 50∶50 的壳聚糖-明胶

Dhandayuthapani 等利用傅里叶红外光谱测试进一步分析了壳聚糖-明胶纳米纤维(图 7-46),从图中我们可以看出,因为壳聚糖和明胶都是天然高分子物质,所以两者存在许多共有的官能团,如位于弱峰 2 900 cm^{-1} 处的是—CH$_2$—拉伸震动。在 1 400 cm^{-1} 的左右,3 个样品都表现出了典型的—CH$_2$—弯曲震动,B 和 C 的光谱在 2 250 cm^{-1} 处有一段弱带,可能是因为蛋白质内存在—N—C═O 肽段的缘故。1 700 cm^{-1} 处三者都有一段剧烈的羧基拉伸震动,这是由于酰胺键的存在。在 1 100 cm^{-1} 处壳聚糖和壳聚糖-明胶复合纳米纤维都有一段弱峰,而纯的明胶没有,这可能是因为—C—C—C—弯曲。复合纳米纤维光谱的720 cm^{-1} 处有一弱带,可能是因为—CH$_2$—摇摆震动,这种现象常见于含有 4 个或者 4 个以上连续—CH$_2$—的样品中,比如赖氨酸,而赖氨酸在明胶中大量存在。至于 1 200 cm^{-1} 处的弱带则是—C—N 拉伸的结果。

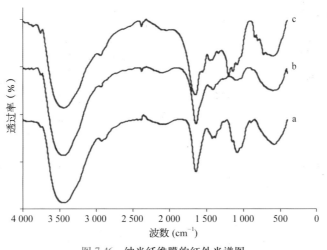

图 7-46 纳米纤维膜的红外光谱图

(a)壳聚糖;(b)明胶;(c)50:50 明胶-壳聚糖

Wang 等以 TFA/DCM 为 7:3 的混合液作为溶剂,制备了浓度为 30% 的纯明胶溶液和 7% 的壳聚糖溶液,并混合两种溶液制备出质量比分别为 0:100、25:75、50:50、75:25、100:0 的明胶-壳聚糖纳米纤维,纺丝电压设置为 25 kV,液体流速为 0.3 mL/h,接收距离为 15 cm。他们利用 AFM 的 HarmoniX 模式定量分析了纳米纤维的 DMT 模量(一类弹性模量)以及垂直方向上的高度,并辅以 SEM 对纳米纤维水平方向的性质进行了表征(图 7-47)。图 7-47B～D 中的复合纳米纤维都呈现统一光滑的圆柱形,并且它们的平均直径为 250～470 nm,而相对来说,图 7-47A 中纯壳聚糖纳米纤维的平均直径要小于复合纳米纤维,只有 50～250 nm。而图 7-47E 中纯明胶纳米纤维则相反,平均直径分布更广,达到了 300～900 nm,并且有些扁平结构的纳米纤维存在,这可能是因为在静电纺过程中发生了溶剂蒸发或者溶剂缓慢凝结。

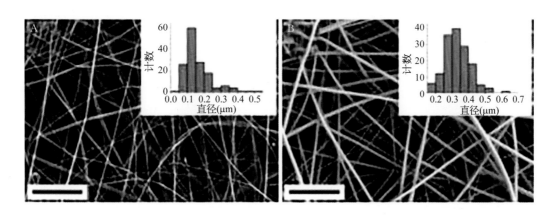

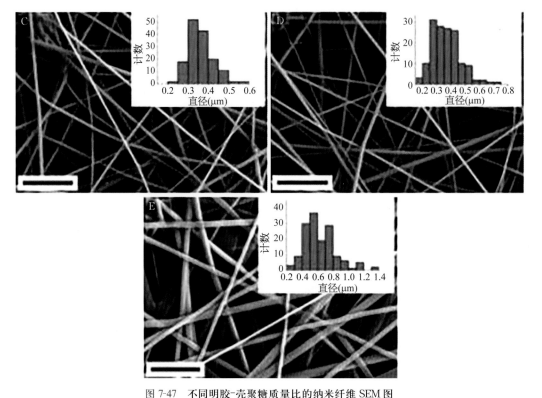

图 7-47　不同明胶-壳聚糖质量比的纳米纤维 SEM 图

A. 0∶100；B. 25∶75；C. 50∶50；D. 75∶25；E. 100∶0（图中标尺为 10 μm）

　　表 7-4 对单根纤维的性质做了一个总结。从 AFM 得到纳米纤维垂直高度数据可以看出，与 SEM 电镜收集到的数据类似，复合纳米纤维的垂直平均高度要高于纯的壳聚糖纳米纤维，高度比分别是 1.83、1.77、1.31、1.24、4.56（明胶-壳聚糖：0∶100、25∶75、50∶50、75∶25、100∶0）。同时纯明胶纤维的高度要远远小于其直径，也侧面证明了从 SEM 图像上观察到的扁平结构存在。

表 7-4　单根明胶-壳聚糖复合纳米纤维的性质

明胶-壳聚糖比例	0∶100	25∶75	50∶50	75∶25	100∶0
直径(nm)	162±84	334±77	364±65	369±97	634±203
单根纳米纤维高度(nm)	88±10	188±42	279±72	296±189	139±105
未修正的 DMT 模量	952±73	1 334±89	1 226±196	1 331±176	1 109±216
修正后的 DMT 模量	1 000±77	1 374±92	1 250±200	1 357±180	1 109±216

　　钱永芳等对明胶-壳聚糖复合纳米纤维膜的力学性能进行了讨论，共混纳米纤维膜的应力-应变拉伸曲线如图 7-48 所示，归纳图中数据得到复合纳米纤维膜的平均断裂伸长率和

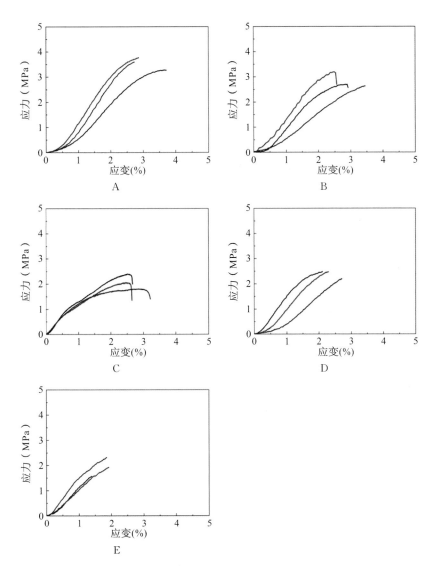

图 7-48 明胶-壳聚糖以不同比例共混静电纺纳米纤维膜的应力-应变图

明胶-壳聚糖：A. 100：0；B. 75：25；C. 50：50；D. 25：75；E. 0：100

平均断裂强度（表 7-5），以不同比例共混的明胶-壳聚糖其平均断裂伸长率和平均断裂强度（图 7-49），综合以上图和表中的数据我们能发现，随着壳聚糖的加入，降低了复合纳米纤维膜的断裂强度和断裂伸长率。静电纺纳米纤维膜的断裂过程中存在纤维的断裂和滑脱，当纤维较长时，纤维会互相缠绕，这使得纤维不易滑脱，而当超过纤维的负载极限时，纤维就会发生断裂。对于长度较短的纤维，这些纤维承担的外力一般小于它的负载极限，拉伸时，它们会由于摩擦力小而导致被薄膜中抽拔滑脱移动，而不被拉断，当薄膜沿这一截面断裂时，它们会被抽拔出来。实验中发现，壳聚糖含量为 75％ 和 100％ 的聚合液中静电纺丝过程中，

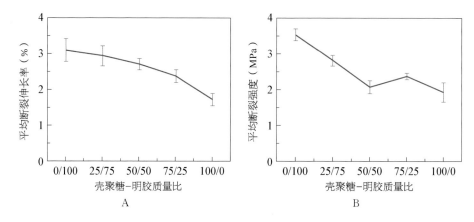

图 7-49　明胶-壳聚糖以不同比例下共混静电纺纳米纤维膜

A.平均断裂伸长率;B.平均断裂强度

表 7-5　明胶-壳聚糖以不同比例共混静电纺纳米纤维的拉伸力学性能($n=3$)

壳聚糖/明胶	平均断裂伸长(%)	平均断裂强力(MPa)	平均厚度(mm)
0：100	3.10±0.31	3.54±0.15	0.091±0.003
25：75	2.94±0.28	2.83±0.17	0.08±0.002
50：50	2.71±0.16	2.07±0.18	0.106±0.005
75：25	2.37±0.18	2.38±0.09	0.098±0.006
100：0	1.72±0.17	1.93±0.21	0.084±0.005

因为高压静电作用,溶液形成 Taylor 锥后主要发生劈裂行为,制备出的纤维较短,因此纤维在拉伸状态下,单位面积上所承受张力的纤维数量下降,纤维之间的抱合力下降。总体上来看,随着壳聚糖含量的提高,复合纳米纤维膜的应变和应力均出现不同程度的下降。

(四) 明胶-壳聚糖复合纳米纤维膜交联

　　因为明胶和壳聚糖都是亲水性的天然高分子材料,纳米纤维在水溶液中会失去纤维结构,因此为了提高植入材料的稳定性和持久性,需要对复合纤维进行交联处理。目前报道的交联方式有物理交联和化学交联,物理交联的方式有加热、干燥、辐射(紫外线或者 γ 射线),化学交联即采用交联剂对材料进行固定化处理。明胶经过物理交联方式(如 X 射线)处理后易转变为不溶物质,长时间干燥也会导致明胶不溶。物理交联也存在交联程度不均一的问题,不能获得理想的交联强度。因此通常采用化学交联方式对明胶-壳聚糖纳米纤维进行交联,戊二醛、甲醛、二异氰酸酯、环氧树脂、1-乙基-(3-二甲基氨基丙基)碳二亚胺都是常用的交联剂。

　　戊二醛交联可分为溶液交联和蒸气交联,前者是将制备好的材料直接放置在交联溶剂中,让其在溶液中交联,一定时间后取出。而后者是指将制备好的材料放置在交联剂蒸气中,让其在蒸气中交联,一定时间取出。这两种交联方法中戊二醛因为与材料直接接触,会导致细胞毒性很大,但是可以降低交联剂的用量来降低其带来的毒性。钱永芳等将真空干燥 24 小时的明胶–壳聚糖共混纳米纤维膜约 5 g 放入由体积为 10 mL 的 25％戊二醛产生的蒸气中交联不同天数,交联完毕后真空干燥,放入 37 ℃的去离子水中观察其溶解情况,再用 SEM 观察其纳米纤维结构的保存情况。表 7-6 是明胶–壳聚糖为 75：25 的共混纳米纤维膜交联不同时间后在水中的溶解情况。实验发现,交联 6 小时的纤维膜仅在水中浸泡 24 小时后就溶解,而交联 12 小时的纤维膜在第三天才出现溶解现象,交联 24 小时以上的纤维膜在浸泡后均未发生溶解现象。

表 7-6　静电纺明胶–壳聚糖(75：25)纳米纤维膜在交联不同时间后能否保持结构完整性

浸泡时间	交联时间				
	6 小时	12 小时	1 天	2 天	3 天
1 天	×	√	√	√	√
2 天		√	√	√	√
3 天	×	√	√	√	√
4 天		√	√	√	√

注:"×"表示浸泡后的纳米纤维膜在浸泡后出现溶解现象;"√"表示交联后的纳米纤维膜在浸泡后可以保持其结构。

　　通过图 7-50 我们可以进一步从微观上了解交联后的纳米纤维和经过浸泡以后其结构上

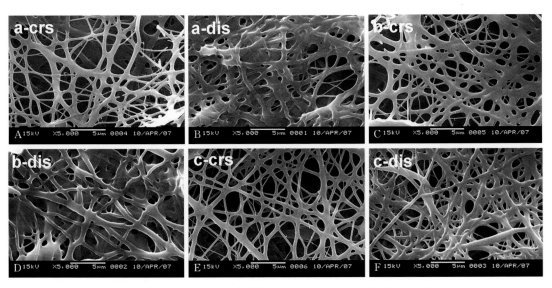

图 7-50　明胶–壳聚糖复合纳米纤维膜(75：25)在交联 1 天(A、B)、2 天(C、D)和
3 天(E、F)后(crs)以及相应浸泡 4 天后(dis)的扫描电镜图

的变化。a、b、c 是交联 1 天、2 天、3 天后纤维膜和浸泡 4 天后纤维膜的扫描电镜图,分别标记为 a-crs、b-crs、c-crs 和 a-dis、b-dis、c-dis。图片显示交联 1 天和 2 天的纤维膜在经过 4 天的浸泡以后均出现部分溶解的现象,而交联 3 天后的纤维膜其纳米纤维结构保持良好,说明 3 天是一个适当的交联时间。

图 7-51 是交联后的明胶-壳聚糖共混纳米纤维膜的拉伸应力-应变曲线。图 7-51A 为纯明胶,图 7-51B 为明胶-壳聚糖为 50∶50 的复合纳米纤维,图 7-51C 为纯壳聚糖。表 7-7 是不同比例明胶和壳聚糖复合静电纺纳米纤维交联后的平均断裂伸长和平均断裂应力。图 7-52 是交联前后拉伸应变和应力的对照图。总结图中数据我们不难发现,不同比例的材料其应变在交联后均有所下降,而应力则呈现不同程度的增加,并且复合膜的增幅最大,纯壳聚糖的增量最小。这是因为交联反应会在不同链间形成多个交接网络结构,这些结构使得分子链间的作用力加强,宏观上则表现为强度的上升,分子间的"搭桥"使得网点密度增高,伸长率变低。

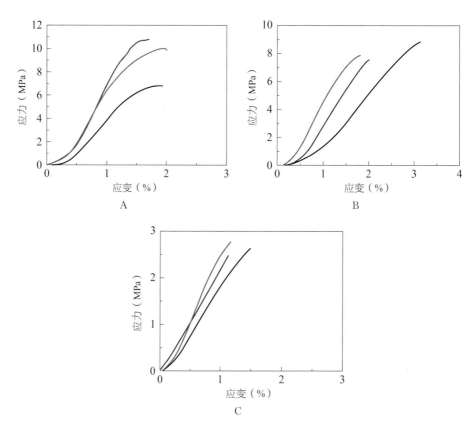

图 7-51 明胶和壳聚糖复合纳米纤维膜交联后的应力-应变曲线

明胶-壳聚糖:A. 100∶0;B. 50∶50;C. 0∶100

表 7-7 不同比例明胶-壳聚糖交联后纤维膜的拉伸力学性能($n=3$)

明胶-壳聚糖	平均断裂伸长率(%)	平均断裂强度(MPa)	平均厚度(mm)
100∶0	1.87±0.08	9.22±1.21	0.032±0.004 6
50∶50	2.30±0.42	8.04±0.39	0.04±0.002 7
0∶100	1.31±0.18	2.62±0.08	0.034±0.006 9

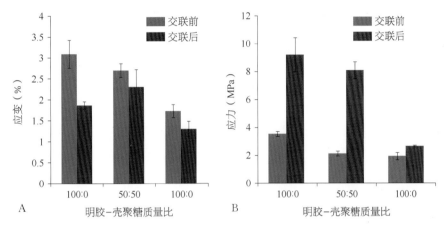

图 7-52 明胶-壳聚糖复合纤维膜交联前后的应变(A)和应力(B)对照图

近年来,随着纳米纤维材料在生物医药上的应用越来越广泛,研究人员需要新型低毒性的交联剂来满足实际应用。Sung 等报道了一种名为京尼平的天然交联剂,它不仅比戊二醛细胞毒性更低,而且能有效交联机体组织和材料。右旋糖酐(dextran)是一类多聚糖物质,具有很好的生物相容性和生物可降解性,易化学改性。蔗糖(sucrose)因为具有类似的性质,也被考虑为是一种理想的交联剂。交联反应的机制已在上文有所提到,其关键在于高聚物/二糖类物质中的醛基与蛋白质中的氨基酸基团之间发生的 Schiff 碱反应。通过高碘酸盐氧化作用可将醛基引入 dextran 和 sucrose 制备右旋糖酐醛(dextran aldehyde,DA)和蔗糖醛(sucrose aldehyde,SA),并且 DA 和 SA 作为一种明胶纳米纤维的交联剂也已有报道。图 7-53 是纳米纤维的 TEM 电镜图,从图中可以清晰地看到纤维的核-壳结构,纤维的直径为 110 nm,其中内层直径为 68 nm。

图 7-54 是被三种交联剂分别交联后的纳米纤维扫描电镜图,图 7-54A 和图 7-54D 是 DA 交联后的纤维电镜图以及在水中浸泡 1 天后的扫描电镜图,图 7-54B 和图 7-54E 是 SA 交联后的纤维电镜图以及在水中浸泡 1 天后的扫描电镜图,图 7-54C 和图 7-54F 是戊二醛交联后的纤维电镜图以及在水中浸泡 1 天后的扫描电镜图。从图 7-54A 和图 7-54B 可以看出,DA 和 SA 交联后的纤维表现出膨胀的形态,而戊二醛交联的纤维其形态保持不变。这可能是因为 DA 和 SA 交联的过程是通过溶液交联的,而戊二醛交联是通过蒸气交联的方式进行的。

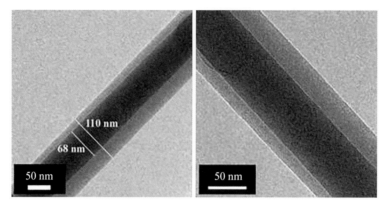

图 7-53　明胶-壳聚糖的皮-芯纳米纤维 TEM 图

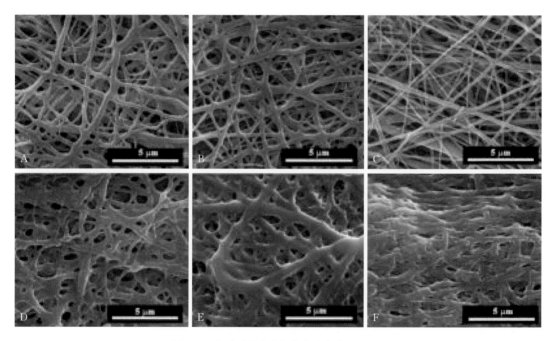

图 7-54　交联后的纳米纤维在水中的 SEM 图

A~C.浸泡前;D~F.浸泡后

从图 7-54D~F 来看,三者在水中浸泡 24 小时后都能保持良好的纤维结构形态,说明 DA、SA 是具有交联明胶-壳聚糖核-壳纳米纤维的能力。

图 7-55 比较了未交联的皮-芯纤维和交联的皮-芯纤维它们的吸水溶胀率、降解率、傅里叶红外光谱图和力学性质。图 7-55A 中未交联的纤维起初膨胀率上升很快,之后便缓慢下降,这是由于皮层的明胶水解的缘故。经过交联的纤维始终表现出相对平稳且更加低的溶胀率,这说明交联会导致皮-芯纤维对水的吸收能力下降。图 7-55B 是 37 ℃下 4 种纤维在

PBS 缓冲溶液中的降解情况,除了未交联的纤维表现出快速的降解情况,其余三者都呈逐步降解的特征,并且直到第 5 周,还有 35%～45% 的样品残留。图 7-55C 中未交联的纤维因酰胺 I 带在 1 640 cm^{-1} 有一个吸收峰,在交联后的纤维中,交联反应使此峰转移到更低波数的 1 629 cm^{-1}。在峰值 1 400 cm^{-1} 的位置,交联纤维的峰值更宽,因为在 1 380～1 400 cm^{-1} 出现了醛亚胺新峰(—C═NH—)。1 030 cm^{-1} 峰值有所上升是因为 DA - CS 和 SA - CS 内部 dextran 和 sucrose 的 C—O—C 峰。而在未交联的纤维中这一峰值是由于部分壳聚糖 C—O—C 键伸缩振动造成的。从图 7-55D 可以看出,交联后纤维膜的拉伸强度和杨氏模量均有提升,未交联纳米纤维膜的拉伸强度为 19±3 Mpa,杨氏模量为 890±130 MPa,DA - CS 的拉伸强度和杨氏模量是 65±2 MPa 和 1 720±140 MPa,SA - CS 是 59±3 MPa 和 1 560±180 MPa,GT - CS 提升效果最差(分别为 38±3 MPa 和 1 050±40 MPa)。

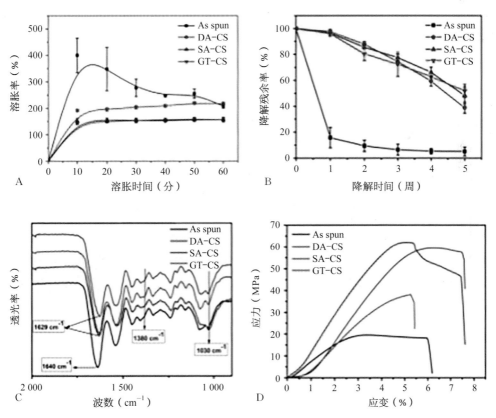

图 7-55　明胶-壳聚糖皮-芯纤维

A. 溶胀率;B. 降解速度;C. FTIR 光谱图;D. 应变-应力曲线(As spun:未交联壳聚糖;DA - CS:左旋糖酐醛交联壳聚糖;SA - CS:蔗糖醛交联壳聚糖;GT - CS:京尼平交联壳聚糖)

二、壳聚糖-胶原复合纳米纤维

机体组织主要由细胞和非细胞物质-细胞外基质（ECM）组成。ECM 是机体发育过程中由细胞分泌到外部的大分子物质构成的高度水合的凝胶或纳米纤维网络，在机体生长过程中细胞与 ECM 互相影响、互相调节，ECM 对于细胞正常的生长发育以及功能维持起着不可忽视的重要作用。胶原蛋白和糖胺聚糖是天然细胞外基质中的主要结构蛋白和多糖。胶原蛋白是一种高度特化的结构蛋白，属于不完全蛋白质，胶原蛋白呈乳白色，具有很强的延伸力，溶水不溶酸，胶原蛋白含量占人体蛋白质总含量的 30% 以上，种类多达 10 余种，足以说明胶原蛋白对于人体的重要性。基于胶原蛋白的这些优异特性，目前其在止血材料、创伤修复材料、组织工程支架材料中的应用已有大量报道。然而，单一胶原蛋白材料生物力学性能差、水中易溶解等缺点限制了该材料在生物医学方面的应用。壳聚糖是一种独特的碱性多糖，结构单元与糖胺聚糖十分相近。壳聚糖成膜性好，机械性能优异，但缺点也很明显，如降解时间太长、不易溶解等。鉴于单一材料的缺点，将两种或两种以上材料混纺成优势互补的新型复合材料成为研究的趋势。胶原蛋白在等电点以上带负电，可与带正电的壳聚糖复合形成聚两性电解质，是壳聚糖理想的共混材料。早在 20 世纪 90 年代初，莫秀梅就将甲壳胺与明胶形成均相结构的共混复合物，并发现共混物一定程度上具有单一材料所不具备的优点。20 世纪 90 年代末，Zhang 等将胶原蛋白-壳聚糖共混，在不同条件下交联，证实其共混复合物在力学性能方面较单一的胶原蛋白有一定的改善。胶原蛋白-壳聚糖共混材料在生物医学应用上的优势得到了许多研究证明。基于此，利用胶原蛋白和壳聚糖作为原材料，通过静电纺丝制备蛋白质-多糖组分和纳米纤维结构仿生的胶原蛋白-壳聚糖复合纳米纤维仿生细胞外基质具有光明的生物医学应用前景。

（一）壳聚糖-胶原纳米纤维溶剂的选择

在静电纺丝过程中，溶剂有着不可替代的作用：①将聚合物溶解成溶液，使之能形成静电喷射。②电纺过程中溶解聚合物通过静电喷射被输送到接收器，溶剂分子在此过程中快速蒸发，聚合物形成纤维沉淀在接收器上。因此选择的溶剂应该具备以下条件：①很好地溶解聚合物。②适当的挥发性，并且在挥发速度适当，能保持纤维的完整性。③溶剂的黏度和表面张力不能过大也不能过小，过大会导致成丝困难，过小溶液易漏出滴管口。④能提供足够的动力以形成维持喷射出的细流。针对以上所提出的溶剂要求，陈宗刚就寻找合适的胶原蛋白-壳聚糖共混静电纺丝液溶剂做了一些研究。壳聚糖和胶原蛋白都能很好地溶解在稀酸水溶液中，然而实验证明静电纺丝中以稀酸作溶剂并不能成丝。六氟异丙醇（HFIP）作为胶原蛋白静电纺丝的合适溶剂，体积比为 7∶3 的三氟乙酸/二氯甲烷（TFA/DCM）能很好地溶解壳聚糖,已在文献中有过报道。图 7-56 为 8%wt 的胶原蛋白与壳聚糖(质量比:COL/CS 为 5:3)溶解在 HFIP/TFA/DCM 为 10:7:3 溶剂中的共混电纺纤维 SEM 图。从图 7-56 中可以看出,虽然有丝产生,但都黏在了收集器上,成丝不稳定,同时有少许颗粒形成,体积比为 10:7:3 的 HFIP/TFF/DCM 混合溶液作为静电纺丝溶液并不理想。

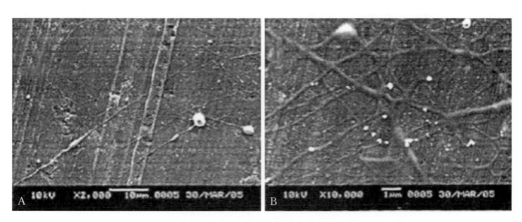

图 7-56 8% 的胶原蛋白-壳聚糖静电纺丝纤维扫描电镜照片

A. ×2 000;B. ×10 000

实际上 HFIP 是胶原蛋白的良好纺丝溶剂,唯一存在的严重问题就是对壳聚糖的溶解效果不够满足实验条件。因而他们尝试往 HFIP 加入一定量的 TFA 以缓解壳聚糖的难溶性问题。以 HFIP/TFA 为 9.5:0.5 为溶剂的胶原蛋白-壳聚糖静电纺丝纳米纤维电镜图显示(图 7-57),浓度为 2% 的胶原蛋白-壳聚糖共混溶液完全不可纺丝,接收器只能接收到一些小颗粒,浓度增加到 4% 时,接收器上开始接收到部分纤维。浓度进一步增加到 6% 时,除了接收到少量小颗粒,基本都是纤维。因此采用 HFIP/TFA 为 9.5:0.5 为溶剂,再适当调整纺丝参数,胶原蛋白/壳聚糖质量比 1:1,浓度范围选择为 5%~6%,应该能得到理想的静电纺丝纤维。

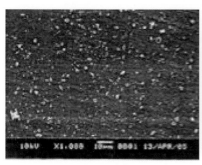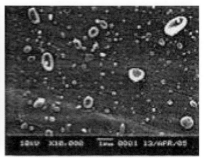

A

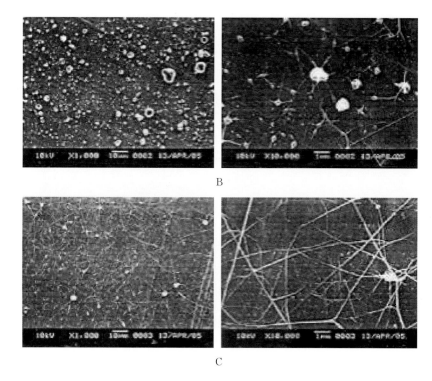

图 7-57 胶原蛋白-壳聚糖静电纺丝纤维 SEM 图

浓度：A.2%；B.4%；C.6%

图 7-58 是 HFIP/TFA(9∶1)为溶剂的壳聚糖纳米纤维扫描电镜图,当胶原蛋白-壳聚糖共混物(质量比 1∶1)浓度为 2%～4% 时,接收器只能接收到小颗粒,说明溶液完全不可纺。纺丝浓度增加到 6% 时,呈现出一种纤维和小颗粒共存的状态,两者的数量都极多。共混物浓度进一步提高到 8% 和 10%,接收到的基本上都是纤维,调整纺丝参数,应该能得到理想的纳米纤维。并且我们可以看到,随着 TFA 的增加,共混液的可纺浓度和可纺浓度范围都有相应的提高。

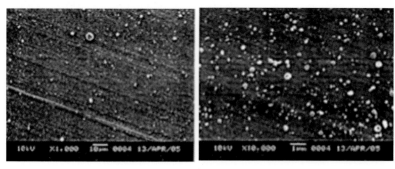

A

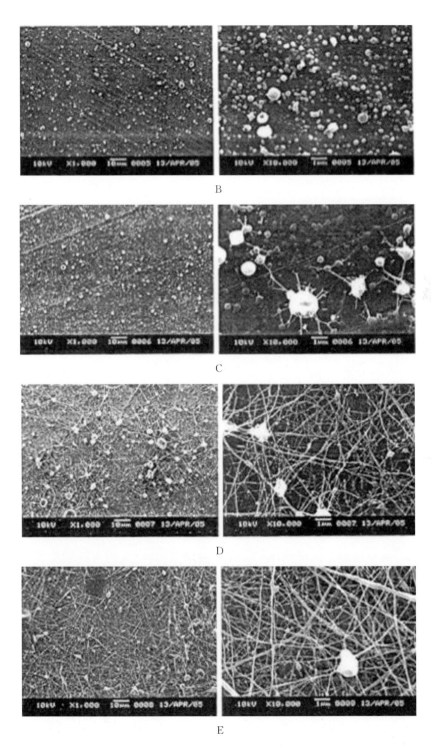

图 7-58　胶原蛋白-壳聚糖静电纺丝纳米纤 SEM 图

浓度：A. 2%;B. 4%;C. 6%;D. 8%;E. 10%

　　用 HFIP/TFA 体积比为 8：2 为溶剂,静电纺丝浓度分别为 5％、8％、10％、12％、14％的胶原蛋白-壳聚糖共混物(质量比 1：1)得到图 7-59 的纳米纤维扫描电镜图。实验发

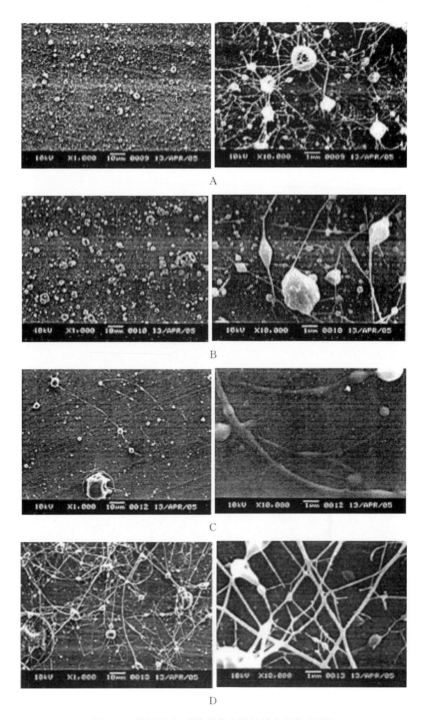

图 7-59　胶原蛋白-壳聚糖静电纺丝纳米纤维 SE 图

浓度：A. 5％;B. 8％;C. 12％;D. 14％

现,浓度为5%时,是一种纤维和小颗粒共存的状态。根据前面已有的实验结果推断,随着纺丝液浓度增加,纤维含量会越来越多,纺丝效果也会更好,并且可纺浓度高达14%。

从上面的实验结果可以看出,HFIP/TFA体积为9.5∶0.5、9∶1、8∶2都可作为胶原蛋白-壳聚糖共混静电纺丝溶液的溶剂。但是TFA含量太多将不利于胶原蛋白的形成,所以,HFIP/TFA体积比为9∶1的混合液应该是三者之中最为理想的溶剂。

(二) 纺丝参数对纳米纤维的影响

选取体积比为9∶1的HFIP/TFA作为混合溶剂,固定其他纺丝参数(流速:0.6 mL/h;纺丝距离:110 mm;溶液浓度:8%;胶原蛋白-壳聚糖:1∶1),调节电压为12~28 kV,间隔为4 kV。得到不同电压情况下纳米纤维的扫描电镜图(图7-60)。每张照片右上方的内置图是各自的纤维直径分布统计图。无论是12 kV还是28 kV都能得到形态完整的纤维。各电压下纤维的直径分布存在一定的差异,但并不是一定的正相关或者负相关关系,而是上下浮动的关系(图7-61),但是我们还是可以发现纤维平均直径是略微减小的,这可能是因为随着电压增大,电场力也随之增强,从而使得纤维的拉伸度有所增强。

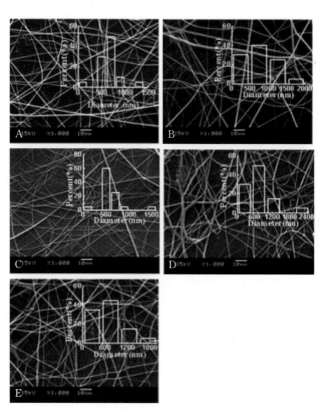

图7-60 胶原蛋白-壳聚糖静电纺纤维 SEM 图及纤维直径分布直方图

电压:A. 12 kV;B. 16 kV;C. 20 kV;D. 24 kV;E. 28 kV

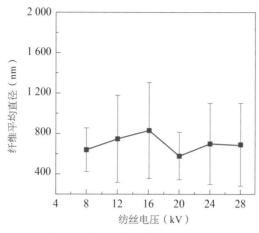

图 7-61　纤维平均直径与电压的关系

选取体积比为 9∶1 的 HFIP/TFA 作为混合溶剂,固定其他纺丝工艺参数(胶原蛋白/壳聚糖:1∶1;溶液浓度:8%;电压:16 kV;纺丝距离:110 mm)。调节纺丝液给液速率为 0.48～0.96 mL/h,间隔为 0.12 mL/h。得到不同给液速率下静电纺纳米纤维的扫描电镜图(图 7-62),

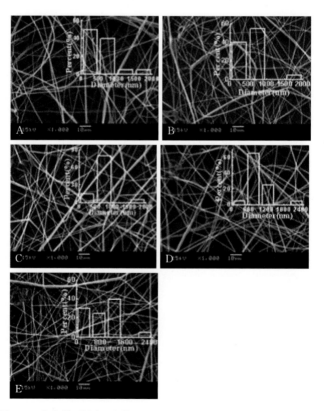

图 7-62　壳聚糖-胶原蛋白静电纺纤维 SEM 图及纤维直径分布直方图

给液速率:A. 0.48 mL/h;B. 0.60 mL/h;C. 0.72 mL/h;D. 84 mL/h;E. 0.96 mL/h

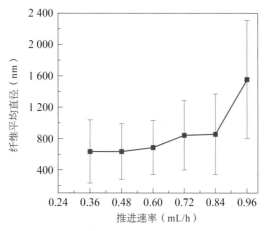

图 7-63　纤维平均直径与给液速率的关系

每张照片上的直方图为各自的纤维直径统计分布情况,可以看出每张图中的纤维结构明显,平均直径大小受到给液速率影响(图 7-63)。随着给液速率增加,纤维直径逐渐增加,这是因为给液速率增加,单位时间内流过电场的溶液量增加,在电压等其他条件不变的情况下,需克服的液体表面张力增加,纤维直径增加。

选取体积比为 9∶1 的 HFIP/TFA 作为混合溶剂,固定其他纺丝工艺参数(胶原蛋白-壳聚糖:1∶1;溶液浓度:8%;给液速率:0.6 mL/h;电压:16 kV),将电极距离设置为 80~160 mm,变化间隔为 20 mm。图 7-64 为不同纺丝距离下得到的静电纺纳米纤维电镜照片,每张照片上的直方图为各自的纤维直径统计分布情况。80~180 mm 纺丝距离都能得到很好的静电纺丝纤维。从图 7-65 中可以看出,随着纺丝距离的增加,纤维直径也呈上下波动状态,可能是因为除了接收距离之外,还受到了其他因素影响。但总趋势还是随着电极间的距离增加,纤维平均直径有一定程度上的增加,这是因为拉伸距离虽然增加了,但是电场强度也随之减小了,从而使得纤维成丝过程中的拉伸度变小。

选取体积比为 9∶1 的 HFIP/TFA 作为混合溶剂,固定其他纺丝工艺参数(电压:16 kV;纺丝距离:110 mm;给液速率:0.6 mL/h)。研究溶液浓度对纺丝效果的影响。图 7-66 为不同纺丝浓度下的纳米纤维扫描电镜图,照片的左边或下面的直方图为各自的纤维直径分布情况。可以看出每张图的纤维结构完整,直径分布范围有差异。图 7-67 为纤维的平均直径与纺丝液浓度变化的关系。纤维直径与纺丝液浓度呈正相关关系,因为纺丝液浓度增加会导致单位时间内流过电场的胶原蛋白和壳聚糖的溶液量增加,从而导致纤维直径的增加。

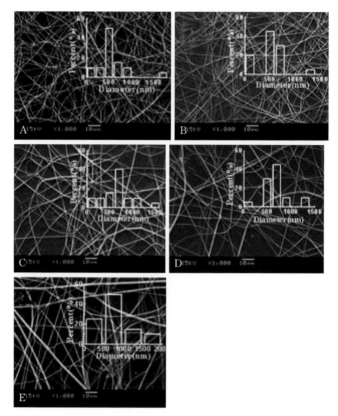

图 7-64　壳聚糖-胶原蛋白静电纺纤维 SEM 图及纤维直径分布直方图

纺丝距离：A. 80 mm；B. 100 mm；C. 120 mm；D. 140 mm；E. 160 mm

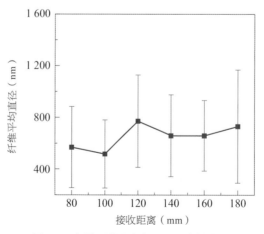

图 7-65　纤维平均直径与纺丝距离的关系

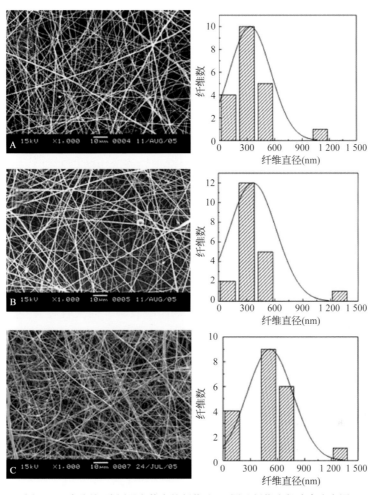

图 7-66　壳聚糖-胶原蛋白静电纺纤维 SEM 图及纤维直径分布直方图

溶液浓度：A. 6％；B. 8％；C. 10％

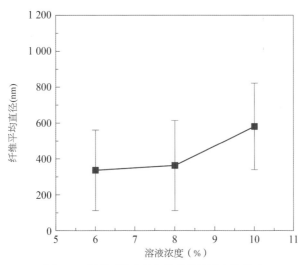

图 7-67　纤维平均直径与纺丝溶液浓度的关系

（三）壳聚糖-胶原纳米纤维的性能

红外光谱分析可以测定材料的化学结构，也可以研究材料内部是否存在分子之间的相互作用。对于两种高分子材料之间是否存在分子间的相互作用，可以观察两种材料分子之间是否有新的基团生成来确定。表现为红外光谱上吸收峰的变化。

研究发现作为溶解聚合物的溶剂会与明胶蛋白-壳聚糖纳米纤维相互作用而影响其应用，图 7-68 是以 HFIP/TFA 等于 9∶1 为溶剂，静电纺丝或浇铸后不到 1 天的纳米纤维膜的红外光谱图，图 7-68 是长时间在真空干燥箱中放置后的不同质量比的胶原蛋白-壳聚糖静电纺丝膜的红外光谱图。与未进行真空干燥的纤维膜相比，图 7-68 中的壳聚糖和壳聚糖-胶原蛋白纤维和浇铸膜在 1 792 cm^{-1} 处多出了一个吸收峰，这是含氟乙酰基团的吸收，说明在刚纺丝完收集到的胶原蛋白-壳聚糖纤维膜上存在有三氟乙酸的残留，但是在纯的胶原蛋白静电纺丝纳米纤维的红外光谱则没有 1 792 cm^{-1} 处的吸收峰。说明在 1 792 cm^{-1} 处的吸收峰可能是 TFA 与壳聚糖的氨基之间形成的盐的基团吸收峰。而久置在真空干燥箱中的纤维在 1 792 cm^{-1} 无吸收峰，则说明氟乙酰基已经脱去。

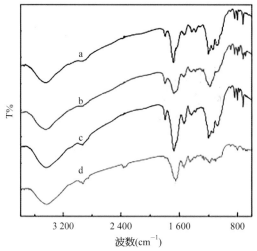

图 7-68　胶原蛋白和壳聚糖浇铸膜及静电纺纤维红外光谱

a. 壳聚糖静电纺纤维；b. 壳聚糖-胶原蛋白浇铸膜；c. 壳聚糖-胶原蛋白
静电纺纤维；d. 胶原蛋白静电纺纤维

因为壳聚糖分子和胶原蛋白分子中存在大量的—CO—NH 基，即使两者的—COOH 和—NH$_2$ 基团因交联作用生成—CO—NH 基，红外光谱图上特征吸收峰位置变化也不会十分显著，所以难以分辨。图 7-69 中不同比例的胶原蛋白-壳聚糖静电纺纳米纤维的红外光谱图虽然相似，但是随着壳聚糖含量的变化，我们还是能看到一些微小的变化。在 3 400～3 450 cm^{-1}

波数之间出现的特征吸收峰分别代表—OH、—NH$_2$ 和—CO—NH 基团上的振动吸收,随着共混体系中壳聚糖含量从 0、20%、50%、80%到 100%依次增加,3 400~3 450 cm^{-1} 波数间的酰胺基 I 特征吸收峰从 1 640 cm^{-1} 增加到 1 680 cm^{-1};酰胺基 II 型特征吸收峰的强度也随壳聚糖含量发生变化,但与壳聚糖含量并不成比例,在壳聚糖含量为 20%的共混纳米纤维中,其强度特别弱,这表示 N—H 的弯曲振动和 C—N 的伸缩振动被抑制,这可能是由于胶原蛋白和壳聚糖之间形成新的氢键所致。并且当壳聚糖含量为 20%时,在 1 260 cm^{-1} 处可以看到酰胺基 III 形特征吸收峰和附近 1 320 cm^{-1} 处的另一个峰,而壳聚糖含量上升到 50%以上时,1 260 cm^{-1} 处的特征吸收峰消失,1 320 cm^{-1} 的峰依然存在。这些变化都说明了静电纺的壳聚糖和胶原蛋白分子之间可能通过形成氢键发生相互作用。表 7-8 列举了特征峰峰形随壳聚糖含量的变化情况。实际上,除了胶原蛋白分子上的—OH 和—NH$_2$,—C═O 能与壳聚糖分子上的—OH、—NH$_2$ 形成氢键,带阳离子的壳聚糖和带阴离子的胶原蛋白—COOH 之间也能通过离子键形成复合物进行相互作用。但是胶原蛋白和壳聚糖之间以离子键结合的官能团与胶原蛋白-壳聚糖的官能团相同,因此从红外光谱中是无法明确得到此类信息。

表 7-8　胶原蛋白-壳聚糖静电纺纤维红外光谱中—OH 和—NH—特征峰随壳聚糖含量变化的情况

壳聚糖含量(%)	0	20	50	80	100
吸收峰位置(cm^{-1})	3 423	3 434	3 412	3 424	3 423

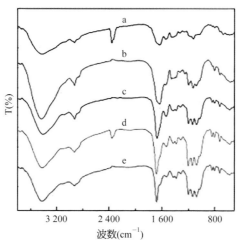

图 7-69　壳聚糖-胶原蛋白静电纺纤维的红外光谱

壳聚糖含量:a.0;b.20%;c.50%;d.80%;e.100%

图 7-70 是以 HIFP/TFA 为 9∶1 混合液为溶剂,不同质量比的壳聚糖-胶原蛋白静电纺纳米纤维的 X 射线衍射图谱,我们可以从图中看出,各个比例壳聚糖-胶原蛋白静电纺丝纳

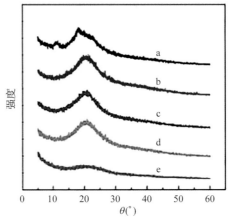

图 7-70 壳聚糖-胶原蛋白电纺纤维的 X 射线衍射图谱

壳聚糖含量: a. 100%; b. 80%; c. 50%; d. 20%; e. 0

米纤维都只在 20.5°处有一个宽的弥散峰。这表示在经过一系列处理之后, 纤维都变成了一种无定形相。可能是因为壳聚糖分子间的刚性和相互作用被溶剂削弱, 同时影响了胶原蛋白分子间的相互作用, 继而影响纤维的结晶行为。

图 7-71A 是纯胶原蛋白和纯壳聚糖材料的 DSC 图谱, 图 7-48B 是不同含量壳聚糖的胶原蛋白-壳聚糖共混纤维的 DSC 图谱。从图 7-71 中可以看出, 对于未加工的原材料和静电纺丝后的共混材料, 75~150 ℃都有一个大的吸收峰, 这是一个吸热脱水峰, 所对应的温度称为脱水温度(T_D), 脱水过程中的焓变由峰的面积来表示(ΔH_D)。150 ℃以后的吸收峰则表示材料开始分解。表 7-9 和表 7-10 总结了图 7-48 中的数据, 从表中我们可以看出胶原蛋白与壳聚糖分子间存在相互作用, 因为纯胶原蛋白和壳聚糖静电纺纤维的 T_D 和 ΔH_D 都高于

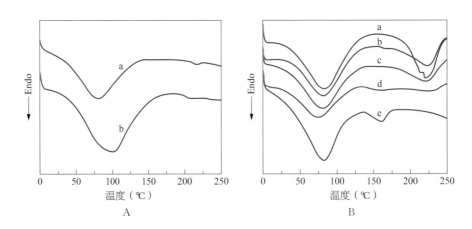

图 7-71 胶原蛋白和壳聚糖的 DSC 图

A. 胶原蛋白和壳聚糖原材料 DSC 图, a. 胶原蛋白; b. 壳聚糖; B. 不同壳聚糖含量和胶原蛋白-壳聚糖静电纺丝的 DSC 图谱, a. 100%; b. 80%; c. 50%; d. 20%; e. 0

表 7-9　胶原蛋白和壳聚糖原材料的热性能

材料	胶原蛋白	壳聚糖
$T_D(℃)$	80.3	100.5
$\Delta H_D(J/g)$	200.7	223

表 7-10　胶原蛋白-壳聚糖静电纺丝纤维的热性能

壳聚糖含量(%)	0	20	50	80	100
$T_D(℃)$	82.35	75.20	79.49	82.16	82.95
$\Delta H_D(J/g)$	218.9	182.9	188.0	192.0	217.3

共混静电纺丝纤维。在共混体系中，一方面有着壳聚糖-胶原蛋白分子间的相互作用，另一方面还有胶原蛋白-壳聚糖不同分子间的相互作用与相同分子间相互作用的竞争。

作为组织工程支架的生物材料需要具备一定的力学性能，图 7-72 是不同组分以及不同直径的单丝胶原蛋白-壳聚糖静电纺丝共混纳米纤维(溶剂 HFIP/TFA：9∶1)的拉伸应力应变曲线。从图 7-72 中我们可以发现，共混材料中的壳聚糖含量对纤维的拉伸力学性能起着较大的影响，纯胶原蛋白基本上在屈服点未出现之前就已经断裂，其最大的断裂延伸度约为 4%，说明纯的静电法胶原蛋白纳米纤维是一种脆性纤维。而随着壳聚糖的加入，在图 7-72B(壳聚糖含量为 10%)中发现有屈服点，纤维的断裂延伸度增长到了 18%，虽然断裂强度变化不大，但是与纯胶原蛋白纳米纤维相比，含有壳聚糖的共混纳米纤维显然是变得更加坚韧的。实际上，与胶原蛋白共混的壳聚糖，能削弱胶原蛋白分子链间的相互作用，使得分子链在张力的作用下更容易伸长，壳聚糖起着一种增塑剂的作用。在壳聚糖含量为 20% 的图 7-72C 中，可观察到壳聚糖的增塑作用，断裂延伸长度增加到了 46%，断裂强度依旧变化不大。壳聚糖含量为 30% 的图应力-应变曲线出现了让我们出乎意料的情况，断裂延伸度意外地降低到了约 1%，断裂强度依旧无明显变化，纤维力学曲线表现为与 7-72A 中的脆性断裂纤维其应力-应变相类似的状态。原因可能是过多的壳聚糖在胶原蛋白的连续相中形成了一种独立相，从而阻断了胶原蛋白相的连续性，图 7-72D 中胶原蛋白-壳聚糖共混静电纺纤维的脆性力学行为就是因为这类两相结构所导致的。当壳聚糖含量在 40%～60% 时，如图 7-72E～G 所示，共混复合纳米纤维的断裂强度有了大幅度提高，高达 60 MPa，是纯胶原蛋白的 3 倍多，然而断裂延伸度依旧维持在 1% 左右。可能是因为当壳聚糖的含量为 40%～60% 时，共混静电纺丝纤维的胶原蛋白和壳聚糖分子之间产生了较强的相互作用，或者发生了一些像结晶或分子链取向酯类的物理变化，因而大大提高了纤维的断裂强度。结合前面 X 射线衍射部分实验给出的研究结果可知，胶原蛋白和壳聚糖分子之间的相互作用是断裂强度大幅度提高的主要原因。当壳聚糖含量高达 70% 时，图 7-72H 的曲线表现出一种断裂延伸

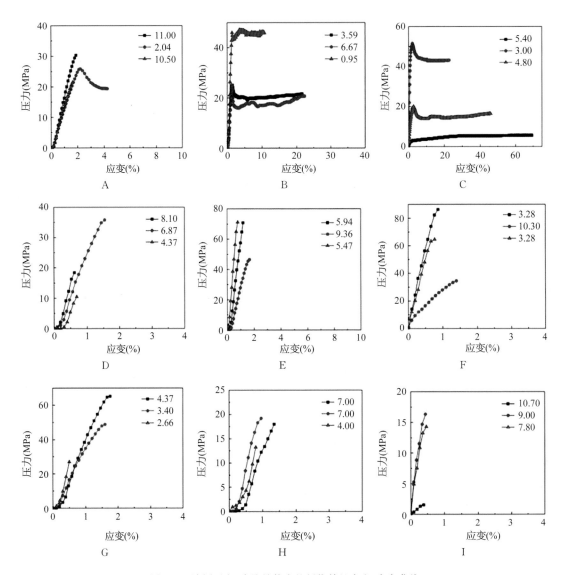

图 7-72　胶原蛋白-壳聚糖静电纺纤维单丝应力-应变曲线

壳聚糖含量：A. 0；B. 10%；C. 20%；D. 30%；E. 40%；F. 50%；G. 60%；H. 70%；I. 80%（图中数据代表相应的纤维直径，单位：μm）

度更加明显的脆性断裂，纤维的断裂延伸度和断裂强度都更小，而在壳聚糖含量 80% 的图 7-72I 中其断裂强度低至 0.5%。

　　前面我们已经探讨了单丝胶原蛋白-壳聚糖共混静电纺丝纳米纤维的力学性能，接下来我们来了解一下静电纺纳米纤维膜的力学性能。图 7-73 和图 7-74 分别是不同组分的胶原蛋白-壳聚糖共混静电纺丝纳米纤维膜的平均断裂延伸度随壳聚糖含量的变化曲线和断裂强度随壳聚糖含量变化的曲线。与单丝静电纺纤维的力学性能相比，纤维膜和单丝纤维有一

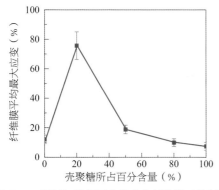
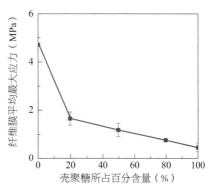

图 7-73　壳聚糖-胶原蛋白静电纺纤维膜平均断裂延伸度（最大应变）与壳聚糖含量的关系

图 7-74　壳聚糖-胶原蛋白静电纺纤维膜平均断裂强度与壳聚糖含量的关系

定的相似性，如从图 7-73 中我们可以看出随着壳聚糖含量增加，两者的断裂延伸长度都表现为先增高而后降低的趋势，而当共混纤维中的壳聚糖含量为 20％时，两者都达到了最大的断裂延伸度。但是纤维膜的最大断裂延伸度要大于单根纤维，这是因为纤维膜是多根单丝纤维互相交织构成的，纤维膜中少数单根纤维的断裂不足以破坏整个纤维膜结构，因此纤维膜可以继续保持膜状态并且在拉力作用下持续伸长，直至断裂截面的所有纤维被拉断或拔出，故纤维膜的最大断裂延伸度要大于单根纤维的最大断裂延伸度。从图 7-74 中我们发现共混纤维的平均断裂强度随壳聚糖含量的增加持续降低，并且在壳聚糖含量 20％处急剧下降，与静电纺单丝纤维的断裂强度变化完全不同。这是因为纤维薄膜的断裂机制与单根纤维的断裂机制不同，膜的断裂同时存在内部纤维的断裂和滑脱。而且我们在纺丝过程中发现，随着共混体系中壳聚糖含量的增加，纤维膜的密实度下降，薄膜变得蓬松，横截面上单位面积的纤维数量减少，这最终导致单位面积上承受拉力的纤维数量下降，它也是共混静电纺丝膜断裂强度随壳聚糖含量增加持续下降的原因之一。

（四）壳聚糖-胶原静电纺丝纳米纤维膜的交联

与明胶类似，因为胶原蛋白的耐水性差，在水中结构不稳定，实际应用中胶原蛋白-壳聚糖静电纺丝纳米纤维的纤维结构不稳定，并且力学性能也存在一定的缺陷，不能满足实际需求。因此有必要对胶原蛋白-壳聚糖静电纺丝纳米纤维膜进行交联处理。以改善纤维结构的稳定性和力学性能。有文献报道戊二醛和甲醛、碳二酰亚胺等都是常用的化学交联试剂。将 10 mL 的戊二醛水溶液放入一个直径为 10 cm 的培养皿，随后将培养皿放置在一个直径为 21 cm 的干燥器底部，然后将 10 cm×10 cm 的胶原蛋白-壳聚糖共混静电纺丝膜放在铝箔上，采用蒸气交联的方法对薄膜进行一定天数的交联。图 7-75 是戊二醛交联 2 天数后的不

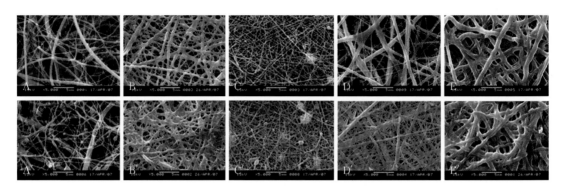

图 7-75　壳聚糖-胶原蛋白静电纺交联纤维膜的扫描电镜照片

壳聚糖含量：A～A′：100%；B～B′：80%；C～C′：50%；D～D′：20%；E～E′：0%。
A～E. 交联后未浸水的纤维膜；A′～E′. 交联后浸水 4 天的纤维膜

同含量比例的胶原蛋白-壳聚糖静电纺丝纤维膜在 37 ℃离子水中浸泡 4 天后的扫描电镜图，我们可以看出交联后的共混纳米纤维在水中浸泡 4 天后都出现了不同程度的溶胀，并且胶原蛋白比例越高的共混纤维，其溶胀形态越明显，但是除了稍许溶胀之外，胶原蛋白-壳聚糖共混静电纺纳米纤维的纤维结构依然保持稳定，说明交联能大大提高共混纤维的耐水性能。

　　图 7-76 为不同壳聚糖含量的胶原蛋白-壳聚糖共混静电纺纤维膜交联前后力学性能的比较。从图 7-76A 中可以看出，交联后与交联前相比，不同含量比例的胶原蛋白-壳聚糖静电纺纳米纤维膜的平均断裂强度都有一定程度上的提高，但是我们从图 7-76B 中发现，除了纯胶原蛋白纳米纤维膜和纯壳聚糖纳米纤维膜之外，交联后的平均断裂延伸度都不如交联前。原因可能是作为交联剂的戊二醛进一步增加了胶原蛋白分子间的相互作用，同时由于致密的胶原蛋白膜，纯胶原蛋白纳米纤维膜的断裂强度进一步增加。又因胶原蛋白在交联时收缩最大，其独特的三螺旋结构使得纳米纤维膜的平均断裂延伸度表现为上升。而对于纯的壳聚糖静电纺纳米纤维膜来说，戊二醛交联使得壳聚糖分子和纤维的相互作用增强，限制了纤维膜中纤维的断裂和滑脱，结果就是纯壳聚糖纳米纤维膜的平均断裂延伸度有微小的增加。至于共混体系纤维膜，由于壳聚糖的加入，形成的壳聚糖相阻碍了胶原蛋白的连续相，同时，胶原蛋白-戊二醛-壳聚糖之间的强烈相互作用使得这种两相结构稳定下来，从而使得共混体系纤维膜的断裂延伸度降低。与断裂强度一样，交联后的共混纤维膜的平均杨氏模量也得到不同程度的提升，如图 7-76C 所示。因此，交联以后，胶原蛋白-壳聚糖共混静电纺纤维膜的某些方面的力学性能得到提升。

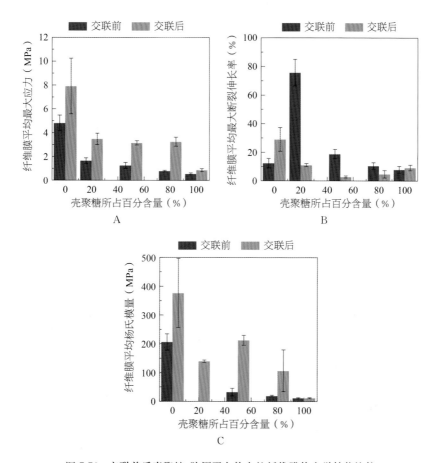

图 7-76　交联前后壳聚糖-胶原蛋白静电纺纤维膜的力学性能比较

A. 平均断裂强度；B. 平均断裂延伸度；C. 平均杨氏模量

三、壳聚糖-P(LLA-CL)复合纳米纤维

　　静电纺丝天然高分子聚合物得到的纳米纤维常常在实际运用中面临着力学性能不足的问题。乳酸-己内酯共聚物［P(LLA-CL)］是人工合成的乳酸和己内酯共聚物，通过改变两种材料在聚合物中的比例，能匹配到优异的机械性能和可调控的生物降解性，并且有关静电纺丝 P(LLA-CL)支架在组织工程方面的应用也已经有大量报道。对于人工合成材料来说，最大的不足之处在于缺少对细胞的引导性，即相对于天然高分子材料来说，合成材料在增强细胞活性，引导细胞增殖分化等方面不如天然高分子材料。结合天然和人工聚合物的优点，制备两者混合的复合纳米纤维对生物医用材料的发展具有极大的促进作用。壳聚糖类似于天然细胞外基质中糖胺聚糖的结构，陈峰等利用静电纺丝技术制备出不同复合比例、

不同浓度的壳聚糖- P(LLA - CL)复合纳米纤维,并对它们的理化性质进行了研究。

(一) 纺丝溶剂的选择

TFA 和 HFIP 两者都能很好溶解壳聚糖并且成功静电纺丝出纳米纤维,实验中以 HFIP/TFA 体积比为 9∶1 的复合溶剂优先溶解壳聚糖。当壳聚糖溶解均匀后再与溶解在 HFIP 中的 P(LLA - CL)按照一定的比例混合,并调节给液速率为 1.0 mL/h、接收距离为 13 cm、施加电压为 20 kV 进行静电纺丝。

(二) 不同复合比例对纤维形态的影响

图 7-77 中壳聚糖- P(LLA - CL)重量百分比浓度为 6 wt%时,不同复合比例的壳聚糖- P(LLA - CL)复合纳米纤维扫描电镜图,图 7-77A 中纯的壳聚糖纺丝液在此纺丝条件下得到的纤维其形态不规则且少,为大量的扁平珠状物。当少量的 P(LLA - CL)加入后,纤维制备

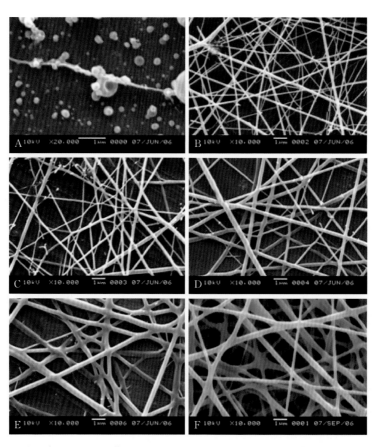

图 7-77 不同配比的壳聚糖/P(LLA - CL)溶液静电纺纤维的 SEM 图

A. CS/P(LLA - CL)＝10∶0;B. CS/P(LLA - CL)＝8∶2;C. CS/P(LLA - CL)＝6∶4;
D. CS/P(LLA - CL)＝4∶6;E. CS/P(LLA - CL)＝2∶8;F. CS/P(LLA - CL)＝0∶10

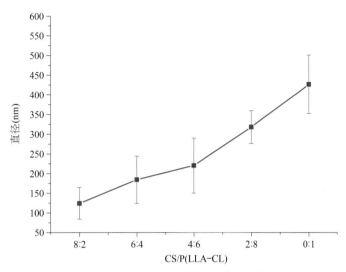

图 7-78　静电纺不同配比的复合纳米纤维的平均直径分布

的难度明显下降,复合纳米纤维的结构明显,扁平的珠状物基本上消失不见,说明 P(LLA-CL)能促进成丝效果,如图 7-77B 所示。随着 P(LLA-CL)在共聚物中的比例逐渐提高,纳米纤维的形态结构依旧保持稳定,并且其平均直径呈规律性变化,图 7-78 总结了不同复合比例的壳聚糖-P(LLA-CL)纳米纤维直径的变化图。我们可以发现整个曲线呈现逐步上升的趋势,平均直径随着 P(LLA-CL)含量的增加逐步增加,壳聚糖/P(LLA-CL)的比值为 8∶2 时,纤维拥有最低的平均直径(124 nm),而纯的 P(LLA-CL)纳米纤维拥有最大的平均直径。这主要是因为壳聚糖是一种极性大分子,含有大量的氨基,并且能与溶剂中的 TFA 反应生成盐,增加了纺丝液的导电性,使聚合物形成的喷射流受到的电场力增强,进而导致纤维的直径变小。

（三）纺丝液浓度对纤维形态的影响

图 7-79 中 CS/P(LLA-CL)复合比例为 5∶5 时不同浓度下静电纺得到纤维的扫描电镜图,可以明显地看出,随着纺丝液浓度的增大,纤维的直径逐步上升,图 7-80 为收集的数据绘制的曲线图,CS/P(LLA-CL)浓度为 4 wt% 时,静电纺复合纳米纤维的直径最低(223 nm),在 8 wt% 时达到最大值 370 nm。造成这种现象的原因一方面是纺丝液浓度的增加造成溶剂含量的相对减少,引起溶剂挥发所需以及纤维成形时间变短,另一方面是受电场力拉伸的时间变短,因此所得的纤维直径增大。

（四）壳聚糖-P(LLA-CL)静电纺纳米纤维的性能和表征

傅里叶红外光谱分析材料混合后分子化学键的变化。图 7-81 分别是壳聚糖原料、壳聚

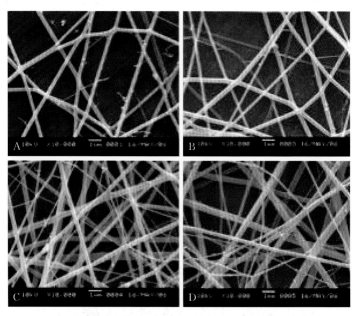

图 7-79 静电纺 CS/P(LLA－CL)的纤维 SEM 图

A. 4 wt%；B. 5 wt%；C. 6 wt%；D. 8 wt%

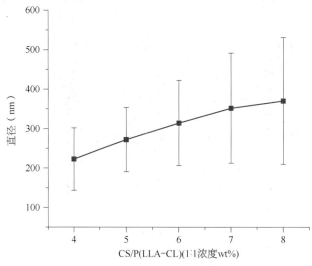

图 7-80 CS/P(LLA－CL)静电纤维的直径随溶液浓度变化

糖纤维、P(LLA－CL)纳米纤维和壳聚糖－P(LLA－CL)复合纤维的红外光谱图。壳聚糖在图 7-58A 中 $1\,650\,cm^{-1}$、$1\,320\,cm^{-1}$、$1\,250\,cm^{-1}$ 处的特征吸收峰分别表示酰胺Ⅰ和酰胺Ⅲ的存在。图 7-58B 中壳聚糖纤维在 $1\,530\,cm^{-1}$ 处的吸收峰，除此之外我们还能观察到原本在 $1\,650\,cm^{-1}$ 的酰胺Ⅰ吸收峰转移到了 $1\,675\,cm^{-1}$ 处。这是因为溶剂中的 TFA 与壳聚糖中的氨基发生反应相互作用的结果,1 675 cm^{-1} 吸收峰实际上对应质子化的氨基,840 cm^{-1} 到 720 cm^{-1} 之间形成的多个图 7-81A 中未出现的吸收峰,这是 TFA 与壳聚糖反应形成了铵盐以及酰胺Ⅲ转变为酰胺Ⅱ的结果。图 7-81C 中 P(LLA–CL)纤维在 1 735 cm^{-1} 与 1 450 cm^{-1} 处分别有—COOC—和—CH$_2$的特征吸收峰。图 7-81B 和图 7-81C 的主要特征峰在图 7-81D 中都有出现,说明壳聚糖和 P(LLA–CL)两者分子之间的结合主要是物理混合而不是化学反应。

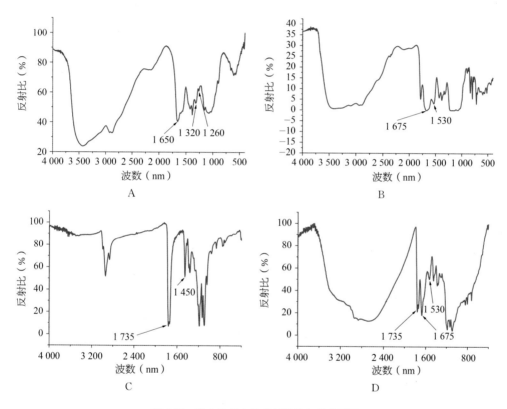

图 7-81　静电纺复合纳米纤维的红外光谱图

A. 壳聚糖原料;B. 壳聚糖纤维;C. P(LLA–CL)纤维;D. CS/P(LLA–CL)=1∶1

图 7-82 是壳聚糖原料、壳聚糖纤维、P(LLA–CL)原料、P(LLA–CL)纤维,以及 6%壳聚糖/P(LLA–CL)(w/w,1∶1)混合溶液制备的纤维的 X 射线衍射图谱。壳聚糖原料在 2θ 为 49.9°时有一个峰,而静电纺后几乎是无定形态的结构。P(LLA–CL)原料在 2θ 为 16.7°有一个高的峰,在 18.9°有一个较低的峰,但是在电纺的纤维丝中 2θ 为 16.7°处的峰增加而 18.9°处的峰则被降低。在壳聚糖–P(LLA–CL)复合溶液制备的纤维图谱中,发现在 2θ 为 16.7°和 18.9°处的峰值介于壳聚糖纤维丝和 P(LLA–CL)纤维丝的吸收强度之间。

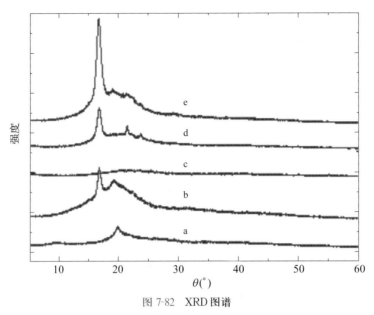

图 7-82 XRD 图谱

a. CS 原料；b. P(LLA－CL) 原料；c. CS 纤维；d. CS/P(LLA－CL)(1/1) 纤维；e. P(LLA－CL) 纤维

material 材料的亲疏性是影响细胞增殖吸附的关键因素之一，接触角测试常用来测定纳米纤维膜的亲疏水性，图 7-83 是不同比例复合的纳米纤维膜的表面接触角测定图。从图中可以看出，纯的 P(LLA－CL) 纳米纤维膜亲水性最差，随着壳聚糖组分含量的不断增多，复合纳米

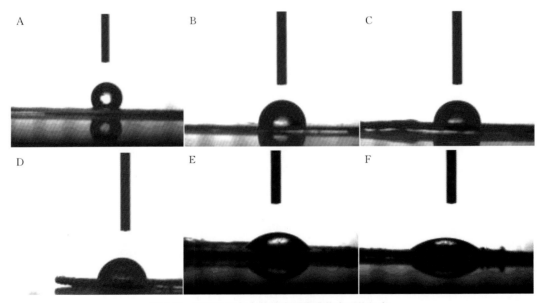

图 7-83 不同比例复合的纳米纤维膜的表面接触角

A. CS/P(LLA－CL)＝0：10；B. CS/P(LLA－CL)＝2：8；C. CS/P(LLA－CL)＝4：6；
D. CS/P(LLA－CL)＝4：6；E. CS/P(LLA－CL)＝8：2；F. CS/P(LLA－CL)＝10：0

纤维膜的接触角逐渐变小,亲水性增强。

孔隙率是构建组织工程支架的一个重要指标,孔隙率的增大将有利于营养物质的交换以及细胞在该纤维织物上的黏附和迁移,因此构建可控孔隙率的复合纤维膜有助于开发理想的组织工程支架。图 7-84 给出了复合纳米纤维膜的孔隙率和复合比例之间的关系,我们可以看出孔隙率随壳聚糖含量的增加从 64.5% 逐渐增加到 86.5%。表 7-11 给出了不同 CS/P(LLA - CL)复合纳米纤维的纤维膜密度。膜密度最小值为 $0.14~\mathrm{g/cm^3}$,最大值为 $0.42~\mathrm{g/cm^3}$。膜密度随着壳聚糖含量增加而逐渐降低。纤维膜孔隙率随壳聚糖的含量变化而有规律,其主要原因可能是聚合物溶液电导率的变化。当溶液的电导率增大时,喷头射流所带的电荷就增加,纤维沉积过程中形成的纤维间静电排斥力随之增强,因此收集到的纤维膜中纤维的分布就会疏松,从而导致纤维膜的孔隙率增加。另外导电性的增加也会影响纤维的沉积范围,沉积范围的增大可能也会影响复合纤维膜的孔隙率。导电率的增加使得纤维在空中受电场力的作用时间增长,利于溶剂的挥发和减少纤维间的粘连形成,也有助于纤维膜的孔隙率的提高。

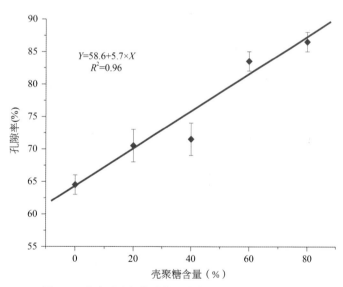

图 7-84　复合纳米纤维膜的孔隙率与壳聚糖含量间关系

表 7-11　不同复合比例下纳米纤维膜的密度

CS/P(LLA - CL) (wt/wt)	0 : 10	2 : 8	4 : 6	6 : 4	8 : 2
密度 ($\mathrm{g/cm^3}$)	0.41±0.01	0.34±0.04	0.33±0.03	0.19±0.02	0.16±0.02

图 7-85 和表 7-12 是不同配比的静电纺复合纤维膜的拉伸力学性能数据。纯 P(LLA－CL)纳米纤维膜拥有最大的断裂强度 4.7±0.62 MPa 以及最高的断裂伸长率 121.6％±27.67％，随着壳聚糖的加入，复合纳米纤维的断裂强度和断裂伸长率均明显降低，而模量有所增加。CS/P(LLA－CL)为 2∶8 的复合纳米纤维中断裂强度为 3.6±0.63 MPa，断裂伸长率为 102.5％±17.33％。直到 CS/P(LLA－CL)为 8∶2，得到拥有最小断裂强度的静电纺复合纳米纤维，断裂强度为 1.4±0.50 MPa，断裂伸长率为 22.5％±5.44％。这是因为壳聚糖相对于 P(LLA－CL)其自身力学性能不占明显优势，随着复合纳米纤维内壳聚糖含量的增多，其机械性能自然出现一定的损失。对纳米纤维力学性能的测试结果表明，可以通过调整各组分的比例来调节纤维的力学性能，以满足生物医用的要求。

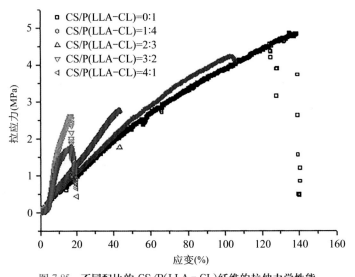

图 7-85　不同配比的 CS/P(LLA－CL)纤维的拉伸力学性能

表 7-12　不同配比的 CS/P(LLA－CL)纤维的拉伸力学性能分析

CS/P(LLA－CL)(wt/wt)	0∶10	2∶8	4∶6	6∶4	8∶2
最大应力(MPa)	4.7±0.62	3.6±0.63	2.7±0.33	2.8±0.53	1.4±0.50
最大应变(%)	121.6±27.67	102.65±17.33	49.5±11.00	18.5±5.36	22.5±5.44

（五）壳聚糖－P(LLA－CL)纳米纤维膜的生物相容性

生物相容性是指医用生物材料与机体之间因相互作用而产生的各种复杂的物理、化学和生物学反应，以及机体对这些反应的耐受程度。生物材料的生物相容性一般被分为三类，组织相容性、血液相容性和力学相容性。壳聚糖和 P(LLA－CL)的生物相容性问题已有文献报道。Chen 等对壳聚糖－P(LLA－CL)复合静电纺纳米纤维膜的生物相容性做了一系列的研究。图 7-86 是成纤维细胞在不同比例的壳聚糖-P(LLA-CL)复合静电纺纳米纤维膜上的生长情况。从图中可以看出 24 小时和 48 小时,细胞在复合纳米纤维膜上的增殖略微优于对照组(盖玻片)。而当细胞生长时间为 96 小时,各比例的复合纳米纤维膜上的细胞数量要明显多于对照组,其 OD 值大约是 48 小时阶段的两倍。CS/P(LLA-CL)的复合比例为 1:2 时,细胞在纤维膜上有较大的增殖量,但是当壳聚糖含量过高时,复合纳米纤维膜上的细胞增殖量相对于纯 P(LLA-CL)没有明显提升。可能是因为低比例的壳聚糖含量有助于改善复合纳米纤维的亲水性,这有利于细胞的黏附和增殖,而当壳聚糖含量过高时,细胞中 Ki-67 蛋白的表达会被抑制,使得成纤维细胞处于静止期的时间变长,其增殖速率被严重抑制。

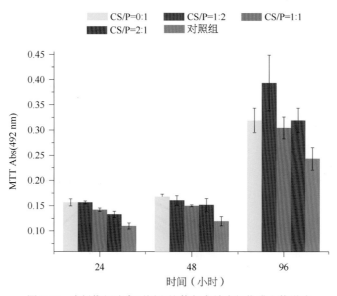

图 7-86　成纤维细胞在不同配比的复合纳米纤维膜上的增殖

　　Chen 等进一步利用 PIEC 做了不同比例复合纳米纤维生物相容性的验证实验,图 7-87 是 PIEC 在复合纤维膜上的黏附情况,从图中我们可以看到相对于作为对照组的盖玻片和细胞培养板(tissue culture plate,TCP),PIEC 更习惯黏附于复合纳米纤维膜上,随着时间的推移,黏附在纳米纤维膜上的 PIEC 的数量逐渐增大,最终在 12 小时达到最大值。图 7-88 是 PIEC 在纳米纤维膜上的增殖曲线图,值得注意的是在第 4～7 天,盖玻片和细胞培养板上的细胞数量急剧下降,而纤维膜上的细胞则相反,表现出很强的增殖能力。纳米纤维膜为细胞黏附提供一个仿生的吸附位点,多孔结构也增加了细胞可黏附的表面积,并且有利于上层细胞与下层细胞的营养交换,不至于发生当细胞数量过多时,底层细胞因无法顺利进行营养的吸收和废物的排出而死亡。

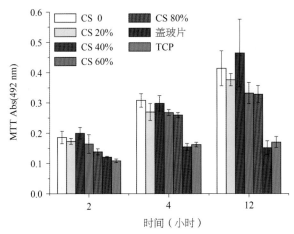

图 7-87 PIEC 细胞在复合纳米纤维膜状支架上的黏附

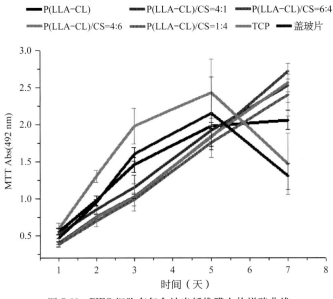

图 7-88 PIEC 细胞在复合纳米纤维膜上的增殖曲线

图 7-89 是成纤维细胞在复合纤维膜及盖玻片上 24 小时的生长情况。可以看出细胞在图 7-89B～D 上呈明显优于 A 和 E 的迁移形态,并且可以沿复合纤维的方向迁移和生长。图 7-90 是 PIEC 在复合纳米纤维膜上生长 24 小时及 1 周时的情况,细胞在各复合纳米纤维膜的表面均呈多角度的迁移态分布。值得注意的是,从图 7-89C、D 图中可以发现有部分细胞可以完全或部分迁移入纤维膜内生长。在 1 周时各纤维膜的表面均完全被细胞覆盖,图 7-89F 是 1 周时细胞在壳聚糖-P(LLA-CL)复合比例为 1:4 的纤维膜表面的生长情况。

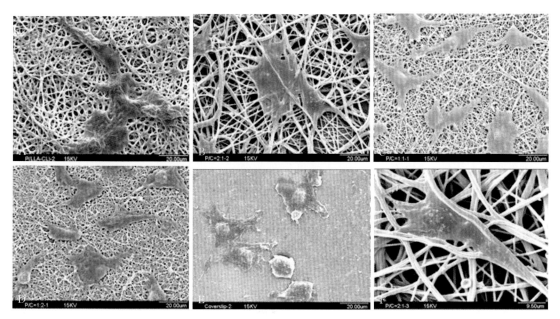

图 7-89　24 小时成纤维细胞在纤维膜上及盖玻片上的生长情况对比

A. P(LLA - CL);B~D. CS/P(LLA - CL)不同配比的纤维膜(CS/P＝1∶2、1∶1、2∶1);
E.盖玻片;F.细胞在配比为 1∶2[CS/P(LLA - CL)]的纤维上生长的放大照片

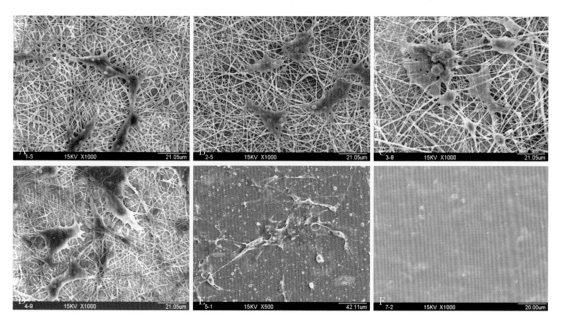

图 7-90　PIEC 在复合纳米纤维膜上生长 24 小时

A. 0;B. 20％;C. 40％;D. 60％;E. 80％;F. 1 周的形态

第四节·壳聚糖基复合纳米纤维在组织工程中的应用

一、壳聚糖基纳米纤维皮肤组织修复中的应用

皮肤是人体最大的器官组织,是人体抵御外界细菌感染侵蚀的第一道天然屏障。皮肤损伤会导致许多严重的生理性后果以及严重的细菌感染。全世界每年因为烧伤、车祸、糖尿病等原因而导致的全层皮肤创伤患者达千万,针对医疗市场上对皮肤损伤治愈的需求,研究人员制备出了不同类型的皮肤替代物,包括传统型敷料、合成型敷料、生物型人工皮肤、组织工程型人工皮肤等。一般严重的皮肤损伤需要先切除受损、坏死的皮肤,再由能加快伤口恢复且能替代皮肤的合适移植物替代,作为移植材料,自体皮肤一直在皮肤移植手术中被认作最优材料,然而供量不足时常限制了其在临床上的应用。壳聚糖具有能在第一时间内止血、本身具有抑菌性、能防止伤口受到外部环境刺激、激活伤口炎症处血小板、随后促进血管间质细胞和血管内皮细胞增殖、促进肉芽组织和血管的生成等优点,在皮肤组织工程的应用中是理想的原材料。随着近年来静电纺丝纤维技术的完善。基于壳聚糖的静电纺丝纳米纤维用于皮肤组织工程引起了研究人员的极大关注。

Min 等将甲壳素溶于六氟异丙醇中,通过静电纺丝技术获得了平均直径为 100 nm 的纤维,再利用浓度为 40% 的高温 NaOH 对该纤维进行了脱乙酰化处理,获得了脱乙酰度为 80% 的壳聚糖纳米纤维,以期作为人工皮肤使用。Tchemtchoua 等研究了利用静电纺丝制备的 3D 壳聚糖纳米纤维以及利用冷冻干燥技术制备的壳聚糖膜和壳聚糖海绵,比较了不同结构壳聚糖材料对于皮肤再生和修复的优劣,并且证明了纳米纤维材料的结构和纤维的取向在一定程度上影响新生组织的结构形态以及力学性能。图 7-91 是 3 种主要的皮肤组织细胞在静电纺丝壳聚糖纳米纤维膜上培养相当天数后的扫描电镜图,可以看到,从材料开始种植的第一天起,直到第七天细胞都在正常迁移分化,布满纤维表面,其中图 7-68C 中的角质细胞更是形成了紧密连接的扁平细胞簇,而这是角质细胞在体内形成生理致密屏障的必要前提和过程。图 7-92 中苏木精-伊红染色出的纳米纤维支架表面上一层连续的上皮细胞补充证明了图 7-91C 中观察到的现象。图 7-93 是通过[^{3}H]胸苷渗入法定量分析三类细胞在壳聚糖膜和壳聚糖纳米纤维上增殖率得到的柱状图。可以看出,无论是人体成纤维细胞,还是内皮细胞或角质细胞,从培养在纳米纤维上的细胞检测到的放射物质都要显著高于膜材料上的细胞,并且成纤维细胞在种植后的第五天后便停止增殖。这说明相对于壳聚糖膜,细胞更倾向于在纳米纤维上生长。

第1天 第3天 第7天

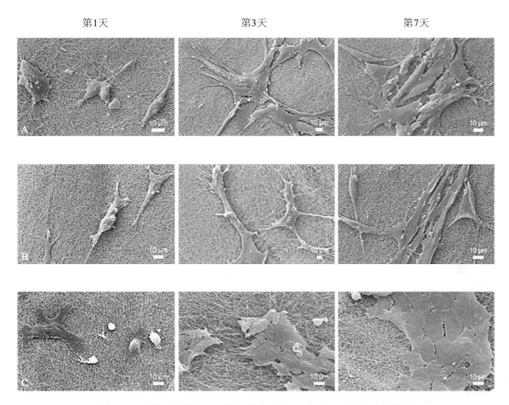

图 7-91　人体成纤维细胞、微血管内皮细胞、角质细胞在壳聚糖纳米
纤维支架上培养 1 天、3 天、7 天后的扫描电镜图

A. 成纤维细胞;B. 微血管内皮细胞;C. 角质细胞

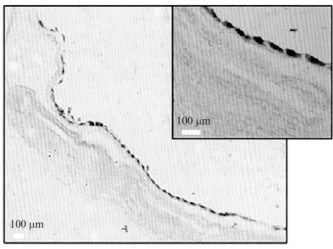

图 7-92　在纳米纤维支架生长 7 天后的单层角质
细胞横截面苏木精-伊红染色

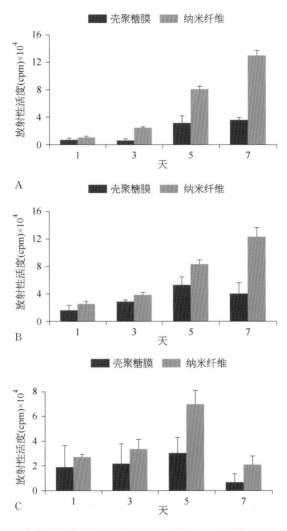

图 7-93 在壳聚糖膜和纳米纤维支架上培养 1～7 天后的成纤维细胞、
微血管内皮细胞、角质细胞的[³H]胸苷放射图

A. 成纤维细胞;B. 微血管内皮细胞;C. 角度细胞

胶原是较早通过美国 FDA 认证并且在医疗器械、生物材料领域广泛运用的天然高分子聚合物。Wang 等利用静电纺丝技术成功制备出了小分子的鱼鳞胶原蛋白-壳聚糖复合纳米纤维膜(FCOL/CS),辅以 PVA 增加纤维强度以改善机械性能,通过投射电镜和扫描电镜观察细菌对纤维膜的黏附形态,以及利用 MTT 法测试膜对成纤维细胞的生物毒性,研究发现复合纳米纤维膜除了对人体皮肤成纤维细胞具有高度的生物相容性之外,还有高度的抗菌性,尤其是对于金黄色葡萄球菌和大肠埃希菌,这主要是因为复合纤维膜中的壳聚糖成分能破坏大肠埃希菌和金黄色葡萄球菌的细胞壁的结果。

陈宗刚等将壳聚糖和胶原蛋白溶解在六氟异丙醇/三氟乙酸为 9∶1 的混合溶剂中,制备出平均直径为450～625 nm的壳聚糖-胶原蛋白为8：2的静电纺丝复合纳米纤维,以蚕丝蛋白-壳聚糖(质量比：8：2)纳米纤维和细胞培养板作为参照,比较了老鼠成纤维细胞和角质细胞在纤维膜上的生长行为(图7-94和图7-95)。从图7-95可以看出,鼠成纤维细胞和角质细胞两者都在壳聚糖-胶原蛋白复合纳米纤维膜上有最好的增殖行为,其次是蚕丝蛋白-壳聚糖纳米纤维。在图7-95里,培养7天后的细胞在两种纤维上黏附紧密,细胞在纤维材料表面生长铺展的面积要大于种植在培养皿上的,说明材料与组织细胞相互作用良好。随后他们进一步通过动物实验证明了壳聚糖-胶原蛋白纤维材料的皮肤组织修复与再生能力,同样以壳聚糖-丝素蛋白纳米纤维材料和空白对照组作为参照。图7-96是背部切口面积为2 cm×1.5 cm的皮肤损伤动物模型以及治疗后的伤口情况,图7-97是受损组织的治疗前后的苏木精-伊红染色图。从图7-96和图7-97中我们可以看出经过14天的修复,伤口经过上皮化和创口收缩逐渐恢复。而在创口修复开始的第三天时,两者修复材料和空白对照组无明显差别,伤口表现为表面干净,无感染迹象,边缘开始有轻微收缩。苏木精-伊红组织染色发现伤口处暴露大量毛细血管,并且有较多的中性粒细胞侵入。第七天,经过胶原蛋白-壳聚糖材料处理过的伤口依旧保持干净,没有感染的现象,伤口边缘进一步收缩。相反,丝素蛋白-壳聚糖纳米纤维组伤口表面洁净度相对较差,但无感染迹象。伤口修复最差的是空白对照组,伤口污染依旧严重,恢复缓慢。第七天的苏木精-伊红染色结果显示伤口处的暴露毛细血管和中性粒细胞有不同程度上的减少。第十四天的胶原蛋白-纳米纤维组与丝素蛋白-壳聚糖纳米纤维组,无论是伤口收缩程度,还是伤口表面的干净程度无显著差异,伤口恢复程度相似,接近完全修复。空白对照组则表面为还有一大块表皮处于割裂状态,面积较大,伤口恢复程度低于前两组。从免疫组织学上分析,经过材料组处理的小鼠皮肤伤口处暴露的毛细血管和中性粒细胞进一步减少,部分区域出现上皮组织,说明材料组都具备良好的促进皮肤缺口修复的效果。

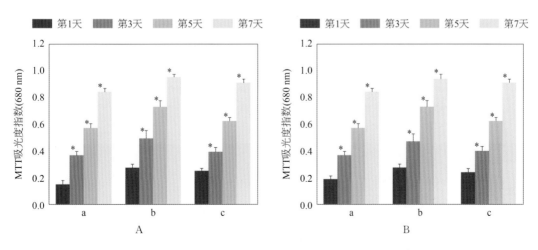

图7-94 成纤维细胞(A)和角质细胞(B)在纳米纤维材料上的增殖

a.空白对照;b.胶原蛋白-壳聚糖纳米纤维组;c.丝素蛋白-壳聚糖纳米纤维组(＊$P<0.05$,细胞增殖在不同的天数有显著性差异)

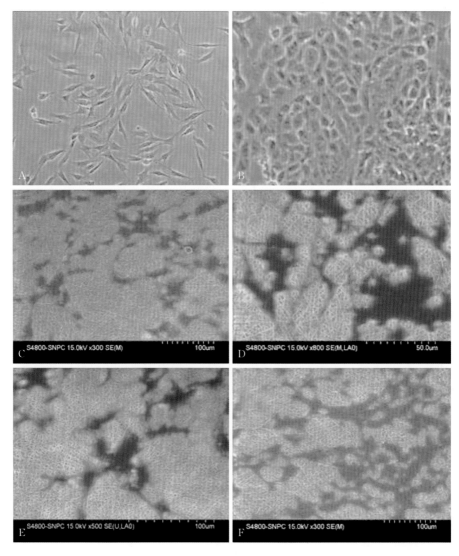

图 7-95　细胞在纤维材料上的形态

空白对照组：A.成纤维细胞;B.角质细胞;胶原蛋白-壳聚糖纳米纤维组;C.成纤维细胞;
D.角质细胞;丝素蛋白-壳聚糖纳米纤维组;E.成纤维细胞;F.角质细胞(细胞种植密度：$1 \times 10^5/mL$)

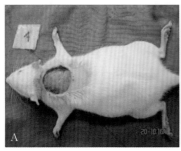
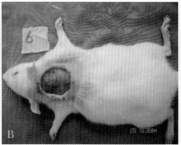
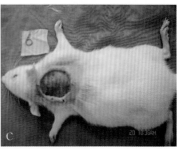

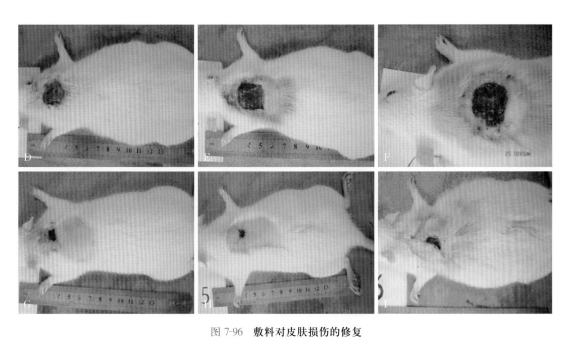

图 7-96　敷料对皮肤损伤的修复

A～C.胶原蛋白-壳聚糖纳米纤维组;D～F.丝素蛋白-壳聚糖纳米纤维组;G～I.空白对照组(修复时间:3天、7天、14天)

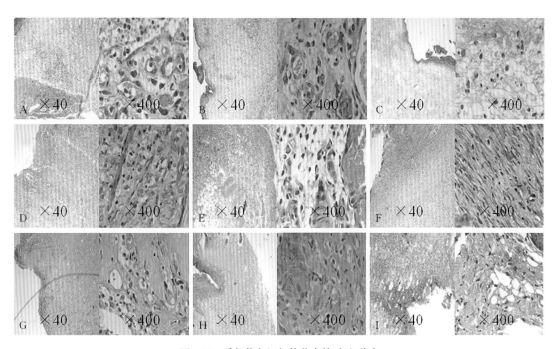

图 7-97　受损修复组织的苏木精-伊红染色

A～C.胶原蛋白-壳聚糖纳米纤维组;D～F.丝素蛋白-壳聚糖纳米纤维组;G～I.空白对照组(修复时间:3天、7天和14天)

　　Ma 等将纤维母细胞种植在静电纺丝技术制备出的聚羟基丁酯/壳聚糖复合纳米纤维膜上观察它的生长情况,结果显示活细胞在纤维膜上很好的增殖、生长及迁移,膜对细胞无毒害。

Trinca 等巧妙地设计出了一种静电纺丝纳米纤维双层支架,该支架内部是由 PCL 或 PCL/CA 构成,以补充该支架的机械性能,外部是由壳聚糖/PEO 组成,目的是赋予该支架良好的生物相容性,实验结果显示该支架的最大吸水膨胀度能高达 370%,水蒸气渗透比率大约在 730 g(m²·d),并且能在不损失力学性能的情况下完美恢复成原状。该支架对小鼠成纤维细胞也无毒性。因此该材料非常适用于中、低渗出度的皮肤伤口治疗。

将抗菌小分子和生物活性物质等利用静电纺丝技术整合入纳米纤维支架中以加速伤口的恢复,已引起了研究人员的广泛关注。指甲花叶提取液是一种能加速伤口恢复的天然物质,Yousefi 等成功制备了直径为 64～87 nm,含有指甲花提取液的壳聚糖- PEO 静电纺丝纳米纤维(壳聚糖/PEO:9:1)。研究发现该纳米纤维不仅对小鼠成纤维细胞具有良好的生物相容性,对革兰阴性菌(大肠埃希菌)和革兰阳性菌(金黄色葡萄球菌)均具有优于纯壳聚糖纳米纤维的抑菌作用,并且抑菌强度与指甲花叶提取液表现为正相关的关系(图 7-98)。

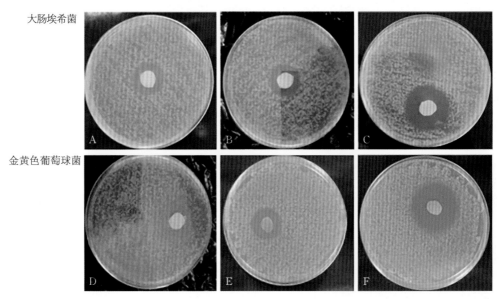

图 7-98　含有不同浓度指甲花提取液的壳聚糖/PEO 静电纺丝纳米纤维的抑菌作用

A、B. 0;C、D. 1wt%;E、F. 2 wt%

纳米状态下的银粒子具有光谱抗菌性,其抗菌一般是通过破坏细菌的生长环境或破坏细胞壁,抑制细胞酶的呼吸、DNA 复制等。将纳米银颗粒融合入壳聚糖伤口敷料中已有多份文献报道,徐雄立等以壳聚糖为基体,通过与天然高分子材料明胶进行共混,通过静电纺丝技术将银离子渗入明胶-壳聚糖静电纺复合纳米纤维支架中,然后再通过紫外光的照射使银离子还原成纳米银颗粒,从而提高了复合支架的抗菌性能。周香香以羧甲基壳聚糖为纳米银的还原剂制备纳米银溶液,再以去离子水、少量 DMSO、乙酸和表面活性剂 Triton X - 100 等混合溶液作为壳聚糖纺丝溶剂,制备出了含量高达 95% 的壳聚糖含银静电纺纳米纤维支架。该支架在糖尿病溃疡伤口的治疗中具有极大的应用前景。

二、壳聚糖基纳米纤维在血管组织工程的应用

血管执行着运输血液的重要功能,血管移植手术同时也是临床上最常见的治疗手段。目前自体血管被认为是血管移植手术中最理想的血管替代品,但是实际临床应用往往因缺乏合适自体血管受到极大的限制。因此人们尝试构建符合临床应用的人工血管来解决这一问题。自 1952 年 Voorhees 的维纶人工血管首次临床应用取得成功以来,临床上常用的人工血管(如 Dacron 和 ePTFE 人工血管)在大口径动脉血管的应用上已经取得了令人满意的效果,然而这些材料在中口径、小动脉等直径小于 6 mm 的人工小口径血管移植手术上,常常会因为术后血管内膜增生、血管栓塞等问题最终导致手术失败。因此构建一种能长期保持血管通畅的小口径血管是研究人员们关注的热点问题。组织工程技术的出现为解决上述难题开辟了一条新的道路,壳聚糖静电纺丝复合纳米纤维在血管组织工程方向上的研究。

钱永芳等致力于研究明胶-壳聚糖静电纺复合纳米纤维作为生物医用材料的应用,她们观察了种植密度约为 3.0×10^4 cell/cm^2 的内皮细胞于不同比例的明胶-壳聚糖静电纺丝纳米纤维上的生长情况,电镜照片显示不同比例的壳聚糖-明胶纳米纤维膜上都黏附着生长形态良好的内皮细胞(图 7-99),尤其是壳聚糖-明胶为 1∶1 的纤维材料内部有内皮细胞长入,

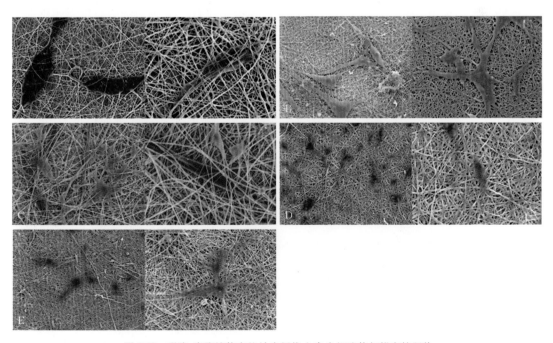

图 7-99　明胶-壳聚糖静电纺纳米纤维上内皮细胞的扫描电镜照片

明胶和壳聚糖比例为:A. 100∶0;B. 75∶25;C. 50∶50;D. 25∶75;E. 0∶100

说明内皮细胞在纤维膜上能保持较高的增殖能力。PCL 因其良好的可降解性、力学性能等被 FDA 批准广泛用作缝合线及药物释放载体。钱永芳在以往研究的基础上,仿生血管三层结构制备出内层为 PCL/CS-Gel(壳聚糖-明胶)静电纺共混纳米纤维,外层为编织 PLLA 复合长丝的管状支架,以期在 6 mm 的移植人工血管上有所突破。管状支架的各项表征结果表明,该支架具有良好的尺寸稳定性,CS-Gel 的加入提高了 PCL 管状材料的顺应性但应力应变均有所降低,虽然外层编织 PLLA 长丝的加入有效弥补了 PCL/CS-Gel 的力学性能,但还是未能达标人体动脉径向力学性能的要求。该支架经过进一步完善后在血管组织工程应用方面具有极大的潜力。

小口径血管时常因内壁堵塞等原因导致临床手术最终失败,肝素是一种多功能的生物活性分子,除了抗凝血作用外还能与 VEGF 结合以及抑制血管平滑肌细胞(vSMC)的增殖。Yao 等设置适当的静电纺丝参数,以直径为 1.5 mm 的旋转芯棒为接收器收集的静电纺丝所得到的 CS/PCL 复合纳米纤维制备管状支架(图 7-100),在对支架进行一系列的前期处理后,在室温下将其放入肝素溶液中浸泡 15 分钟,再用离子水冲洗 2 次,每次 5 分钟,最后真空干燥得到完整的肝素化 CS/PCL 管状支架。此管状支架上的肝素能持续相对稳定释放超过 1 个月以上,将该血管支架原位移植入大鼠的腹主动脉,1 个月后发现,除了有一个支架完全闭塞之外,剩下的 3 个肝素化 CS/PCL 管状支架均保持有干净光滑的内腔,没有血栓形成。SEM 观察植入支架的纵切部位,发现大量呈鹅卵石形态的内皮细胞沿着血流排列,体外实验结果说明肝素化的 CS/PCL 能很好地抑制血管平滑肌细胞的过度增殖继而引

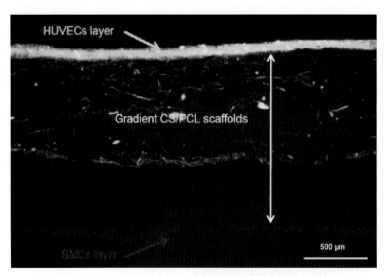

图 7-100　三明治结构(细胞-支架-细胞)横截面的荧光染色

位于 Hep-g-CS/PCL 内腔的人脐带血管内皮细胞被抗人体 vWF-FITC 染色;
位于 Hep-gCS/PCL 外膜的血管平滑肌细胞被抗人体 calponin-PE 染色

起血管堵塞。

赵晋等以甲酸为溶剂将 PCL、壳聚糖以及具有特定信号识别功能的 RGD 重组蛛丝蛋白（Pnsr32）进行共混。采用静电纺丝技术制备出一种内径为 4 mm、长度可达 8 cm 的纳米纤维小口径血管支架。从扫描电子显微镜图像可以看出该管状支架具有三维网状结构（图 7-101），孔隙率达 85％以上并且孔隙之间互通，该结构有利于种子细胞的黏附、增殖以及迁移。溶血率、动态凝血时间、血小板黏附以及复钙化凝血时间实验，评价该支架材料的血液相容性结果显示该支架的溶血率小于 5％，血小板黏附率低且细胞形态能保持正常，复钙化凝血时间达 293 秒，优于纯 PCL 管状支架的 109 秒，综上结果表明该支架具有良好的血液相容性。随后李敏等进一步利用体外细胞培养法对 pNSR32/PCL/CS 复合纳米纤维血管支架的细胞相容性进行了体外实验，MTT 细胞毒性实验显示 SD 大鼠胸主动脉内皮细胞（SDRAEC）的增殖率大于 100％，毒性为 0 级，此血管支架对细胞无明显毒性。黏附增殖实验结果显示该支架的细胞黏附率大于 100％。血管性血友病因子（von willebrand factor，vWF）作为内皮细胞合成的依赖性因子之一，主要生理功能是介导内皮细胞黏附迁移以及调节血小板聚集等。细胞免疫荧光实验显示种植在血管支架上的 SDRAEC 其 vWF，CD31 均呈阳性表达，表型特征保持良好，pNSR32/PCL/CS 复合纳米纤维血管支架有望成为一种新型的小直径组织工程血管支架。

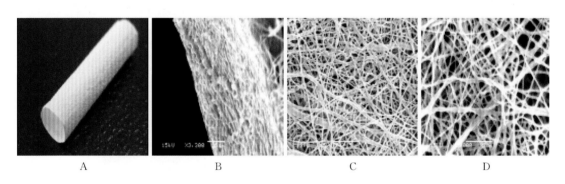

图 7-101　pNSR32/PCL/CS 复合纳米纤维血管支架的宏观形貌和微观结构

A. 支架实物图；B. 管壁横截面；C. 管壁腔内表面；D. 管壁腔外表面

Yin 等制备出胶原蛋白-壳聚糖-P(LLA-CL)三组分复合纳米纤维人工血管（图 7-102），胶原蛋白-壳聚糖的加入旨在增加血管支架的生物相容性，同时发现当少量天然材料（胶原蛋白-壳聚糖）引入时胶原蛋白-壳聚糖-P(LLA-CL)复合纳米纤维血管支架的断裂强度（17 MPa）和爆破强度（3 000 mmHg）都达到了最大值，高于纯 P(LLA-CL)纳米纤维支架的力学性能（断裂强度 13 MPa，爆破强度 1 350 mmHg）断裂伸长还可以保持100％。

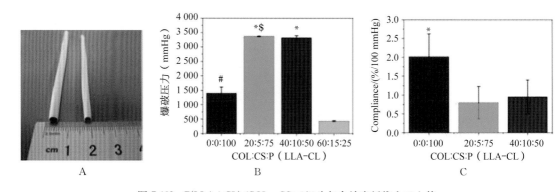

图 7-102　P(LLA-CL)/COL-CS 三组分复合纳米纤维人工血管

A. 制备的 P(LLA-CL)/COL-CS 小口径人工血管外观图；胶原蛋白-壳聚糖-P(LLA-CL)复合纳米纤维
血管支架的力学性能；B. 爆破强度与血管支架组成的关系；C. 顺应性与血管支架组成的关系

　　Wu 等研究了 P(LLA-CL)/COL-CS 共混纳米纤维支架在小口径血管组织工程中的
应用。实验中先对 P(LLA-CL)/COL-CS 的共混比例进行了综合研究。将胶原蛋白与壳
聚糖的比例恒定为 4∶1，再将 P(LLA-CL)以不同比例与 COL-CS 共混，通过静电纺丝法
制备不同比例的 P(LLA-CL)/COL-CS 共混纳米纤维支架。在前期对其力学性能研究的
基础上，又深入研究了共混支架的纤维形貌、缝合抗拉强度、热力学稳定性和生物相容性等，
结果表明合成材料 P(LLA-CL)的加入可以很好地增强共混支架的机械性能和热力学稳定
性；而 COL-CS 材料的加入有效地增强了共混支架的生物相容性，有助于细胞的增殖和形
态伸展。考虑到多层结构支架在生物力学、生物相容性以及生物可降解性上对于单层结构
支架有明显优势，她利用双向梯度静电纺丝技术构建了一种具有多层对称结构的 P(LLA-
CL)/COL-CS 纳米纤维管状支架(图 7-103)。实验发现，多层结构的管状支架其表面暴露
出更多的细胞黏附位点及生物活性基团，PIEC 和 hSMC 在此支架上的增殖迁移速率要显著
优于 COL-CS 单层结构或纯 P(LLA-CL)管状支架，同时该支架的降解时间以及力学性

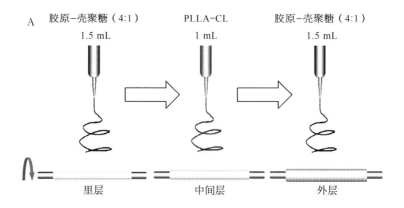

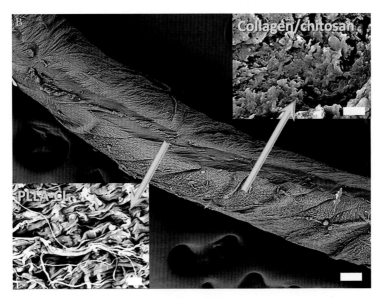

图 7-103 P(LLA－CL)/COL－CS 新型三层纳米纤维管支架

A. P(LLA－CL)/COL－CS 新型三层管状支架制备简图；B. P(LLA－CL)/COL－CS
三层复合支架横截面的 SEM 电镜图

能稳定性也相对延长，在生理盐水中浸泡 3 个月能基本保持原有结构，在降解实验开始 6 个月以后，其伸长率还能保持原有支架的 50%。综合考虑各比例共混支架的性能，发现 P(LLA－CL)/COL－CS＝3∶1 时共混支架的机械性能、热力学稳定性和生物相容性达到最佳平衡。

Wu 等还通过动物实验进一步对 P(LLA－CL)/COL－CS 静电纺纳米纤维管状材料用于临床的潜力进行了研究。她们使用同轴静电纺丝技术将肝素纺入质量比 P(LLA－CL)/COL－CS 为 3∶1 的静电纺丝纤维管中，将该支架植入比格犬的股动脉中进行了动物体内移植研究。图 7-104A 是支架植入比格犬股动脉的手术移植图；图 7-104B 分别是植入手术完成后第 1 周、4 周、8 周、12 周血液流入动脉的 CDFI 追踪影像；图 7-104C 左边为 20 周时肝素化 P(LLA－CL)支架数字减影血管造影图，右边是 20 周肝素化 P(LLA－CL)/COL－CS 支架数字减影血管造影图。实验结果显示自体移植血管在植入动物体内 12 周后依旧保持 100% 的通畅率，而对于静电纺丝血管来说，由于有着肝素抗凝血效应的存在，肝素化 P(LLA－CL)支架和肝素化 P(LLA－CL)/COL－CS 支架在植入后的前 8 周有着相同的血管通透率（第 1 周 100%，第 4 周 85.7%，第 8 周 57.1%）。植入 12 周后，肝素化 P(LLA－CL)血管支架的通畅率为 28.6%，而在第 20 周仅为 14.3%，相比之下肝素化 P(LLA－CL)/COL－CS 血管支架在第 12 周和第 20 周分别有着 42.9% 以及 28.6% 的血管通透率，更接近天然血管的效用。

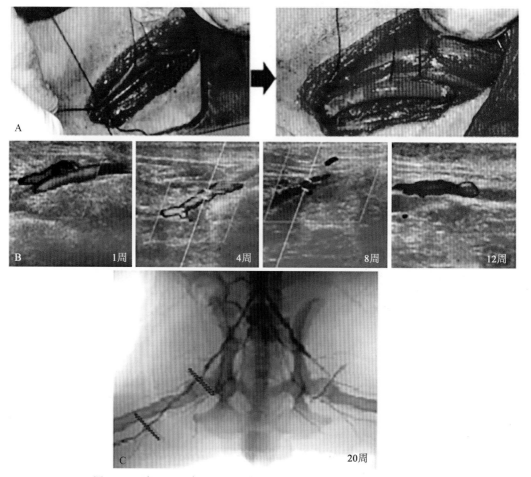

图 7-104 P(LLA‐CL)/COL‐CS 静电纺纳米纤维管状材料在临床的应用

A.犬股动脉移植手术图;B、C.血管造影图像

三、壳聚糖基纳米纤维在骨组织工程中的应用

骨是一种连接组织,其特点是骨的基质被磷酸钙以类似于羟磷灰石(磷酸钙矿物)和晶体形式矿化。有研究调查表明,每年因各种原因导致的骨组织损伤不计其数,仅在我国,因各类交通事故和骨科疾病所导致的骨缺损及骨损伤的患者就多达 300 万人,骨骼不健全人数有上千万人。骨是人体内除血液外最频繁被移植的组织器官。壳聚糖具有能激发成骨细胞表型基因表达来诱导硬组织矿化的能力,因此被广泛研究用作骨替代材料和矫形外科和牙周应用中的膜材料。

2005 年美国华盛顿大学西雅图分校的 Bhattarai 等制备了壳聚糖/PEO 比例为 9∶1 的

静电纺丝纳米纤维膜,该膜中的纳米纤维平均直径为 38 ± 8 nm。将软骨细胞(HTB-94)和成骨细胞(MG-63)种植在壳聚糖/PEO 纳米纤维膜上以研究其与细胞的相容性,培养 5 天后,鉴于纳米纤维膜的高比表面积,荧光染色图像显示种植在静电纺丝膜上的细胞比之流延膜有着更加均一的分布,图 7-105 为 SEM 电镜图,他们发现成骨细胞通过丝状伪足附着在纳米纤维膜的表面,并且能看到细胞表明有展开许多微绒毛,更有趣的是这些绒毛倾向于沿着与其直径相似的壳聚糖/PEO 纳米纤维附着生长。图 7-105B 是在静电纺膜上培养 5 天后的软骨细胞黏附图,细胞黏附良好并且能直接观察到软骨细胞的形态特征。

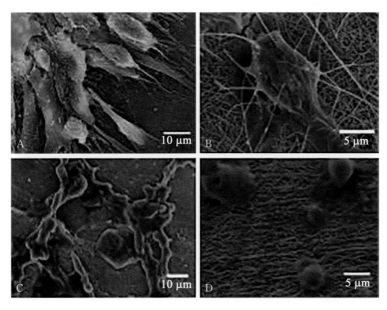

图 7-105 培养 5 天后成骨细胞(A 和 B)和软骨细胞(C 和 D)SEM 图

A. ×800;B. ×3 500;C. ×800;D. ×2 500

已有多方面研究表明 BMP-2 具有促进成骨细胞增殖分化和骨形成的能力,在骨组织工程或者骨再生研究实践中,BMP-2 常广泛结合各种递送载体以缩短骨组织损伤的恢复时间。Park 等利用偶联剂 SMCC 激活非织造壳聚糖静电纺丝纳米纤维膜上的氨基基团,成功装载人重组 BMP-2(rhBMP-2)蛋白于壳聚糖纤维膜上。研究发现利用此化学反应固定在壳聚糖静电纺丝纳米纤维膜上的 rhBMP-2 经过 4 周培养之后其含量依然能维持在初装载量的 50% 以上,而通过物理吸附装载 rhBMP-2 经过 4 周只剩不到 10%,除此之外,化学交联装载 rhBMP-2 的壳聚糖静电纺丝纳米纤维膜在促进小鼠胚胎成骨细胞(MC3T3-E1)增殖分化、细胞间质钙沉积、肌动蛋白应力纤维形成、碱性磷酸酶活性等方面都要显著优于物理吸附 rhBMP-2 的纳米纤维膜和纯纳米纤维膜,说明此法制备的壳聚糖纳米纤维膜其表面的生物活性基团更丰富也更加稳定。陆光远等以成年新西兰大白兔作为动物模型,探讨了羧甲基壳聚糖-胶原纳米纤维复合支架对其腓骨损伤的修复作用。双层羧甲基壳聚糖-胶原纳米纤维复合支架植入动物体内 12 周后发现伤口区域周围出现明显钙化,苏木精-伊红染色显示在材料的中心区域出现了成骨中心,即有大量逐渐成熟的成骨细胞环绕中心处的骨原细胞的区域。

HAP 和磷酸三钙(TCP)等生物陶瓷在骨组织再生重建中应用十分广泛。谢静首次复合 iPSC-MSC 细胞于 HAP-COL-CS 材料上,制备了一种 HAP-COL-CS 复合纳米纤维支架,并利用该支架诱导 iPSC-MSC 进行成骨分化。小鼠颅骨移植修复实验证明,从第 4 周开始,复合载有 iPSC-MSC 的 HAP/COL-CS 支架组开始在伤口组织周围形成骨组织,第 6 周时周围已经有了一层完整的新生骨组织,骨密度也高于第 4 周。而空白对照组及 HAP-CS 支架移植组在第 6 周时骨组织密度明显低于同期的 iPSC-MSC 复合 HAP-COL-CS 支架组,空白对照组除了伤口边缘处有少量骨存在以外,其他部位几乎没有新骨生成,研究结果表明该支架在骨组织工程应用中具有良好的应用前景。

骨的外层有一层骨膜,骨膜中含量丰富的骨皮质细胞对骨组织的生长和再生起着至关重要的作用,Frohbergh 等以京尼平为交联剂,设置纺丝液流速为 1.2 mL/h,电压为 15 kV,接收距离为 15 cm,采用静电纺丝技术制备出不含 PEO,PVA 等助纺丝剂的 HAP-CS 纳米纤维,研究发现经京尼平交联后,纳米纤维的平均直径从 227±154 nm 上升至 335±119 nm,杨氏模量与天然骨膜相似,为 142±13 MPa,符合天然骨膜的力学要求,是交联前的 5 倍有余。与纯壳聚糖纳米纤维支架相比,HAP-CS 复合纳米纤维支架上的小鼠成骨细胞其碱性磷酸酶的表达和活性在培养的 14 天为前者的 2.4 倍。同期其上培养的成骨细胞也有着最高的骨黏接蛋白 mRNA 表达率。说明该支架有着最优异的骨诱导性,在颌面部缺损和损伤的修复应用中有一定的潜力。

静电纺丝技术已经广泛地用于各种一维、二维、三维多级结构的聚合物静电纺丝纳米纤维的制备,纤维基质可由多种不同的聚合物材料组合而成,纤维直径可从微米级分布直至纳米级,并且纤维形态可控。这些静电纺纳米纤维在药物输送、组织工程、疾病诊断等领域有着理想的应用前景,其清晰的多层次结构能使得装载在纤维上药物准确释放。因为静电纺纳米纤维具有与细胞外基质类似的多级结构,纳米纤维在组织工程应用中有重要作用,然而静电纺纳米纤维在生物医学上的应用还有许多的不足之处,根据实际应用的不同要求,我们需要制备具有更多优异性能的纳米纤维。未来可以开发一个数据库来记录不同细胞和不同纤维支架之间的相互作用,以便更好地分析和了解它们的相互影响,通过提供有用的指导方针来帮助研究人员得到所需的组织工程支架。

壳聚糖作为唯一——种带正电荷的且来源丰富的天然多聚糖,其低细胞毒性、良好的生物相容性、生物可降解性、一定的抑菌性等理化性质,使得它在生物医学领域有着广泛的应用。作为组织工程材料,壳聚糖基纳米纤维在皮肤、血管、骨、软骨、肝脏、神经等组织修复中展现出极大的应用潜力,但仍存在一些缺陷和不足。例如,作为支架材料,其力学强度、降解速度与组织再生的速度不匹配。随着组织工程与再生医学的发展,壳聚糖类仿生材料、支架的研究一直备受关注。通过结构修饰制备改性的壳聚糖,将壳聚糖纳米纤维支架与基因治疗相结合成为研究热点。总之,壳聚糖及其衍生物在组织工程中的应用前景相当广阔。

(靳向煜 胡广敏 吴海波 莫秀梅 朱同贺 刘学哲)

参 考 文 献

[1] 韩婧.壳聚糖及其衍生物作为药物控释载体和支架材料的研究[D].北京:北京化工大学,2011.

[2] 樊李红.壳聚糖海藻酸盐生物医用材料的研制与功能特性[D].武汉:武汉大学,2005.

[3] Munteanu, Pâslaru, Lidlia, et al. Chitosan coatings applied to polyethylene surface to obtain food-packaging materials [J]. Cellulose Chemistry & Technology, 2014,48(48): 565 - 575.

[4] Bourbon A. Influence of chitosan coating on protein-based nanohydrogels properties and in vitro gastric digestibility [J]. Food Hydrocolloids, 2016,60: 109 - 118.

[5] 王贞强,赵仁邦,王向红,等.壳聚糖在果酒中的应用研究进展[J].酿酒科技,2008(11): 100 - 102.

[6] 张晓明.壳聚糖衍生物的合成与化妆品应用分析[J].化工管理,2016(20).

[7] 刘晓慧,徐美玲.壳聚糖的应用研究进展[J].广东化工,2013,40(12): 112 - 112.

[8] 朱香利.壳聚糖生物医用材料的应用[J].中外医疗,2013,32(14): 12 - 14.

[9] 刘万顺,韩宝芹.甲壳素/壳聚糖在医用生物材料中的应用及发展前景[C].全国海洋生物技术与创新药物学术会议.2014.

[10] Ahamed M I N, Sankar S, Kashif P M, et al. Evaluation of biomaterial containing regenerated cellulose and chitosan incorporated with silver nanoparticles [J]. International Journal of Biological Macromolecules, 2015,72: 680 - 686.

[11] Choi C, Nam J P, Nah J W. Application of chitosan and chitosan derivatives as biomaterials [J]. Journal of Industrial and Engineering Chemistry, 2015,33: 1 - 10.

[12] 施利毅.纳米科技基础[M].上海:华东理工大学出版社,2005.

[13] Formhals A. Process and apparatus for preparing artificial threads [J]. U S Patent, 1934.

[14] Baumgarten P K. Electrostatic spinning of acrylic microfibers [J]. Journal of Colloid & Interface Science, 1971,36(1): 71 - 79.

[15] Bognitzki M, Czado W, Frese T, et al. Nanostructured Fibers via Electrospinning [J]. Advanced Materials, 2001,13(1): 70.

[16] Koski A, Yim K, Shivkumar S. Effect of molecular weight on fibrous PVA produced by electrospinning [J]. Materials Letters, 2004,58(3 - 4): 493 - 497.

[17] Sun Z, Zussman E, Yarin A L, et al. Compound core-shell polymer nanofibers by co-electrospinning [J]. Advanced materials, 2003,15(22): 1929 - 1932.

[18] Doshi J, Reneker D H. Electrospinning process and applications of electrospun fibers [C]. Industry Applications Society Meeting, 1993.

[19] Katta P, Alessandro M, And R D R, et al. Continuous electrospinning of aligned polymer nanofibers onto a wire drum collector [J]. Nano Letters, 2004,4(11): 2215 - 2218.

[20] Teo W E, Gopal R, Ramaseshan R, et al. A dynamic liquid support system for continuous electrospun yarn fabrication [J]. Polymer, 2007,48(12): 3400 - 3405.

[21] Fujihara K, Kotaki M, Ramakrishna S. Guided bone regeneration membrane made of polycaprolactone/calcium carbonate composite nano-fibers [J]. Biomaterials, 2005,26(19): 4139 - 4147.

[22] Li X, Su Y, Liu S, et al. Encapsulation of proteins in poly(L-lactide-co-caprolactone) fibers by emulsion electrospinning [J]. Colloids & Surfaces B Biointerfaces, 2010,75(2): 418 - 424.

[23] Min B M, Lee S W, Lim J N, et al. Chitin and chitosan nanofibers: electrospinning of chitin and deacetylation of chitin nanofibers [J]. Polymer, 2004,45(21): 7137 - 7142.

[24] Ohkawa K, Cha D, Kim H, et al. Electrospinning of chitosan [J]. Macromolecular Rapid Communications, 2010,25(18): 1600 - 1605.

[25] Haider S, Park S Y. Preparation of the electrospun chitosan nanofibers and their applications to the adsorption of Cu(Ⅱ)

and Pb(Ⅱ) ions from an aqueous solution [J]. Journal of Membrane Science, 2009,328(1-2): 90-96.

[26] Sencadas V, Correia D M, Areias A, et al. Determination of the parameters affecting electrospun chitosan fiber size distribution and morphology [J]. Carbohydrate Polymers, 2012,87(2): 1295-1301.

[27] Geng X, Kwon O H, Jang J. Electrospinning of chitosan dissolved in concentrated acetic acid solution [J]. Biomaterials, 2005,26(27): 5427-5432.

[28] Homayoni H, Ravandi S A H, Valizadeh M. Electrospinning of chitosan nanofibers: processing optimization [J]. Carbohydrate Polymers, 2009,77(3): 656-661.

[29] Junkasem J, Rujiravanit R, Supaphol P. Fabrication of α-chitin whisker-reinforced poly(vinyl alcohol) nanocomposite nanofibres by electrospinning [J]. Nanotechnology, 2006,17(17): 4519-4528.

[30] Li L, Hsieh Y L. Chitosan bicomponent nanofibers and nanoporous fibers [J]. Carbohydrate Research, 2006,341(3): 374-381.

[31] Ojha S S, Stevens D R, Hoffman T J, et al. Fabrication and characterization of electrospun chitosan nanofibers formed via templating with polyethylene oxide [J]. Biomacromolecules, 2008,9(9): 2523-2529.

[32] Nada A A, Roshan J, Shelke N B, et al. A smart methodology to fabricate electrospun chitosan nanofiber matrices for regenerative engineering applications [J]. Polymers for Advanced Technologies, 2014,25(5): 507-515.

[33] Schiffman J D, Schauer C L. Cross-linking chitosan nanofibers [J]. Biomacromolecules, 2007,8(2): 594.

[34] 吴非凡.核-壳型壳聚糖纳米纤维的制备及其在黑素细胞移植种的应用[D].杭州：浙江大学,2017.

[35] Lau Y T, Kwok L F, Tam K W, et al. Genipin-treated chitosan nanofibers as a novel scaffold for nerve guidance channel design [J]. Colloids Surf B Biointerfaces, 2017,162: 126-134.

[36] 靳钰.静电纺丝法制备壳聚糖纳米纤维及其性能研究[D].北京：北京化工大学,2008.

[37] Sun K, Li Z H. Preparations, properties and applications of chitosan-based nanofibers fabricated by electrospinning [J]. Express Polymer Letters, 2011,5(4): 342-361.

[38] Mahoney C, Mccullough M B, Sankar J, et al. Nanofibrous structure of chitosan for biomedical applications [J]. Journal of Nanomedicine & Biotherapeutic Discovery, 2012,02(1).

[39] Shalumon K T, Binulal N S, Selvamurugan N, et al. Electrospinning of carboxymethyl chitin/poly(vinyl alcohol) nanofibrous scaffolds for tissue engineering applications [J]. Carbohydrate Polymers, 2009,77(4): 863-869.

[40] Feng Z, Chu X N, Wang T, et al. The effect of nanofibrous galactosylated chitosan scaffolds on the formation of rat primary hepatocyte aggregates and the maintenance of liver function [J]. Biomaterials, 2009,30(14): 2753-2763.

[41] Zheng H, Tan Z A, Jian X, et al. Preparation of chitosan/gelatin composite fibers and their biodegradability [C]. Key Engineering Materials. Trans Tech Publications, 2003,249: 437-440.

[42] Dhandayuthapani B, Krishnan U M, Sethuraman S. Fabrication and characterization of chitosan-gelatin blend nanofibers for skin tissue engineering [J]. Journal of Biomedical Materials Research Part B Applied Biomaterials, 2010,94(1): 264.

[43] Reneker D H, Yarin A L, Fong H, et al. Bending instability of electrically charged jets of polymer solutions in electrospinning [J]. Journal of Applied Physics, 2000,87: 4531-4547.

[44] Wang S, Zhao G. Quantitative characterization of the electrospun gelatin-chitosan nanofibers by coupling scanning electron microscopy and atomic force microscopy [J]. Materials Letters, 2012,79(79): 14-17.

[45] 钱永芳.基于明胶和壳聚糖复合静电纺纳米纤维制备小血管组织工程支架及其机械性能研究[D].上海：东华大学,2010.

[46] Sung H-W, Rong-NanHuang, Huang L L H, et al. In vitro evaluation of cytotoxicity of a naturally occurring cross-linking reagent for biological tissue fixation [J]. J Biomater Sci Polym Ed, 1999,10(1): 63-78.

[47] Zhang Q, Liu L, Ren L, et al. Preparation and characterization of collagen-chitosan composites [J]. Journal of Applied Polymer Science, 2015,64(11): 2127-2130.

[48] 陈宗刚.静电纺丝制备胶原蛋白-壳聚糖纳米纤维仿生细胞外基质[D].上海：东华大学,2008.

[49] Chen F, Li X, Mo X, et al. Electrospun chitosan-(PLLA-CL) nanofibers for biomimetic extracellular marix [J]. Journal of Biomaterials Science Polymer Edition, 2008,19(5): 677-691.

[50] 陈峰.P(LLA-CL)复合纳米纤维的制备、表征及在生物医学领域的应用[D].上海：东华大学,2008.

[51] 夏平光,侯春林,王万宏.几丁糖抑制人成纤维细胞增殖的实验研究[J].中国修复重建外科杂志,2007,21(8),833-836.

[52] Tchemtchoua V T, Atanasova G, Aqil A, et al. Development of a chitosan nanofibrillar scaffold for skin repair and regeneration [J]. Biomacromolecules, 2011,12(9): 3194.

[53] Wang T, Zhu X K, Xue X T, et al. Hydrogel sheets of chitosan, honey and gelatin as burn wound dressings [J]. Carbohydrate Polymers, 2012,88(1): 75-83.

[54] Ma G, Yang D, Wang K, et al. Organic-soluble chitosan/polyhydroxybutyrate ultrafine fibers as skin regeneration prepared by electrospinning [J]. Journal of Applied Polymer Science, 2010,118(6): 3619-3624.

［55］Trinca R B, Westin C B, Silva J A F D, et al. Electrospun multilayer chitosan scaffolds as potential wound dressings for skin lesions [J]. European Polymer Journal, 2017,88: 161 - 170.

［56］Yousefi I, Pakravan M, Rahimi H, et al. An investigation of electrospun Henna leaves extract-loaded chitosan based nanofibrous mats for skin tissue engineering [J]. Materials Science & Engineering C, 2017,75(C): 433 - 444.

［57］徐雄立,周美华.含纳米银的明胶/壳聚糖纳米纤维的制备及其抗菌性能研究[J].化工新型材料,2010,38(2): 23 - 25.

［58］周香香.壳聚糖基含银纳米纤维的制备及性能研究[D].上海: 东华大学,2016.

［59］Yao Y, Wang J, Cui Y, et al. Effect of sustained heparin release from PCL/chitosan hybrid small-diameter vascular grafts on anti-thrombogenic property and endothelialization [J]. Acta Biomaterialia, 2014,10(6): 2739.

［60］赵晋,周志华,李敏.蛛丝蛋白/聚己内酯/壳聚糖复合纳米纤维支架与内皮细胞的相容性[J].中国生物医学工程学报,2011 (5): 750 - 756.

［61］Yin A L, Zhang K H, McClure M J, et al. Electrospinning collagen/chitosan/poly(L-lactic acid-co-e-caprolactone) to form a vascular graft: mechanical and biological characterization [J]. Journal of Biomedical Materials Research Part A, 101A: 1292 - 1301,2013.

［62］Wu T, Huang C, Li D, et al. A multi-layered vascular scaffold with symmetrical structure by bi-directional gradient electrospinning [J]. Colloids & Surfaces B Biointerfaces, 2015,133: 179 - 188.

［63］Wu T, Jiang B, Wang Y, et al. Electrospun Poly(L-lactide-co-caprolactone)/collagen/chitosan Vascular Graft in a Canine Femoral Artery Model [J]. Journal of Materials Chemistry B, 2015,3(28): 5760 - 5768.

［64］Bhattarai N, Edmondson D, Veiseh O, et al. Electrospun chitosan-based nanofibers and their cellular compatibility [J]. Biomaterials, 2005,26(31): 6176.

［65］Park Y J, Kim K H, Lee J Y, et al. Immobilization of bone morphogenetic protein-2 on a nanofibrous chitosan membrane for enhanced guided bone regeneration [J]. Biotechnology & Applied Biochemistry, 2006,43(1): 17 - 24.

［66］谢静.HAp/COL/CS 仿生纳米纤维对 iPSC - MSCs 的成骨分化诱导作用研究[D].上海: 东华大学,2015.

［67］Frohbergh M E, Katsman A, Botta G P, et al. Electrospun hydroxyapatite-containing chitosan nanofibers crosslinked with genipin for bone tissue engineering [J]. Biomaterials, 2012,33(36): 9167 - 9178.

第八章 · 壳聚糖研发新进展

　　如前所述,甲壳素是自然界中唯一的一种聚阳离子碱性天然高分子材料,在自然界中资源丰富,具有良好的生物相容性和生物降解性,在医用辅料、止血材料、关节滑液、抑菌材料、药物载体、药物缓释等方面均取得了重要的成果。随着生物技术、纳米技术、增材制造及再生医学的发展,壳聚糖在许多应用中面临升级改造,如医用辅料的形状及加工性、透气性、载药和释药性、促创伤组织再生修复性等,药物载体的控释、药物稳定性、靶向性及给药途径等,止血材料的止血机制、不同情况下的止血效果等,而且在组织工程、纳米载药、纳米复合和 3D 生物打印等方面形成了新的研究热点。

　　本章重点讨论壳聚糖在组织工程和药物载体领域的应用,以及其在自组装、复合和 3D 生物打印中的研发新进展。

第一节 · 壳聚糖在组织工程中的应用

在组织工程中,三维支架材料作为人工细胞外基质,既要为细胞黏附、迁移、增殖和维持其特定功能提供良好的生长环境,又要为新组织的形成提供必要的模板。因此,理想的支架材料不仅具有良好的生物相容性、生物降解性和无毒性,而且能够提供合适的微结构和力学性能,促进细胞黏附,并保证细胞的正常代谢功能。壳聚糖的体内降解可由氨基葡萄糖苷酶、脂肪酶和溶菌酶等酶促进,产生具有生物活性和抗微生物活性的壳寡糖、氨基葡萄糖和CO_2、水等小分子。在成形加工方面,壳聚糖可制备成珠、膜、凝胶、微/纳米颗粒、微/纳米纤维、海绵等形式的生物材料。此外,壳聚糖带正电,可以与阴离子大分子(如糖胺聚糖、透明质酸盐)和蛋白质等形成复合物,从而调节细胞因子和生长因子的活性。因此,壳聚糖满足了组织工程应用的大部分要求。

一、壳聚糖的改性

虽然壳聚糖具有许多优异的性能,但作为一种天然化合物也存在比较明显的缺点。比如其理化特性因来源和季节的不同而改变,很容易受到有机和无机杂质的污染,导致产品性能不一致。另外,壳聚糖为半晶态,pKa 为 6.5,不溶于中性水。因此,为了提高壳聚糖的加工性或改变其某些物理、化学、生物特性例如电荷、溶解度、抑菌活性或化学反应性等,经常对壳聚糖进行功能化改性,来拓展其应用。如在壳聚糖中通过物理或者化学作用,引入其他高分子材料或无机材料制备复合材料,或者通过对壳聚糖骨架进行功能化修饰优化以增加某种特性,并利用冷冻干燥、静电纺丝、3D打印等加工方法制备成二维或三维薄膜、海绵、纤维、凝胶等。

壳聚糖分子中含有的羟基和氨基比较活泼,很容易进行化学修饰,修饰后形成的壳聚糖衍生物,能够改善壳聚糖的水溶性。在壳聚糖的伯氨基、伯羟基或者仲羟基上可以进行多种化学反应,如醚化、酯化、氧化、磺化以及接枝共聚等。另外,通过在壳聚糖侧链引入功能基团,继而破坏晶区结构,增加非晶区比例,这样不但可以改变壳聚糖的溶解性,而且可以改变其物理和化学性质。

(一)功能基团改性

壳聚糖 D-氨基葡萄糖残基 C_2 上的氨基和 C_6 上的羟基比较活泼,使其能够与其他材料通过共价键形成稳定的复合结构。相较于羟基发生非特异性化学反应如醚化和酯化等,氨基则更容易在温和条件下发生许多特定化学反应,如甲基化、硫醇化、叠氮化、共聚及琥珀酰化等(图 8-1)。

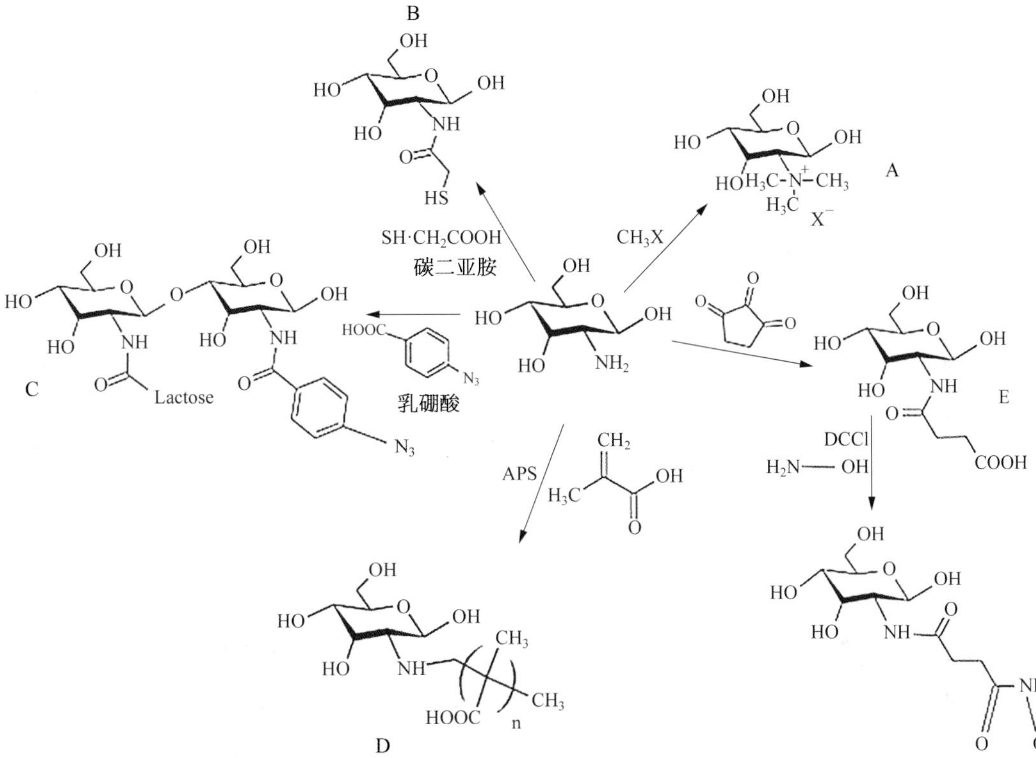

图 8-1　壳聚糖用于不同用途的化学基团修饰
A. 甲基化;B. 硫醇化;C. 叠氮化;D. 共聚合;E. N-琥珀酰化

另外,硫酸化、羧甲基化、季铵盐化、磷酸化、羟基烷基化等也广泛应用于壳聚糖的功能化修饰。硫酸化壳聚糖与肝素结构高度相似,且比任何其他天然硫酸多糖具有更高的硫酸化度,因此多应用于抗凝血材料或者血管支架材料。硫酸化壳聚糖纳米粒子,体外实验发现对血管生成具有剂量依赖性增强作用,因此非常有利于新组织的形成和扩增。N-/O-或 N,O-羧甲基壳聚糖,具有更好的水溶性、生物相容性、生物降解性和低免疫原性。壳聚糖季铵盐具有强正电性,能够破坏微生物带负电荷的外膜,提高壳聚糖的抑菌活性,并可用于制备聚电解质复合物。磷酸化壳聚糖最初是将壳聚糖与五氧化二磷反应生成 O-磷酸化壳聚糖,随后发展了以磷酸和甲醛为原料,制备了 N-亚甲基膦酸壳聚糖。氨基膦酸残基是由甲醛和壳聚糖的氨基基团通过膦酸对 C═N 席夫碱攻击而形成的。羟基烷基壳聚糖在组织工程应用中的报道比较少,仅限于羟丁基、羟乙基和羟丙基壳聚糖等。

（二）交联改性

带正电荷的壳聚糖能通过强离子交联与多种天然和合成阴离子形成聚电解质，包括如明胶、胶原、角蛋白、白蛋白和丝素蛋白、透明质酸盐、海藻酸钠、果胶、肝素、黄原胶、葡聚糖硫酸盐、硫酸软骨素、羧甲基纤维素和甘露聚糖等。聚丙烯酸（polyacrylic acid，PAA）、聚甲基丙烯酸（polymethacrylic acid，PMA）或半合成聚阴离子纤维素硫酸盐可与壳聚糖形成水凝胶或多孔支架材料。阳离子和阴离子的电离度、pH、温度、离子强度、相互作用时间和聚合物溶液浓度等因素决定了聚电解质复合物理化性质。这种离子交联避免了催化剂或有毒反应剂的使用，有利于保持材料的生物安全性和生物相容性。然而，在生理环境下，聚电解质的形态和大小很难精确控制，稳定性比较差。因此，化学交联由于具有不可逆和多样化的特点，越来越受到广泛关注和研究。

化学交联剂如乙二醛、戊二醛、碳二酰亚胺、$N,N-1$-甲基双丙烯酰胺、1-（3-二甲基氨基丙基）-3-乙基-碳二胺盐酸盐（EDC）和双环氧化合物等是常用的交联剂。新型开发的以聚环氧乙烷-聚缩水甘油醛作为交联剂，制备的可注射壳聚糖水凝胶能够用于软骨组织修复。利用双醛交联剂，使壳聚糖的—NH₂与—CHO能够快速反应，形成席夫碱，是一种简便而快速制备壳聚糖水凝胶的方法。β-甘油磷酸酯（β-GP）常用于制备壳聚糖温敏水凝胶，由于壳聚糖内疏水相互作用、氢键作用以及β-GP的中和作用，使得其在室温下为液体，在体温下形成凝胶。

天然交联剂京尼平（genipin）也越来越获得青睐，其与壳聚糖的反应机制如图8-2所示。结果表明，京尼平交联后的壳聚糖，其力学性能（如模量和硬度等）均有改善，细胞黏附和增殖能力增强。此外，壳聚糖也可以通过京尼平与胶原、纤维蛋白、聚-L-赖氨酸、肝素、胆固醇和透明质酸等发生交联。

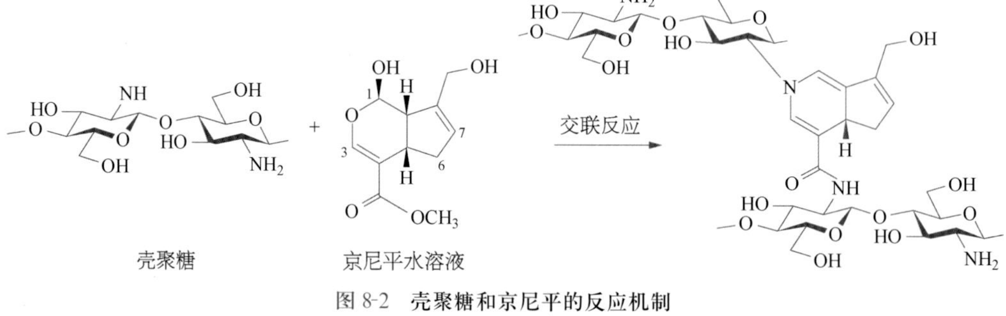

图8-2　壳聚糖和京尼平的反应机制

两个壳聚糖链通过氨基与京尼平反应，形成两个新的化学功能图

（三）接枝改性

壳聚糖分子结构中存在可反应的羟基和氨基，可以作为接枝点将糖基、多肽、聚酯链、烷基链等引入到壳聚糖中，以改善单一壳聚糖材料存在的不足。对壳聚糖进行接枝共聚改性主要有两种途径：在高分子的骨架上产生大分子自由基进而引发另一种单体聚合；通过分子链上的反应性官能团与其他的聚合物链偶合。

1. 自由基聚合

在铈离子(如硝酸铈铵)的引发作用下，壳聚糖与乙烯基单体的接枝共聚研究较多，该聚合具有反应条件温和、引发效率和接枝效率较高的优点，如壳聚糖与丙烯酸甲酯、甲基丙烯酸羟乙酯、二甲基丙烯酰胺、异丙基丙烯酰胺制备两亲性、pH 敏感性或者温度敏感性材料。

过硫酸盐引发反应条件温和、操作简单，且不会在接枝共聚物中残留，是壳聚糖接枝改性中常用的引发剂。如以羧甲基壳聚糖、N,N-二甲基丙烯酰胺为原料，N,N-亚甲基双丙烯酰胺为交联剂、过硫酸钾(KPS)为引发剂，采用微波辐射制备羧甲基壳聚糖-g-N,N-二甲基丙烯酰胺复合水凝胶。以过硫酸铵(APS)为引发剂在壳聚糖上接枝乙酸乙烯酯。以 KPS 为引发剂，采用模板聚合法，将甲基丙烯酸、甲基丙烯酰氧乙基磷酰胆碱单体接枝到壳聚糖上，制备具有仿细胞外层膜结构壳聚糖纳米颗粒等。甚至可以在没有催化剂、引发剂的情况下，用壳聚糖和 D,L-乳酸直接缩合得到壳聚糖接枝聚乳酸(polylactic acid，PLA)共聚物，并用此材料制备出 pH 响应性水凝胶。

2. 偶联大分子

席夫碱反应是天然高分子改性经常用到的方法。利用席夫碱法对壳聚糖进行偶联接枝改性的方法主要有两种，一种是将天然多糖(包括壳聚糖)使用氧化剂高碘酸盐等氧化，使部分糖环打开生成醛基，利用醛基与氨基反应生成席夫碱；另一种是利用含醛基的聚合物直接与壳聚糖上的氨基反应生成席夫碱，达到对壳聚糖改性的目的。

偶联剂碳二亚胺盐酸盐 EDC 和 NHS，能够在近中性条件下，在均相或者异相体系中对羧基活化，然后与壳聚糖的氨基反应。此反应的优点是条件温和、反应迅速，且 EDC 和 NHS 在共聚物上不残留。借助此反应，壳聚糖也可以与透明质酸、海藻酸钠、胶原、多肽、蛋白及水解脂肪族聚酯类发生耦合反应。

其他偶联剂如羰基二咪唑(简称 CDI)是咪唑的衍生物，其咪唑结构中具有一个闭合的大 P 键，且其中一个氮原子未成键的 SP^2 轨道上有一对孤对电子。这些决定了 CDI 具有较强的化学反应活性，能与氨、醇、酸等官能团反应，合成许多用一般化学方法难以得到的化合物。

（四）复合

为提高力学强度和优化降解速率等，壳聚糖与 PLA、PLGA 或聚己内酯(ε-PCL)等合成聚合物一直是研究的热点。壳聚糖纳米晶和晶须也被用来提高壳聚糖海绵的抗压强度和模量。壳聚糖与生物活性陶瓷如羟基磷灰石（HAP）、生物玻璃陶瓷（BGC）、二氧化硅（SiO_2）、二氧化钛（TiO_2）和氧化锆（ZrO_2）等制备纳米复合材料，可以用于硬组织修复的研究。Sayyar 等还报道了石墨烯与壳聚糖/聚乳酸材料复合制备了具有溶胀性可调和良好生物相容性的导电水凝胶。

二、壳聚糖支架材料的构建方法

生物材料支架作为支持细胞黏附和传递生长因子的重要平台，经常被称为多孔的人工细胞外基质。由于许多细胞的存活取决于细胞黏附率，因此支架材料的表面形态也是促进细胞的首要选择。一般认为孔径为 $200\sim600~\mu m$ 适合于在组织工程的应用。传统或经典支架的宏观制造技术包括熔融成形、粒子沥滤、气体发泡、纤维网络/编织、相分离、乳液冷冻干燥、溶液浇铸、冷冻干燥以及这些技术的组合等，其优缺点如表 8-1 所示。除此之外，还有一些新的微、纳米加工技术用以改善材料表面形貌，如微流控、层层自组装技术、光刻技术和软光刻技术等，为深入了解细胞与生物材料之间的相互作用提供了技术平台。

表 8-1　不同支架材料构建技术的优缺点比较

不同构建技术	优点	缺点
纤维粘连技术	多孔支架的表面积大、孔与孔之间相互连通性好	孔隙率和孔尺寸不易控制，亦不易独立调节。需使用有机溶剂
溶液浇铸-粒子沥滤法	简单适用性广，孔隙率和孔尺寸易独立调节	需使用毒性较大的有机溶剂
相分离/冷冻干燥法	避免了高温、比表面积大	孔尺寸偏小
气体发泡法	避免使用有机溶剂	孔的连通性不好
微球烧结法	孔连通性好、孔尺寸易调控、力学强度大	孔尺寸偏小、孔隙率低
3D 打印	成形时间短、利于大规模生产、可制备具有个体特征的多孔支架	孔隙率偏低

除此之外，近年来涌现出来许多新型技术用于组织工程生物材料的成形制备，如快速成形技术（3D 打印）、静电纺丝技术及可注射材料的制备等。本节针对壳聚糖组织工程支架的应用情况，主要介绍常用的经典技术和新技术，另外 3D 生物打印技术在后面第五节中专门介绍。

（一）热致相分离技术

壳聚糖多孔支架材料的最常用的制备方法是热致相分离技术，最具有代表性的就是冷冻干燥技术，俗称冻干。壳聚糖酸性水溶液，无论是否有其他组分，均可以首先经过可控的冷冻过程，然后在冻干机中进行冻干，最后得到相互连接的多孔海绵。壳聚糖海绵的孔隙大小、孔隙率和形貌取决于溶液浓度、冷冻温度和速度，甚至取决于容器（塑料或玻璃）。不考虑时间和能量消耗，冷冻干燥技术是非常便捷的多孔材料构建技术，但是也存在明显缺点。比如最常见的问题是海绵不是呈现均匀分布和各向同性的圆孔结构，而是经常呈局部取向排列的片层结构，这主要是由于材料受热不均匀，影响冰晶的形成等造成的。为解决这一问题，周长忍课题组将冰粒造孔剂与冷冻干燥技术相结合，制备了具有大开孔的壳聚糖海绵。在壳聚糖海绵中均匀形成具有分级结构、大小不一的孔洞结构，孔洞内引入聚乳酸，最终形成了相互连通的蜂窝状结构。结果表明，该材料的机械强度和细胞生物相容性均有提高。其他致孔剂或气体形成剂如 $NaCl$、石蜡、SiO_2、聚苯乙烯（Polystyrene，PS）、NH_4HCO_3 和超临界气体（超临界冷冻萃取）等也常与热致相分离技术结合制备更加丰富的孔洞结构。

（二）原位成形水凝胶

水凝胶因具有与天然细胞外基质相似的结构和成分，越来越受到人们的重视，其三维网络结构可以有效地包载和传递细胞、药物及生物分子等，而且冻干后保存，存放方便。近年来，超临界二氧化碳（$SC-CO_2$）流体凝胶干燥工艺也被研究用于制备三维支架材料，以保持凝胶的宏观和纳米结构。利用其在超临界混合物中的溶解性，可以得到纳米纤维结构，同时消除未反应的小分子。

原位成形或可注射水凝胶支架是预先将一种具有流动性的生物材料与异体或自体细胞、药物、生物活性分子等复合后注射到机体缺损部位，在体温、pH、光、化学试剂、离子强度或磁场等刺激下通过物理或化学反应，发生溶胶-凝胶转变，原位形成具有一定机械强度、形状并且可与体液进行交换的支架（图 8-3）。壳聚糖基智能水凝胶的制备方法和应用，在本书第七章已经做了很详细的介绍，本节主要针对原位成形水凝胶材料用于组织工程支架。

从再生医学角度来看，可注射支架比其他传统大块支架解决了两个主要的问题：一是微创的临床修复，对于某些不能进行大创伤手术治疗的病例如关节软骨修复等疾病是非常必要的；二是可以对预先未知的复杂形状进行有效填充。从材料化学的角度讲，在相转变过程中的化学反应不能影响周围组织及细胞，并同时可以复合活细胞和敏感性药物，因此在温和条件或类似生理条件下交联形成水凝胶体系至关重要。

可注射原位成形水凝胶可通过多种不同的物理和化学交联方法制备，如点击化学、二硫键交联、离子交联、自组装、温度响应、pH 响应、席夫碱交联、光交联等。壳聚糖 C_2 位上的氨

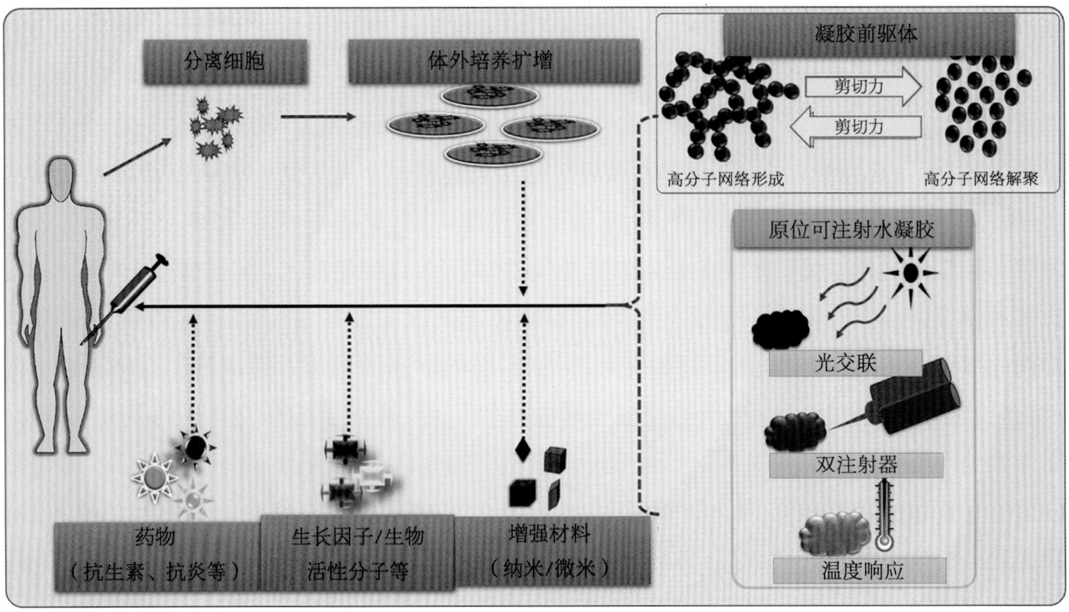

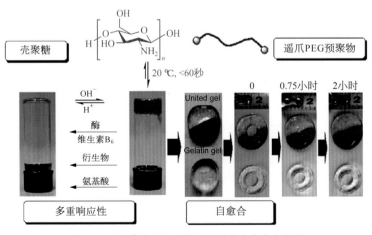

图 8-3 预成形与原位成形水凝胶在组织工程中的应用示意图

基与多醛基化合物如戊二醛的席夫碱反应是形成壳聚糖水凝胶的最快捷方法之一,不需要任何外部刺激或外加试剂,几乎在几秒内完成凝胶化过程,但是研究表明过量的小分子二醛具有细胞毒性。近年来已经开发出许多醛基功能化大分子前体,例如氧化天然多糖(糖环氧化后形成两个醛基)和二醛官能化的聚乙醇等。Ding 等通过丙烯酰胺改性甲壳素(AMC)中的氨基与氧化海藻酸钠(OSA)的二醛基间的席夫碱反应(图 8-4),制备一种天然多糖自愈合水凝胶,其自愈合能力主要受 nAMC/nOSA 值及体系所处环境的 pH 影响,且在一定条件

图 8-4 基于席夫碱反应的壳聚糖基自愈合水凝胶

下,可实现凝胶的完全自愈并具有一定的延伸率。而且,冷冻干燥后的凝胶再水合亦不破坏其原有的自愈合能力,还可作为基质模板复合羟基磷灰石以引导无机材料的修复。与传统的可注射原位成形水凝胶相比,兼具自愈合能力的水凝胶可在注射过程中避免前驱液固化过快引起的凝胶破碎,同时凝胶碎片亦可于注射部位实现愈合从而保持材料的相对完整性。虽然,亦可往这类凝胶体系中包埋细胞,但是仍可能有聚合物主链上的游离醛基与体内生物大分子上的氨基作用导致不可预测的毒性问题存在。

光引发固化是原位成形水凝胶制备中非常活跃的研究方法,光交联聚合反应制备原位成形水凝胶主要是通过可见光或紫外光与光引发剂的相互作用产生活性自由基,继而与可光固化低聚物相互作用引发链式聚合反应,从而迅速形成三维交联网络结构,原位固化形成水凝胶。如利用碳二亚胺偶联剂制备 2-氨基乙基甲基丙烯酸酯改性的壳聚糖可以作为可光交联大分子前体,再经紫外光辐照交联制备具有可调控生物降解速率和机械性能的水凝胶,且其性能可通过甲基丙烯酸酯接枝的程度调控。甲基丙烯酸酯与壳聚糖氨基的反应制备可光交联大分子单体,再经紫外光辐照交联形成水凝胶。但是无论光引发剂和紫外光都存在潜在细胞毒性。三种蓝光引发剂:樟脑醌(CQ)、荧光素(FR)和核黄素(RF)能够引发甲基丙烯酸乙二醇壳聚糖制备光交联水凝胶体系,通过骨软骨缺损和软骨缺损模型进一步的验证了可用于软骨组织工程支架材料。

点击化学近年来也经常用于壳聚糖原位成形水凝胶的制备。Tan 等通过无金属点击化学方法开发了壳聚糖复合水凝胶,其中壳聚糖和透明质酸分别用氧杂硼烷(OB)和 11-叠氮-3,6,9-三氧嘧啶-1-胺(AA)进行了改性。Michael 加成反应通过亲核试剂(例如巯基)和亲电分子(例如乙烯基/丙烯酸酯基)之间进行高选择性反应。氰离子、卤素离子、胺类、硫醇等都可用作这类反应的亲核试剂。但卤化物和氰离子由于细胞毒性问题而难以应用于生物医学领域,而胺类(包括一级胺和二级胺)虽可通过该加成反应制备水凝胶,但需要较高的温度和碱性环境,因此也只适用于预成形水凝胶的制备。硫醇类化合物因可在生理条件下与亲核受体自发进行迈克尔加成反应,尤其适用于可注射原位成形水凝胶的制备,而乙烯基砜、α,β-不饱和酯、马来酰亚胺等亲核受体则通常是键接至聚合物分子链上参与反应的。李立华等开发了一系列巯基化、马来酰化改性的壳聚糖、胶原及海藻酸钠等通过 Michael 加成温和反应快速形成水凝胶体系。其中马来酰化壳聚糖与巯基化海藻酸钠在化学作用、静电作用及钙离子交联等三重作用下形成高强度、自修复原位成形水凝胶,如图 8-5 所示。

(三)静电纺丝技术

天然细胞外基质材料为蛋白质和多糖类等,大多呈纤维状的物质。目前也有很多学者认为,如果材料和细胞的接触面接近或者小于细胞的尺寸,才是真正意义上的"二维"培养,即孔和纤维尺寸必须比细胞要小。此理论为纤维支架材料的发展提供了更有利的支持,也

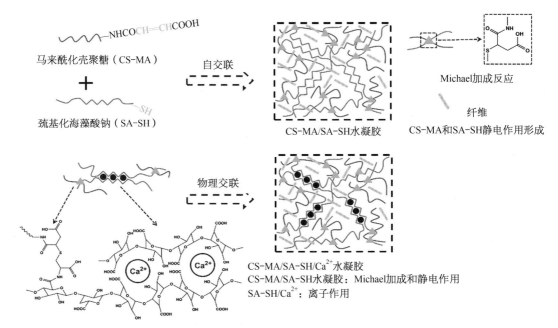

图 8-5　马来酸化壳聚糖与巯基化海藻酸钠原位成形水凝胶的合成方案

使得静电纺丝技术级应用飞速发展。静电纺丝技术原理见本书第七章,在此不再赘述。

　　静电纺丝制备的纤维多孔材料具有与天然细胞外基质相似网络结构,可为组织再生提供特定的响应性和高孔隙率。但壳聚糖的高黏度限制了它的可纺性。为了解决这一问题,可以先用碱处理壳聚糖水解链,然后溶解在 70%～90% 的乙酸水溶液中。此外,一些学者还报道了改性壳聚糖如己基壳聚糖和聚乙二醇-g-壳聚糖的静电纺丝,制备出了高质量壳聚糖纳米纤维。由于改性壳聚糖是水溶性的,需要进一步通过交联进行固化。

　　同轴纺丝用于电纺核-壳或者空心结构纤维,这种结构可以用来调节电纺材料的物理性质,并可以用于控释某些活性物质。壳聚糖及其复合材料作为核心材料对所形成的支架材料起到力学支撑作用,壳材料可以是一些生长因子、多肽、生物分子等活性物质用于提高与细胞之间的相互作用。或者将两种不相溶的物质共纺制备空心纤维,也可以将天然材料和合成材料共纺制备力学强度和生物相容性互补的复合材料,例如静电纺丝技术制备聚壳聚糖/聚己内酯非取向或定向复合纳米纤维,用于气管组织的再生。定向胶原/壳聚糖/聚氨酯纳米纤维支架,其中壳聚糖和胶原具有良好的细胞亲和性,聚氨酯用于改善材料的力学性能,结果表明无取向纤维支架和定向纤维支架的拉伸强度分别为 4.6 MPa 和 10.3 MPa。另外也可以利用同轴纺丝将一些生长因子、药物、酶甚至是细胞与材料共纺。

　　尽管越来越的研究表明静电纺丝可以用作神经、骨、软骨、皮肤和血管等组织支架材料,但是该项技术也存在一个明显的缺点,即所形成的支架孔洞尺寸太小,限制了细胞的长入。最近有研究者将电纺丝和 3D 打印结合起来设计软骨组织的分级结构,这种方法可以同时提高材料的力学强度和生物相容性。相信随着组织工程、纳米技术及药物释放等技术的发展与融合,静电纺丝将会有更多的发展和应用。

三、壳聚糖在组织工程中的应用

本部分主要介绍壳聚糖及其衍生物在骨组织、软骨、神经、血管等组织工程中的应用现状和发展方向。

(一)骨组织工程

外伤、手术切除、先天异常或退行性疾病等都可能发生骨缺损,而自体骨移植仍是目前骨缺损再生治疗的黄金法则,但也伴随着众多如供区产生新缺损、自体骨不足等相关的问题发生,促使研究者不断深入探讨以寻求理想的骨移植代替品。壳聚糖支架材料广泛应用于骨组织修复与再生研究。意大利 Muzzarelli 和他的同事首次报道了壳聚糖在体内骨再生中的应用,并证实了壳聚糖具有良好的促成骨作用。

天然骨组织主要有胶原纤维和嵌入其中的纳米羟基磷灰石(hydroxyapatite,HAP)组成,形成完美的有机无机杂化结构。许多磷酸钙盐如磷酸三钙(tricalcium phosphate,TCP)、HAP、磷酸四钙等生物陶瓷材料与高分子材料复合广泛应用于骨支架材料的制备。壳聚糖具有骨传导性,但无明显骨诱导性能,因此,壳聚糖/HAP 复合材料的明显优点在于钙化合物的存在增强了成骨潜能。此外,将生物陶瓷材料加入聚合物中可提高其模量和抗压强度,并与周围的天然硬组织形成直接而强烈的化学键。据报道,在壳聚糖中加入纳米晶 HAP(n-HAP),抗压强度提高了 33.07%,大鼠颅骨缺损实验结果表明,该支架对 MC3T3-E1 的增殖有促进作用,并具有良好的生物相容性和骨导性。一种用于乳腺癌骨转移研究的三维纳米结构 HAP/壳聚糖骨模型表明,含 10% n-HAP 的壳聚糖支架具有最高的细胞黏附和增殖能力,这种三维可调的骨支架能增加天然骨中细胞-细胞和细胞-基质的相互作用。在另一项研究中,TCP 增强壳聚糖复合凝胶比单纯壳聚糖具有更高的压缩模量,在家兔皮下植入显示出良好的生物相容性。将可注射的磷酸-海藻酸钠-壳聚糖微胶囊化 MC3T3-E1 细胞糊剂用于体内骨组织工程。8 周时,新形成的胶原区扩大,可见骨样结构和复合材料明显吸收。

磷酸钙与壳聚糖复合有多种方法。HAP 颗粒和晶须与壳聚糖溶液的物理共混是最简单的。而最常见和最有效的方法则是"生物矿化"。通常将壳聚糖基多孔材料浸泡在模拟体液(simulated body fluid,SBF)中,在基体表面引发 HAP 成核,形成分布均匀的 n-HAP,达到外源矿化,如磷酸化壳聚糖/海藻酸钠薄膜在 SBF 中浸泡 21 天后,可形成致密的磷灰石层。扩散或双扩散技术也用于外源矿化,其中壳聚糖膜、海绵或水凝胶首先与钙溶液室接触,因为磷酸盐离子通过基体扩散,容易形成定向晶体。扩散法比以前使用的逐滴法具有更高的可控性。用等离子喷涂法主要是在壳聚糖表面制备 HAP 涂层。以上提到的纳米复合支架通过冷冻干燥时通常发生热诱导相分离，原位成核矿化则可以避免这种问题，有助于提高机械强度。原位成核方法一般指磷灰石前驱体溶液与壳聚糖溶液混合均匀后，在一定条件下共沉淀或凝胶化。

此外，通过将不同的骨响应成分、生长因子、药物等装载于壳聚糖多孔体系中增强骨修复和促进血管化。如壳聚糖/胆固醇的仿生结合能够促进成骨细胞 MC3T3 - E1 的增殖，上调成骨标记基因的表达，如 runt 相关转录因子 2（Runx 2）、osterix（OSX）、骨钙素（osteocalcin，OCN）、骨桥蛋白（osteopontin，OPN）、碱性磷酸酶（alkaline phosphatase，ALP）和Ⅰ型胶原（collagen，COL-Ⅰ）等。将硫酸化改性壳聚糖与壳聚糖制备的纳米复合材料，显示具有良好的促血管生成作用。由于壳聚糖具有较强的螯合能力，很容易与钙、钴、锌、镍等金属离子形成配合物，提高材料的强度、硬度、矿化性、血管化性和抑菌性。

壳聚糖/碳纳米管、壳聚糖/镁合金、壳聚糖/石墨烯等支架也有报道用于骨组织工程，但其体内安全性尚不清楚。这些报道大多在体外已经取得了积极的结果，但进一步临床研究对于证实其适合于骨再生是必不可少的。

（二）软骨组织工程

软骨是不含有任何神经、淋巴或血管供应的结缔组织，嵌在其致密细胞外基质里的细胞即为软骨细胞，而其细胞外基质则主要由蛋白聚糖（GAG）和 COL-Ⅱ组成，为组织提供机械强度和结构支撑，由于软骨主要存在于长骨的关节之间，因此常受到连续的磨损导致其受损退化。壳聚糖及其衍生物是最早用于软骨组织工程支架材料之一，近年来，壳聚糖与增强剂和生物活性因子复合制备的复合材料具有良好的物理、生物和力学性能，有利于软骨的再生，在软骨组织工程中发挥了重要作用。

动物实验和细胞培养结果表明，负载 BMP-7 或转化生长因子 TGF-β1 的冻干壳聚糖海绵有利于促进软骨细胞的增殖，以及 COL-Ⅱ和 GAG 的分泌，两者作为软骨细胞外基质组成成分在软骨形成中起着至关重要的作用。李敏等在壳聚糖内加入 COL-Ⅱ，观察到明显的细胞凝聚和软骨形成增强。壳聚糖与明胶/硫酸软骨素/透明质酸盐冻干粉结合，模拟软骨细胞外基质，改善了力学性能和软骨细胞反应，动物实验观察到软骨缺损再生软骨，其弹性模量与天然软骨相似。

由于水凝胶类似于软骨组织富含水的环境，因此尤其适合于软骨组织工程。例如聚环氧乙烷-聚缩水甘油醛作为交联剂，制备的可注射壳聚糖水凝胶用于软骨组织工程修复，在小鼠皮下维持了长达 12 周的细胞表型，并通过对特征基因表达的检测，证实了软骨细胞的表型。除了前面一节提到的壳聚糖水凝胶外，β-甘油磷酸钠（β-GP）调控下的温敏性壳聚糖水凝胶也经常用于软骨组织再生。壳聚糖易溶于温和性酸，在弱碱 β-GP 的作用下，于低温中性的条件下呈均匀透明的液态,当升至 37 ℃时则固化形成凝胶态,凝胶化温度随壳聚糖脱乙酰度的降低而增加。该体系凝胶的驱动力主要是壳聚糖分子在中性条件下的分子间疏水相互作用,而且随着温度的升高 β-GP 的结构化作用增强。壳聚糖 β-GP-羟乙基纤维素在 37 ℃处也表现出溶胶-凝胶转变。这种可注射水凝胶可将包载的软骨生成因子或间充质干细胞等注射到损伤部位,以最小的创伤和疼痛来填补软骨组织缺损。

通过功能基团改性、交联和复合等方法来提高壳聚糖的机械性能。如壳聚糖/明胶聚电解质复合物,6.5 个月后再生组织的平均压缩模量接近正常软骨。丝蛋白纤/由壳聚糖复合支架材料,细胞接种后分泌 GAG 和 COL-Ⅱ,维持了软骨细胞表型。Haaparanta 等制备了壳聚糖/COL-Ⅱ和 PLA 多孔网络,其中 3D PLA 增强了网络的抗压强度,天然聚合物则模拟了软骨细胞的天然软骨组织环境。

(三)神经组织工程

神经损伤涉及神经退行性疾病、脑卒中、外伤性脑损伤、脊髓损伤等多种神经疾病。修复外周神经系统(peripheral nervous system,PNS)节段性缺损最常见的方法是自体神经移植。但是存在一些固有的缺点,如供体神经的供应有限、需要进行第二次手术、供体部位的发病率,以及供体神经与受体部位之间的不匹配等。而对于中枢神经系统(central nervous system,CNS)来说,星形胶质瘢痕和固有再生能力的限制限制了神经的修复。目前神经组织工程的研究主要集中在工程化的"神经引导"或"神经引导通道"(NGCS),它能物理地引导神经损伤后的神经再生,引导神经近端轴突的萌发,集中损伤神经末梢分泌的生长因子,减少瘢痕组织进入损伤部位的生长等。图 8-6 列出了 NGCS 的一般设计结构。

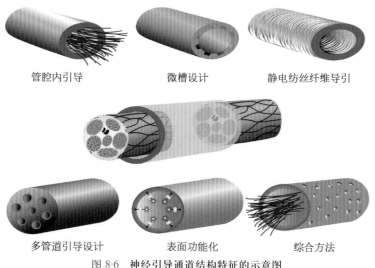

图 8-6　神经引导通道结构特征的示意图

壳聚糖基神经导管支架材料已被中国国家药品监督管理局批准用于临床试验。壳聚糖工程神经引导通道通常包括壳聚糖或其复合支架、接种细胞如神经干细胞/祖细胞(NSCS/NPC)、骨髓间充质干细胞(bone marrow stromal cell,BMSC)、雪旺细胞(schwann cell,SC)或其他干细胞,以及相关的生长因子等复合系统。Wrobel 等通过体外培养,评价了接种不同细胞的壳聚糖膜对外周神经组织工程的影响。在其研究中,对不同类型的大鼠细胞如 SC、新生 SC 和成体 SC,以及大鼠骨髓来源的 BMSC 进行了研究,不同细胞显示出不同的代谢活性和增殖行为,也提示了特异性细胞与生物材料的相互作用。在光交联壳聚糖水凝胶中培养的 NSCS 促进分化为微管蛋白阳性神经元和星形胶质细胞。基于壳聚糖的神经干细胞水凝胶能提供合适的物理、化学和力学性质,支持神经元突起的延伸,促进细胞的迁移,结果研究表明壳聚糖水凝胶具有潜在的应用前景。Du 等研究了大鼠 PC12 系和人神经干细胞在具有类似直径为 200～500 nm 的壳聚糖、醋酸纤维素(cellulose acetate,CA)和聚醚砜(polyethersulfone,PES)电纺纳米纤维上的细胞毒性、增殖和分化,研究结果证明壳聚糖在神经组织工程中具有明显优势。

同样,壳聚糖复合材料也用于神经组织工程支架材料。如 SC 和 TGF-β 的壳聚糖明胶导管在体内动物模型中具有良好的修复率,其总体结果与自体移植物相近。以壳聚糖/丝蛋白为模板,采用 SC 衍生的细胞外基质修饰支架,桥接 10 mm 长的坐骨神经缺损,再生结果表明与去细胞的神经移植物结果相似。壳聚糖/聚乙醇酸神经导管用于修复 55 岁男性患者右前臂远端 30 mm 长正中神经缺损,植入 36 个月后能观察到显著的神经质再生结果。壳聚糖/聚乙烯醇电纺纳米纤维具有较高的比表面,为神经生长因子(nerve growth factor,NGF)提供了良好的环境,并能有效地促进诱导多能干细胞(induced pluripotent stem cell,IPS)向神经元谱系分化。壳聚糖-交联聚羟基丁酸羟基戊酸酯(polyhydroxybutyrate hydroxyvalerate,PHBV)纳米纤维神经导管,接种 SC 后,植入大鼠坐骨神经 10 mm 间隙,4 个月后恢复神经连续性,并形成髓鞘神经纤维。

尽管近几十年来神经导管技术取得了很大的进步,但在理想支架的研制、合适的结构和良好的临床应用等方面仍需进一步的重大进展。

(四) 血管组织工程

组织工程血管支架材料为血管再生提供了一种很有前途的方法。然而,特别是对于小口径血管而言,支架材料的血液相容性、植入后的血栓形成或进展性内膜增生等问题仍有待解决。因此,选择合适的材料和种子细胞,以及快速内皮化是首要考虑因素。

壳聚糖复合材料作为一种潜在的血管组织工程材料,已经得到了广泛的研究。壳聚糖/类人胶原(human like collagen,HLC。大肠埃希菌重组)管状复合支架能够促进细胞黏附、增殖和细胞外基质分泌,在体内具有较好的生物相容性。为了提高复合材料的力学性能,采用同轴电纺丝法设计的聚乳酸/壳聚糖核/壳纳米纤维作为血管垫片材料,并在此基础上进行了京尼平表面交联和肝素修饰改性。肝素有助于减少血栓形成和聚集相关生长因子方。此外,肝素功能化也被报道能促进原位内皮化,从而防止血管再狭窄的发生。

为防止血栓形成,血管支架内腔宜在 VEGF 或血小板衍生生长因子(plated-derived growth factor, PDGF)作用下快速内皮化,然后在其上增殖血管内皮细胞(vascular endothelial cell, VEC)或血管平滑肌细胞(vascular smooth muscle cell, VSMC)。例如将 VEC 接种在电纺壳聚糖/PCL 纳米纤维上形成细胞材料复合支架,并将其植入供细胞犬颈动脉($n＝6$),显示内皮再生,3 个月后出现胶原和肌动蛋白。壳聚糖水凝胶/聚乙二醇- b -聚 L -丙交酯-己内酯(PELCL)电纺膜内层负载 VEGF,乳液/PELCL 电纺膜负载 PDGF 作为外层,分别来调节 VEC 和 VSMC 的增殖。兔颈动脉移植 4 周后,VEC 和 VSMC 分别在血管腔和血管外形成,无血栓或破裂。Du 等开发了用于血管组织工程的梯度肝素化壳聚糖/PCL 纳米纤维支架,并将 VEGF 固定在血管腔内,以防止血栓形成,如图 8-7 所示。在另一项类似的研究中,利用同轴电纺丝制备的壳聚糖/PCL 复合支架用于小口径血管再生,通过静电作用将肝素接在壳聚糖纤维上。体外细胞增殖实验表明,肝素能促进人脐静脉内皮细胞的

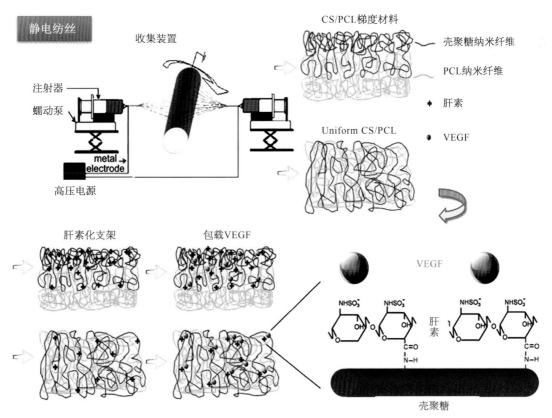

图 8-7　血管组织工程用梯度肝素化壳聚糖/PCL 纳米纤维支架示意图

生长,中度抑制血管平滑肌细胞的增殖。大鼠腹主动脉植入 1 个月后,肝素的持续释放通过减少血栓形成和维持通畅而达到最佳的抗血栓作用。

近年来,人们对功能性动脉置换治疗血管系统疾病的迫切需求提出,并取得了长足的发展。然而,一种理想的血管支架,特别是小直径血管支架,以支持新生血管组织的重建仍在进行中。

(五)其他组织工程

如表 8-2 所示,壳聚糖在其他组织工程中有许多其他应用,如口腔科、皮肤、脂肪、角膜、肠道等。例如,可注射的海藻酸钠-O-羧甲基壳聚糖/纳米纤维蛋白复合水凝胶和壳聚糖/透明质酸水凝胶用于脂肪组织工程。超薄壳聚糖-PEG 水凝胶薄膜用于角膜组织工程显示出良好的机械、光学和降解性能,同时利于绵羊角膜内皮细胞的黏附和增殖。肠组织工程是一个新兴的领域,据报道壳聚糖/胶原能够维持环状肌肉结构的生理功能,而肌肉结构在乙酰胆碱和氯化钾的作用下收缩,在舒血管肠肽作用下松弛。

表 8-2　壳聚糖在组织工程中的应用举例

壳聚糖类型	应用
戊二醛交联胶原/壳聚糖	脂肪组织
冻干壳聚糖/明胶海绵,电纺丝壳聚糖/胶原纳米纤维网络	血管
烧结的壳聚糖微球,PCL/PVA/壳聚糖,壳聚糖/HAP,β-TCP/壳聚糖,β-FGF/HAP/n,PCL/壳聚糖,壳聚糖/海藻酸,壳聚糖/明胶,光交联壳聚糖,壳聚糖/胶原,生物陶瓷纳米粒子/壳聚糖,壳聚糖/PEG,丝蛋白/壳聚糖,n-HAP/壳聚糖/羧甲基纤维素等	骨
壳聚糖珠,EDC 交联胶原/壳聚糖/GAG,壳聚糖聚丁二酸丁二醇酯,壳聚糖/硫酸化壳聚糖,壳聚糖/透明质酸,壳聚糖/透明质酸,壳聚糖/聚酯,胰岛素壳聚糖,壳聚糖/明胶,a 海藻酸盐/壳聚糖,壳聚糖/明胶/透明质酸,戊二醛交联右旋糖酐/壳聚糖	软骨
羟丙基壳聚糖/明胶等	角膜
羟基磷灰石/壳聚糖/淀粉,壳聚糖,壳聚糖/大豆蛋白/组织工程 OS,胶原/透明质酸/壳聚糖蛋白,京尼平交联壳聚糖,巯基化壳聚糖,电喷壳聚糖微珠,壳聚糖/聚乙烯醇,聚己内酯/壳聚糖,壳聚糖/胶原,壳聚糖/聚乳酸纳米纤维,二硫键交联壳聚糖,壳聚糖/聚赖氨酸,壳聚糖/明胶,壳聚糖-接枝-β-环糊精,磷酸钙/壳聚糖,羧甲基壳聚糖-接枝-D-葡萄糖醛酸,壳聚糖/聚乙二醇/明胶,壳聚糖-g-乳酸,壳聚糖/磷脂	通用组织工程应用
壳聚糖/甘油磷酸酯,壳聚糖/甘油磷酸酯/透明质酸	椎间盘
壳聚糖/胶原,壳聚糖/丝素蛋白/肝素,壳聚糖/明胶	肝脏
海藻酸盐/壳聚糖/硫酸钙等	半月板
聚赖氨酸功能化壳聚糖,聚吡咯/壳聚糖,PLGA/壳聚糖/透明质酸,壳聚糖/PGA	神经
壳聚糖/明胶 n/甘油磷酸酯	髓核
交联壳聚糖,金胶体/壳聚糖,胶原/壳聚糖,bFGF/壳聚糖,β-GP/胶原/壳聚糖	皮肤
壳聚糖/透明质酸盐,壳聚糖微管	肌腱

四、问题与思考

虽然文献报道了多种壳聚糖支架材料,其实还存在很多问题,比如材料的力学强度、成血管化及支架制备可重复性等,这也是组织工程支架材料存在的共性问题。由于天然高分子材料固有的弱点,力学性能、孔隙率的平衡度仍然是制备支架材料时的重要考虑因素,而且因为大多数组织具有复杂的黏弹性、非线性和各向异性的力学性能,在材料设计时不能只考虑单一的力学参数(如弹性模量或强度等)。而且这些性质受年龄、植入位置和其他多种因素的影响比较大,另外,支架材料的降解速率应该与新组织的连续生长相匹配,并还要保证在整个使用期间提供必要的机械支持。因此对于大多数壳聚糖基支架材料的实际应用应进一步研究并作出完整的评估。

此外,应积极研究和开发刺激响应性智能壳聚糖支架材料,能够包载或富集生长因子如BMP、FGF、PDGF、VEGF 和 TGF 等结合,促进组织再生和血管化。

第二节 · 壳聚糖纳米粒子在药物载体中的应用

纳米药物载体是一种属于纳米级微观范畴的亚微粒药物载体输送系统。将药物包封于亚微粒中,可以调节药物的释放速度、增加生物膜的透过性、改变在体内的分布、提高生物利用度等。多年来,微/纳米粒子给药系统在生物、医疗和制药应用中都表现出巨大的潜力。其中以多糖类中的壳聚糖为代表的天然高分子材料,因其低毒性、低致敏性、生物相容性、生物降解性和生物活性,具有很大的吸引力,特别是基于壳聚糖的载药纳米颗粒,其亲水性能可以减少纳米颗粒被巨噬细胞吞噬,利于纳米颗粒在体内的长循环,其良好的生物相容性、生物可降解性、无毒性以及超微粒径能够在体内合理分布,同时可以提高药物的载药量和包封率。

一、壳聚糖纳米材料的制备

目前,将壳聚糖纳米载体的制备主要有以下几种。

(一)共价交联法

共价交联法是制备壳聚糖基纳米载体最早使用的方法。如前所述,壳聚糖分子中的氨基和羟基均可以与化学交联剂发生反应,在一定条件下可以形成网络结构而得到纳米粒。

如壳聚糖分子中的氨基能与交联剂中的醛基发生亲核加成,生成希夫碱而交联。Ohya 等首次报道了利用戊二醛交联壳聚糖制备出包载 5 - 氟尿嘧啶的纳米粒,平均粒径为 800 nm。该研究为制备具有良好稳定性和重现性的壳聚糖载药纳米粒提供了科学思路。Tanima 等研究发现,随着壳聚糖和戊二醛交联度的增加,纳米粒粒径成倍增长。当壳聚糖分子中 10% 的氨基被交联时,纳米粒粒径为 30 nm,而当壳聚糖分子中 100% 的氨基被交联时,纳米粒粒径则为 110 nm,透射电镜观察发现交联度越高,纳米粒越易发生聚集。利用异丙基丙烯酰胺单体的聚合反应和壳聚糖与戊二醛的交联反应,制备得到了具有温度敏感性的,聚异丙基丙烯酰胺与壳聚糖链相互贯通的空间网状结构纳米粒。利用共价交联法制得的壳聚糖基纳米粒大小均匀,形态稳定且粒径较小。但是由于其制备过程复杂而不易控制其制备条件;并且制备过程中用到的有机溶剂、表面活性剂等难以彻底祛除,使得该法制备的纳米粒具有一定的细胞毒性。同时交联剂也会影响细胞存活率,易与包载的药物反应而影响其完整性,这些不利影响均使该法制得的壳聚糖基纳米载药体系在生产应用中具有一定的局限性。

(二) 离子交联法

离子交联法是制备壳聚糖基纳米载体最常用也是报道最多的经典方法。主要通过正负电荷间相互作用产生物理交联反应形成纳米粒。由于壳聚糖分子中的氨基能够在溶液中质子化而带正电荷,常利用 TPP 分子中带负电荷的磷酸根离子与之发生分子间和分子内物理交联而制得纳米粒。TPP 是对机体无毒副作用的聚阴离子,通过调节壳聚糖与 TPP 之间的浓度和体积比例控制纳米粒的粒径。Bodmeier 等首次报道了利用离子交联法制备的壳聚糖纳米粒。此后便被众多学者进行研究和改进。在酸性条件下,壳聚糖的游离氨基通过质子化作用而带有正电,而 TPP 的聚磷酸根带有负电,利用正负电荷之间的分子内和分子间的相互作用,发生物理交联反应即可制得壳聚糖纳米微球。

Calvo 等则首次利用该法制备了包载蛋白质大分子的壳聚糖纳米粒。这些先驱性的探索展示了具有良好生物相容性和药物包封率的壳聚糖纳米粒的巨大应用潜力。研究者用该法制得包载环孢素 A 的壳聚糖纳米粒,粒径为 293 nm,载药量和包封率分别为 9% 和 73%,研究表明该载药纳米粒能在治疗外眼球疾病中达到较好的缓释和靶向效果。何文等利用该法制备了包载抗肿瘤药物去甲斑蝥素的壳聚糖纳米粒,研究结果显示,随着壳聚糖脱乙酰度的减小,纳米粒的粒径逐渐增大,zeta 电位逐渐减小,药物包封率和载药量均随之减小,释药速率增加;随着壳聚糖分子量的降低,纳米粒的粒径减小,zeta 电位、药物包封率和载药量均无明显变化,但释药速率增加。

离子交联法制备的纳米粒具有诸多优点,如条件温和,对机体无毒副作用,能够保持药物活性,适于包载多肽、蛋白质、疫苗等生化药物;制备过程简单,条件可控,能够通过调控工艺条件调节纳米粒的各项参数(如粒径,表面电位等)。另外,制备过程中无须加入有机试剂或化学交联剂,制得的壳聚糖纳米粒细胞毒性低,具有较好的生物相容性。

(三)沉淀析出法

沉淀析出法有两个制备途径,一个途径是去溶剂化剂,即在搅拌及超声分散情况下,向壳聚糖水溶液中加入强亲水性物质(凝聚剂),如硫酸钠、氯化钠、硫酸铵等,这类凝聚剂的去溶剂化作用使得壳聚糖的溶解度降低,逐渐以纳米微粒的形式析出。Berthold 等以硫酸钠为凝聚剂制备了壳聚糖微粒,研究表明,壳聚糖微粒表面的正电荷等够吸附带负电荷的氢化可的松磷酸钠药物。其中,硫酸钠浓度、反应温度以及缓冲液的 pH 均能影响纳米粒的粒径大小和药物包封率。

还有一个途径是乳化挥发法,一般是将水相(壳聚糖溶液)在乳化剂的存在下分散在油相(亲水性有机溶剂和疏水性有机溶剂的混合溶剂)中,亲水性有机溶剂从油相扩散到水相的过程中产生两相界面间湍流,使得壳聚糖沉降析出,最终形成纳米粒。利用乳化挥发法制备了包载超顺磁氧化铁的亚油酰壳聚糖纳米粒,该纳米粒具有肝脏靶向性,能在临床疾病监测中用作肝脏器官造影剂。有研究表明,制备过程中的搅拌速度对所得纳米粒的大小有显著影响,搅拌速度越快,材料在溶液中分散越好,得到纳米粒的粒径越小;搅拌速度越慢,材料越易聚集,所得纳米粒粒径及粒径分布均较大。利用该法经超声后制备了包载胰岛素的壳聚糖纳米粒,所得纳米粒粒径分布较窄,药物包封率达 70% 以上,不仅具有药物缓释作用,还能保护药物不被降解。

由于沉淀析出法的制备过程较复杂,条件较苛刻,需要有乳化剂、有机溶剂等的存在,且在制备过程中要超声振荡,不易通过反应条件来调控纳米粒大小,使得该法在实际的制备应用过程中受限。

(四)大分子复合法

大分子复合法是利用聚阳离子壳聚糖与聚阴离子大分子物质通过静电作用进行复合,从而形成壳聚糖纳米粒。常用的阴离子大分子有 DNA、羧甲基壳聚糖、蛋白质等。该法制备的纳米粒可以作为蛋白质类药物或 DNA 的载体,并保护生物大分子不被降解。采用海藻酸钠聚阴离子与壳聚糖聚阳离子复合,在 pH 4.7 条件下,海藻酸钠与壳聚糖质量比为 6:1 的条件下制备得到粒径为 800 nm 的包载胰岛素的壳聚糖纳米粒。

大分子复合法制备壳聚糖基纳米粒,具有制备条件温和、工艺简单、能够保护基因或蛋白质等生物大分子不被破坏、纳米粒的稳定性好、细胞转染率高等优势。利用该法制备包载 DNA 的壳聚糖纳米粒一直是国内外研究热点。

(五)自组装法

通过化学改性得到两亲性的壳聚糖衍生物,在溶液中能够自聚集形成具有核壳结构的纳米粒。Hu 等将硬脂酸通过酰胺键共价连接于壳寡糖分子链上形成具有两亲性的壳寡糖-硬脂酸共聚物,当壳寡糖分子上 15.4％的伯氨基参与疏水修饰反应后,1 mg/mL 的壳寡糖-硬脂酸共聚物便可在溶液中自组装形成纳米粒,平均粒径和 zeta 电位分别为 70.6 nm 和 46.4 mV。并且利用该自组装纳米粒可以包载基因,其转染率接近于上市产品 Lipofectamine 2000,即使在 10％牛血清的存在下也不会影响其转染效率。利用软脂酸对壳聚糖进行化学改性,得到的自组装纳米粒能够包载疏水性药物布洛芬,研究结果表明该纳米载体对药物的载药量为 10％,温度和溶液 pH 均能影响药物的释放行为。Kim 等以 5-β-去羟基胆酸为疏水基团对高分子量壳聚糖进行化学改性,所得的自组装纳米粒具有较好的热稳定性和较低的临界聚集浓度,包载脂溶性抗癌药物紫杉醇后所得纳米粒粒径为 200 nm,载药量为 10％。对荷瘤小鼠尾静脉注射研究发现,该载药纳米粒的毒性远低于临床用药紫杉醇注射液。

经过化学改性的壳聚糖大都保留了良好的生物相容性,低毒性以及材料的稳定性,利用自组装法制备的纳米载体可以包载生物活性大分子以及脂溶性药物,具有缓控释效果。作为一种新兴的简单制备方法,自组装法越来越引起人们的研究兴趣。

(六) 其他方法

喷雾干燥法是先将要包载的药物溶解到壳聚糖乙酸溶液中作为水相,与油相形成 O/W、W/O/W、O/W/O 等剂型后进行喷雾,再加入一定的交联剂形成壳聚糖纳米粒,或者通过惰性热流直接热固化成纳米粒;用喷雾干燥法以京尼平为交联剂,制备了可注射用壳聚糖基质纳米给药体系,喷雾干燥后制得的壳聚糖纳米微球表现出生物相容性,而且延长了降解周期,证明可以作为注射给药的纳米载体。

反相胶束法(reverse micrllar method)又叫反相微乳法,其制备纳米粒的方法是:向有机相中加入表面活性剂(如丁二酸二辛酯磺酸钠),搅拌使其形成胶束,然后边搅拌边加入壳聚糖溶液,待形成透明的微乳后再加入戊二醛等交联剂,等体系半透明时去除溶剂,加水重新分散,最后加一定的盐去除表面活性剂,经过离心、纯化、冷冻干燥后得到纳米粒。油包水反相胶束法的原理与乳化交联法相似,其与后者的区别是水相被表面活性剂所包裹,形成微小水滴分散在油相中。因此该法亦可通过控制水滴的大小来控制纳米粒的大小。

也可以将乳化交联法和沉淀法联合使用,先制备 W/O 型的壳聚糖微乳液和氢氧化钠微乳液,然后将两种微乳液体系在搅拌条件下混合,使其在碰撞中凝聚,形成纳米粒。研究发现,用乳化溶剂挥发法法制备的载药壳聚糖纳米粒与乳化交联法相比,具有更高的载药量,制备得到的壳聚糖纳米粒子的粒径可以通过调节壳聚糖的分子量和脱乙酰度来调节。另外,通过乳化溶剂挥发技术制备 PLGA 纳米微球的过程也可以将壳聚糖物理或化学修饰到 PLGA 表纳米面,制备得到表面包被壳聚糖的纳米粒子。

二、刺激响应性壳聚糖纳米材料

刺激敏感性纳米药物载体可以对外界环境中的微小改变做出响应,根据环境因素的改变自身经历相对剧烈的物理、化学变化。刺激敏感性聚合物也称为刺激响应性、智能型或环境敏感性聚合物。这些聚合物可以将外部刺激识别为一种信号,然后对此做出响应,改变自身的链构象。环境刺激可以划分为化学刺激和物理刺激。化学刺激包括 pH、离子、化学试剂等,化学刺激可以在分子水平改变聚合物内部链-链、链与溶剂之间的相互作用。物理刺激包括温度、电场、磁场和机械应力等,物理刺激将影响聚合物内外各种能量的水平,改变关键起始点分子间相互作用。刺激敏感性聚合物在生物相关领域,如药物递送、生物技术、肿瘤治疗及色谱学中应用广泛。

(一)温度响应性

温度敏感性药物递送系统已经在高热环境药物和基因的递送领域广泛研究。机体部分区域温度的变化除了可以通过外部施加热量来达到之外,组织内部如肿瘤和细菌感染也可使温度升高。Wang 等通过碳化二亚胺反应,将脱氧胆酸的羧基与羟丁基壳聚糖的二位氨基相连,得到具有温度响应性的 DAHBC,控制反应过程中脱氧胆酸和羟丁基的投料比,得到一系列不同脱氧胆酸取代度的 DAHBC(图 8-8)。以姜黄素作为疏水模式药物,使用透析的方法制备出 CUR-DAHBC 纳米粒。CUR-DAHBC 纳米粒的药物释放具有温度敏感性,当温度高于纳米粒的临界溶解温度时,姜黄素的累计释放量显著增加。与 37 ℃ 7 相比,43 ℃ 3

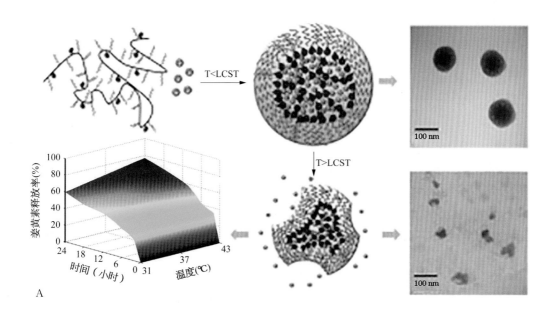

A

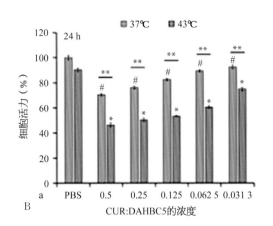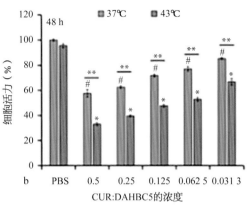

图 8-8　载药纳米粒的制备以及温度敏感性药物释放示意图

A. 载药纳米粒的制备过程；B：CUR：DAHBC5 纳米粒在不同温度下(37 粒和 43 粒)的细胞生长抑制

下对结肠癌细胞(Caco-2)的细胞毒性明显增强，Caco-2 细胞的生长被显著抑制。

（二）酶响应性

酶响应性药物递送载体是利用在病理学条件如癌症或炎症中观察到的特异性酶的表达特征改变来实现酶(例如蛋白酶、磷脂酶、糖苷酶或溶菌酶等)介导的药物靶向释放。Yu 等使用壳聚糖作为原料，将经过活化的西替利嗪与壳聚糖进行反应，通过控制壳聚糖与西替利嗪的投料比，合成了 3 种不同取代度的西替利嗪-壳聚糖聚合物(CTZ-CS)。利用的是双亲性西替利嗪-壳聚糖聚合物在超声作用下，亲水性/疏水性的基团与水分子之间的相互作用，自组装形成酶响应性纳米尺寸的颗粒。以盐酸酸西替利嗪(CedH)为包载药物研究了药物释放行为，在没有溶菌酶存在的情况下，几乎没有 CTZ 从 CTZ-CS-1-NP 中水解下来；相反，溶菌酶的作用会使得大约 41% 的西替利嗪从聚合物中水解断裂并进行释放。此外，溶菌酶的作用导致 CedH：CS-NP 和 CedH：CTZ-CS-1-NP 的累积药物释放率分别从 71.39% 和 76.81% 增加到 76.87% 和 83.95%，释放时间也会从 12 小时延长到 72 小时。

（三）pH 响应性

pH 响应性纳米载体可以通过嵌段共聚物在高于其 pKa 的 pH 下形成，其中疏水片段含有基本上不带电的碱性基团。当 pH 降低到低于 pKa 时，聚合物的电离导致聚合物分子的亲水性增加和静电排斥，从而导致载体的不稳定和药物的释放。Zhou 等制备了壳聚糖季铵盐-脂质体纳米粒用于口腔菌膜的治疗，口腔菌膜环境 pH 在 4.5 左右，甚至更低。壳聚糖季铵盐-脂质体纳米粒在 pH 7.0 条件下纳米粒形态可以保持稳定，但是当纳米粒处于低 pH 的菌膜微环境中时，由于壳聚糖中未反应的氨基质子化，从而打破了纳米粒已经形成的稳定环境,最终导致纳米粒的崩解,包裹在纳米粒中药物得到快速的释放,最终达到破坏菌膜的目的。

(四) 磁响应性

磁性材料靶向载药体系在最近取得了广泛的关注。药物可以固定于磁性载体表面或者包载于磁性纳米粒中。而当这些磁性纳米载体经静脉注射进入人体后,可以通过外置磁场使其聚集于肿瘤部位。此后聚集在肿瘤组织附近的磁性纳米载体可以被肿瘤细胞有效吸收。磁性纳米粒的靶向特征取决于磁场强度、血流速度以及纳米载体理化性质等多种因素。使用磁性纳米载体靶向大脑对于治疗多种神经系统疾病如阿尔茨海默病,以及脑癌治疗具有重要意义。由于血脑屏障严重阻碍了药物分子从循环系统进入大脑,因此磁性载药纳米粒是一种能够克服血脑屏障的有效载药体系。研究人员开发了一种包含抗肿瘤药物吡咯蒽醌的壳聚糖磁性纳米粒。在静脉注射包载吡咯蒽醌的磁性纳米粒 30 分钟后,研究人员检测了小鼠脑中吡咯蒽醌的含量。结果显示与静脉注射吡咯蒽醌溶液相比,注射等量包载吡咯蒽醌的磁性纳米粒后小鼠脑内吡咯蒽醌的含量升高约 100 倍。有趣的是即使没有外置磁场作用,注射包载吡咯蒽醌的磁性纳米粒后小鼠脑内的吡咯蒽醌浓度依然明显高于注射吡咯蒽醌溶液。这可能是由于正电性的吡咯蒽醌壳聚糖纳米粒与负电性的血脑屏障相互作用的结果。在另一项研究中,Shen 等制备了包载 5-氟尿嘧啶的壳聚糖纳米粒。体外释药实验中该纳米载药体系可以持续释放药物。而细胞实验中,包载 5-氟尿嘧啶的壳聚糖纳米粒可以有效地被人肺癌细胞摄取并引起细胞凋亡。在磁性纳米颗粒中,已有研究报道,超顺磁性 Fe_3O_4 壳聚糖纳米粒(SPFCN)可以延长粒子血液循环时间,尤其是吸附到肿瘤细胞的表面,但其制备条件尚需深入研究。化学共沉淀法制备的 SPFCN 既有磁性材料的磁性,又有液体材料的流动性。Zeta 电位绝对值约为 20,粒径大小为 15~60 nm。样品剩余磁化强度和矫顽力小,因此该样品具有超顺磁性,且符合超小型超顺磁氧化铁粒子标准。当被外磁场磁化后会具有超高饱和场,而撤离外磁场,纳米粒的磁性会迅速消失,不会对人体造成伤害。

(五) 其他

张清清等通过反相悬浮交联聚合法将具有光敏效应 TiO_2 及具有磁分离功能的 Fe_3O_4 复合,制备出壳聚糖光敏磁性双响应微纳米粒(MTCNP)。

Zuo 等对氧化还原和 pH 双响应性壳聚糖纳米载药体系的构建及其调控递药行为进行了研究(图 8-9),制备了羧甲基壳聚糖/巯基壳聚糖纳米粒(CMCS-TCS NP),模拟体液、癌细胞的细胞质及其溶酶体微环境 pH/还原条件的释药行为,进一步验证了 CMCS-TCS NP 的双响应性能。

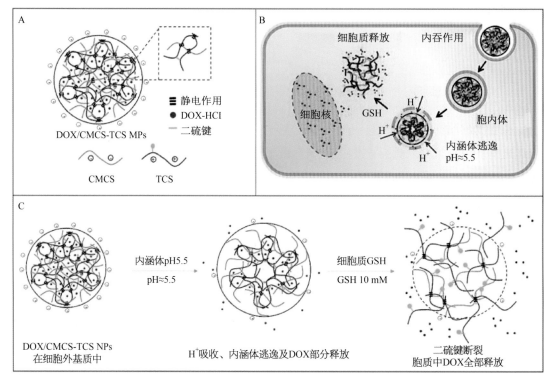

图 8-9　DOX/CMCS‐TCS NP 的结构及药物释放动力学

A. DOX/CMCS‐TCS NP 的结构；B. pH/还原时序性响应细胞内药物释放动力学；
C. DOX/CMCS‐TCS NP 对 pH/还原顺序性响应导致结构的变化和药物的释放

三、壳聚糖纳米载药体系应用

（一）在肿瘤治疗中的应用

　　纳米载体系统是目前已在国内外抗肿瘤研究中取得一定进展的靶向抗肿瘤药物载体系统之一，壳聚糖纳米微粒在体内可通过吞噬细胞的吞噬作用到达肺、肝、脾、肾等病变部位，在该部位定向释放所携带或包载的药物，并能在一定程度上控制药物的释放量和滞留时间，提高药物的生物利用度。

　　研究表明，壳聚糖纳米粒负载一些难溶性药物的实验已取得良好效果，这类药物主要包括抗癌药物，如紫杉醇、羟基喜树碱和阿霉素等。Zhang 等研究表明，疏水化修饰的壳聚糖纳米粒可以被肿瘤细胞吞噬，且大量聚集在细胞核内和核周围，作为阿霉素载体表现出较游离阿霉素更强的抑制肿瘤细胞生长作用。由于肿瘤细胞膜表面所带负电荷较正常细胞膜表面更多，因而壳聚糖纳米粒表面所带正电荷可通过静电作用大量吸附在肿瘤细胞表面，从而提高药物在肿瘤部位的浓度和滞留时间,克服肿瘤组织耐药性,提高药物疗效并降低毒副作用。在提高转染效率方面,壳聚糖不仅可以包载分子的负电性药物,而且对于类似地 DNA 以及 siRNA 也可以有效包载形成稳定的载药体系。

(二) 在皮肤组织修复中的应用

微生物的耐药性会导致伤口感染和延缓伤口愈合,是创伤护理和管理领域面临的主要问题之一。目前,许多研究集中在开发新的抑菌药物来治疗感染耐药微生物的伤口。银作为抑菌剂在很长一段时间用于生产金属银和磺胺嘧啶银软膏。最近,银纳米粒子作为一种有效的抑菌剂,用于不同的医疗应用和医疗设备。

许多研究报道了壳聚糖支架和膜在治疗深度烧伤的应用。最近,Madhumathi 等人将新型甲壳素/纳米银复合支架用于伤口愈合应用。这些甲壳素/纳米银复合支架具有良好的抗金黄色葡萄球菌和大肠埃希菌抑菌活性,同时具有良好的凝血能力,促进伤口愈合。

Xia 等设计了一种双载药体系,制备了甲壳素晶须(CW)和羧甲基壳聚糖纳米粒(CMCS NP),将利奈唑胺包载于水凝胶中,用于伤口时可作为一种缓释给药方式。将 rhEGF 包载于 CMCS NP 中作为伤口敷料,避免其过早被水解酶降解,从而提高了其稳定性。以糖尿病大鼠为动物模型,结果显示,CW/CMCS NP/HBC - HG 具有良好的细胞相容性,双载药 CW/CMCS NP/HBC - HG 可明显提高材料的抑菌活性和促细胞生长能力,可明显提高糖尿病伤口的愈合速度,减少伤口感染的概率,可以作为治疗糖尿病伤口的新型敷料。

(三) 在口服药物载体中的应用

基于壳聚糖的纳米微球可以有效穿过生物体内的组织间隙和生物屏障到达病变部位,对所负载的药物进行靶向输送和缓控释,从而增加了药物的生物利用度,避免了药物在传统的单独口服过程中过早的损失或酶解,减弱了药物对组织、器官的毒副作用。

壳聚糖上带正电的氨基基团和黏膜上的磺酸基等负电性基团相互作用,进而使壳聚糖能够黏附于黏膜表面。此外,还可以对壳聚糖化学基团进行修饰增强其黏附性。比如制备强正电性的壳聚糖季铵盐,在此基础上对壳聚糖季铵盐进一步 PEG 修饰后,其所制备的纳米粒的黏附性可被提高 3.4 倍。通过引入硫醇基团,在壳聚糖链上形成二硫键,使其成为可溶性的巯基壳聚糖,从而提高了黏附性,巯基壳聚糖是已知黏膜黏附性最强的高分子聚合物之一。

壳聚糖的正电性还能够提高细胞膜药物透过率,然而正电性更强的壳聚糖季铵盐却无法在传统壳聚糖基础上进一步提高药物的透过能力,说明壳聚糖提高药物透过能力的机制显然不仅仅是因为其本身所带正电性强弱所决定的。有研究表明以壳聚糖为基础的纳米药物载体只在十二指肠的首段区域具有促进药物透过能力的作用。然而当加入环式糊精后,壳聚糖对整个十二指肠均表现出了促进药物透过能力的作用。另外,巯基壳聚糖具有更强的透过能力,其对某些黏膜的透过能力是传统壳聚糖的 30 倍。冯超等发现壳聚糖/羧甲基壳聚糖纳米粒具有全肠段透黏膜性能,能够显著提高抗癌药物阿霉素的口服生物利用率。

由于多肽和蛋白质类药物极易被胃肠道中的蛋白酶水解,通过壳聚糖纳米粒子包载为口服给药提供了可能。将多肽包载于纳米粒子内部后可以保护多肽,防止其过快降解,而且活性基团修饰后不同组织位点的靶向性和纳米载体的累积缓释性,大大提高了多肽或蛋白质的有效利用度。

在对疫苗的口服免疫应用中,高萍等用壳聚糖/羧甲基壳聚糖纳米粒包载卵清蛋白进行疫苗递送。在口服灌胃 12 小时后,FITC - BSA 在胃肠道中均有分布,36 小时后,大菱鲆胃肠中的荧光信号减弱。心脏、肝脏、脾脏、肠和肾脏在小动物活体成像系统观察 FITC - BSA 在大菱鲆体内 36 小时的分布情况,荧光纳米粒主要分布在后肠、肝脏和脾脏中,说明壳聚糖/羧甲基壳聚糖纳米粒包载抗原是一种有效的保护疫苗,提高疫苗口服利用率的方法。

壳聚糖纳米微粒也越来越多的应用到基因载体研究中。Hai-Quan Mao 等对载 DNA 壳聚糖纳米粒合成的影响因素,纳米粒性质及转染率等方面进行了研究,实验结果表明,载 DNA 壳聚糖纳米粒转染效率的高低受不同细胞类型的影响,相比宫颈癌细胞 Hela 和人气道上皮 9HTEo 细胞,人胚肾细胞 HEK293 和人支气管上皮 IB - 3 - 1 细胞的基因表达水平更高。Corsia 等研究发现,将 DNA 用壳聚糖进行纳米包载后,壳聚糖纳米粒能有效地结合和浓缩 DNA,并且还能保护其免受核酸酶的降解,依靠壳聚糖良好的相容性和转运能力,将 DNA 转运进入细胞后,成功检测到了基因表达蛋白质的生成。

(四) 其他

鼻腔给药能避免胃肠道降解和肝脏首过效应,具有生物利用度高、起效快、患者顺应性好等特点,可增加药物在脑组织中的分布,用于治疗中枢神经系统疾病。生理 pH 条件下,细胞表面和鼻黏膜黏蛋白表面带有负电荷,可通过静电作用吸附带正电荷的壳聚糖纳米粒,有利于药物穿过黏膜上皮细胞进入体循环,并有效延长药物在鼻黏膜的作用时间,增加药物浓度,提高药物生物利用度。Urrusuno 等比较了不同胰岛素制剂经鼻腔给药对糖尿病家兔的降糖效果,结果表明,载胰岛素的壳聚糖纳米粒较胰岛素水溶液及胰岛素与壳聚糖溶液的混悬液的降血糖作用更强且更持久。PEG 修饰的壳聚糖纳米粒对胰岛素进行包载后具有更好的稳定性,适合作为胰岛素的载体。近年来研究较多的是载蛋白多肽的壳聚糖纳米粒的鼻腔给药,Vila 等制备了载破伤风类毒素的壳聚糖纳米粒,经大鼠鼻腔给药后可广生强烈且持久的体液反应,同时研究表明,载药纳米粒可黏附在鼻黏膜上皮细胞表面并透过上皮细胞的屏障作用,将药物运输至体循环。

另有研究表明盐酸阿霉素经纳米粒包载,经鼻腔给药后脑内药物浓度明显高于静脉给药,盐酸阿霉素通过注射给药,血液分布容积较大,暴露于血脑屏障的药物量少,并且血脑屏障为静注药物入脑主要障碍,故药物吸收入脑缓慢且脑内递药量减少;盐酸阿霉素通过壳聚糖纳米粒包载后,鼻腔给药接触到有效吸收部位(鼻黏膜)的药物量多,且鼻腔具有独特的生理结构,可通过嗅神经通路和嗅黏膜上皮通路使药物直接绕过血脑屏障直接进入颅内,即鼻-脑通路发挥中枢治疗作用,故经鼻腔给药后脑内药物浓度明显高于静脉给药。其原因一方面可能是由于壳聚糖表面荷正电,可通过静电作用与荷负电的鼻黏膜上皮组织结合,从而延长药物在鼻黏膜组织的滞留时间,促进药物在鼻腔的吸收。另一方面,载药纳米粒可能通过表面活性剂效应,紧密连接开放,通过胞吞作用跨膜直接入脑,抑制外排泵作用等机制穿透血脑屏障,从而提高盐酸阿霉素脑内浓度。

在眼球部位,眼的解剖及生理的特殊性,使药物在眼球的传输受到多种屏障阻碍,限制了药效的发挥。由于眼部的特殊构造、泪液冲刷及角膜皮层的亲脂结构导致眼部药物生物利用度差,因此,延长药物在眼部停留时间,提高药物的有效度是解决这一问题的关键。壳聚糖纳米粒可通过主动转运机制被人结膜、角膜上皮细胞所吸收,并且在眼表有较好的组织相容性,这些都进一步支持了其在眼部药物传递的潜力。研究表明壳聚糖纳米粒能黏附于眼结膜和角膜表面,有利于药物扩散和延长药物的滞留时间,同时还能透过角膜皮层从而提高药物的生物利用度。有实验运用体外牛眼模型,制备小于 100 nm 粒径的壳聚糖纳米粒,制成 50 μL 一滴的滴眼液,眼表局部给药,可以快速有效地进入甚至穿透角膜和结膜。壳聚糖还具有选择性抑制纤维细胞生长增生的特性,在眼组织纤维化的治疗方面也有一定作用。故对壳聚糖及其衍生物生物活性的研发和利用,在眼部用药,尤其是药物治疗眼后段疾病方面具有重要意义。

第三节 · 壳聚糖的自组装技术与应用

自组装是指基本结构单元(如分子、大分子或组成材料)自发形成有序结构的一种方式。基本结构单元在基于非共价键的相互作用下自发的组织或聚集为一个稳定、具有一定规则几何外观和特殊性能的结构。自组装现象可以发生在分子或超分子尺度水平上,可以发生在自体互联,或是通过氢键、范德华力、离子键或亲疏水作用而形成与其他结构的互联,也可能是由于包裹或络合等机制。

一、壳聚糖的自组装机制

壳聚糖及其衍生物的自组装方法主要有两种:由壳聚糖或壳聚糖衍生物本身形成自组

装结构的单组分体系;至少有一种其他分子参与多组分自组装系统。壳聚糖的自组装通常涉及多个驱动力,对于单组分体系,自组装通常由疏水相互作用或氢键驱动。对于后者,自组装通常由壳聚糖和其他分子之间的静电相互作用或氢键驱动。在这两种情况下,范德华力都可能参与自组装过程,但通常不发挥主要作用。疏水性相互作用源于两个非极性分子彼此靠近形成疏水微区。静电作用在壳聚糖自组装过程中是非常重要的,是排斥还是吸引取决于相互作用组分的表面电荷。静电作用非常强(500~1 000 kJ/mol),且具有长程性(典型值为 50 nm)。单个氢键的平均结合能较弱(10~40 kJ/mol)。范德华力是相对更弱的相互作用力。

在溶液中,两亲性壳聚糖可以自组装成纳米聚集体,如聚合物胶束。对于具有高溶解度的壳聚糖两亲物,自组装过程可以通过在轻微搅拌下直接溶解来实现。对于由于高分子量或强氢键作用而具有低溶解度的壳聚糖两亲物,水溶液中的自组装通常需要超声辅助。具有高度疏水的两亲性壳聚糖衍生物只能溶于有机溶剂中。对于这些聚合物,可以通过有机溶液的缓慢透析来启动自组装。影响自组装过程的因素包括壳聚糖两亲分子的浓度、介质的离子强度和 pH。

离子型壳聚糖及其衍生物与带相反电荷的聚电解质水溶液混合后,由于强烈而可逆的静电的相互作用,会导致快速自组装。其混合比例、混合顺序、壳聚糖和反离子的浓度、相互作用的持续时间和混合强度是影响自组装壳聚糖纳米结构的尺寸、表面电荷和稳定性的主要因素。

许多壳聚糖基的自组装发生在液/固界面处,已有多种材料用于壳聚糖自组装的模板,例如金属电极、云母、石英玻璃、微流体装置、聚苯乙烯纳米颗粒、三聚氰胺甲醛微粒和棉纺织品等。其中单层自组装(SAM)和层层自组装(LBL)是壳聚糖模板自组装常用的技术。前者是通过将底物浸入壳聚糖的稀释溶液中来制备 SAM。LBL 是基于通过静电相互作用或氢键连续吸附壳聚糖和对应物形成的多层结构。

二、自组装两亲性壳聚糖胶束

聚合物胶束因其能够负载疏水性药物近年来受到越来越多的关注。聚合物链上的亲水基团和疏水基团能通过自组装形成复杂的多嵌段反应性胶束材料,包含疏水内核和亲水性的外壳。壳通常由疏水性的可生物降解的合成聚合物组成,如聚(乳酸-共-乙醇酸)或聚乳酸;核通常由水溶性天然或合成聚合物组成。两亲性壳聚糖衍生物可以在一定条件下自组装形成胶束。在这些过程中,疏水性和亲水性基团之间的分子内或分子间的相互作用起着关键作用。如果两亲性壳聚糖衍生物浓度大于其临界胶束浓度(critical micelle concentration,CMC),则会自组装成胶束。

（一）亲水改性

壳聚糖的两亲性是有限的，而且它仅在酸性条件下可溶于水，所以壳聚糖本身不能在水溶液中形成胶束，可通过化学修饰将水溶性基团引入壳聚糖结构中的 6—OH 和 2—NH_2，这些亲水基团包括琥珀酰基、PEG 及羧甲基等，以增强其在水溶液中的溶解度。由于壳聚糖结构中存在 2—$NHCOCH_3$ 疏水基团，当亲水性疏水基团达到平衡时能通过自组装作用形成胶束。

将壳聚糖与琥珀酸酐反应制备 N-琥珀酰壳聚糖，使游离 2—NH_2 转变为—NH—CO—基团减少了质子化基团，氢键作用力的减弱增加了该衍生物的水溶性，疏水基团—CH_2CH_2—、2—$NHCOCH_3$ 及糖环又抑制了其在水中的溶解。Zhu 等利用 N-琥珀酰壳聚糖溶液中的这些作用力制备得到了自组装 N-琥珀酰壳聚糖纳米粒。

PEG 因其良好的生物相容性、无抗原性和无免疫原性等，被 FDA 批准用于临床使用。可以通过多种方法将选择性地将 PEG 接枝到壳聚糖的氨基或羟基上。用 1,1-羰基二咪唑活化 PEG 法制备活化 mPEG，再与壳聚糖上的伯氨基反应，合成了梳状可溶于水的壳聚糖-聚乙二醇接枝共聚物。壳聚糖未被改性的葡萄糖单元间的氢键作用使得壳聚糖-聚乙二醇接枝共聚物中存在疏水微区，因而在水溶液中能够自组装成胶束。Makuska 首次将"点击化学"方法用于在壳聚糖上接枝 PEG，他们利用三氟甲磺酰叠氮化物来修饰壳聚糖上的 N-叠氮化物。之后，在水/二氯甲烷混合物中引发壳聚糖的炔基与乙炔封端的 mPEG 之间的点击反应。Ouchi 等用 mPEG-COOH 功能性改性 6-三苯甲基壳聚糖，合成的 PEG 化壳聚糖衍生物制备胶束并负载胰岛素。

羧甲基壳聚糖衍生物可以在不同 pH 水溶液中自组装形成胶束。如前所述，羧甲基化可以通过与氨基或羟基反应来实现。El. Sherbiny 等制备了羧甲基壳聚糖后，使用 2,2-二甲氧基-2-苯基苯乙酮作为光引发剂引发 PEG 在水溶液中的接枝反应，得到的取代度范围为 91.6%～232.5%。并在亚甲基双丙烯酰胺共聚物的存在下显示出理想的 pH 响应特性。Zhu 等通过壳聚糖和一氯乙酸的反应合成了 O-羧甲基壳聚糖，通过分子间静电作用和氢键能够自组装形成胶束。

Tang 等利用分子间亲核反应制备了聚对二氧杂环己酮（PPDO）和壳聚糖的两亲嵌段共聚物，以 PPDO 作为疏水核，壳聚糖作为亲水性壳通过自组装形成 pH 响应胶束。

（二）疏水改性

目前，对壳聚糖的疏水改性研究较多，通常是在壳聚糖的主链上连接疏水基团如烷基、胆固醇或与脂肪酸、烯酸类发生酰胺反应。当疏水改性壳聚糖衍生物溶于液相介质中时，由于最小化自由能的需要，疏水化改性的壳聚糖衍生物通过分子间和分子内的疏水部分之间的相互作用可自发形成胶束或自聚集体。

利用脱氧胆酸对壳聚糖进行疏水修饰研究最早。结果表明,脱氧胆酸修饰的壳聚糖在水相中超声可自聚集形成纳米粒,且 CMC 及纳米粒粒径随脱氧胆酸取代度的增加而减小。研究表明,这种自组装纳米粒可作为阿霉素的载体,并可对药物进行缓释。此外,脱氧胆酸修饰的壳聚糖纳米粒可以通过静电作用与 DNA 结合形成复合物,作为 DNA 载体可以显著地影响 DNA 的转染效率。

通过琥珀酰基作为连接臂将胆固醇与壳聚糖连接也可得到疏水修饰的壳聚糖衍生物。原续波等研究发现,壳聚糖的分子量及胆固醇的取代度对其临界聚集浓度和自聚集纳米粒的粒径大小有很大的影响,体内分布研究显示胆固醇-壳聚糖纳米粒在兔体内的血液清除速率较高,在头部有一定的滞留性,可大量聚集在鼻咽等富黏膜器官。胆固醇-壳聚糖纳米粒作为药物载体包载环孢菌素 A 及阿霉素,可延缓药物的释放。

壳聚糖与亚油酸等偶联可形成具有双亲结构的聚合物。在 EDC 的催化下将亚油酰基团偶联到壳聚糖骨架上,得到的亚油酰壳聚糖可以在溶液中自聚集形成纳米粒。该纳米粒可对 BSA 进行包载,为亚油酰壳聚糖作为蛋白质载体提供了依据。此外,壳聚糖还可以与其他长链酸类(如聚乳酸、硬脂酸、聚苹果酸等)偶联,形成具有双亲结构的聚合物。

将疏水性侧链嫁接到壳聚糖上可以改善壳聚糖载体的物理、化学性质,同时可生物降解性。N-烷基壳聚糖是主要的疏水性壳聚糖衍生物。通过与酮和醛的席夫反应将伯氨基转化为 N-烷基衍生物。在这个过程中,使用的还原剂是高毒性的并且产生了有毒副产物。Zhang 等报道了 N-烷基-O-硫酸盐壳聚糖衍生物可以形成大小为 $100\sim400$ nm 的自组装壳聚糖胶束。基于壳聚糖的胶束可以增加紫杉醇在药物递送系统中的溶解度。丁醛癸醛醛和己醛已用于在温和条件下修饰壳聚糖以形成自组装纳米结构。Xu 等报道了 N-琥珀酰-N-辛基壳聚糖,是通过将烷基官能化为疏水部分和琥珀酰基团,作为壳聚糖氨基上的亲水部分而合成的。这些壳聚糖衍生物在水溶液中形成胶束并负载阿霉素用于癌症治疗。

内源性长链的饱和脂肪硬脂酸因其生物相容性和低细胞毒性而广泛用于药物递送。目前已经广泛报道了硬脂酸壳聚糖形成物理、化学和生物学性质能力增强的纳米颗粒。Hu 等已经进行了一系列关于硬脂酸-g-壳聚糖胶束用于药物递送的合成和应用的研究。他们使用1-乙基-3-(3-二甲氨基丙基)碳化二亚胺(EDC)作为引发剂进行偶联反应以制备疏水性硬脂酸-g-壳聚糖衍生物。随后,由所得壳聚糖衍生物形成胶束,用作基因载体并且在体外表现出有效的基因转染效率。硬脂酸-g-壳聚糖的核-壳结构,用于递送紫杉醇或多柔比星用于癌症治疗。

CMC 值是胶束化能力和胶束稳定性的一个非常重要的指标,它是在水溶液中自组装形成胶束的聚合物的确切浓度。在静脉注射期间,胶束越多越稳定,当在血流中循环时它们在极度稀释下离解越慢。因此,低 CMC 值的两性嵌段聚合物在确保胶束的形态直至到达目标递送位置中起关键作用。Qu 等制备了各种包含 PEG 单甲基醚和硫酸酯的亲水性链段以及疏水性辛基链段的壳聚糖衍生物。而 CMC 值与辛基,硫酸根基团,PEG 单元和壳聚糖单元的接枝率密切相关。壳聚糖基衍生物的胶束在将溶剂中的浓度降低至低于 CMC 之后表现出缓慢的解离速率。用紫杉醇负载的胶束进行的体外和体内实验表明它们在静脉内注射的早期阶段似乎具有高稳定性,并且在静脉内注射的后期中紫杉醇的清除速度减慢。生物分布分析表明,与游离紫杉醇相比,紫杉醇负载胶束具有更高的靶向性。

(三)亲水疏水改性

为了改善壳聚糖自组装纳米粒的性质,对壳聚糖进行亲水改性后再在骨架上偶联疏水基团,使其自组装形成具有疏水内核和亲水外壳的核-壳结构纳米粒,可用于包载双亲性及疏水性药物,中性条件下不易产生聚集,具有良好的应用前景。

霍美蓉等制备了两亲性壳聚糖衍生物 N-辛基-O,N-羧甲基壳聚糖(OCC),并对 OCC 自组装纳米粒其理化性质及安全性进行研究。结果表明,该自组装聚合体为规则球形结构,粒径分布均匀,溶血率低,是一种安全可靠的静脉注射用纳米药物载体。Opanasopit 等研究表明,N-邻苯二甲酰基偶联 PEG-壳聚糖包载全反式维甲酸不仅可以增加药物的溶解性和稳定性,而且可对药物进行持续缓释。亲水性的羧甲基壳聚糖经亚油酸疏水修饰后可得到两亲性的壳聚糖衍生物(LACMCS),经超声可自聚集形成纳米胶束。研究表明,LACMCS 纳米胶束的形成与材料的取代度有关,随着取代度的增加,临界聚集浓度降低,更利于形成纳米胶束。LACMCS 纳米胶束可包载阿霉素(adriamycin,ADR),且对阿霉素缓释至 72 小时。

Yoo 等研究表明,用 5β-胆酸作为疏水基修饰乙二醇壳聚糖,得到的两亲性壳聚糖衍生物(HGC)。在 HGC 溶液中加入疏水化的 DNA 后,可自聚集形成载 DNA 的纳米胶束。随着 HGC 浓度的增大,纳米粒对 DNA 的包载率增大,纳米粒的粒径减小。体内和体外细胞转染实验表明,DNA 经 HGC 纳米粒包载后具有更高的转染效率。此外,还报道称羧甲基壳聚糖与琥珀酰胆甾醇形成的纳米胶束包载蛋白质后,可有效抵御变性剂尿素对蛋白质的作用。

可见,通过在壳聚糖骨架上连接亲水基团、疏水基团可以破坏壳聚糖分子间氢键,改善壳聚糖分子的刚性结构,形成两亲性聚合物分子。这些两亲性分子通过自组装形成纳米粒可广泛用作小分子药物、大分子 DNA 及蛋白质等的载体,应用于生物医学和药学等研究领域。

三、自组装壳聚糖聚电解质纳米复合物

与疏水性相互作用驱动的自组装壳聚糖胶束不同,自组装壳聚糖聚电解质纳米复合物

通常由壳聚糖和其他阴离子分子之间的静电相互作用驱动。聚电解质复合物的形成会伴随反离子进入介质中,由低分子量反离子释放引起的熵增是自组装的主要驱动力。尽管互补电性的聚电解质复合物离子基团之间的电磁相互作用也与其形成有关,氢键及亲疏水作用仍对自组装过程起到了重要作用。聚电解质复合物的结构和稳定性受到很多因素的影响,包括电解质复合体的离子化程度以及他们的电荷密度和在高分子链上的电荷分散程度、聚电解质的浓度、混合比例、高分子链上离子基团的性质、分子量、分子链柔性,以及相互作用的时间、温度、离子键相互作用力和介质的 pH 等。

(一)壳聚糖-海藻酸盐

海藻酸是从褐藻中提取的一种阴离子多聚糖。它们是由 L-古洛糖醛酸(G)和 D-甘露糖醛酸通过 1,4 糖苷键线性连接起来的。两者的比例和在分子链中的排列很大程度上取决于它是提取的海藻。海藻酸盐无毒,有良好的生物相容性和生物降解性、黏附性和无免疫原性。

壳聚糖-海藻酸盐聚电解质复合物的制备方法主要有以下 3 种:

1. 通过混合稀释的壳聚糖和海藻酸盐溶液

其中多糖的投料顺序、壳聚糖和海藻酸盐的比例、两种多糖的分子量、溶液 pH、溶液的离子强度等,都是决定纳米粒子相关性质(尺寸、粒子电性、稳定性、包封率等)的重要影响因素。

Liu 等通过将壳聚糖溶液滴入海藻酸盐中来制备带有负电荷或正电荷的纳米粒子。他们发现粒子尺寸为 320~700 nm,主要取决于溶液 pH 和溶液中的离子强度。在 pH 4.8 的去离子水样品中,纳米粒子分布较窄,平均直径为 329 ± 9 nm。电势点位也同样取决于 pH,pH=3.0,电势 6.34 mV;pH=10.0,电势-44.5 mV。纳米粒子对于异丁苯丙酸和双嘧达莫的载药量达到 14.18% 和 13.03%。药物缓释同时受控于药物的溶解性和壳聚糖-海藻酸盐纳米粒子的渗透能力。将含有聚山梨酸酯 80 的壳聚糖溶液滴入混有药物的海藻酸盐溶液中。获得的纳米粒子的直径为 100 ± 35 nm,多分散性指数为 0.40 ± 0.07,动态电位为 $+35\pm4$ mV,在最佳配比下(壳聚糖/海藻酸盐=2:1)的药物包封率达到 95%$\pm$4%。

相反的,将海藻酸盐溶液滴入壳聚糖,聚丙二醇与环氧乙烷的共聚物和阿莫西林混合物溶液中,形成纳米粒子。粒径、动态电位和包封率的最优配方分别为 651 nm、59.76 mV 和 91.23%,相比如纯壳聚糖纳米粒子,该配方下的体内黏膜黏附性相对较低,但是具有良好的黏膜渗透性和定位能力。

为了提升介质的生物稳定性,寻求具有比壳聚糖-聚磷酸钠盐纳米粒子具有更优越药理性能的纳米粒子,Goycoolea 等开发了一种改良的壳聚糖-海藻酸盐混合方法,将含有聚磷酸盐的海藻酸盐溶液在快速搅拌的条件下与壳聚糖溶液共混形成壳聚糖-聚磷酸钠盐-海藻酸盐复合纳米粒子。装载有胰岛素的复合纳米粒子可通过在与壳聚糖溶液混合前向海藻酸盐-聚磷酸钠盐中加入胰岛素来实现。装载胰岛素的纳米粒子的平均大小为 297 ± 4 nm,与未载药的纳米粒子尺寸相当。粒子表面有较高的动态电位,这对纳米粒子的稳定性起到了很大作用。

在这种共混方法中,表面活性剂的加入能够提高药物溶解性和包封率,但是加入表面活性剂会导致粒子尺度的增加和动态电位的下降。据报道,包封率值依据方法的不同可为 $50\%\sim95\%$。载药量为 $13\%\sim14\%$,取决于药物本身的性质。

2. 海藻酸盐预凝胶

利用二价或多加离子完成海藻酸盐预凝胶过程,再将壳聚糖加入预凝胶体系。Azevedo 等运用这种方法,将海藻酸盐和壳聚糖溶液的 pH 分别调整至 4.9 和 4.6,制备的壳聚糖-海藻酸纳米粒子的平均粒径为 120 ± 50 nm,动态电位为 30.9 ± 0.5 mV。纳米粒子的包封率和载药量分别为 $56\%\pm6\%$ 和 $2.2\%\pm0.6\%$。基于海藻酸盐预凝胶的方法包封率较高,通常超过 50%。例如,维生素 B_2 的包封率可达到 $56\%\pm0.6\%$,装载胰岛素的包封率可达 $73\%\pm2\%$,啶虫脒包封率为 62%,表皮生长因子可达 95.6%。

3. 水包油海藻酸盐微乳液

伴随离子型凝胶化及进一步与壳聚糖复合化的过程:该方法通常用于疏水性药物的包封。Bhunchu 应用这种方法来制备含有姜黄素的壳聚糖-海藻酸盐纳米粒子。将 1 mL 含姜黄素的丙酮溶液滴入 20 mL 稀释过的含有去离子化表面活性剂的海藻酸盐溶液,4 mL 氯化钙溶液搅拌滴加,随后进行超声处理。4 mL 不同浓度的壳聚糖溶液(0.15~0.45 mg/mL)加入后以 1 000 r/min 的转速搅拌 30 分钟。经过隔夜静置,载有姜黄素的复合纳米粒子可从水溶液中沉淀获得。聚醚 F127 能形成最小的粒子尺寸 414 ± 16 nm,同时也能够达到最大的动态电位 -22 ± 1 mV。包封率和载药量分别为 $55\%\pm1\%$ 和 $3.33\%\pm0.08\%$。这些载有姜黄素的纳米粒子与游离的姜黄素相比,具有更高的被细胞吸收的能力。

(二)壳聚糖-聚合谷氨酸

聚谷氨酸是一种阴离子型的天然大分子,由 D-和 L-谷氨酸单元通过氨基和羧基形成的酰胺键连接而成。壳聚糖和聚合谷氨酸之间形成的聚电解质复合物表现出良好的创伤愈合能力,具有应用于伤口修饰材料的潜力。通过向 pH 7.3 的水溶性聚合谷氨酸溶液中加入不同 pH 的低分子量壳聚糖溶液,可制备壳聚糖-聚谷氨酸聚电解质复合物纳米粒子。作为胰岛素载体材料,溶液中金属离子的存在能够加强药物装载能力,加入三价铁离子的纳米粒子药物装载效率可提高 61%。

Pereira 等采用预凝胶法制备了壳聚糖-聚谷氨酸聚电解质复合物纳米粒子，作为植物生长调节所用的赤霉素的纳米载体系统，将氯化钙溶液加到胰岛素溶液中，调节 pH 为 4.9；pH 为 4.5 的壳聚糖溶液加入负载赤霉素的聚谷氨酸/氯化钙混合溶液中。药物包封率为 61%。包囊后的赤霉酸与单纯的赤霉酸相比，能更好地促进植物叶片的生长发育。

（三）壳聚糖-葡聚糖硫酸酯

葡萄糖硫酸酯是一种具有生物降解性和生物相容性的聚阴离子，可与带正电荷的高分子聚合物发生相互作用。葡萄糖硫酸酯具有高分子量，分支链的 D-葡萄糖结构含有 17%～20% 的硫。直链包含大约 95% 的 α-(1,6)糖苷键。剩余的 α-(1,3)键数量取决于分支的葡萄糖。葡萄糖硫酸酯被用作抗凝血剂并应用在药物递送系统中。

采用葡萄糖硫酸酯包裹带正电荷的阿霉素，再加入壳聚糖溶液，通过离子凝胶法与聚磷酸钠盐结合形成纳米粒子。Sarmento 等制备了含胰岛素的壳聚糖-葡聚糖硫酸酯纳米粒子，并考察了制备得到的含胰岛素的壳聚糖-葡萄糖酸酯纳米粒子的药理学活性以及口服剂量对糖尿病大鼠的影响。具有可溶性的壳聚糖衍生物代替壳聚糖加入配方当中，用于克服壳聚糖在体内和基质中的不溶现象。乙二醇壳聚糖和葡聚糖硫酸酯溶液混合来制备聚电解质复合物纳米离子，并装载抗叶酸剂氨甲蝶呤，包囊率高达 87%，粒子尺寸在 149±41 nm。体内实验表明体系可用于脑部可控性药物递送与释放。在水溶性 N，N，N-三甲基壳聚糖溶液中加入葡聚糖硫酸酯溶液得到纳米粒子，直径为 255±10 nm，动态电位 -4±1 mV，装载效率 82%±2%，包囊率 87.9%±0.6%。在碱性条件下制备的聚合物纳米粒子具有与黏膜表面良好的生物相容性，可作为鼻腔给药的有效配方，使其成为一种潜在的用作从鼻腔向大脑递送药物的载体。

（四）壳聚糖-羧甲基壳聚糖

O-羧甲基壳聚糖是一种水溶性的两亲性衍生物多糖，是具有抑菌活性的壳聚糖衍生物。O-羧甲基壳聚糖的 pKa 是 2.0～4.0，所以 pH>4 具有负电性并能够与壳聚糖结合形成聚电解质复合物。壳聚糖-羧甲基壳聚糖聚电解质复合物纳米颗粒已经被应用于生物医药领域，尤其是利用离子凝胶法制备的壳聚糖-羧甲基壳聚糖聚电解质纳米颗粒已经被证实可以用作药物和抗原的递送。

Wang 等通过向壳聚糖溶液中加入胰岛素-羧甲基壳聚糖溶液以及反向添加的方法，制备了具有相反动态电位的微胶粒。药物包封率为 75%，载药量接近 30%，其中带有负电荷的粒子在小肠的黏附性较强，在空肠中有着更好的通透性。羧甲基壳聚糖与多聚磷酸钠盐混合，并与添加阿霉素的壳聚糖溶液混合，制备的纳米粒子，尺寸介于 249±10 nm 和 362.7±

8.4 nm之间，包封率和载药量分别为70.5％和20％。体内实验的结果显示壳聚糖-羧甲基壳聚糖纳米粒子对于阿霉素的传递安全有效。阿霉素水溶液与羧甲基壳聚糖和壳聚糖进行预混合，多聚磷酸钠盐在混合物中被完全溶解，制备的纳米粒子尺寸在197±11 nm到442±7 nm之间，主要取决于介质的pH。体内实验表明壳聚糖-羧甲基壳聚糖微粒有很强的通过跨膜和穿膜方式递送药物的能力，保证了微囊化的阿霉素具有良好的吸收性。

第四节 · 壳聚糖的复合新技术与应用

交联和接枝等化学过程能够有效地改进壳聚糖的化学结构设计，然而由于改性过程涉及化学试剂和化学反应，造成壳聚糖自身的结构发生部分破坏，因此有可能损害了壳聚糖的生物和化学活性。而采用物理复合的方法可以避免上述问题，近年来成为研究开发的热点。

一、壳聚糖与天然高分子复合

来自于动植物资源的天然高分子，常具有独特的结构和性质，例如具有活性羟基和分子链结构规整性，对细胞和组织的亲和性好，基本无毒性，可生物降解，因此常被用来和壳聚糖复合，改善壳聚糖自身的缺点，实现协同增效的目标，进而在生物医学材料、环境友好材料等领域获得应用。壳聚糖与天然高分子复合的理论基础在于壳聚糖分子中含有大量游离的氨基、羟基，因此可通过氢键或静电力与海藻酸钠、明胶、淀粉、纤维素、胶原以及甲壳素的相互作用，形成具有一定机械强度、弹性和生物性能的聚电解质复合材料。

（一）壳聚糖/胶原复合材料

胶原(collagen)由两条 α_1 和一条 α_2 的三螺旋的特殊蛋白质，是动物体中最丰富的结构蛋白质，三条肽链形成也是ECM的重要成分。胶原蛋白在等电点以上带负电，可与带正电的壳聚糖复合形成聚电解质复合物，实现性能互补和协同效应，呈现两种材料本身所不具有的良好性能，同时调整两种组分的比例又可以调控材料的性能。例如，力学性能、生物降解性能和药物缓释等应用性能，特别是可用于仿生由蛋白质和多糖组成的天然细胞外基质，成为更有应用前途的生物材料。胶原和壳聚糖可以通过冰乙酸水溶液溶解后共混的方法进行复合，进而采用冷冻干燥、静电纺丝、溶液浇注等方式分别可以制备形成多孔支架、复合纤维和共混薄膜。

Tan等研究了不同比例组成的胶原蛋白/壳聚糖复合材料，并对其三维仿细胞外基质的结构和细胞活性做了考察,结果表明,随着壳聚糖含量的增加,整个 ECM 的完整性提高。通过扫描电镜观察发现壳聚糖会影响胶原蛋白的超分子结构和改变胶原纤维的交联,对胶原的结构有一定的增强,使孔尺寸也有一定的增大。因此他们认为壳聚糖/胶原蛋白复合物可以作为生物支架使其具有更好的潜在生物性能和机械性能。Cuy 等通过溶液共混-浇铸干燥的方法制备了壳聚糖/胶原复合膜,并将其作为细胞生长的细胞外基质材料,研究发现与纯壳聚糖相比,瓣膜内皮细胞在复合材料上的生长状态和细胞形态更好。Shanmugasundaram 等通过溶液混合和戊二醛交联制备了壳聚糖/胶原复合支架,发现两种高分子能够形成互穿聚合物网络结构,复合支架对人表皮癌细胞(HEp-2)具有很好细胞相容性。壳聚糖/胶原复合材料也能促进牙齿新骨的再生和新的牙骨质的生长,这些都显示了复合材料用作牙周诱导组织再生材料的潜力。冷冻干燥法制备的壳聚糖/胶原/黏多糖复合支架也可以用于控制生长因子释放。Sionkowska 等通过红外光谱等研究了胶原蛋白/壳聚糖共混物的分子相互作用,认为它们可以从分子水平混合,并产生一定的相互作用,这有利于设计新的生物医学材料。

(二) 壳聚糖/明胶复合材料

明胶(gelatin)是一种热水可溶的多肽混合物,由广泛存在于高等动物的皮、骨结缔组织等中的胶原蛋白水解而得,由于其丰富的资源、生物可降解及与生物组织具有良好亲和性,医疗上曾用于血浆膨胀剂及止血剂。但缺点是质脆、难以成膜、不耐水、潮湿环境中易受细菌侵蚀而变质等缺陷限制了其广泛使用。壳聚糖的优点在于具有一定的抑菌性,而且强度和韧性也比较高,因此两者复合能改善明胶的缺点。杜予民等对壳聚糖与明胶共混膜的结构研究发现,壳聚糖与明胶分子间存在氢键等强的相互作用力,明胶的引入有利壳聚糖链的规整排列,当明胶含量为 20% 时得到具最大抗张强度(61 MPa)的膜,壳聚糖的引入利于改善明胶的力学性能与抗水性。该课题组继续对这种复合材料膜进行了多种改进和性能评价,例如制备了羧甲基壳聚糖/明胶共混膜并评价了膜的吸湿保湿性,制备了壳聚糖水杨酸盐/明胶共混膜并评价了其抑菌性,制备了壳聚糖/明胶/TiO$_2$ 三元复合膜并评价了复合膜的力学性能和抑菌性。

Cheng 等通过改变组分比例制备一系列壳聚糖/明胶复合膜。FT-IR 和 X 射线分析显示这两种生物聚合物之间具有良好的相容性。DSC 分析表明,当与明胶混合时,壳聚糖膜的吸水量增加。与壳聚糖膜相比,复合膜表现出较低的杨氏模量和较高的断裂伸长率,特别是在潮湿状态下。所有复合膜都是亲水材料,水接触角范围为 55°~65°。ELISA 结果表明纤维连接蛋白在复合膜上的吸附量远高于壳聚糖膜。使用 PC12 细胞培养物来评估材料的神经细胞亲和力。在含有 60 wt% 明胶的复合膜上培养的细胞比壳聚糖膜更迅速地分化并且延伸出更长的神经突。结果表明,与壳聚糖相比,具有更好的神经细胞亲和力的壳聚糖和明胶的柔软和弹性复合物是神经再生的有希望的候选生物材料。

Dhandayuthapani 等研究了通过静电纺丝法制备的壳聚糖/明胶共混物,并考察了静电纺丝工艺参数和聚合物溶液性质对所得纤维形态的影响。结果表明,壳聚糖和明胶可以形成完全相容的共混物,复合纳米纤维的拉伸强度显著高于明胶纳米纤维。制备的壳聚糖/明胶复合纳米纤维体系在皮肤再生中具有潜在的应用前景。

(三)壳聚糖/海藻酸复合材料

海藻酸钠可以在极其温和的条件下快速形成凝胶,当有 Ca^{2+}、Sr^{2+} 等阳离子存在时,G 单元上的 Na^+ 与二价阳离子发生离子交换反应,G 单元堆积形成交联网络结构,从而形成水凝胶。壳聚糖的氨基基团和藻酸盐的羧基之间存在强离子键合作用,因此在结构上比较稳定。海藻酸钠与壳聚糖的复合研究较早,体系也比较成熟,基本的复合工艺是采用溶液混合法,再加金属离子交联成膜或者凝胶,或者经过冷冻干燥成为多孔支架,复合材料在组织工程支架、创伤修复缝合、止血与凝血、药物控制释放等领域具有重要的应用。

Li 等通过溶液混合-钙离子交联-冷冻干燥工艺制备了壳聚糖/海藻酸钠复合材料,目的是研究其作为骨组织工程的可行性。结果表明,两种天然聚合物的复合支架与壳聚糖相比,复合材料的机械强度显著提高。壳聚糖和海藻酸钠之间存在离子相互作用。复合材料支架的孔隙率约为 92%,其压缩模量分别为 8.16 MPa 和 0.46 MPa,约为纯壳聚糖支架的 3 倍。成骨细胞能够很好地附着在复合支架上,增殖良好并且在很短时间内促进了矿物质的沉积。与只能用酸性溶液制备的壳聚糖支架不同,壳聚糖/海藻酸钠复合支架可以在酸性、碱性或中性溶液中制备。这种特性为降低蛋白质体内变性风险提供了更好的环境。体内研究表明壳聚糖/藻酸盐支架促进了整个支架结构内的快速血管化并沉积了结缔组织和钙化基质,因此能够很好地用于组织工程支架。

海藻酸钠和壳聚糖分别可以独立作为止血材料,将两者复合可以更好地结合两者的优点,制备成高性能的止血敷料。壳聚糖/海藻酸钠复合材料具有柔软、薄、透明等优点,将其用于伤口愈合时比传统的止血纱布具有更快的愈合速度的优点,而且是生物可降解的和亲生物组织的,能够避免纱布换药时候带来的二次伤害。Wang 等对壳聚糖/海藻酸钠用于伤口敷料进行了系统研究,研究发现与传统的纱布敷料相比,复合膜在切口的大鼠模型中愈合加速。术后 14 天伤口闭合,组织学观察显示成熟的表皮结构,具有正常厚度的角质化表面和真皮中消退的炎症。在术后 21 天有良好的组织重构和胶原蛋白生成。Chen 等开发了一种由京尼平交联的水溶性羧甲基壳聚糖/海藻酸钠复合材料,这种材料是一种 pH 敏感水凝胶体系,可以用于蛋白质药物(BSA)的控制递送。研究表明,在较低 pH 下(1.2),由于羧甲基壳聚糖和海藻酸盐之间形成氢键,京尼平交联的复合水凝胶的溶胀比较低。而在 pH 7.4 时,京尼平交联的羧甲基壳聚糖/藻酸盐复合水凝胶上的羧酸基团逐渐电离,造成离子化羧酸基之间的静电排斥增加,水凝胶膨胀加大。因此在 pH 1.2 下释放的 BSA 的量相对较低

（20％），而在 pH 7.4 释放的 BSA 的量显著增加（80％）。除了释放蛋白质类药物，壳聚糖/海藻酸钠复合水凝胶还可以释放化学药物、中药、基因药物和抑菌剂等。

最近，有研究将壳聚糖涂覆到海藻酸钠纤维表面，制备成复合材料纤维，可以用于增强纤维的抑菌性能。其中海藻酸纤维是通过常规的湿法纺丝技术制备的，之后将纤维浸泡在壳聚糖乙酸浴中，再用氢氧化钙中和，外部壳聚糖涂层厚度约为 5 μm。壳聚糖包裹的海藻酸钠纤维对革兰阴性大肠埃希菌的抑菌活性更高。此外，不同壳聚糖分子量都表现出相同的抑菌活性，因此壳聚糖涂覆的海藻酸纤维能够在纺织品和创伤敷料中获得应用。

（四）壳聚糖/淀粉复合材料

淀粉（starch）是葡萄糖分子聚合而成的，它是细胞中碳水化合物最普遍的储藏形式，广泛地存在于马铃薯、小麦、玉米、大米、木薯等食物中。壳聚糖可以与不同的淀如土豆淀粉、木薯淀粉、玉米淀粉按不同比例复合成膜。壳聚糖/玉米淀粉复合膜的透明度较差，随着复合膜中壳聚糖量的增加，膜的抗张强度增强，同时淀粉的种类对膜的抗张强度和延伸率的影响不大。复合膜的透湿系数随壳聚糖含量增加的而增大。随着淀粉含量的增大，复合膜的水溶解度增大。这种复合膜可以食用，因此在可食用的食品包装领域具有潜在的应用。

（五）壳聚糖/纤维素复合材料

纤维素（cellulose）是由葡萄糖组成的大分子多糖。不溶于水及一般有机溶剂。是植物细胞壁的主要成分。纤维素是自然界中分布最广、含量最多的一种多糖，占植物界碳含量的50％以上。纤维素由于很难直接溶解于溶剂，所以纤维素和壳聚糖的复合一般都是采用酸解法制备纤维素纳米晶，再将两者进行溶液复合，制备成膜、凝胶、多孔支架和纤维等。李淑君等选用 3 种纳米纤维素为增强物质，将其添加到壳聚糖中，将两者共混通过流延法制备纳米纤维素/壳聚糖复合膜，并研究了这种复合膜对对草莓和黄瓜保鲜包装的性能。结果表明，纳米纤维素可以提高壳聚糖膜的力学性能、降低透性，复合膜具有对水果一定的抑菌和保鲜能力。纤维素和壳聚糖复合也有采用离子液体作为两者的共溶剂溶解，之后滴加到含有司盘 80 的真空泵油中，用乙醇加入悬浮液中得到壳聚糖/纤维素复合水凝胶。这种复合水凝胶可以进一步结合磁性铁粒子，进而用于水中重金属离子的吸附。

二、壳聚糖与合成高分子复合

壳聚糖作为天然多糖的缺点在于热稳定性差，加工性能较差，基本不能用热塑加工，只能采用溶解后的加工方法，而且其力学性能，尤其是韧性不佳。将壳聚糖与合成高分子复合，可以解决上述的问题，合成高分子如聚乳酸，具有良好的热塑性，而且能够通过热塑性的方法加工,而且能赋予合成高分子所没有的生物相容性和亲和性。

(一)壳聚糖/聚乳酸复合材料

聚乳酸(polylactide, PLA)是一种常见的生物降解塑料,使用可再生的植物资源(如玉米)所提出的淀粉原料制成。淀粉原料一般经由糖化得到葡萄糖,再由葡萄糖及一定的菌种发酵制成高纯度的乳酸,再通过化学合成方法合成一定分子量的聚乳酸。然而作为骨组织工程支架材料,聚乳酸存在降解速率过快、亲水性差和降解产物呈酸性等缺点。将碱性的壳聚糖与聚乳酸复合可以克服聚乳酸的这些不足,实现新型生物材料的制备。

Wan 等研究了壳聚糖/聚乳酸复合膜的制备和结构。由于壳聚糖和聚乳酸的溶剂不同,他们采用了两步法制备复合膜。在第一步中,每一组分的溶液独自浇铸成凝胶膜,然后在第二步骤中,将所得的膜浸入混合溶剂中进行溶剂抽提,然后通过干燥最终生成一个良好的共混膜。乙酸-丙酮或乙酸-二甲基亚砜混合溶剂被选定为制备复合膜的混合溶剂。分析结果表明,这些共混膜存在微观相分离结构,但组分之间的存在氢键相互作用。氢键相互作用位置是壳聚糖上的氨基(羟基)和聚乳酸上的羧基(图 8-10)。

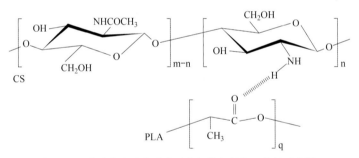

图 8-10 壳聚糖和聚乳酸分子之间的氢键相互作用示意图

李立华等将壳聚糖和聚乳酸按一定比例和 NaCl 颗粒置于真空密闭系统中,在 150 ℃下强力搅拌 30 分钟后,置于干净、无菌、粗糙的聚四氟乙烯板挤压成形,投入蒸馏水中并搅拌 24 小时,浸出 NaCl,从而制备了一系列高孔隙率的聚乳酸/壳聚糖三维多孔复合支架材料。软骨细胞培养试验表明软骨细胞能在复合支架材料贴附增殖,材料无明显毒性。植入试验结果显示纯聚乳酸在体内 2 个月左右已经降解吸收,失去力学强度,复合材料 3 个月后仍能保持一定的力学强度和形状,而且组织切片也同时表明复合材料的炎症反应远远低于纯聚乳酸材料。

班长伟等通过熔融共混挤出法制备了聚乳酸/壳聚糖复合材料,并研究了壳聚糖对聚乳酸的力学性能和抑菌性的影响。结果表明,复合材料的拉伸强度和弯曲强度随着壳聚糖质量分数的增加而略有降低的趋势,其缺口抗冲击强度基本不受壳聚糖的影响,断裂伸长率则呈现先上升后减小的趋势。当壳聚糖质量分数为 4% 时,复合材料具有较佳的综合力学性能。当壳聚糖的质量分数为 8% 时,复合材料具有较明显的抑菌能力。

Roux 等通过静电自组装制备了壳聚糖/聚乳酸复合材料。带负电的聚乳酸纳米粒子和带正电的壳聚糖之间存在静电相互作用和其他较弱的相互作用导致形成三维网络。结果表明,复合材料的机械性能高度依赖于纳米粒子固体含量和壳聚糖/纳米粒子比率。具体而言,在最佳重量比下,对于 18% w/w 的颗粒固体含量,胶体组装体表现出显著的高弹性模量(约 300 kPa)。由于弱相互作用和可逆性,这些材料表现出剪切稀化特性,并且可以在停止剪切时立即恢复其凝聚力。聚乳酸颗粒与壳聚糖之间的相互作用模式部分归因于静电相互作用,但壳聚糖覆盖的颗粒的交联归因于氢键。这些材料可以作为组织工程的可注射支架。然而,在将这些胶体组装体应用于生理条件下的细胞生长之前,必须解决一些与温度稳定性有关的问题。

壳聚糖通过湿法纺丝制备出纤维后作为增强材料,可以通过熔融共混与聚乳酸形成纤维增强塑料。周长忍等研究了一种壳聚糖纤维增强聚乳酸复合材料的制备方法和性能。他们将纯化后的聚乳酸溶解在溶剂中,加入壳聚糖纤维,使聚乳酸充分浸润壳聚糖纤维,溶剂挥发后真空干燥,制得壳聚糖纤维/聚乳酸混合物,将混合物以无规取向或者单轴取向或者 $0°/90°$ 取向或者 $0°/+45°/-45°/0°$ 取向放入模具,在真空平板硫化机上于一定温度和压力条件下进行模压成形,得到复合材料。该技术提高了原料的质量,无须加入界面相容剂或者进行其他界面处理,就可以得到界面相容性良好的壳聚糖/聚乳酸复合材料,避免了多组分以及多处理步骤可能带来的负面影响。

(二)壳聚糖/聚己内酯复合材料

聚己内酯(polycaprolactone,PCL)是通过 ε-己内酯单体在金属阴离子络合催化剂催化下开环聚合而成的高分子有机聚合物。其外观为白色固体粉末,无毒,不溶于水,易溶于多种极性有机溶剂。PCL 具有良好的生物相容性、有机高聚物相容性及生物降解性,可用作细胞生长支持材料,与多种常规塑料互相兼容,自然环境下 6~12 个月即可完全降解。此外,PCL 还具有良好的形状记忆温控性质,被广泛应用于药物载体、增塑剂、可降解塑料、纳米纤维纺丝、塑形材料的生产与加工领域。然而,由于聚己内酯的疏水性高、降解速度慢,使其生物相容性较差。聚己内酯和壳聚糖的共混可以将两种材料的优点结合起来,同时克服各自的不足之处。但是,壳聚糖具有较高的亲水性,聚己内酯具有较高的疏水性,两者的共混因为找不到合适的溶剂而显得万分困难。

Sarasam 等成功地使用乙酸溶液方便地将壳聚糖和聚己内酯共混,并评价了复合材料的细胞相容性。此后,上述共混物被广泛研究。将壳聚糖和聚己内酯共混物制备成新型生物材料、氧氟沙星控制释放载体和用于调节前交叉韧带细胞形貌、增殖和基因表达。周长忍等将不同配比的壳聚糖/聚己内酯混合溶液通过旋转涂膜法成膜。分别通过原子力显微镜、滴形分析仪、石英晶体天平和 MTT 比色法,测量膜的表面形貌、亲疏水性、蛋白质吸附和细胞增殖活性。结果表明,膜的表面形貌、亲疏水性、蛋白质吸附和细胞增殖活性在很大程度上取决于壳聚糖和聚己内酯的质量配比。细胞在壳聚糖膜上具有较好的伸展形态,在聚己内酯膜上具有较高的增殖活性。

Yang 等通过静电纺丝制备了壳聚糖/PCL 复合材料用于血管支架。将所得壳聚糖/PCL 血管支架用乙醇干燥,然后进行了系列表征。通过不同培养时间的细胞黏附率评价血管支架的细胞相容。发现壳聚糖/PCL 复合支架在处理乙醇后更稳定,显示出多孔的微米/纳米结构表面,其与天然细胞外基质相似。当壳聚糖与 PCL 的质量比为 0.5 时,壳聚糖/PCL 血管支架的断裂伸长率为 31.64%,表明获得的血管支架具有良好的弹性变形。壳聚糖/PCL 血管支架有利于细胞生长和细胞黏附。

(三) 壳聚糖与其他合成高分子的复合材料

除了上述的合成高分子外,也有一些研究将壳聚糖与聚丙烯酰胺(PAM)、PVA、PVP 等合成高分子复合物,制备成各种新型的复合材料。例如 Bonina 等制备了壳聚糖/PAM 复合水凝胶。与纯 PAM 相比,壳聚糖提供了对水凝胶网络的 pH 敏感性。水凝胶的平衡溶胀度在 pH 4 时具有最高值,随着 pH 的增加或介质的离子强度以及交联度的增加而下降,而且具有完全可逆的膨胀周期。这类复合材料在控制药物释放领域具有潜在的应用。除了共混之外,壳聚糖也可以通过化学键接枝到 PAM 主链上,从而赋予 PAM 以药物负载能力和高的金属离子吸附性能。

PVA 是水溶性高分子聚合物,无毒无害,生物相容性好,可生物降解。将 PVA 与 CS 混合制备 PVA - CS 复合水凝胶,可明显改善凝胶的力学性能和溶胀性能等,可望用于稳定性差的生物活性物质的包覆和作为其载体。同时在细胞培养、细胞外基质和骨架及生物活性物质的释放等众多方面得到应用,是一类重要的生物医学材料。吴国杰等研究了 PVA 与 CS 质量比、溶剂乙酸溶液量、交联剂戊二醛浓度等对 PVA/CS 复合水凝胶溶胀性能的影响规律。祝二斌等采用溶液共混法制备了不同配比的 CS/PVA 共混膜,并通过变温 FT - IR、TG、DTA、DSC 及 XRD 等对共混膜的结构、氢键相互作用、热行为和结晶性等进行研究。结果表明,共混膜中 CS 与 PVA 间存在强烈的氢键相互作用。氢键的存在使 CS 的热稳定性提高,PVA 结晶性下降,促进 CS 与 PVA 相容。同样地,CS 和 PVP 可以通过溶液混合制备成复合水凝胶和复合膜。

三、壳聚糖与纳米材料的复合

纳米材料具有比表面积大、表面活性高等特点,常被用来和高分子复合,增加材料的力学性能、耐热性和带来新功能。按照纳米材料的颗粒形状,可以分为片状纳米材料、纤维状纳米材料和颗粒状纳米材料。将这些纳米材料加入壳聚糖中,能够制备具有高性能和带有特殊功能的生物纳米复合材料。这类复合材料在可降解塑料、生物医学材料、药物载体材料、环境保护材料等领域具有重要的潜在应用。

(一)壳聚糖/片状纳米复合材料

蒙脱土、累托石、石墨烯、二硫化钼等是典型的片状纳米材料。它们具有高阻隔性、高阻燃性、可插层以及高补强性能,因此可以通过与壳聚糖进行复合,制备成纳米复合膜、凝胶、多孔材料和纤维等。徐云龙等通过溶液混合的方法制备了壳聚糖/蒙脱土纳米复合材料。红外光谱和 X 射线衍射分析结果表明,壳聚糖分子已插入蒙脱土层间,形成了插层甚至部分剥离的结构。热重分析、扫描电镜和物理性能测试表明,蒙脱土的引入,大幅度地降低了壳聚糖的热分解速率,明显提高了壳聚糖的热稳定性和力学性能,有效抑制了壳聚糖的溶胀。Wang 等通过溶液混合处理技术成功地制备了不同比例的壳聚糖/层状硅酸盐纳米复合材料。同样地,壳聚糖链能够插入硅酸盐层中以形成插层纳米复合材料。纳米复合材料中层状硅酸盐的层间距离随着其量的增加而增大。当壳聚糖与有机累托石的重量比为 12:1 时,最大层间距为 8.24 nm。体外抑菌试验表明,原始累托石不能抑制细菌的生长,但是壳聚糖/层状硅酸盐纳米复合材料比纯壳聚糖具有较强的抑菌活性,特别是对革兰阳性细菌。随着纳米复合材料中的层状硅酸盐的层间距离的增加,纳米复合材料显示出对革兰阳性细菌更强的抑菌作用。纳米复合材料显示出对革兰阴性细菌较弱的抑菌作用。

Fan 等制备了壳聚糖/石墨烯复合薄膜,其中添加石墨烯的量是壳聚糖的 0.1 wt%～0.3 wt%,结果显示壳聚糖的弹性模量增加了约 200%,同时细胞黏附实验证明鼠纤维肉瘤细胞 L929 可以很好地黏附生长。虽然复合薄膜没有明显的细胞毒性,但是随着石墨烯含量的不同这种复合薄膜诱导细胞形态发生不同的变化。Depan 等通过将壳聚糖的氨基和氧化石墨烯(graphene oxide,GO)的羧基共价结合制备了壳聚糖- GO 水凝胶支架,这种支架能够明显提高鼠前成骨细胞 MC3T3 - E1 的黏附、增殖、分化和磷酸盐的矿化沉积。该课题组继续研究了通过溶液混合和冷冻干燥法制备的壳聚糖/石墨烯复合支架与蛋白吸附和成骨细胞反应之间的相互作用,揭示了结构和功能的关系。结果证明 GO 的纳米结构和蛋白吸附特性协同促进 MC3T3 - E1 的黏附、增殖和活性。

黄训等系统研究了壳聚糖和壳寡糖修饰氧化石墨烯以及与细胞的相互作用(图 8-11)。研究发现,通过接枝壳聚糖和壳寡糖提高了氧化石墨烯的细胞相容性,有利于骨细胞的增殖和成骨分化,其中壳寡糖接枝氧化石墨烯细胞相容性优于壳聚糖接枝氧化石墨烯。壳寡糖接枝氧化石墨烯膜更有利于细胞的黏附、铺展和增殖。壳寡糖接枝氧化石墨烯膜细胞面积大,黏附性好。壳聚糖修饰氧化石墨烯中,氧化石墨烯含量高于 10%时有利于细胞黏附。氧

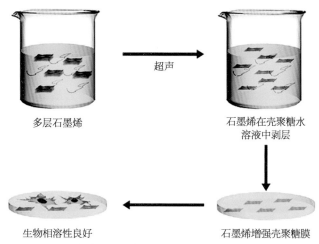

多层石墨烯　　　　　　　　　　　石墨烯在壳聚糖水
　　　　　　　　　　　　　　　　溶液中剥层

生物相容性良好　　　　　　　　　　石墨烯增强壳聚糖膜

图 8-11　壳聚糖/氧化石墨烯纳米复合膜的制备过程和细胞相容性

化石墨烯含量低于 10％以下时,细胞铺展状态与纯壳聚糖膜上细胞铺展状态类似。而壳寡糖修饰氧化石墨烯膜,氧化石墨烯含量仅为 1％时依然有利于细胞的黏附和铺展,细胞铺展大小与纯的氧化石墨烯以及培养板上细胞铺展大小相当。壳聚糖是大分子,壳聚糖修饰氧化石墨烯膜,氧化石墨烯含量较低时,壳聚糖将氧化石墨烯紧密包裹住,与细胞接触的只有壳聚糖,氧化石墨烯对细胞的黏附和铺展作用没有体现出来。而壳寡糖是小分子,壳寡糖修饰氧化石墨烯,不会把石墨烯包裹住,壳寡糖优异的生物相容性和氧化石墨烯的较好的黏附性能,均能体现出来。MTT 结果显示相同接枝率和共混比例的氧化石墨烯壳聚糖膜和氧化石墨烯壳寡糖膜,前 7 天共混膜有利于成骨细胞的增殖,第 7 天以后接枝膜成骨细胞的增殖速度优于共混膜,而且分子量是 5 000 的壳寡糖氧化石墨烯膜更有利于成骨细胞的增殖。研究还发现 5 000 的壳寡糖氧化石墨烯薄膜能抑制细菌的生长。分子量是 5 000 的壳寡糖氧化石墨烯薄膜上细胞 ALP 活性更高。壳寡糖接枝氧化石墨烯膜更有利于细胞的成骨分化。纯的 CS 膜对 BMP2 的吸附较差,壳寡糖接枝氧化石墨烯膜能够较大量的吸附 BMP2 并能够缓释 BMP2 有利于骨髓间充质干细胞向成骨细胞分化。

(二) 壳聚糖/纤维状纳米复合材料

纤维状纳米材料包括纳米棒、纳米管、纳米纤维等。这些一维纳米材料的特点是具有高的长径比、增强效果好、各向异性、分散性好。采用溶液法混合,可以实现较好的界面相互作用和均匀分散,进而制备成复合膜、水凝胶、多孔支架和纤维等。用于和壳聚糖复合的一维纳米材料包括碳纳米管、埃洛石纳米管、纤维素纳米晶须、甲壳素纳米晶等。

碳纳米管在力学、电学、光学等方面都具有优良的性能。将其与壳聚糖复合,不仅有望利用生物大分子的亲水性来改善碳纳米管的分散性,更有可能赋予碳纳米管某些生物学的性质,为碳纳米管在生物医学领域的应用提供了途径。壳聚糖/碳纳米管复合材料的制备方法有多种,主要有溶液共混法、电化学沉积法、静电纺丝法、静电自组装法、溶胶-凝胶法、表面沉积交联法及共价接枝法等。例如,Wang 等先将酸化的碳纳米管悬浮于蒸馏水中,然后与壳聚糖的乙酸溶液混合,在高转速下机械搅拌,继而超声除去泡沫,得到两者的混合溶液。然后将混合溶液蒸去水分,得到壳聚糖/碳纳米管复合膜。研究结果表明,在壳聚糖含量较高的情况下(比如 80 wt%),碳纳米管均匀地分散于壳聚糖中。并且还发现当外力迫使碳纳米管与壳聚糖分离的地方,大部分的碳纳米管被破坏,而不是简单地从壳聚糖相中脱出,这也表明碳纳米管和壳聚糖基体间有着强大的界面结合力。由于碳纳米管的增强,这种复合材料的拉伸强度比纯壳聚糖材料提高了 90% 以上,为增大壳聚糖的强度提供了一条新的途径。

　　埃洛石是一种天然的硅酸盐黏土矿物,具有独特的中空管状纳米结构,近年来吸引了研究者的广泛关注。刘明贤等系统研究了壳聚糖/埃洛石纳米管(HNT)复合材料及其生物医学应用。例如通过溶液共混法和冷冻干燥法制备了壳聚糖/HNT 纳米复合支架(制备过程见图 8-12)。通过光谱学和形态学分析,证实了壳聚糖和 HNT 之间的氢键作用和电荷吸引作用。两者之间的界面吸附作用使得壳聚糖吸附在 HNT 的表面上。复合支架相比于纯的壳聚糖支架,表现出增强的压缩强度,压缩模量和更良好的热稳定性。但是在加入 HNT 后,纳米复合支架的吸水性降低了,同时密度增加了。所有配比的支架均有一个较高的孔隙结构,并且 HNT 对于复合支架的孔隙结构和孔隙率几乎没有影响(图 8-13)。细胞毒性实验说明,材料对于 NIH3T3 细胞没有任何毒性。细胞形态的结果表明,细胞能够在所有材料上黏附和增殖。同时复合海绵具有良好的凝血能力和血小板活化能力。体内伤口愈合实验说明,加入 HNT 的壳聚糖复合海绵具有良好的伤口修复能力。抑菌实验表明,壳聚糖- HNT复合物对大肠埃希菌的生长有一定的抑制作用。壳聚糖/HNT 复合支架在组织工程支架、创面修复海绵和药物载体应用上具有应用的潜力。

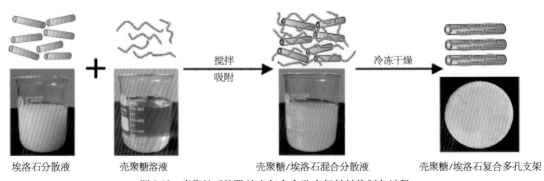

埃洛石分散液　　　壳聚糖溶液　　　　　壳聚糖/埃洛石混合分散液　　　壳聚糖/埃洛石复合多孔支架

图 8-12　壳聚糖/HNT 纳米复合多孔支架材料的制备过程

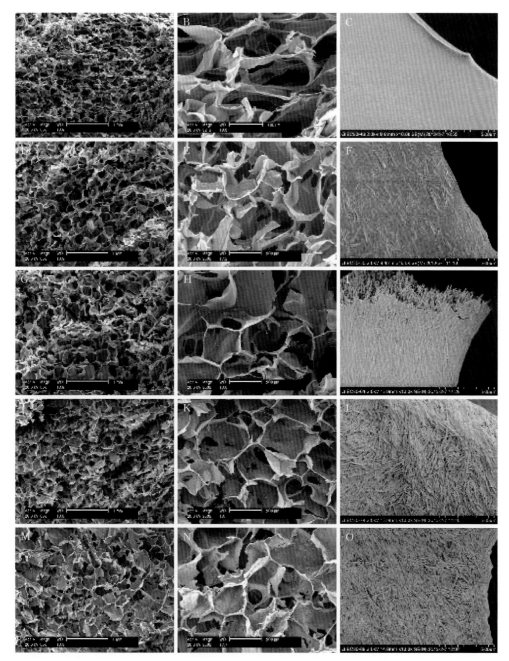

图 8-13　壳聚糖和壳聚糖/HNT 纳米复合支架不同放大倍数的 SEM 照片
A~C. 纯壳聚糖;D~F. 33% HNT;G~I. 50% HNT;J~L. 66% HNT;M~O. 80% HNT

　　刘明贤等研究了甲壳素纳米晶须(CNC)和壳聚糖复合多孔支架材料。CNC 可以通过酸解甲壳素制备,其长度和宽度分别为 300 nm 和 20 nm。之后将两者的水溶液进行混合再进行冷冻干燥,得到了壳聚糖/CNC 复合支架。与纯 CS 支架相比,在干态和湿态下复合材料都显示出显著提高的抗压强度和模量。在复合材料支架中孔尺寸范围在 $100\sim200~\mu m$ 和孔隙率超过 80%。CNC 的结晶结构保留在复合支架中。CNC 的加入导致支架密度的增加和水溶胀比的降低。此外，复合支架成功地用作 MC3T3－E1 成骨细胞的支架，显示出优异的生物相容性和低的细胞毒性。荧光显微照片结果显示，CNC 能显著促进成骨细胞在 CS 上的黏附和增殖。这类具有增强机械性能的生物相容性复合支架具有潜在的应用于骨组织工程中。

（三）壳聚糖/颗粒状纳米复合材料

羟基磷灰石是动物和人体骨骼的主要无机矿物成分。由于羟基磷灰石具有优良的生物相容性、生物活性、骨传导性及其与人体骨矿物组分的相似性，在许多骨替代物中脱颖而出，因而被广泛用于生物医用材料领域，如硬组织修复材料、药物载体等。人体中的大多数组织均可视为复合材料，纳米羟基磷灰石/壳聚糖复合体和人体骨组织介观环境很相似，可作为支架起替代作用，并具有成骨活性，已经基本达到理想的组织工程应用支架材料的要求。将羟基磷灰石加入壳聚糖中，制备成复合材料可获得良好的骨诱导性、匹配的降解速率，但仍存在羟基磷灰石与壳聚糖界面结合不太理想、粒子分散不均匀、脆性大、力学性能差等问题。然而，为了进一步改善羟基磷灰石/壳聚糖复合材料的性能，需要进行更深一步的探索与研究。杜予民等将纳米二氧化钛（TiO_2）引入壳聚糖膜，通过流延法制得了湿强和抗水性较好的壳聚糖/TiO_2 复合膜。该膜有望作为新型绿色抑菌包装材料，有效延长乳制品、果汁、肉类食品的保存期，消除传统包装带来的白色污染。

第五节 · 壳聚糖的 3D 打印技术与应用

3D 打印于 1986 年由查尔斯·W·赫尔首次提出，最初命名为立体光刻，即薄层材料在紫外线下固化并逐层，现在也称为增材制造（additive manufacturing，AM）或原位快速成形（rapid prototyping，RP），其直接从计算机辅助设计制作 3D 原型，通过材料的精准 3D 堆积，然后以逐层堆积的方式打印出复杂的 3D 打印物体。根据国际标准化组织/美国试验和材料学会（ASTM）52900：2015 标准的定义，3D 打印或增材制造可以定义为"将材料连接起来，从三维模型数据中制造零件的过程，通常是层层进行的，而不是减法制造和成形制造方法"。美国克莱姆森大学的 Thomas Boland 教授在 2000 年首次提出"3D 生物打印（Bio－3DP）"的概念。3D 生物打印是指能够将细胞、生长因子和支架结合在一起形成一个完整的整体结构，同时能够实现不同类型的细胞在支架内部的准确定位，通过细胞、生长因子以及支架之间的相互作用，实现组织功能化。该技术突破了传统组织工程技术生物功能设计的局限性，可精确控制细胞在支架材料中的定点分布,微观上构建具有适合细胞生存的微环境,为细胞提供了真正的三维均衡生长环境,使得复杂器官具有匹配构建和个性化再生的可能。

一、用于壳聚糖材料的 3D 打印技术

壳聚糖是一种天然高分子材料,其理化性能受温度的影响较大,因此目前成熟的高温 3D 打印技术如熔融沉积成形(FDM)、精密挤出制造(PEM)、多相喷射固化(MJS)、精密挤出沉积(PED)和 3D 纤维沉积等都不适用。

适合壳聚糖水溶液或水凝胶的 3D 打印技术,需要在常温或者低温下进行,尤其是复合有细胞或生长因子等活性物质的打印,条件更加苛刻,既要求壳聚糖材料具有一定的流动性保证能够快速精确打印,又要具有合适的固化方法使其能够塑形,同时在此过程中还要保证细胞等的生物活性。

因此,适宜的 3D 打印技术根据打印原理可分为激光辅助 3D 打印、3D 挤出打印和 3D 喷墨打印系统。

(一) 激光辅助 3D 打印系统

1. 立体光刻成形技术

立体光刻成形技术(stereolithography technology,SLA)是基于液体光固化材料的逐层固化的最广泛使用的 3D 打印系统之一。计算机控制的 UV 激光在槽中的液态高分子表面上扫描,使相邻的光固化聚合物链之间形成共价键,形成设计的 2D 图案的固化单层。然后工作平台下降,重复此过程直到 3D 对象完成。通过控制紫外激光功率、扫描速度、曝光时间、光斑尺寸和波长,可以实现 3D 打印物体的高精度和一致性。

2. 数字光树脂成形

数字光树脂成形(DLP)是从 SLA 的掩模投影系统发展而来的。这种 3D 打印系统中,数字镜面设备或液晶显示器起着动态图案生成器掩膜的作用,其由几百万个阵列镜像或 LCD 像素单元组成以产生单独的开关光束信号。DLP 光源可以制造高分辨率的 $25\sim150\ \mu m$ 的三维结构,可以通过附加的多透镜组件进一步增强其聚焦光束源。光源放置在系统的底部,可光固化的液态高分子材料通过光束通过槽下面的透明接触窗暴露。

3. 双光子聚合

双光子聚合(TPP)是一种全新的立体平版打印方法,用于制造纳米结构而不需要逐层处

理。TPP 系统的光源是飞秒红外激光脉冲,聚焦在可光固化液体材料的体积中,启动光解聚合过程而不用任何掩模。与紫外光相反,红外光的非线性行为和聚合阈值强度的存在允许在光敏液体内直接制造复杂的 3D 结构,结构分辨率高达 200 nm。因此,通过 TPP 得到的 3D 打印物质获得更好的质量。

4. 固体组分固化

在固体组分固化(SGC)系统中,3D 物体的每层图案的制造是通过具有图案的高功率 UV 灯完成。该技术的制造原理类似于之前的 SL 打印机,但其具有独特的工艺和支撑材料设计特征。每种光固化材料通过喷涂方法涂覆在制造结构的顶部。在液体材料上照射紫外光后,通过真空除去未固化的材料并填充蜡作为下一层的载体。打印后,将蜡从 3D 结构中熔化去除。

(二) 3D 挤出打印系统

基于喷嘴的挤出打印可以分为三维印刷成形(3DP)、压力辅助微量注射器(PAM)、直接墨水书写(DIW)及低温沉积成形(LDM)等。

1. 三维印刷成形

在 2000 年,Freiburg 材料研究小组首先开发了三维绘图方法来生产用于软组织工程的支架。首先将高分子溶液装入注射器中,并通过用作挤出喷嘴的微针注入密度与高分子类似的液体溶液中。来自加压注射器的高分子可作为单个微连续或单个微点。材料喷头通常在 X、Y、Z 方向上移动。工作步进电机(容积驱动注射喷嘴)或过滤空气压力(气动喷嘴)会产生液体流动。这项技术的关键点是高分子材料能够制备成液体溶液。

2. 直接墨水书写

水凝胶、纳米粒子填充墨水、胶体悬浮液和凝胶以及有机墨水之类的各种墨水可以直接用于二维和三维图案打印,喷嘴尺寸范围为 100 nm~1 000 μm。墨水喷嘴打印到移动的 XY 平台上。孔的压力和打印速度分别取决于喷嘴直径和墨水材料的流变学。DIW 技术中使用的墨水要考虑: ①材料必须具有自支撑能力。②墨水中需要加入高浓度的纳米颗粒或胶体以减少干燥中的体积收缩。

3. 压力辅助微注射器

PAM 技术类似于无加热系统的 FDM,由 Vozzi 于 2002 年首次提出。在初始阶段,使用在垂直平面内移动的气动驱动的玻璃毛细管微量注射器将材料沉积在基底上。Vozzi 和他的研究小组修改了用于水凝胶微制造的 PAM 系统。压缩空气和气动驱动微量注射器分别被步进电机和活塞辅助微量注射器所取代。此外,加入了一个带有铝护套的温度控制注射器模块来控制沉积材料的温度。

4. 低温沉积和制造

熊等人设计的 LDM 系统可以克服加热过程。在这种技术中,温度降低以固化材料。诸如水凝胶之类的材料嵌入连接到螺杆泵喷嘴的进料器中,并且可以从喷嘴注入,该喷嘴可以沿着 XY 轴移动到温度低于 0 ℃的建筑物台上。需要打印的支架进行冷冻干燥过程以除去溶剂。改进的 LDM 技术被称为多喷嘴低温沉积和制造(M - LDM),它是通过结合多种不同类型的喷嘴而开发的。它们通过将额外的喷嘴结合到 LDM 工艺中来用于制造具有梯度结构和材料的支架。

5. 自动注浆成形

自动注浆成形也是一种基于喷嘴的工艺,最初适用于使用高负载陶瓷浆料生产陶瓷支架。该系统由固定式分配头和可在 X、Y、Z 轴上移动的移动平台组成。从注射器逐层注入的浆料必须维持其重量和下一层的重量以维持打印特征。因此,低黏度浆液或水凝胶本身不适用于机器雕刻技术。

迄今为止,由 3D 挤出打印技术制造的支架显示出低分辨率和差的机械性能。与基于激光的 3D 打印和基于液滴的 3D 打印技术相比,基于喷嘴的 3D 打印的分辨率相对较低。

(三)3D 喷墨打印系统

基于喷墨打印机的 3D 打印起源于 2D 喷墨打印机。喷墨打印机是一种非接触式技术,可将墨滴打印到材料平台上。它由一个打印头组成,该打印头可沿 XY 平面内和 Z 轴移动。

1. 基于喷墨的粉末 3D 打印机(I3DP - P)

该系统可以使用陶瓷、金属、聚合物以及水凝胶。首先将粉末散布到带滚筒的平台上,通过打印头将黏合剂按照预设图案喷到粉末上使其粘结在一起,然后降低平台,再加入新的粉末,重复此过程直至完成。含黏合剂的未反应粉末可以支撑黏合结构,因此不需要支撑材料。

2. 基于喷墨的液体 3D 打印机(I3DP - L)

有两种类型的 I3DP - L。第一种类型的工作原理类似于 I3DP - P 系统,但是粉末床被液体材料取代。第二种类型是通常使用光敏树脂的直接喷墨写入系统。在前一种体系中,可以将未交联的壳聚糖水凝胶前驱液填充在沿 Z 轴移动的床台上,并从打印头上打印液体交联剂。

二、3D 打印材料选择

基于以上 3D 打印,利用壳聚糖材料、生物化学物质或活细胞的层精确定位,通过空间控制功能部件,构建具有生物学和力学特性的三维功能活体结构,以用于组织和器官功能的临床重建。

3D 生物打印过程中主要步骤是 3D 成像设计、材料和细胞的选择,以及组织结构的打印。因此根据表面分辨率、细胞活力和生物材料等重要因素选择合适的 3D 生物打印方式。3D 喷墨打印要求壳聚糖溶液的黏度不能太高,而 3D 微挤出成形,则要求材料具有特定交联机制或剪切变稀的性质。另外加工参数(如喷嘴大小),则决定在细胞所受的剪切应力以及材料沉积形成三维结构所需的时间。例如,喷墨打印需要具有快速交联时间的材料,以便于分层制备复杂的三维结构。然而,微挤压可以要求高黏性材料沉积后能够保持的三维形状,并且最终成形后可以交联。热敏喷墨打印和激光辅助打印都涉及对沉积细胞的局部加热。具有低导热性或能够保护细胞的材料可以打印后增加细胞活力和功能。虽然打印后细胞的活力可根据打印机规格、材料特性、分辨率和细胞类型而显著变化,但据报道喷墨生物打印通常会细胞活力超过 85%,微挤压打印研究报告活力范围为 $40\%\sim80\%$,激光辅助打印报告活力超过 90%。三种打印类型的比较见表 8-3。

表 8-3　生物打印类型比较

项目	喷墨	微挤出	激光辅助打印
材料黏度(mPa/s)	$3.5\sim12$	30 至 $>6\times10^{7}$	$1\sim300$
成胶方法	化学、光交联	化学、光交联、剪切变稀、温度	化学、光交联
制备时间	短	短-中	中-长
打印速度	快($1\sim10\,000$ 滴/秒)	慢($10\sim50\,\mu m/s$)	中-快($200\sim1\,600$ mm/s)
分辨率	<1 pl 至 >300 pl 滴,$50\,\mu m$ 宽	$\geqslant5\,\mu m$ 宽	微米级分辨率
细胞活性	>85	$40\sim80$	>95
细胞密度	低,$<10^{6}$ 细胞/mL	高,细胞球	中,10^{8} 细胞/mL
打印机成本	低	中	高

三、壳聚糖基 3D 打印材料

壳聚糖 3D 生物打印的一般过程为,将壳聚糖或者壳聚糖复合溶液过滤、离心、消泡后,经 3D 打印机挤出，接收平台或为异丙醇沉淀槽，或为冷冻工作台，或含有阴离子物质（胶原、明胶、透明质酸等）、交联剂等固化槽，或者具有紫外光辐照工作台等。

单纯壳聚糖材料的力学性能比较差，细胞和壳聚糖水凝胶组装形成的三维结构没有抗压力或抗缝合能力，因此需要将壳聚糖与生物陶瓷、合成聚合物等结合起来，为细胞形成功能组织或器官提供稳定的结构和环境。到目前为止，利用 3D 生物打印技术制备了壳聚糖、壳聚糖/羟基磷灰石、壳聚糖/PLLA，壳聚糖/胶原、壳聚糖/明胶和壳聚糖/海藻酸钠等复合材料。为获得所需的生物响应，如在材料中加入生长因子、蛋白质、多肽、抗生素、抑菌剂及抗肿瘤药物等，也取得了较好的效果。采用明胶和壳聚糖复合体系与肝脏细胞混合悬浮后，经三维打印成形构建了具有肝脏组织结构的活性支架体系，最后通过戊二醛交联固定成形。然而，明胶与壳聚糖组成的凝胶作为支架的骨架材料，力学强度较低，容易塌陷。尽管凝胶体系形状固定率经戊二醛交联后有显著提高，且支架形态孔隙保持完好，但戊二醛的使用又会降低支架的生物相容性。人髌骨脂肪垫脂肪干细胞（IPFP - ASC）种植在三维打印壳聚糖支架上，在转化生长因子 β3 和 Bmp6 调控下形成软骨。到第 4 周，一种珠光状的软骨状基质已经形成，并渗透到壳聚糖支架的顶层。

直接书写型 3D 打印技术中使用的壳聚糖水凝胶应该在打印过程中具有自我支撑的力学强度和黏弹性，因此也经常掺杂纳米颗粒、纤维或胶体等填充剂以提高力学强度，并减少固化过程中的收缩。但另一方面，这些添加剂又可能会引起针头或者喷头阻塞，影响打印效率。若在墨水中加入液体前驱体，打印后能够原位生成或沉积高浓度的纳米颗粒或者纳米纤维，将从根本上解决这个问题，并且同时也将减少这些纳米材料的聚集。

壳聚糖基复合材料也可以通过间接 3D 打印技术制备，即首先通过上述提到的常规的、高温 3D 打印方式，打印出生物陶瓷、聚酯或石蜡等多孔结构后，将壳聚糖基溶液注入后冻干制备复合材料。或者将这些多孔结构作为模具，将壳聚糖溶液浇铸固化后，最后通过合适的良溶剂将模具除去。但是这种方法就很难将细胞直接打印到材料里面。

四、问题与思考

基于生物仿生的 3D 生物打印技术，是模拟或者复制组织或器官的细胞和细胞外成分来实现。例如，模仿血管树的分支模式，或制造生理上精确的生物材料类型和梯度。要使这一方法成功，就必须在微尺度上复制生物组织。因此，就需要了解微环境，包括细胞的功能和分布、可溶性或不溶因子的浓度及浓度梯度、ECM 的组成以及微环境中生物力学等。

另外，壳聚糖材料明显的缺点是，它们的力学性能与合成聚合物相比非常差。当细胞和天然水凝胶组装在一起时，三维结构没有抗压力或抗缝合能力。因此，成功的器官制造技术需要将壳聚糖与合成聚合物结合起来，为细胞形成功能组织或器官提供稳定的结构和环境。

此外,如何使细胞在打印后具有高存活率,并将其应用于组织或器官的修复和功能重建,仍面临着很多挑战。

总之,生物打印功能化壳聚糖基支架材料,需要制造技术、材料科学、生物学和医学等多个领域学科交叉结合。整个打印系统工艺还需要进行生物安全性的评估和相应法规标准考核。通过生物打印实现组织或器官的修复和功能重建,是一项极具科学挑战的工作,需要广大科研工作者的不懈努力。

第六节 · 壳寡糖的生物活性及应用

壳寡糖(chitooligosaccharides/chitosan oligosaccharides,COS),也称为壳聚糖低聚糖,是经酶促反应、物理或化学降解而得的低聚物,一般是具有 3 900 以下的平均分子量或聚合度(degree of polymerization,DP)低于 20 的壳聚糖。COS 无毒、分子量低、水溶性较好、生物活性高、易被人体吸收利用,具有抑菌、抗真菌、调节免疫、抗炎、降血脂、抗肿瘤、抗肥胖、抗糖尿病等多种生物活性,在生物医学、药物、保健和功能食品方面具有重要的研究意义和应用价值。

一、抑菌性

COS 具有明显的抑菌性,研究显示其对几种临床上重要的革兰阴性菌(大肠埃希菌、副溶血弧菌、鼠伤寒沙门菌、铜绿假单胞菌)和革兰阳性菌(M. Luteus,S. aratus,S. 表皮,金黄色葡萄球菌,B. subtilis,B. cereus,L. 植物乳杆菌,B. 双歧杆菌)细菌具有明显的影响。能够抑制包括梭菌和拟杆菌种 7 种特定非致病性厌氧菌结肠细菌的正常生长速率,MIC 为 5～45 mg/mL。

COS 的抑菌活性跟分子量、脱乙酰度、细菌类型、pH 和浓度密切相关,但抑菌机制至今不是很明确。一般认为通过改变细菌膜透性、细胞质膜屏障功能或营养运输等可以达到抑菌功能。因此,COS 的抑菌性可能是由于其较强的正电性与细菌膜的负电相互作用导致膜渗漏和膜完整性破坏,而使内部物质流出,起到杀菌作用。进一步研究表明静电作用使细胞膜上的钾离外流,刺激细胞外酸化,导致细胞间跨膜电位差异增大,Ca^{2+} 摄取增加,从而限制了微生物细胞的生存功能,导致其死亡。也有研究表明寡糖可引起体内乳酸菌和双歧杆菌数目增加、金黄色葡萄球菌数目降低而间接起到抑菌作用。用 6.0 g/L COS 修饰聚氨酯薄膜后,其表面更粗糙,可显著抑制大肠埃希菌和金黄色葡萄球菌的附着和增殖,并经细胞培养发现,COS 功能化的聚氨酯薄膜更利于 NIH-3T3 细胞的贴壁和增殖。对实验猪服用 COS(200 mg/kg、400 mg/kg、600 mg/kg,实验组)和硫酸抗敌素(对照组)14 天结果显示,实验组盲肠内的双歧杆菌和乳酸菌数量增加而金黄色葡萄球菌数量下降,证明两种机制同时存在。同样发现喂食实验猪 0.5 g/kg COS 后,在回肠和结肠中的双歧杆菌、短双歧杆菌、肠杆菌和乳酸菌数量增加,结肠内普拉索杆菌、史密斯甲烷杆菌、罗斯菌数量增加;回肠和结肠中的假单胞菌和链球菌,回肠中的脆弱拟杆菌、梭状芽孢杆菌,以及结肠内大肠埃希菌数量下降。

此外,大量的研究表明 COS 也显示具有广谱抗真菌的特性,虽然由于 COS 纯度、数量、性质和方法的不同而得到不同的结果,对酿酒酵母、黑曲霉、红色毛癣菌和念珠菌属均具有抑制作用。灰霉病是许多植物的易发病,较难防治,主要由灰葡萄孢子侵染所致,用 COS 和低剂量的杀真菌剂经过体内和体外实验发现,两者协同后可显著抑制真菌活性,可控制由真菌引起的植物病害,减少杀菌剂的量,保护环境并节约资源。以假单胞菌为实验对象,发现 COS 的抑菌活性与其去乙酰化程度呈正相关,与其聚合度呈负相关,并且 COS 对细菌的抑菌活性极显著高于真菌。

二、免疫调节活性

HIV-AIDS、癌症和糖尿病等感染急速增加,亟需开发免疫疗法和疫苗。研究表明 DP 为 3-8 的 COS 是一种有效的免疫刺激剂,可通过 RAW264.7 巨噬细胞增强对中性红吞噬作用的增殖和吞噬作用。此外,巨噬细胞产生 NO 和 TNF-α 的量也增加。脾脏指数和血清免疫球蛋白 G(IgG)含量的即时分析显示,FITC-COS 被巨噬细胞吞噬,抗鼠 TLR 4 被抗体完全阻断。RT-PCR 分析显示,COS 治疗巨噬细胞后,TLR 4 和 iNOSmRNA 水平显著升高。经抗鼠 TLR 4 抗体预处理后,COS 对 TLR 4 和 iNOSmRNA 的诱导作用减弱,抗鼠 TLR 4 抗体明显降低 COS 诱导的巨噬细胞 NO 分泌。

COS 的链长与抗原(寡核苷酸)相似,通过 Rec 致突变性、Ames 和 UMu 基因表达试验验证了 COS 作为抗原的抗突变性能。1 mg COS 使致突变活性被抑制近 50%。3 种低 COS 剂量(0.01 mg、0.1 mg、1 mg)均可抑制 4-硝基喹啉-N-氧化物(NQO)诱导的枯草芽孢杆菌致突变性,随着浓度升高,作用越明显,而分子量对其抗诱变作用影响不大。

COS 的免疫刺激机制涉及启动由 TLR 4 介导的巨噬细胞刺激。在人类细胞中,TLR 4 是从 Toll 样受体家族中的 TLR 4 基因转录而来,以跨膜蛋白的形式存在,作为模式识别受体(PRR)起着关键的作用。它以识别 LPS 而闻名,其配体包括蛋白质和多糖,这表明 COS 可能是一种合适的配体。同时,它的激活导致细胞内信号通路、NF-κB 和炎症细胞因子的产生,而炎性细胞因子又负责激活天然免疫系统。研究表明,COS 通过 RAW 264.7 巨噬细胞促进细胞增殖和中性红吞噬,从而显著增加 NO 和 TNF-α 的生成。

COS 可以通过促进脾脏和胸腺的生长、诱导多种免疫细胞产生细胞因子等途径来增强机体的免疫应答。研究发现连续喂食 8 周含 0.2% COS 的混合饲料后,黑鲈幼鱼体内溶菌酶和超氧化物歧化酶的活性均有增强,白细胞总数和 NO 含量也有所上升,并且当用嗜水气单胞菌攻击黑鲈鱼时,COS 喂养组的病死率显著低于对照,提示 COS 增强了黑鲈鱼的免疫应答和抗病性。0.6 g/kg COS 灌胃 6 周后,小鼠的胸腺指数、血清 IgA 和 IgM 的含量分别提高了 32.87%、12.14% 和 20.69%;另一实验组小鼠在 0.8 g/kg COS 灌胃 6 周后,其血清中过氧化物酶活性提高了 45.08%,提示 COS 具有促进小鼠免疫器官的发育和调节血清免疫的功能。腹腔注射 10 天 0.3 g/kg 剂量的 COS 后,S180 荷瘤鼠的肉瘤质量减少了 42.03%,COS 通过促进荷瘤小鼠 T 细胞增殖和增强 NK 细胞的活性,调节机体的免疫功能。另外,Qian 等实验发现,沙眼衣原体感染生殖道的小鼠经连续皮下注射 1 周 0.3 g/kg COS 后,其血清 IgG 抗体含量、IL-11 水平以及脾脏免疫水平和胸腺指数均升高,提示了 COS 的免疫增强作用。

三、抗炎活性

炎症涉及细胞/组织对有害刺激(如病原体、受损细胞或变应原)的复杂生理和生物学反应,从而引发免疫细胞和分子介质的保护性反应。炎症导致促炎细胞因子的产生,诱导免疫细胞的聚集和自由基产生的激活。炎症是机体对于外界刺激产生的生理性自动防御反应,但过度的炎症会导致多种疾病的发生。研究表明,COS 有一定的抗炎作用。

革兰阴性菌细胞壁由 LPS 组成,LPS 在感染性休克、血管炎症/动脉粥样硬化、神经退行性疾病、代谢综合征和炎症性肠病等炎症发病机制中起着至关重要的作用。LPS 与 Toll 样受体 4(TLR 4)的结合通过抑制 Kappa B(IκB)的降解或抑制 MAPK 相关通路而诱导炎症反应。MAPK 由 p38 MAPK、细胞外信号调节激酶(ERK 1/2)和 C-Jun N 端激酶(JNK 1/2)三种基本的下游介质组成。NF-κB 向核内的转运是由 IκB 的降解引起的,这也会引起炎症反应,进而诱导促炎基因的转录。MAPK 的基本介导物刺激激活蛋白 1(AP-1)的核易位,进而促进促炎基因的转录。COS 能抑制 LPS 所引起的炎症过程,其体外剂量范围为 20 μ/mL~1 mg/mL,体外剂量为 10~100 mg/kg。Qiao 等发现,向 LPS 诱导的败血病小鼠连续腹腔注射 3 周 100 mg/kg 的 COS 后,血清中肿瘤坏死因子-TNF-α 和 IL-1β 等促炎细胞因子的分泌量显著降低,并且可减弱 LPS 对 c-Jun 氨基末端蛋白激酶(c-Jun N-terminal kinase,JNK)和 p38 丝裂原活化蛋白激酶(p38 mitogen-activated proteinkinase, p38 MAPK)的磷酸化,其通过抗炎作用缓解小鼠的败血病,提高存活率。

COS 对哮喘小鼠模型中诱导的肺炎也具有保护作用,最大剂量为 16 mg/(kg·d),显示 IL-4、IL-5、IL-13、TNF-在肺组织和支气管肺泡灌洗液(BALF)中的 mRNA 表达和蛋白水平显著降低。COS 对一氧化氮产生的抑制作用确定为 $50\sim200$ $\mu g/mL$ 的 COS 浓度。此外,LPS 诱导的 p38MAPK 和细胞外信号调节蛋白激酶磷酸化也明显降低。含有 GLC 的低分子量 COS($<1\,000$)能够抑制 RBL-2H3 细胞中的抗原刺激的脱粒和细胞因子产生,口服低 MWCOS 可有效缓解过敏性炎症,因此 COS 可用于治疗肥大细胞介导的过敏性哮喘和气道炎性哮喘。

Li 等研究发现,口服 15 天不同浓度(40 mg/kg、80 mg/kg、160 mg/kg)的葡糖胺(80.00%)和 COS(9.80%)的混合物后,骨关节炎症前期小鼠血清中 TNF-α、IL-1β 和 IL-6 等炎症细胞因子的表达显著降低,而抗炎细胞因子 IL-2 的分泌呈浓度依赖性升高,并且炎症伴随的 C 反应蛋白水平显著低于对照组,提示葡糖胺和 COS 共同干预能够缓解骨关节炎小鼠膝关节的肿胀,具有很强的抗炎作用。

此外,对急性前葡萄膜炎大鼠腹腔注射 14 天低剂量(5 mg/kg)或高剂量(10 mg/kg)的 COS 后,均能有效降低炎症因子(TNF-α、iNOS、单核细胞趋化蛋白 1 等)的分泌和睫状体发炎的临床评分,并具有剂量依赖性,其可能的作用机制是 COS 抑制了睫状体中 IκB 的降解和降低了 p65 含量,并抑制 NF-κB/DNA 的结合。另外,Pangestuti 等研究也证实 COS 可以抑制 JNK 和 p38 MAPK 的磷酸化以及炎症因子的分泌和表达,并且分子量越低的 COS 抑制效果越好,表现出较好的炎症缓解作用。

四、抗肿瘤活性

体外实验表明 COS 可导致腹水、膀胱癌、肺癌、肝癌、白血病、宫颈癌和大肠癌等几种临床重要癌细胞类型死亡。

Han 等研究发现,在 X 射线下用 1.0 mg/mL COS 处理人结肠癌细胞株 SW480 细胞 24 小时后,细胞活力显著降低,并可诱导大量癌细胞停滞在 G2/M 期甚至凋亡,从而抑制癌细胞扩散。李建敏等发现连续灌胃 300 mg/kg COS 9 周后,结直肠癌小鼠粪便内益生菌的种类和数量增加而致病菌的丰度降低,且显著降低了小鼠的疾病活动指数和成瘤率,提示 COS 对结肠癌有一定的预防和治疗作用。João 等同样发现,在 20 周内,每 3 天摄入 500 mg/kg COS 可预防大鼠膀胱癌的发生,并对已患膀胱癌的大鼠具有较好的治疗效果。

COS 对肿瘤细胞在生长、侵袭和转移等不同阶段都具有一定的干扰和抑制作用,且脱乙酰程度较高且分子量较低时,其抗癌活性较强。COS 对肿瘤生长的抑制作用可能与其通过促进 T 细胞增殖而诱导淋巴细胞因子的能力有关,但还需进一步验证。COS 抑制纤维肉瘤细胞 MMP-9 表达揭示其对肿瘤侵袭转移的重要影响。已证实 COS 在黑色素瘤细胞中以非竞争性的方式结合并中和 MMP-2,从而阻止这些细胞的侵袭,并下调 CD 147 的表达。在肿瘤发生和增殖的不同阶段,COS 通过抑制 NF-κB 活性和 COX-2 的表达,进一步增强

AMPK 活性和抗氧化酶表达,发挥抗肿瘤作用。COS 还通过改变 β-catenin、mTOR、丙酮酸激酶和鸟氨酸脱羧酶、激活肿瘤细胞 caspase-3 以及刺激自然杀伤细胞释放的 IFN-γ 和 IL-12 等重要途径来抑制肿瘤的发展。

COS 还通过抑制 VEGF 和尿激酶型纤溶酶原激活物(uPA)在血管内皮细胞中的表达而扩展其抑制肿瘤血管生成的能力。COS AMPK 激活导致抑制 NF-κB 介导的炎症反应并减少结肠组织中的细胞周期蛋白 D1 表达、磷酸化核糖体蛋白 S6 和 MMP-9。COS 也影响钙敏感受体-磷脂酶 C(CasR-PLC)的激活,PLC-IP3 受体导致来自内质网(ER)的通道介导的钙释放。除此之外,COS 在 T-84 细胞中以 AMPK 依赖性方式刺激紧密连接。这些数据共同揭示了 COS 在活化 AMPK 中的新机制,通过 NF-κB 介导的炎症反应和 CasR-PLC-IP3 受体通道介导 ER 钙释放。

五、促组织再生活性

组织损伤后,宿主会产生包括止血、炎症、增殖等一系列响应,COS 在组织损伤和伤口愈合过程中具有明显治疗和促组织再生作用。微粒、海绵或纤维状 COS 处理的伤口能够促进多形核细胞和巨噬细胞向损伤组织的浸润,从而增加成纤维细胞的增殖和Ⅲ型胶原的生成。

在大鼠模型中,负载 COS 的 PVA 海绵有效加速了伤口愈合。最近,采用银纳米颗粒电纺了负载 COS 的 PVA,也验证其改善伤口感染中的抗微生物活性。坐骨神经损伤大鼠模型证实 COS 具有诱导周神经末梢的再生效应,其中植入的 COS 促进了雪旺细胞的增殖。复合 COS 的埃洛石纳米管(HNT)在慢性创面愈合中具有促进成纤维细胞运动、增殖和迁移的作用。与 300 μg/mL 人真皮成纤维细胞复合显示出良好的生物相容性、皮肤再上皮化和重组作用,因此可以作为治疗慢性皮肤损伤和烧伤等应用。

COS 及其衍生物有两种明显的创面愈合和组织再生机制。COS 激活转化生长因子 TGF-β-1-Smad 2/3 通路,刺激炎症细胞浸润、角质形成细胞迁移以及Ⅰ型和Ⅲ型胶原的合成。另外,COS 对雪旺细胞再生作用的分子机制包括 miR-27A 的上调,而 miR-27A 则下调 FOXO 1。FOXO 1 是细胞周期 A/B 的负调节因子,能促进细胞周期、细胞生长和增殖。基于此 COS 加速组织再生和生长。

六、抗氧化活性和自由基清除作用

从糖尿病、高血压、癌症和哮喘等危及生命的疾病会产生活性氧(reactive oxygen species,ROS),COS 具有很强的抗氧化能力和自由基清除能力,具有潜在的生物医学应用潜力。研究表明分子量为 5 100(COS 5)的 COS 具有最高的抗氧化活性,和清除 DPPH 自由基最低有效浓度。COS 5 也表现出最强的还原能力和金属螯合作用。COS(3 000～5 000)与 L-抗坏血酸结合,对 DPPH、羟基、超氧物和烷基具有较高的抗氧化能力和清除自由基的能力。此外,四元化羧甲基 COS(QCMCO)具有很强的抗氧化活性。

抗氧化和自由基清除作用与抗炎和免疫刺激作用相似。在细胞水平上,COS 能够抑制人髓系细胞(HL-60)髓过氧化物酶的活性,减少小鼠巨噬细胞 DNA 和膜蛋白的自由基氧化(Raw 264.7)。COS 进一步刺激了细胞内 GSH 水平的升高,这表明 COS 通过间接和直接的途径发挥清除自由基的作用,从而保护细胞膜和细胞成分。COS 能够明显激活 AMPK,可抑制或激活多种通路和酶级联反应如 ER 中的钙敏感受体-磷脂酶 C、NF-κB 转录活性、诱导的 β-联蛋白抑制和半胱天冬酶-3 等。这些均是能够响应 ROS 的应激刺激。

七、COS 抗肥胖和降胆固醇作用

COS 在减重、降低血清甘油三酯和胆固醇水平以及限制肝和脂肪组织的脂质积累等方面效果明显。与壳聚糖相比,COS 具有较高的水溶性、较低的黏度以及可通过肠上皮吸收,因此可以作为抗肥胖和低胆固醇的药物。

COS 和氨基葡萄糖(GLC)在高脂饮食(HFD)诱导的肥胖大鼠模型中显示出抗肥胖作用。口服不同分子量的 COS 和氨基葡萄糖后,与正常饮食、高脂血症(HFD)和奥利司他的效果比较,平均分子量为≤1 000 的 COS 体重下降最多。当分子量大于 3 000 时,血清总胆固醇(TC)和低密度脂蛋白(LDL)水平明显低于 HFD。此外,GLC、COS≤1 000 和 COS≤3 000 可明显降低白脂肪组织中 PPAR-α 和 LXRα 的表达水平,表明通过抑制诱导性肥胖模型中脂肪细胞的分化,可增强血脂异常,从而减轻体重。COS 对诱导型肥胖小鼠体重增加、脂肪细胞大小、脂肪因子水平、脂质谱和脂肪组织基因表达谱的影响也表明,COS 能显著降低 HFD 小鼠体重的增加。与 HFD 受试者相比,添加 3％COS 试验组体重下降量增加了 15％,而血清和肝脂质分布没有明显改善。

COS 抗肥胖和低胆固醇作用是通过抑制载脂蛋白 B(ApoB)水平、PPARγ、胆酸分泌、胰脂肪酶的产生和降低血清 Ghrelin 实现。同时有研究发现 COS 能抑制胰腺脂肪酶活性,并与胆酸结合,引起肠道脂肪吸收减少和粪便脂肪排泄增加。COS 还抑制脂肪细胞分化、甘油三酯积累和脂肪细胞系的表达,如脂肪原标志物在 3T3L1 细胞、脂肪细胞中的表达。另外,COS 能抑制 3T3L1 脂肪细胞内瘦素基因启动子的去甲基化,从而抑制脂肪细胞分化。

八、其他活性

除上述生物学活性,COS 还具有更广泛的生理功能,如 COS 可治疗糖尿病、降血压、增进钙吸收、治疗阿兹海默症、抗 HIV 等。

但由于缺乏足够的安全数据,COS 及其衍生物用于药物/DNA 传递尚未得到 FDA 批准。为了使 COS 获得临床认可,需要对更高级的动物模型进行更多的研究。另一方面,尽管 COS 用途广泛,但其稳定性、安全性和杂质含量并不令人满意。由于 COS 的多种成分,需要对 COS 进行热处理和化学分析,以确定其安全性和杂质特征。

(周长忍 李立华 刘 雅 杨庆诚 程冬冬)

参 考 文 献

[1] De Oliveira H C L, Fonseca J L C, Pereira M R. Chitosan-poly (acrylic acid) polyelectrolyte complex membranes: preparation, characterization and permeability studies [J]. Journal of Biomaterials Science, Polymer Edition, 2008,19(2): 143 - 160.

[2] Murray S S E, Thompson B, Chung J, et al. Processable conducting graphene/chitosan hydrogels for tissue engineering [J]. Journal of Materials Chemistry B, **2015**,3,481 - 490.

[3] Ding F, Wu S, Wang S, et al. A dynamic and self-crosslinked polysaccharide hydrogel with autonomous self-healing ability [J]. Soft Matter, 2015,11(20): 3971 - 3976.

[4] Fan M, Ma Y, Mao J, et al. Cytocompatible in situ forming chitosan/hyaluronan hydrogels via a metal-free click chemistry for soft tissue engineering [J]. Acta Biomaterialia, 2015,20: 60 - 68.

[5] Muzzarelli R A, Mehtedi M E, Bottegoni C, et al. Genipin-crosslinked chitosan gels and scaffolds for tissue engineering and regeneration of cartilage and bone [J]. Marine drugs, **2015**,13,7314 - 7338.

[6] Zhang Y, Wang Q S, Yan K, et al. Preparation, characterization, and evaluation of genipin crosslinked chitosan/gelatin three-dimensional scaffolds for liver tissue engineering applications [J]. Journal of Biomedical Materials Research Part A, **2016**.

[7] Norowski P A, Mishra S, Adatrow P C, et al. Suture pullout strength and in vitro fibroblast and RAW 264.7 monocyte biocompatibility of genipin crosslinked nanofibrous chitosan mats for guided tissue regeneration [J]. Journal of Biomedical Materials Research Part A, 2012,100A(11): 2890 - 2896.

[8] Bi L, Cao Z, Hu Y Y, et al. Effects of different cross-linking conditions on the properties of genipin-cross-linked chitosan/collagen scaffolds for cartilage tissue engineering [J]. 22(1): 51 - 62.

[9] Gorczyca G, Tylingo R, Szweda P, et al. Preparation and characterization of genipin cross-linked porous chitosan-collagen-gelatin scaffolds using chitosan-CO_2 solution [J]. Carbohydrate Polymers, 2014,102(Complete): 901 - 911.

[10] Gamboa-Martínez T C, García C, Carda C, et al. Fibrin-chitosan composite substrate for in vitro culture of chondrocytes [J]. Journal of Biomedical Materials Research Part A, **2013**,101A, 404 - 412.

[11] Ninh C, Iftikhar A, Cramer M, et al. Diffusion-reaction models of genipin incorporation into fibrin networks [J]. Journal of Materials Chemistry B, **2015**,3,4607 - 4615.

[12] Mekhail M, Jahan K, Tabrizian M. Genipin-crosslinked chitosan/poly-l-lysine gels promote fibroblast adhesion and proliferation [J]. Carbohydrate Polymers, 2014,108: 91 - 98.

[13] Skop N B, Calderon F, Levison S W, et al. Heparin crosslinked chitosan microspheres for the delivery of neural stem cells and growth factors for central nervous system repair [J]. Acta Biomaterialia, **2013**,9,6834 - 6843.

[14] Li Z, Wen J, Jia W, et al. Bio-inspired cell membrane ingredient cholesterol-conjugated chitosan as a potential material for bone tissue repair [J]. Chemical Research in Chinese Universities, **2016**,32,406 - 413.

[15] Jalani G, Rosenzweig D H, Makhoul G, et al. Tough, In-Situ Thermogelling, Injectable Hydrogels for Biomedical Applications [J]. Macromolecular Bioscience, 2015,15(4): 473 - 480.

[16] Haaparanta A M, Rvinen E, Cengiz I F, et al. Preparation and characterization of collagen/PLA, chitosan/PLA, and collagen/chitosan/PLA hybrid scaffolds for cartilage tissue engineering [J]. Journal of Materials Science: Materials in Medicine, 2014,25(4): 1129 - 1136.

[17] Du F, Wang H, Zhao W, et al. Gradient nanofibrous chitosan/poly? -caprolactone scaffolds as extracellular microenvironments for vascular tissue engineering [J]. Biomaterials, 2012,33(3): 762 - 770.

[18] Li L, Ding S, Zhou C. Preparation and degradation of PLA/Chitosan composite materials [J]. Journal of Applied Polymer Science, 2004,91(1): 274 - 277.

［19］ Li L H, Kommareddy K P, Pilz C, et al. In vitro bioactivity of bioresorbable porous polymeric scaffolds incorporating hydroxyapatite microspheres ［J］. Acta Biomaterialia, 2010,6(7)：2525－2531.

［20］ Zhao M, Li L, Li X, et al. Three-dimensional honeycomb-patterned chitosan/poly(L-lactic acid) scaffolds with improved mechanical and cell compatibility ［J］. Journal of Biomedical Materials Research Part A, 2011,98A(3)：434－441.

［21］ Liu M, Zheng H, Chen J, et al. Chitosan-chitin Nanocrystal Composite Scaffolds for Tissue Engineering ［J］. Carbohydrate Polymers, 2016,152：832－840.

［22］ Pangon A, Saesoo S, Saengkrit N, et al. Hydroxyapatite-hybridized chitosan/chitin whisker bionanocomposite fibers for bone tissue engineering applications ［J］. Carbohydrate Polymers, 2016,144：419－427.

［23］ Deepthi S, Venkatesan J, Kim S K, et al. An overview of chitin or chitosan/nano ceramic composite scaffolds for bone tissue engineering ［J］. International Journal of Biological Macromolecules, 2016：S0141813016302653.

［24］ Sayyar S, Murray E, Thompson B, et al. Processable conducting graphene/chitosan hydrogels for tissue engineering ［J］. Journal of Materials Chemistry B, 2015,3：481－490.

［25］ Hollister S J. Porous scaffold design for tissue engineering ［J］. Nature Materials, 2005,4(7)：518－524.

［26］ Billiet T, Vandenhaute M, Schelfhout J, et al. A review of trends and limitations in hydrogel-rapid prototyping for tissue engineering ［J］. Biomaterials, 2012,33(26)：6020－6041.

［27］ Baldino L, Cardea S, De Marco I, et al. Chitosan scaffolds formation by a supercritical freeze extraction process ［J］. The Journal of Supercritical Fluids, 2014,90：27－34.

［28］ Reverchon E, Cardea S, Rapuano C. A new supercritical fluid-based process to produce scaffolds for tissue replacement ［J］. The Journal of Supercritical Fluids, 2008,45(3)：365－373.

［29］ Baldino L, Concilio S, Cardea S, et al. Complete glutaraldehyde elimination during chitosan hydrogel drying by SC－CO_2 processing ［J］. The Journal of Supercritical Fluids, 2015,103：70－76.

［30］ Bhamidipati M, Scurto A M, Detamore M S. The future of carbon dioxide for polymer processing in tissue engineering ［J］. Tissue Engineering Part B：Reviews, 2013,19：221－232.

［31］ Sivashanmugam A, Kumar R A, Priya M V, et al. An overview of injectable polymeric hydrogels for tissue engineering ［J］. European Polymer Journal, 2015,72：543－565.

［32］ Berger J, Reist M J, Mayer J M M, et al. Structure and interactions in covalently and ionically cross-linked Chitosan hydrogels for biomedical applications ［J］. European Journal of Pharmaceutics and Biopharmaceutics, 2004,57(1)：19－34.

［33］ Li L, Wang N, Jin X, et al. Biodegradable and injectable in situ cross-linking chitosan-hyaluronic acid based hydrogels for postoperative adhesion prevention ［J］. Biomaterials, 2014,35(12)：3903－3917.

［34］ Balakrishnan B, Jayakrishnan A. Self-cross-linking biopolymers as injectable in situ forming biodegradable scaffolds ［J］. Biomaterials, 2005,26(18)：3941－3951.

［35］ Valmikinathan C M, Mukhatyar V J, Jain A, et al. Photocrosslinkable chitosan based hydrogels for neural tissue engineering ［J］. Soft Matter, 2012,8(6)：1964－1976.

［36］ Hu J, Hou Y, Park H, et al. Visible light crosslinkable chitosan hydrogels for tissue engineering ［J］. Acta biomaterialia, 2012,8(5)：1730－1738.

［37］ Fan M, Ma Y, Mao J, et al. Cytocompatible in situ forming chitosan/hyaluronan hydrogels via a metal-free click chemistry for soft tissue engineering ［J］. Acta Biomaterialia, 2015,20：60－68.

［38］ Yu L, Ding J. Injectable hydrogels as unique biomedical materials ［J］. Chemical Society Reviews, 2008,37(8)：1473－1481.

［39］ Ye B, Meng L, Li Z, et al. A facile method to prepare polysaccharide-based in-situ formable hydrogels with antibacterial ability ［J］. Materials Letters, 2016：S0167577X16311363.

［40］ Chiono V, Tonda-Turo C. Trends in the design of nerve guidance channels in peripheral nerve tissue engineering ［J］. Progress in Neurobiology, 2015,131：87－104.

［41］ Almeida C R, Serra T, Oliveira M I, et al. Impact of 3－D printed PLA- and chitosan-based scaffolds on human monocyte/macrophage responses：unraveling the effect of 3－D structures on inflammation.［J］. Acta Biomaterialia, 2014, 10(2)：613－622.

［42］ Geng L, Feng W, Hutmacher D W, et al. Direct writing of chitosan scaffolds using a robotic system ［J］. Rapid Prototyping Journal, 2005,11(2)：90－97.

［43］ Ken Y, Raed F, Kathy T, et al. Chondrogenesis of Infrapatellar Fat Pad Derived Adipose Stem Cells in 3D Printed Chitosan Scaffold ［J］. PLoS ONE, 2014,9(6)：e99410－e99415.

［44］ Castilho M, Moseke C, Ewald A, et al. Direct 3D powder printing of biphasic calcium phosphate scaffolds for substitution of complex bone defects ［J］. Biofabrication, 2014,6(1)：015006.

［45］ Serra T, Planell J A, Navarro M. High-resolution PLA-based composite scaffolds via 3－D printing technology ［J］. Acta

Biomaterialia, 2013,9(3): 5521 – 5530.

[46] Caldwell D J, Rao R R, Stegemann J P. Assembly of Discrete Collagen-Chitosan Microenvironments into Multiphase Tissue Constructs [J]. Advanced Healthcare Materials, 2013,2(5): 673 – 677.

[47] Jiankang H, Dichen L, Yaxiong L, et al. Fabrication and characterization of chitosan/gelatin porous scaffolds with predefined internal microstructures [J]. Polymer, 2007,48(15): 4578 – 4588.

[48] Ng W L, Yeong W Y, Naing MW. Polyelectrolyte gelatin-chitosan hydrogel optimized for 3D bioprinting in skin tissue engineering [J]. International Journal of Bioprinting, 2016.

[49] Colosi C, Costantini M, Latini R, et al. Rapid prototyping of chitosan-coated alginate scaffolds through the use of a 3D fiber deposition technique [J]. J Mater Chem B, 2014,2,6779 – 6791.

[50] Manjubala I, Scheler S B, Ssert J, et al. Mineralisation of chitosan scaffolds with nano-apatite formation by double diffusion technique [J]. Acta Biomaterialia, 2006,2(1): 75 – 84.

[51] Single-step mineralization of woodpile chitosan scaffolds with improved cell compatibility [J]. Journal of Biomedical Materials Research Part B Applied Biomaterials, 2011,98B(2): 230 – 237.

[52] Holmes B, Castro N J, Zhang L G, et al. Electrospun Fibrous Scaffolds for Bone and Cartilage Tissue Generation: Recent Progress and Future Developments [J]. Tissue Engineering Part B: Reviews, 2012,18(6): 478 – 486.

[53] Liu H, Peng H, Wu Y, et al. The promotion of bone regeneration by nanofibrous hydroxyapatite/chitosan scaffolds by effects on integrin-BMP/Smad signaling pathway in BMSCs [J]. Biomaterials, 2013,34(18): 4404 – 4417.

[54] Toskas G, Cherif C, Hund R D, et al. Chitosan (PEO)/silica hybrid nanofibers as a potential biomaterial for bone regeneration [J]. Carbohydrate Polymers, 2013,94(2): 713 – 722.

附录 · 海洋生物医用材料专业名词术语

acceptable daily intake，ADI	每日允许摄入量
acetyl chitosan microspheres，ACM	乙酰壳聚糖微球
acetylglucosamine，AGS	乙酰氨基葡萄糖
acid-soluble collagen，ASC	酸溶性胶原
acipenseridae	鲟鱼
acrothrix	顶毛(丝)藻属
additive manufacturing，AM	增材制造
adenosine diphosphate，ADP	腺苷二磷酸
adriamycin，ADR	阿霉素
alanine aminotransferase，ALT	丙氨酸转氨酶
alariaceae	翅藻科
alginate	海藻酸盐
alginate-chitosan-alginate，ACA	海藻酸-壳聚糖-海藻酸
alginate-polylysine-alginate，APA	海藻酸-聚赖氨酸-海藻酸
alginate fiber	海藻酸盐纤维
alginate wound dressing	海藻酸盐医用敷料
alginic acid	海藻酸
alkaline phosphatase，ALP	碱性磷酸酶
alphal-galactosyle，α-Gal	α-半乳糖基抗原
American College of Cardiology，ACC	美国心脏病学会
American Society of Testing Material，ASTM	美国材料实验协会
aminoglucose，AG	氨基葡萄糖
amphiphilic chitosan，AC	双亲性壳聚糖
angiotensin converting enzyme，ACE	血管紧张素转换酶

anti-adhesion	防粘连
aplanosporeae	不动孢子纲
arginine，Arg	精氨酸
arginine-glycine-aspartic acid，RGD	精氨酸-甘氨酸-天冬氨酸
ascophyllum nodosum	泡叶藻
asialoglycoprotein receptor，ASGPR	去唾液酸糖蛋白受体
aspartate aminotransferase，AST	天冬氨酸转氨酶
asperococcaceae	粗粒(散生)藻科
asterias rolleston	罗氏海盘车
atomic absorption spectroscopy，AAS	原子吸收光谱法
atomic force microscope，AFM	原子力显微镜
Australian Orthopaedic Association National Joint Replacement Registry，AOANJRR	澳大利亚骨科协会关节登记系统
autologous chondrocyte transplantation，ACT	自体软骨细胞移植技术
best aquacultural practice，BAP	水产养殖认证
biocompatibility	生物相容性
biodegradation	生物降解
bioglass ceramic，BGC	生物玻璃陶瓷
biological evaluation	生物学评价
blood urea nitrogen，BUN	血尿素氮
bone mesenchyml stem cell，BMSC	骨髓间充质干细胞
bone morphogenetic protein，BMP	骨形态发生蛋白质
botrytella	聚果深属
bovine serum albumin，BSA	牛血清白蛋白
bovine viral diarrhoea virus，BVDV	牛病毒性腹泻病毒
bronchial artery chemoembolization，BACE	支气管动脉灌注化疗栓塞
byssal thread	足丝纤维部
c-kit proto-oncogene，C-KIT	酪氨酸激酶受体
calcium alginate	海藻酸钙
calcium alginate gel，CAG	海藻酸钙凝胶
carboxymethyl chitosan，CMCS	羧甲基壳聚糖
case report form，CFR	数据调查表

续 表

catlacatla	喀拉鲃
cavernous hemangioma of the liver，CHL	肝海绵状血管瘤
cellulose acetate，CA	醋酸纤维素
central nervous system，CNS	中枢神经系统
ceratin	角蛋白
chitase	壳聚糖酶
chitin	甲壳素
chitin deacetylase，CDA	甲壳素脱乙酰酶
chitin whisker，CW	甲壳素晶须
chitinase	甲壳素酶
chitooligosaccharides/chitosan oligosaccharides，COS	壳寡糖
chitosan，CS	壳聚糖
chitosan-collagen matrix，CCM	壳聚糖-胶原基质
chitosan-collagen-starch membrane，CCSM	壳聚糖-鱼胶原-淀粉膜
chitosan-dithioglycolic acid，CS-TGA	壳聚糖-二硫基乙醇酸水凝胶
chitosan composite	壳聚糖复合材料
chitosan derivative，CD	壳聚糖衍生物
chitosan fiber，CSF	壳聚糖纤维
chitosan hydrogel，CSH	壳聚糖水凝胶
chitosan microsphere，CM	壳聚糖微球
chitosan quaternary salt，CQS	壳聚糖季铵盐
chitosan sponge，CSS	壳聚糖海绵
chnoospora	毛孢藻属
chnoosporaceae	毛孢藻科
chorda	绳藻属
chordaceae	绳藻科
chordariaceae	索藻科
chordariales	索藻目
circular dichroism，CD	圆二色性
cleaning-in-place，CIP	在线清洁消毒系统
clinical attachment level，CAL	临床附着水平
clinical evaluation	临床评价

续　表

collagen	胶原
collagen canonical	胶原域
collagen fibril	胶原原纤维
collagen peptide	胶原多肽
collagen type Ⅰ antibody，COL-Ⅰ Ab	Ⅰ型胶原抗体
collagenous fiber	胶原纤维
colony forming unit，CFU	菌落形成单位
colpomenia	囊藻属
complaint handling	投诉处理
concanavalin A，Con A	刀豆蛋白 A
confocal laser scanning microscope，CLSM	激光扫描共聚焦显微镜
corrective actions，CA	纠偏措施
creatinine，Cr	肌酐
critical concentration	临界聚集浓度
critical control point，CCP	关键控制点
critical micelle concentration，CMC	临界胶束浓度
cross-polarized magic angle spinning nuclear magnetic resonance，CP/MAS NMR	交叉极化魔角旋转固体磁法
cyclosporeae	圆子纲
cysteine，Cy	半胱氨酸
cystoseiraceae	囊链藻科
D-glucosamine，GlcN	2-氨基-D-吡喃葡萄糖
danazol alginate microsphere，DKMG	达那唑海藻酸钠血管栓塞剂
degree of deacetylation，DD	脱乙酰度
degree of polymerization，DP	聚合度
denaturation temperature	热变性温度
desmarestia	酸藻属
dexamethasone sodium phosphate injection，DEXSP	地塞米松磷酸钠
dextran aldehyde，DA	右旋糖酐醛
dichloroacetic acid，DCA	二氯乙酸
dichloromethane，DCM	二氯甲烷
dictyopteris	网翼藻属

dictyosiphon	网管藻科
differential scanning calorimetry，DSC	示差扫描量热法
diffusion coefficient	扩散系数
digital subtraction angiography，DSA	数字减影血管造影
dilophus	厚缘藻属
dimethylformamide，DMF	二甲基甲酰胺
dionyl hydrazine adipate，AAD	己二酸二酰肼
doxorubicin，DOX	阿霉素
drug carrier	药物载体
duck hepatitis virus，DHV	鸭病毒性肝炎病毒
dynamic light scattering，DLS	动态光散射仪
ecklonia	昆布属
ectocarpaceae	水云科
ectocarpales	水云目
ectocarpus	水云属
elachista	短毛藻属
elastic modulus，EM	弹性模量
electronic data capture，EDC	电子化的数据录入和管理
electronic medical record，EMR	电子病历
electrospinning	静电纺丝
elongation at break，EB	断裂伸长率
endothelial cell	内皮细胞
environmental scanning electron microscope，ESEM	环境扫描电子显微镜
enzyme-linked immuno sorbent assay，ELISA	酶联免疫吸附测定
epidermal growth factor，EGF	表皮生长因子
epidermal growth factor receptor，EGFR	表皮生长因子受体
establish critical limit，ECL	关键限值
ethylene oxide，EO	环氧乙烷
ethylenediaminetetraacetic acid，EDTA	乙二胺四乙酸
eudesme	真丝藻属

European Medicines Agency，EMA	欧洲药品管理局
European Pharmacopoeia，EP	欧洲药典
extracellular matrix，ECM	细胞外基质
feldmannia	费氏藻属
fibrillar or fibril-forming collagen	成纤维胶原
fibroblast，FB	成纤维细胞
fibroblast growth factor，FGF	成纤维细胞生长因子
fish collagen	鱼胶原
fish collagen peptide	鱼胶原多肽
fish gelatin	鱼明胶
fluorescein isothiocyanate，FITC	异硫氰酸荧光素
Food and Drug Administration，FDA	(美国)食品药品监督管理局
formic acid，FA	甲酸
Fourier transform infrared spectroscopy，FI-IR	傅里叶变换红外光谱
fucaceae	墨角藻科
fucales	墨角藻目
functional wound dressing	功能性医用敷料
gadusmorhua	大西洋鳕鱼
gas chromatography-mass spectrometer，GC-MS	气相色谱-质谱联用仪
gel blocking	凝胶阻断
gel permeation chromatography，GPC	凝胶渗透色谱
gelatin	明胶
genipin	京尼平
gingival index，GI	牙龈指数
glacial acetic acid，GAA	冰醋酸
glass transition temperature	玻璃化转变温度
Global Harmonization Task Force，GHTF	国际医疗器械协调组织
glucosaminoglycan，GAG	葡糖胺聚糖
glutamine transaminase，GT	谷氨酰胺转氨酶
glycerophosphate，GP	甘油磷酸钠
glycine，Gly	甘氨酸
glycine-arginine-glycine-aspartic-serine-proline，GRGDSP	正(甘氨酸)-精氨酸-甘氨酸-天冬氨酸-丝氨酸-脯氨酸

续　表

glycosaminoglycan，GAG	糖胺聚糖
good clinical practice，GCP	药品临床试验质量管理规范
graphene oxide，GO	氧化石墨烯
guided bone regeneration，GBR	引导骨再生术
guided tissue regeneration，GTR	引导组织再生术
guinea pig maximum test，GPMT	豚鼠最大剂量试验
guluronic acid	古罗糖醛酸
halothrix	褐毛藻属
hazard analysis and critical control point，HACCP	危害分析与关键控制点
hazard analysis and preventive measure，HAPM	危害分析和预防措施
hepatocellular carcinoma，HCC	肝细胞癌
heteroralfsia	异形褐壳藻属
high performance liquid chromatography，HLPC	高效液相色谱法
hincksia	褐茸藻属
hizikia	羊栖菜属
homotrimer	同型三聚体
horseradish peroxidase，HRP	辣根过氧化物酶
human like collagen，HLC	类人胶原
human neutrophil elastase，HNE	人嗜中性粒细胞弹性蛋白酶
human periodontal ligament cell，HPDLC	人牙周膜成纤维细胞
human umbilical vein endothelial cell，HUVEC	人脐静脉内皮细胞
hydroclathrus	网胰藻属
hydroxyapatite，HAP	羟基磷灰石
hydroxybutyl chitosan，HBC	羟丁基壳聚糖
hydroxylysine，Hyl	羟赖氨酸
hydroxyproline，Hyp	羟脯胺酸
hydroxypropyl-methylcellulose，HPMC	羟丙基甲基纤维素
hypodermic hematopoietic necrosis virus，HHNV	皮下造血器官坏死病毒
immunofluorescence assay，IFA	免疫荧光试验
immunoglobulin A，IgA	免疫球蛋白 A
immunoglobulin G，IgG	免疫球蛋白 G
immunoglobulin M，IgM	免疫球蛋白 M

implant registration	植入物登记
induced pluripotent stem cell，IPS	诱导多能干细胞
insoluble collagen，ISC	不溶胶原
intelligent hydrogel	智能型水凝胶
intent to treat，ITT	意向性治疗
interleukin，IL	白介素
International Conference on Cardiovascular Research，ICCR	国际心血管注册登记联盟
International Conference on Orthopaedic Research，ICOR	国际骨科注册登记联盟
International Conference on Vessel Research，ICVR	国际血管注册登记联盟
International Medical Device Regulators Forum，IMDRF	国际医疗器械监管机构论坛
International Organization for Standardization，ISO	国际标准化组织
International Union of Pure and Applied Chemistry，IUPAC	国际纯粹与应用化学联合会
ishige	铁钉菜属
ishigeaceae	铁钉菜科
isoelectric point	等电点
isoleucine	异亮氨酸
jellyfish	海蜇
keloid fibroblast，KFB	瘢痕疙瘩成纤维细胞
kelp micro gelation，KMG	海藻酸钠血管栓塞剂
kilogray，kGy	千戈瑞
kuckuckia	库氏藻属
labeorohita	南亚野鲮
lamellibranchia	双壳纲
laminaria	海带属
laminaria digitata	掌状海带
laminaria hyperborea	极北海带
laminaria japonica	海带
laminariaceae	海带科
laminariales	海带目
laminariocolar	带绒藻属
laser scattering-gel permeation chromatography，LLS-GPC	激光散射-凝胶渗透色谱联用法
leathesia	黏膜藻属

续　表

leathesiaceae	黏膜藻科
lessonia flavicans	巨藻 LF
lessonia nigrescens	巨藻 LN
lessoniaceae	巨藻科
limulus amoebocyte lysate，LAL	鲎变形细胞溶解物
lipopolysaccharide，LPS	脂多糖
liquid chromatography-mass spectrometer，LC-MS	液相色谱-质谱联用仪
lobophora	匍扇藻属
loop electrosurgical excisional procedure，LEEP	宫颈环形电切术
lophotrochozoa	冠轮动物
low critical solution temperature，LCST	低临界溶解温度
macrocystis	巨藻属
macrocystis pyrifera	巨藻 MP
macrophage activating factor，MAF	巨噬细胞活化因子
mannuronic acid	甘露糖醛酸
mast cell chymase，MCT	肥大细胞蛋白酶
matrix-assisted laser desorption/ionization time-of-flight，MALDI-TOF	基质辅助激光解析电离飞行时间
matrix metalloproteinase，MMP	基质金属蛋白酶
methionine	蛋氨酸
methyl isobutyl ketone，MIBK	4-甲基-2-戊酮
minimum inhibitory concentration，MIC	最低抑菌浓度
mitoxantrone，MTO	米托蒽醌
moist healing	湿润愈合
molecular weight，MW	分子量
molecular weight cut-off，MWCO	可截留物质的分子量
mollusca	软体动物门
monitoring	监控体系
mouse embryonic fibroblast，MEF	小鼠胚胎成纤维细胞
mucosa delivery	黏膜递送
multiangle laser light scattering，MALLS	多角度激光光散射法
myagropsis	囊链藻属

续 表

myelophycus	肠髓藻属
myriactula	多毛藻属
mytilidae	贻贝科
mytilus coruscus	厚壳贻贝
mytilus edulis foot protein，MEFP	贻贝足蛋白
mytilus edulis linnaeus	紫贻贝
mytioida	贻贝目
nanoparticle	纳米颗粒
National Joint Registry，NJR	国家关节登记库
National Medical Products Administration，NMPA	国家药品管理局
nemacystus	海蕴属
nerve growth factor，NGF	神经生长因子
N-hydroxysuccinimide，NHS	N-羟基丁二酰亚胺
N-octyl-O,N-carboxymethyl chitosan，OCC	N-辛基-O,N-羧甲基壳聚糖
non-fibrillar or non-fibril-forming collagen	非成纤维胶原
nonwovens	非织造布
nordihydroguaiaretic acid，NDGA	去甲二氢愈创木酸
normal fibroblast，NFB	正常成纤维细胞
nuclear magnetic resonance，NMR	核磁共振
ommochrome	眼色素
ornithine	鸟氨酸
osteoarthritis，OA	骨关节炎
osteocalcin，OCN	骨钙素
osteopontin，OPN	骨桥蛋白
oxidative stress，OS	氧化应激
pachydictyon	厚网藻属
padina	团扇藻属
papenfussiella	异丝藻属
paugusiushamiltoa	芒鲶
pectin dialdehyde，PD	果胶二醛
pepsin-soluble collagen，PSC	酶溶性胶原
periodontal pocket depth，PPD	牙周袋深度

续 表

peripheral nervous system，PNS	外周神经系统
peritoneal exudate cell，PEC	腹腔渗出细胞
perna viridis	翡翠贻贝
petalonia	幅叶藻属
petrospongium	海绵藻属
phaeosporeae	褐子纲
Pharmaceuticals and Medical Devices Agency，PMDA	(日本)药品和医疗器械管理局
phosphate buffer solution，PBS	磷酸盐缓冲液
pilayella	间囊藻属
pilayellaceae	间囊藻科
plaque	糖胺聚糖
platelet-derived growth factor，PDGF	血小板衍生生长因子
platelet factor，PF	血小板因子
pogotrichum	髭毛藻属
polyacrylamide，PAM	聚丙烯酰胺
polyacrylic acid，PAA	聚丙烯酸
polycaprolactone，PCL	聚己内酯
polydimethylsiloxane，PDMS	聚二甲基硅氧烷
polyelectrolyte，PE	聚电解质
polyelectrolyte complex，PEC	聚电解质复合物
polyethersulfone，PES	聚醚砜
polyethylene glycol，PEG	聚乙二醇
polyethylene glycol diamine，PEG-DA	聚乙二醇二胺
polyglycolide，PGA	聚乙交酯
polyhydroxybutyrate hydroxyvalerate，PHBV	聚羟基丁酸羟基戊酸酯
polylactic acid，PLA	聚乳酸
polylactic acid-glycolic acid，PLGA	聚乳酸羟基乙酸
polymethacrylic acid，PMA	聚甲基丙烯酸
polymorphonuclear leukocyte，PMN	多形核白细胞
polystyrene，PS	聚苯乙烯
polytretus	多孔藻属
polyvinyl alcohol，PVA	聚乙烯醇

polyvinylpyrrolidone，PVP	聚乙烯吡咯烷酮
porcine parvovirus，PPV	猪细小病毒
porphyromonasgingivalis	福赛坦氏菌
post-marketing	上市后
pragmatic randomized clinical trial，pRCT	实用性随机临床试验
primary irritation index，PII	原发性刺激指数
primary structure	一级结构
probing depth，PD	探测深度
problem reporting	不良事件上报
proline	脯氨酸
proline-valine-glycine-leucine-isoleucine-glycine，PVGLIG	脯氨酸-缬氨酸-甘氨酸-亮氨酸-异亮氨酸-甘氨酸
propylene glycol alginate，PGA	海藻酸丙二醇酯
propylene oxide，PEO	聚氧乙烯
pseudo rabies virus，PRV	伪狂犬病病毒
pufferfis	河豚
punctaria	点叶藻属
punctariaceae	点叶藻科
pyrogen	热原
quaternary structure	四级结构
ralfsia	褐壳藻属
ralfsiaceae	褐壳藻科
ralfsiales	褐壳藻目
randomized clinical trial，RCT	随机临床试验
rapid prototyping，RP	原位快速成形
rapid prototyping manufacturing，RPM	快速成形技术
reactive oxygen species，ROS	活性氧
real-world data，RWD	真实世界数据
real-world evidence，RWE	真实世界证据
real-world study，RWS	真实世界研究
recall procedure	召回程序
recombinant human granulocyte-macrophage colony-stimulating factor，rhGM-CSF	重组人粒细胞-巨噬细胞刺激因子

续　表

record-keeping procedure，RKP	记录保持程序
relative growth rate，RGR	相对生长速率
relative humidity，RH	相对湿度
reverse transcription polymerase chain reaction，RT-PCR	逆转录聚合酶链式反应
risk management	风险管理
rosenvinges	如氏藻属
rotiramulus	粗轴藻属
S. polycystum	匍枝马尾藻
S. pallidum	海蒿子
salt-soluble collagen，SSC	盐溶性胶原
sargassaceae	马尾藻科
sargassum	马尾藻属
saundersella	褐条菜属
scaling and root planning，SRP	根面平整术
scanning electron microscope，SEM	扫描电子显微镜
schwann cell，SC	雪旺细胞
scytosiphon	萱藻属
scytosiphonaceae	萱藻科
seaweed pipefish	海草尖嘴鱼
secondary structure	二级结构
silver carp	银鲤鱼
silver containing wound dressing	含银医用敷料
silvetia	鹿角菜属
simulated body fluid，SBF	模拟体液
size exclusion chromatography-multi angle light scatterer，SEC-MALLS	尺寸排阻色谱-多角度激光散射测定仪
smooth muscle cell，SMC	平滑肌细胞
Society of Thoracic Surgeons，STS	(美国)胸外科医师协会
sodium alginate，SA	海藻酸钠
sodium dodecyl-sulfate polyacrylamide gel electrophoresis technology，SDS-PAGE	十二烷基硫酸-聚丙烯酰胺凝胶
sorocarpaceae	聚果藻科

续 表

spatoglossum	褐舌藻属
spermatochnaceae	狭果藻科(海蕴科)
sphaecelariaceae	黑顶藻科
sphaerotrichia	球毛藻属
spongonema	绵线藻属
standard operating procedure，SOP	标准操作程序
stem	足丝茎部
sterility assurance level，SAL	无菌保证水平
stimulus responsiveness	刺激响应性
streblonema	扭线藻属
striaria	环囊藻属
striariaceae	环囊藻科
sucrose aldehyde，SA	蔗糖醛
super-paramagnetic iron oxide nanoparticle，SPIO	载超顺磁氧化铁纳米粒
super-secondary structure	超二级结构
swelling index，SI	溶胀系数
swelling rate，SR	溶胀率
tannerella forsythia	牙龈卟啉单胞菌
taura syndrome virus，TSV	对虾桃拉病毒
TdT-mediated dUTP nick end labeling technique，TUNEL	原位缺口末端标记法
tea polyphenol，TP	茶多酚
tensile strength，TS	拉伸强度
tertiary structure	三级结构
tetrabutyl ammonium hydroxide，TBA-OH	四丁基氢氧化铵
tetracycline hydrochloride，TH	盐酸四环素
thermal shrinkage temperature	热收缩温度
thermal transition temperature	热转变温度
thermogravimetric analysis，TGA	热重分析
thrombin loadedalginate-calcium microsphere，TACM	开发止血栓塞微球
tilapia	罗非鱼
tinocladia	面条藻属
tissue culture plate，TCP	细胞培养板

续　表

tissue engineered medical product，TEMP	组织工程医疗产品
tissue engineering scaffold	组织工程支架
tissue repair and regeneration	组织修复与再生
transcatheter arterial chemoembolization，TACE	经导管动脉栓塞
transcatheter valve therapy，TVT	经导管瓣膜治疗
transforming growth factor，TGF	转化生长因子
transglutaminase-1，TGase-1	转谷氨酰胺酶-1
transmission electron microscope，TEM	透射电子显微镜
tricalcium phosphate，TCP	磷酸三钙
triethylenetetramine hexaacetic acid，TTHA	三乙烯四胺六乙酸
trifluoroacetic acid，TFA	三氟乙酸
trimethylsilane modified chitosan	三甲基硅烷改性的壳聚糖
tripolyphosphate，TPP	三聚磷酸盐
tropocollagen	原胶原
tryptophan，Trp	色氨酸
tumor necrosis factor，TNF	肿瘤坏死因子
tuna	金枪鱼
turbinaria	喇叭藻属
type Ⅰ collagen，COL-Ⅰ	Ⅰ型胶原
type Ⅱ collagen，COL-Ⅱ	Ⅱ型胶原
tyrosine，Tyr	酪氨酸
undaria	裙带菜属
Unique Device Identification，UDI	医疗器械唯一标识
United States Pharmacopoeia，USP	美国药典
upper critical solution temperature，UCST	上限临界溶解温度
uterine arterial embolization，UAE	子宫动脉栓塞术
UV-visible absorption spectrum，UV-VIS	紫外可见吸收光谱
vacuum sealing drainage，VSD	负压封闭引流
vascular endothelial cell，VEC	血管内皮细胞
vascular endothelial growth factor，VEGF	血管内皮生长因子
vascular smooth muscle cell，VSMC	血管平滑肌细胞
verification procedures，VP	验证程序

volume exclusion chromatography	体积排除色谱法
von Willebrand factor，vWF	血管性血友病因子
water in oil	油包水
water soluble chitosan，WSC	水溶性壳聚糖
water vapor permeability，MVP	水蒸气透过率
white blood cell，WBC	白细胞
white spot syndrome virus，WSSV	白斑病病毒
World Health Organization，WHO	世界卫生组织
X-ray diffraction，XRD	X 线衍射
X-ray photoelectron spectroscopy，XPS	X 线光电子能谱法
yellowhead virus，YHV	黄头症病毒
zonaria	圈扇藻属
1-[3-(Dimethylamino)propyl]-3-ethylcarbodimide hydrochloride，EDC	1-(3-二甲氨基丙基)-3-乙基碳二亚胺盐酸盐
3-(4,5-dimethyl-2-thiazolyl)-2,5-diphenyl-2-H-tetrazolium bromide，MTT	3-(4,5-二甲基噻唑-2)-2,5-二苯基四氮唑溴盐
3,3',5,5'-tetramethylbenzidine，TMB	3,3',5,5'-四甲基联苯胺
3D printing	3D 打印
5-fluorouracil，5-FU	5-氟尿嘧啶